Konrad Goehl

Das *Circa Instans*

DWV-Schriften zur Medizingeschichte

Band 17

Grüne Reihe – Schriften zur antiken und mittelalterlichen Medizin- und Pharmaziegeschichte

Band 9

Konrad Goehl

Das *Circa Instans*

Die erste große Drogenkunde des Abendlandes

SAPERE AUDE!
Deutscher Wissenschafts-Verlag (DWV)
Baden-Baden

Cover-Gestaltung: DWV in Zusammenarbeit mit dem Autor
Umschlagabbildung: Mittelalterliche Apotheke
Illustration aus der Handschrift: Matthäus Platearius, Circa instans, ca. 1300–1325,
(British Library, London, Sign.: Sloane MS 1977; gemeinfreie Abbildung)

Bibliografische Information Der Deutschen Nationalbibliothek
Die Deutsche Nationalbibliothek verzeichnet diese Publikation in der Deutschen Nationalbibliografie; detaillierte bibliografische Daten sind im Internet über http://dnb.ddb.de abrufbar.

Bibliographic information published by Die Deutsche Nationalbibliothek
Die Deutsche Nationalbibliothek lists this publication in the Deutsche Nationalbibliografie; detailed bibliographic data are available in the Internet at http://dnb.ddb.de.

Information bibliographique de Die Deutsche Nationalbibliothek
Die Deutsche Nationalbibliothek a répertorié cette publication dans la Deutsche Nationalbibliografie; les données bibliographiques détaillées peuvent être consultées sur Internet à l'adresse http://dnb.ddb.de.

1. Auflage 2015
Gedruckt auf alterungsbeständigem, chlorfrei gebleichtem Papier
(Printed in Germany, Juni 2015)

Deutscher Wissenschafts-Verlag (DWV)®
Postfach 11 01 35
D–76487 Baden-Baden

www.DWV-net.de
www.UniversityPress.de

ISBN: 978-3-86888-096-0

Vorwort des Herausgebers

Das ‘Circa instans’, das wichtigste Kräuterbuch des Mittelalters nach dem ‚Macer floridus’, liegt bis heute in keiner kritischen Textausgabe vor. Gravierender noch ist aber das Fehlen einer deutschen Übersetzung.

Diesem Mangel soll jetzt wenigstens teilweise abgeholfen werden. Eine kritische Edition wird wohl noch auf sich warten lassen; angesichts der Fülle der Textüberlieferung kein Wunder. Dafür tritt hier erstmals eine Übersetzung ins Deutsche hervor, sodaß dieser Band eine wichtige Lücke schließen dürfte.

Zu großem Dank bin ich meinem Verleger, Prof. Gerabek, verpflichtet, ohne dessen tatkräftige Unterstützung dieser Band nicht das Licht der Welt erblickt hätte. Daneben danke ich Herrn PD Dr. Jorit Wintjes für seine Unterstützung bei der Bereitstellung des Manuskriptes. Schließlich danke ich auch Dr. Johannes G. Mayer von der Forschergruppe Klostermedizin, mit dem ich vielerlei Fragen diskutierte.

Würzburg, am Tag des Kirchenvaters Gregorius I.

Inhaltsverzeichnis

I. Einleitung 7

II. Text 11

III. Übersetzung 173

IV. Literaturverzeichnis 395

V. Indices 397

I. Einleitung

Die Wiedererstehung der Medizin des untergegangenen Imperium Romanum, die bereits in der Karolingerzeit mit dem Lorscher Arzneibuch sichtbar wird, fand in der Mitte des 11. Jhs. ihr Zentrum in Salerno, wo Constantinus Africanus vom Monte Cassino aus mit seinem ‚Liber graduum' auf Grundlage antiker und arabischer Quellen die alte Lehre von der Humoralpathologie wieder in die lateinische Welt brachte. Er teilte sein epochemachendes Werk, in dem er mehr als 200 Pflanzen und Mineralien beschreibt, nach den Primärqualitäten (warm-kalt, trocken-feucht) ein, die wiederum nach vier Intensitätsgraden zu unterscheiden sind.

Dieses Welterklärungsmodell, das sogenannte Viererschema, teilt Elemente ebenso wie Himmelsrichtungen, Lebensabschnitte wie Jahreszeiten, Körpersäfte wie Farben oder Geschmacksrichtungen und so die ganze Schöpfung mit all ihren Erscheinungsformen nach der Zahl 4 ein, wobei die Eigenschaften warm-kalt, das heißt zugleich: erwärmend oder abkühlend, sowie befeuchtend oder trocknend jeweils zugeordnet werden. Diese Welterklärungslehre, die auf die griechische Naturphilosophie zurückgeht, galt länger für verbindlich, als das Christentum besteht, und bildet heute noch in vielfältiger Form die Grundlage unseres Denkens.

Der Lehre zufolge, daß jeder Körper alle vier gegensätzlichen und einander ergänzenden Körpersäfte enthält und daß Krankheiten auf Entartung und Übermacht eines dieser Säfte (*flegma, sanguis, colera, melancolia*) zurückzuführen sind, muß eine solche Störung der Ordnung durch entgegenwirkende Arzneien reguliert werden. Es war also höchst nötig und unverzichtbar, die Qualitäten- und Graduslehre, die Constantinus wieder bekanntgemacht hatte, allgemein umzusetzen.

Dies geschah an der „Protouniversität" in Salerno, und zwar durch mehrere kreative Persönlichkeiten, die dort die Fundamente der abendländischen Medizin legten und offenbar allesamt einer einzigen Familie angehörten: das waren Johannes Platearius der Ältere und der Jüngere, nämlich Vater und Sohn, ferner Matthäus Platearius, der Bruder oder Neffe des jüngeren Johannes, schließlich die „mater Platearii", wahrscheinlich die Mutter von Johannes dem Jüngeren und folglich die Frau von Johannes dem Älteren, die aber selbst nicht schrieb – falls sie nicht, der Wunschvorstellung detektivisch begabter Medizinhistoriker gemäß, mit der berühmten Trota oder Trotula identisch war. Johannes Platearius der Jüngere gilt als Autor der 'Curae', der ersten großen abendländischen Nosologie, in der er vielfach seines Vaters gedenkt, während das 'Circa instans', die große Drogenkunde der Salernitaner, die auch die mater Platearii als Autoritätsperson auftreten läßt, von Matthäus Platearius verfaßt worden sein soll. Eng verbunden damit ist schließlich noch der ‚Liber iste', der sich mit den Composita, den zusammengesetzten Arzneimitteln, befaßt. In allen drei Werken treten uns dieselben Termini für Drogen wie Krankheiten und die gleiche sachliche Wissenschaftssprache entgegen.

Das 'Circa instans' bildet seinen Titel, antikem wie mittelalterlichem Brauch entsprechend, aus den ersten Worten des Einleitungssatzes: Circa instans negotium in simplicibus medicinis nostrum versatur propositum – Die anstehende Aufgabe, mit der mein Vorhaben sich nun beschäftigt, ist es, die einfachen (also nicht zusammengesetzten) Arzneien darzustellen.
Übrigens nehmen die Prooemien von ‚Circa instans' und ‚Liber iste' auf einander Bezug, in geradezu wörtlicher Form. Zunächst das ‚Circa instans':

> *Quaestio non otiosa proponitur, cur medicinae fuerint inventae compositae, cum omnis virtus, quae compositis inest, in simplicibus reperiatur.*
> (Man stellt aber hier keine müßige Frage, wenn man sich überlegt, warum denn überhaupt zusammengesetzte Arzneien erfunden worden sind, wenn jede Kraft, die in den zusammengesetzten Mitteln steckt, in den einfachen auch zu finden ist.)

Im Vergleich dazu der ‚Liber iste':

> *Medicina alia simplex, alia composita ... Cum ergo in his simplicibus maxima medicinae virtus exsistat, non otiose quaeritur, quae causa compositionis exstiterit.*
> (Da also in diesen einfachen Mitteln eine gewaltige Arzneikraft zur Verfügung steht, stellt man keine müßige Frage, wenn man sich überlegt, warum sie überhaupt zusammengesetzt werden.)

Diese drei bahnbrechenden Werke, von welchen namentlich das 'Circa instans' die abendländische Medizin auch nach der großen Araberrezeption (ab 1150 – man denke an Avicenna) unverändert geprägt und bestimmt hat, entstanden offensichtlich mehr oder weniger gleichzeitig in den zwanziger oder dreißiger Jahren des 12. Jahrhunderts.

Während die 'Curae Platearii' bis heute nicht wirklich erschlossen sind – die Publikation meiner Übersetzung ist vorgesehen –, trat das 'Circa instans' einen Siegeszug ohnegleichen an. Die Handschrift wurde überall abgeschrieben und verbreitet, mit Bildern ausgestattet, ins Deutsche übersetzt, durch zusätzliche Artikel erweitert und ging schließlich in die großen Enzyklopädien wie den ‚Gart der Gesundheit' von 1485 ein.[1] Noch das Kräuterbuch Adam Lonitzers (1528 – 1568), dessen Ausgabe von 1679 heute in einem Nachdruck aus dem Jahr 1962 von Pflanzenkundigen benutzt wird,[2] läßt durch die Einteilung seiner Artikel und seine Darstellungsweise erkennen, daß sein Autor mit dem 'Circa instans' aufgewachsen ist.

---

[1] Näheres in: Mayer/Goehl/Englert 2009, 29.
[2] Lonitzer 1962.

Jede der einzelnen Monographien im 'Circa instans' – die hier übersetzte Handschrift der Universitätsbibliothek Erlangen, Nr. 674, die der Urfassung nahestehen dürfte, enthält 252 solcher Artikel – tritt vor den Leser in der gleichen Gliederung: die Pflanze wird vorgestellt, ihre Primärqualitäten werden genannt, dann folgt ein Hinweis auf Synonyme, Herkunft, Unterarten und ihre Gewinnung; die Möglichkeiten der Fälschung teurer Präparate sowie deren Erkennung werden dargestellt, dann ihre Aufbewahrungsweise, zuletzt die Wirkungsfähigkeiten und damit ihre Anwendung. Im zweiten Teil jeder Monographie werden die Indikationen und Darreichungsformen dann spezifiziert und durch Zubereitungshinweise und Rezepte benutzbar gemacht. Auch Substitutionsvorschläge fehlen nicht. Um die Binnengliederung augenfällig zu machen, habe ich in meiner Übersetzung jeweils kleine Zwischenüberschriften eingefügt.

Diese zweckmäßige Kapiteleinteilung geht natürlich letzten Endes auf Dioskurides zurück. Dennoch sind uns die Quellen dieses ersten abendländischen Standardwerkes immer noch unbekannt. Die Salernitaner müssen griechische Vorlagen gehabt haben, das zeigen die zahlreichen griechischen Termini sowohl für Pflanzen wie für Krankheiten, bei denen übrigens nie eindeutig ersichtlich wird, wieweit sie noch verstanden sind. Das Schema der Humoralpathologie geht selbstverständlich auf Galen zurück. Inwieweit man aber in Salerno, Constantin folgend, auch auf arabische Quellen zurückgriff, weiß niemand. Arabische Wörter jedenfalls gibt es im 'Circa instans' nicht; die tauchen erst in der Avicenna-Übersetzung des Gerhard von Cremona auf.

Im Mittelalter findet das Werk überall in Europa weite Verbreitung, von der wenigstens 200 überlebende Handschriften zeugen.[3] Dabei wird der lateinische Text in zwei verschiedenen Fassungen, einer Lang- und einer Kurzfassung tradiert, zu der zudem einzelne nationalsprachliche Übersetzungen treten. Den heute allgemein verwandten Titel 'Circa instans' trägt das Werk dabei anscheinend erst, seit Wölfels Textausgabe der Erlanger Handschrift erschienen ist, das war im Jahre 1939.[4] Es dürfte nicht zuletzt der Fülle an Überlieferungsträgern geschuldet sein, daß eine kritische Ausgabe der beiden Fassungen des ‚Circa Instans' bis heute ein Desiderat der Forschung ist und das Werk überhaupt weiterhin einer strukturierten Aufarbeitung harrt – immer noch wird man Nigel Palmer zustimmen müssen, der vor nunmehr einem Vierteljahrhundert konstatierte, beim ‚Circa Instans' sei „noch alles zu tun".[5]

Hier kommt Hans Wölfel das Verdienst zu, mit der Erlanger Handschrift einen wichtigen Zeugen erschlossen und durch seine Druckausgabe in die Wissenschaft eingeführt zu haben. Die Beziehung der Erlanger Handschrift zum Urtext hat Claus Beck 1940 in seiner eingehenden Analyse eines Wiener ‚Circa

---

[3] Schnell/Crossgrove 2003, 48.

[4] Wölfel 1939.

[5] Palmer 1990, 45; für eine letzte Zusammenfassung des Forschungsstandes sieh Schnell/Crossgrove 2003, 47-49.

Instans'-Textes näher beleuchtet.[6] Beide scheinen dem Urtext offenbar relaiv nahezustehen, die Überlegungen Becks zur Rekonstruktion dieses Urtextes verlieren allerdings angesichts seiner Unkenntnis anderer alter Überlieferungsträger deutlich an Wert.

Die Transkription der nicht immer harmlosen Handschrift durch Wölfel ist freilich derart fehlerhaft, daß es angezeigt schien, sie noch einmal zu lesen und den Versuch eines korrekten Neudrucks zu unternehmen, der hier zusammen mit einer Übersetzung vorgelegt wird.

Da im Buchstaben S des halbalphabetisch angelegten Textes in der Erlanger Handschrift eine Gruppe von sechs Kapiteln ausgefallen zu sein scheint, wurden diese aus dem der Erlanger Handschrift nahestehenden Ms. 0011 der Mertz library in New York ergänzt, der ansonsten eine vergleichsweise große Ähnlichkeit mit der Erlanger Handschrift aufweist. Seine genaue Position innerhalb der Überlieferungsgeschichte des ‚Circa Instans' harrt noch einer präzisen Bestimmung, mit einer Datierung in das späte 12. Jh. dürfte er aber der älteste Überlieferungsträger sein.[7]

Der lateinischen Textausgabe soll meine deutsche Übersetzung zur Seite gestellt werden, um auch einem breiteren Publikum einen Zugang zu diesem wichtigen Text zu eröffnen. Einer besseren Zugänglichkeit dienen auch das dem Text vorgeschaltete Inhaltsverzeichnis, das alle einzelnen Monographien auflistet, sowie die den Band beschließenden Register der Materia medica und der Krankheitsnamen.

Der verbreiteten Meinung, man könne über Hildegard von Bingen, deren Schriften allerdings damals wenig bekannt waren, den Weg ins Mittelalter finden, mag nun der Text des tatsächlich jahrhundertelang einflußreichsten Kräuterbuches gegenübertreten.

---

[6] Beck 1940.
[7] Anderson 1978.

II. Text

Diese Textausgabe bietet den Text der Erlanger Handschrift, wie Wölfel ihn eigentlich darstellen wollte. Im Text ist deshalb die Paginierung der Handschrift, und in den Fußnoten sind Wölfels Seitenzahlen eingetragen. Eine vollgültige kritische Ausgabe des ‚Circa Instans' war weder beabsichtigt noch möglich. An wichtigen Stellen verweisen Anmerkungen auf alternative Lesungen, die Wölfel aus zwei weiteren Codices zusammengetragen hat; in den Anmerkungen finden die folgenden Siglen Verwendung:

E Ms. 674 (Erlangen). Die Erlanger ‚Circa Instans'-Handschrift ist Teil einer im 15. Jh. zusammengestellten medizinischen Sammelhandschrift unbekannter Herkunft. Der ‚Circa Instans'-Text ist in das 13. Jh. zu datieren und wird zu den ältesten Überlieferungsträgern gezählt.[1] Die Pergamenthandschrift wird als „ziemlich dünn und geschmeidig, die Haarseite narbig, die Linien mit Stift gezogen, einfache rote oder blaue Anfangsbuchstaben" beschrieben.[2]

M Ms. 0011 (New York). Bei der bislang vergleichsweise wenig beachteten Handschrift handelt es sich um den derzeit wohl ältesten erhaltenen Überlieferungsträger des ‚Circa Instans'. Die 69 Blatt umfassende Pergamenthandschrift wird in das letzte Viertel des 12. Jh. datiert,[3] steht also zeitlich dem mutmaßlichen Autor sehr nahe. Zusammen mit dem in das letzte Drittel des 13. Jh. zu datierenden Ms. 0012[4] gehörte diese Handschrift ursprünglich der Sammlung Emil Starkensteins an, eines der Begründer der modernen Pharmakologie, der 1942 im KZ Mauthausen ermordet wurde; nach dem Zweiten Weltkrieg konnte sie schließlich von der Mertz Library erworben worden.[5]

---

[1] Fischer 1928, 516.

[2] Fischer 1928, 516; zu Ms. 674 siehe insgesamt Fischer 1928, 515-516, Fischer 1936, 425-428 sowie daneben auch Wölfel 1939, x-xi..

[3] Anderson 1978, 65.

[4] Anderson 1978, 65-66.

[5] Fraser 2014, 24. Es ist eine traurige Ironie der medizingeschichtlichen Forschung, daß zu dem Zeitpunkt, als Beck seine Überlegungen zum Urtext des ‚Circa Instans' in seiner Arbeit zur Wiener Handschrift veröffentlichte – einer Arbeit, die bei allen Verdiensten ihre ideologische Positionierung nicht verleugnen kann (siehe Beck 1940, 60, wo der Autor über mögliche „arische … Quellenwerke" des ‚Circa Instans' spekuliert) – Starkenstein im holländischen Exil bereits erheblichen Repressionen ausgesetzt und der Möglichkeit beraubt war, wissenschaftlich zu arbeiten, während seine zu diesem Zeitpunkt bereits zerstreute Bibliothek möglicherweise einen Schlüssel für die Frage nach dem Urtext des ‚Circa Instans' bereit hielt.

W Cod. 2461 (Wien). Die Wiener ‚Circa Instans'-Handschrift ist Teil einer medizinischen Sammelhandschrift des 13. u. 14. Jhs. Den Circa Instans'-Text hat Claus Beck in das frühe 13. Jh. datiert.[6]

B Cod. 1302 (Breslau). Der Breslauer Codex Salernitanus, eine medizinische Sammelhandschrift des ausgehenden 12. Jhs.,[7] weist eine um eine nicht unerhebliche Zahl an Drogen vermehrte Langfassung auf. Er ist seit Ende des Zweiten Weltkrieges verschollen.

L Cod. 1224 (Leipzig). Die Leipziger Handschrift, die Walter Damm 1939 herausgegeben hat,[8] enthält die einzige bislang bekannte deutsche Fassung des ‚Circa Instans'.[9]

Um Übersichtlichkeit und Lesbarkeit zu fördern, habe ich die Namen der jeweils besprochenen Drogen durch Fettdruck hervorgehoben. Autoritäten habe ich unterstrichen.

---

[6] Zu dieser Handschrift siehe Beck 1940, 1-3 sowie daneben auch Mayer 2000, 211.
[7] Zu dieser Handschrift siehe Beck 1940, 6-10; siehe daneben auch Goehl 1984, 33.
[8] Damm 1939.
[9] Zu dieser Handschrift siehe auch Mayer 2000.

‚Circa instans' – Inhaltsübersicht

	Lateinischer Text	Übersetzung
Prooemium	22	174
1 – Die Aloe	24	176
2 – Das Aloeholz (*lignum aloes*)	26	179
3 – Vom Gold (*aurum*)	27	181
4 – Vom Teufelsdreck (*asa foetida*)	28	182
5 – Vom Quecksilber (*argentum vivum*)	29	183
6 – Vom Keuschlamm (*agnus castus*)	30	184
7 – Vom Alaun (*alumen*)	30	185
8 – Vom Eppich oder Sellerie (*apium*)	31	186
9 – Vom Stärkmehl (*amylum*)	33	188
10 – Vom Spießglas (*antimonium*)	33	189
11 – Vom *acacia*-Saft	34	190
12 – Vom Lärchenschwamm (*agaricus*)	34	190
13 – Vom Kalmus (*acorus*)	36	192
14 – Vom Ammoniak-Gummi	36	193
15 – Vom Anis	37	194
16 – Vom Wermutkraut (*absinthium*)	37	194
17 – Von den Anacarden	39	196
18 – Von den Bittermandeln (*amygdalae amarae*)	39	197
19 – Von der Osterluzei (*aristolochia*)	39	197
20 – Von der Ambra	40	198
21 – Vom Beifuß (*artemisia*)	41	198
22 – Vom Essig (*acetum*)	41	199
23 – Vom Hennastrauch (*alcanna*)	42	201
24 – Vom Rauschgold (*auripigmentum*)	43	202
25 – Vom Erdpech (*asphaltum*)	43	203
26 – Vom Dill (*anetum*)	44	204

27 – Von Affodilwurz oder Asphodelus	45	205
28 – Vom Knoblauch (*allium*)	45	205
29 – Von Balsamholz und Balsamsaft (*balsamus*)	47	207
30 – Vom Bolus (*bolus Armenicus*)	48	209
31 – Von der Granatapfelblüte (*balaustia*)	49	210
32 – Vom Borretsch (*borago*)	50	211
33 – Von der Möhre (*baucia*)	50	211
34 – Vom Boraxgummi oder Krötenstein	51	212
35 – Von der Heilbatunge (*betonica*)	51	212
36 – Vom Firnis (*bernix*)	51	213
37 – Vom Bärenklau (*branca ursina*)	52	214
38 – Vom Sauerdorn (*berberis*)	52	214
39 – Von Meermuschelschalen (*belliculi marini*)	52	214
40 – Von der Natternwurz (*bistorta*)	53	215
41 – Vom Alpenveilchen (*cyclamen*)	53	215
42 – Vom Kampfer (*camphora*)	54	217
43 – Vom Wildkürbis (*coloquintida*)	55	219
44. – Von der Röhrenkassie (*cassia fistula*)	56	220
45 – Von der Flachsseide (*cuscuta*)	57	221
46 – Vom Kardamom (*cardamomum*)	57	222
47 – Vom Bleiweiß (*cerusa*)	58	222
48 – Von der Kaper (*capparis vel capparus*)	59	223
49 – Von der Bergminze (*calamentum*)	60	225
50 – Vom Tausendgüldenkraut (*centaurea*)	60	226
51 – Von der Holzkassie (*cassia lignea*)	61	228
52 – Vom Bibergeil (*castoreum*)	63	229
53 – Von der Kubebe (*cubeba*)	64	231
54 – Vom Frauenhaar (*capillus Veneris*)	64	232
55 – Von der Zypresse (*cypressus*)	64	232
56 – Vom Zimt (*cinnamomum*)	64	232
57 – Von Zwergeiche (und Zwergföhre) (*camedreos et camepitheos*)	66	234

58 – Vom Kreuzkümmel (*ciminum*)	67	235
59 – Vom Wegkümmel (*carvi*)	67	236
60 – Vom Schierling (*cicuta*)	67	237
61 – Vom Safran oder Krokus (*crocus*)	68	238
62 – Vom Zypergras (*cyperus*)	69	239
63 – Vom Wohlriechenden Kalmus (*calamus aromaticus*)	69	240
64 – Von der Koralle (*corallus*)	70	240
65 – Vom Springkorn (*cataputia minor*)	71	242
66 – Vom Meerfenchel (*cretanus*)	72	244
67 – Von der Kostwurz (*costus*)	72	244
68 – Von der Weizenkleie (*cantabrum*)	73	245
69 – Vom Geigenharz oder Kolophonium (*colophonia*)	73	246
70 – Vom Flaschenkürbis und von den Zitrullen (*cucurbita et citrulli*)	74	247
71 – Vom Schöllkraut (*chelidonia*)	75	249
72 – Vom Koriander (*coriandrum*)	75	250
73 – Vom getrockneten Windensaft (*diagridium*), dem Saft der Purgierwinde (*scammonia*)	76	250
74 – Vom Bocksdorngummi (*dragagantum*)	78	253
75 – Von der Möhre (*daucus*)	79	255
76 – Vom Kupfervitriol (*dragantum*)	79	256
77 – Vom Diptam (*diptamnus*)	80	257
78 – Von der Endivie (*endivia*)	81	258
79 – Vom Alant (*enula*)	82	259
80 – Von der Thymseide (*epithymum*)	82	260
81 – Von der Wolfsmilch (*euphorbium*)	83	261
82 – Vom Leberblümchen (*epatica*)	84	263
83 – Vom gebrannten Erz (*aes ustum*)	84	264
84 – Vom Elacterium, dem Saft der Feldgurke	85	265
85 – Von der Nieswurz (*elleborus*)	86	266
86 – Von der Eselswolfsmilch (*esula*)	87	268

87 – Von der Rauke (*eruca*)	88	269
88 – Vom Blutstein (*haematites*)	88	269
89 – Vom Attich oder der Holunderstaude (*ebulus*)	88	270
90 – Vom Brennkraut oder Hahnenfuß (*flammula*)	89	271
91 – Vom Eisen (*ferrum*)	89	271
92 – Vom Erdrauchkräutlein (*fumus terrae*)	89	272
93 – Vom Baldrian (*fu*)	90	273
94 – Vom Roten Steinbrech (*filipendula*)	91	274
95 – Von der Esche (*fraxinus*)	91	275
96 – Vom Fenchel (*feniculum*)	91	275
97 – Vom Bockshornklee (*fenugraecum*)	92	276
98 – Von den Gewürznelken (*gariofili*)	92	277
99 – Vom Enzian (*gentiana*)	94	278
100 – Vom Galgant (*galanga*)	94	279
101 – Vom Galbanum-Gummi (*galbanum*)	95	280
102 – Vom Arabischen Gummi (*gummi Arabicum*)	96	281
103 – Von der Nelkenwurz (*gariofilata*)	96	282
104 – Von der Kornrade (*git*)	97	283
105 – Von der Meerhirse (*granum solis*)	97	283
106 – Vom Hahnensporn (*gallitrichum*)	97	284
107 – Vom Gallapfel (*galla*)	97	284
108 – Vom Zwergginster (*genestula*)	98	285
109 – Von den Herbstzeitlose (*hermodactylus*)	98	285
110 – Vom Bilsenkrautsamen (*iusquiamus*)	99	286
111 – Vom Hysop (*hysopus*)	100	288
112 – Vom Aronstab (*iarus*)	100	288
113 – Von der Schwertlilie (*iris*; *ireos*)	101	289
114 – Vom Hypozist (*hypoquistidos*)	101	290
115 – Vom Wacholder (*iuniperus*)	101	290
116 – Vom Laudanum (*laudanum*)	102	291
117 – Vom Süßholz (*liquiritia*)	103	292
118 – Vom Lapislazuli und vom *lapis Armenicus*	103	293

119 – Von der Lilie (*lilium*)	104	294
120 – Vom Lycium-Gummi (*licium*)	105	295
121 – Vom Bingelkraut (*linochitis*)	105	296
122 – Von der Vogelzunge (*lingua avis*)	105	296
123 – Vom Ampfer (*lapatium*)	106	296
124 – Vom Metallschaum (*lithargyrum*)	106	298
125 – Vom Lattich (*lactuca*)	107	299
126 – Von der Lupine oder Feigbohne (*lupinus*)	108	299
127 – Vom Lorbeerbaum (*laurus*)	108	300
128 – Vom Mastixbaum (*lentiscus*)	109	301
129 – Vom Linslein (*lenticula*)	109	302
130 – Vom Seidelbast (*laureola*)	109	302
131 – Vom Liebstöckel (*levisticum*)	110	303
132 – Vom Magnetstein (*lapis magnetis*)	110	303
133 – Von der Myrte (*myrta*)	110	303
134 – Vom Himmelstau (*manna*)	111	305
135 – Vom Honigklee (*mellilotum*)	112	306
136 – Von der Malve (*malva*)	112	306
137 – Vom Mastixharz (*mastix*)	113	307
138 – Von der Minze (*menta*)	114	308
139 – Von der Perle (*margarita*)	115	310
140 – Von der Mumia (*mumia*)	115	310
141 – Von der Alraune (*mandragora*)	116	311
142 – Von der Bärwurz (*meu*)	117	312
143 – Von den Quitten (*mala citonia*)	117	313
144 – Von den Granatäpfeln (*mala granata*)	118	314
145 – Von den Holzäpfeln (*mala maciana*)	119	316
146 – Vom Andorn (*marrubium*)	119	316
147 – Vom Paradiesblatt (*malabatrum*)	120	317
148 – Vom Honig (*mel*)	120	317
149 – Vom Moschus (*muscus*)	121	318

150 – Von den gelben Myrobalanen (*mirobolan*i *citrini*) und den anderen Arten	123	320
151 – Von der Muskatenblüte (*macis*)	125	323
152 – Von der Myrrhe (*myrrha*)	125	324
153 – Vom Majoran (*maiorana*)	126	325
154 – Von der Melisse (*melissa*)	126	326
155 – Von den Maulbeeren (*mora*)	127	326
156 – Von der Kresse (*nasturtium*)	127	327
157 – Vom Natron (*nitrum*)	128	328
158 – Von der Teichrose (*nenufar*)	128	328
159 – Von der Muskatnuß (*nux muscata*)	128	329
160 – Von der Indischen Nuß oder Meernuß (*nux Indica*)	129	329
161 – Von der Brechnuß (*nux vomica*)	129	330
162 – Vom Schwarzkümmel (*nigella*)	129	330
163 – Vom Basilikum (*ozimum*)	130	331
164 – Vom Opoponacum oder Opopanax	131	332
165 – Vom Opium	131	334
166 – Vom Dost (*origanum*)	132	335
167 – Von der Wilddattel (*oxyfenicia*)	133	336
168 – Von der Gerste (*ordeum*)	133	336
169 – Vom Hirschherzbein (*os de corde cervi*)	134	337
170 – Vom Tintenfischbein (*os sepiae*)	134	338
171 – Vom Weihrauch (*olibanum*)	134	338
172 – Vom Bertram (*piretrum*)	135	339
173 – Vom Pfeffer (*piper*)	136	340
174 – Von der Pfingstrose (*paeonia*)	137	341
175 – Vom Mohn (*papaver*)	137	342
176 – Vom Haarstrang (*peucedanum*)	138	343
177 – Vom Flohkraut Pulicaria (*policaria*)	138	344
178 – Von den Pinienzapfen (*pineae*)	139	344
179 – Von den Pflaumen (*pruna*)	139	345

180 – Von den Zuckerstänglein (*penidiae*)	139	345
181 – Vom Flohsamenkraut (*psillium*)	140	345
182 – Vom Engelsüß (*polypodium*)	140	347
183 – Vom Erdöl oder Steinöl (*petroleum*)	141	348
184 – Vom Mauerblümchen oder Glaskraut (*parietaria*)	142	349
185 – Vom Burzelkraut (*portulaca*)	142	350
186 – Von der Poleiminze (*pulegium*)	143	350
187 – Von den Birnen (*pira*)	143	351
188 – Von der Zitronatszitrone (*pomum citrinum*)	143	351
189 – Von den Rosinen (*passulae*)	144	352
190 – Von den Pistaziennüssen (*pistaciae*)	144	352
191 – Vom Blei (*plumbum*)	144	353
192 – Vom Polei-Gamander (*polium*)	145	353
193 – Vom Pech (*pix*)	145	354
194 – Von der Petersilie (*petroselinum*)	145	354
195 – Von der Rose (*rosa*)	146	355
196 – Vom Rettich (*raphanus*)	148	358
197 – Von der Rettichwurzel (*radix*)	149	359
198 – Vom Medizinal-Rhabarber (*reubarbarum*)	149	360
199 – Vom Rhapontikum (*reuponticum*)	150	361
200 – Von der Färberröte (*rubea*)	150	361
201 – Von der Raute (*ruta*)	150	362
202 – Vom Rosmarin (*ros marinus*)	151	363
203 – Vom Himbeerstrauch (*rubus*)	152	364
204 – Von der echten Narde oder vom edlen Speik (*spica*)	152	365
205 – Vom Nachtschatt (*strignum*)	153	366
[aus **M**] Vom Storaxharz	154	367
[aus **M**] Von der Zwiebel (*squilla*)	154	368
[aus **M**] Vom Holunderbaum (*sambucus*)	155	368
[aus **M**] Vom Sumach	155	369

[aus **M**] Vom Sandelholz (*sandali*)	155	369
[aus **M**] Vom Läusekraut (*stafisagria*)	156	370
206 – Vom Serapinum-Gummi	156	371
207 – Von der Hauswurz (*semperviva*)	157	371
208 – Vom Lorbeerseidelbast (*siselis*)	157	372
209 – Vom Schwefel (*sulphur*)	157	372
210 – Vom Drachenblutharz (*sanguis draconis*)	158	373
211 – Vom Kamelstroh (*squinantum*)	159	374
212 – Vom Senfkorn (*sinapis*)	159	375
213 – Vom Baumgummi Sarcocolla	159	376
214 – Vom Schopflavendel (*sticados*)	160	376
215 – Vom Knabenkraut (*satyrion*)	160	376
216 – Von der Wegwarte (*sponsa solis*)	160	377
217 – Vom gebrannten Elephantenknochen (*spodium*)	160	377
218 – Vom Wildkohl (*strutium*)	160	377
219 – Von den Grottenolmen (*stinci*)	161	378
220 – Vom Bärlauch (*scordeon*)	161	378
221 – Von der Seife (*sapo*)	161	379
222 – Vom Spargel (*sparagus*)	162	379
223 – Vom Sebenbaum (*savina*)	162	379
224 – Vom Steinbrech (*saxifraga*)	162	380
225 – Vom Salz (*sal*)	162	380
226 – Vom Sandsalz oder Salmiak (*sal Armoniacum*)	163	380
227 – Vom Salzstein (*sal gemma*)	163	381
228 – Von Bachminze und Hausminze (*sisymbrium*)	163	381
229 – Vom Salbei (*salvia*)	163	382
230 – Von Skabiose oder Grindkraut (*scabiosa*)	164	382
231 – Vom Kreuzkraut (*seneciones*)	164	383
232 – Vom Schlangenkraut (*serpentaria*)	164	383
233 – Vom Senet (*sene*)	164	383
234 – Vom Quendel (*serpillum*)	165	384

235 – Vom Bohnenkraut (*satureia*)	165	384
236 – Vom Weinstein (*tartarus*)	165	385
237 – Von der Tamariske (*tamariscus*)	166	385
238 – Von der Siegelerde (*terra sigillata*)	166	385
239 – Vom Tetrahit, dem Judenkraut	166	386
240 – Von der Wolfsmilch (*tithymalus*)	166	386
241 – Von der Winde Turbith	167	387
242 – Von der Purgierdolde (*tapsia*)	167	388
243 – Vom Spinnennetz (*tela aranea*)	167	388
244 – Von Königskerze oder Wollkraut (*tapsus barbatus*)	167	388
245 – Vom Terpentin (*terebintina*)	168	388
246 – Vom Veilchen (*viola*)	168	389
247 – Von der Karde (*virga pastoris*)	168	390
248 – Von der Zaunrübe (*viticella*)	169	390
249 – Vom Glas (*vitrum*)	169	390
250 – Vom Ingwer (*zingiber*)	169	391
251 – Vom Zitwer (*zedoar*)	170	392
252 – Vom Zucker (*zuccarum*)	170	392

‚Circa Instans' – lateinischer Text

[53ra] Circa instans negotium / in simplicibus medicinis nostrum / versatur propositum.

Simplex autem medicina est, quae / talis est, qualis a natura producitur, ut gariofili, / nux muscata et similia,

et quae, licet aliquo sit[1] mutata / artificio, non est[2] alii medicinae commixta, ut / tamarindi, qui abiectis corticibus conquassantur / artificio, et aloe, quod ex herbae succo artificiose / excocto efficitur.

Quaestio[3] non otiosa proponitur, / cur[4] medicinae fuerint inventae compositae, / cum omnis virtus, quae compositis inest, in simplicibus / reperiatur.[5]

Medicina propter morbi causam / inventa fertur exstitisse. Omnis autem morbi / causa aut est

ex humoris superabundantia aut
ex inanitione / aut
ex fluxu aut
ex debilitate / virtutis aut
ex alteratione qualitatis aut /
solutione continuitatis.

Invenitur autem medicina / simplex

repletionis solutiva,
inanitionis restaurativa, /
fluxus constrictiva,
debilitationis / confortativa,
alterationis immutativa,
solutionis / consolidativa.

Solutio: Compositionis medicinarum / multiplex exstitit causa, scilicet

morbi violentia, /
morborum contrarietas,
membrorum contraria / dispositio,
nobilitas membri,
violentia medicinae.

Morbi / enim violenti[6], ut lepra, apoplexia, epilepsia, simplicibus / medicinis vix aut numquam curantur. Oportuit itaque / adesse compositas, ut earum virtute facilior / fiat curatio aegritudinis violentae. Contrariis etiam / morbis in eodem

---

[1] sint *E*.
[2] sunt *E*.
[3] *W*, Quidam *E*.
[4] cum *E*.
[5] **Querverbindung** *zum* 'Liber iste' (Müller 1942) [1]: Medicina alia simplex, alia composita. Simplex est, qualem natura produxit vel quae etiam artificio operatur sine alterius admixtione. Tale autem est piper, scammonea et similes. Cum ergo in his simplicibus maxima medicinae virtus exsistat, non otiose quaeritur, quae causa compositionis exstiterit.
[6] violentia *E* (*vgl.* 53rb13).

corpore cohaerentibus[7], ut febre / et leucoflegmatia[8], medicina ex frigido et calido composita exstitit [**53**^rb] necessaria, ut contrariis morbis valeat / obviare. Una enim et eadem medicina simplex / contrariis qualitatibus affecta non reperitur. / Membris autem contrariis qualitatibus affectis / existentibus, ut stomacho existente frigido, epate / calido, necessaria fiat medicina composita, ut contrariis / qualitatibus membrorum contrarias valeat alterare / qualitates. Membro etiam nobili, utpote / epate[9], sclcrosim[10] patiente, necessaria exstitit / medicina composita ex calido dissolutivo superfluitatis, / et ex stiptico[11] confortativo membrum nobile. / Solum enim calidum nobile membrum / exsolvendo debilitaret. Violentae[12] enim medicinae, / utpote scammonia, elleborus et similia, simpliciter / dari non debent, nisi aliae immisceantur, earum[13] / violentiam alterantes. –

In tractatione / uniuscuiusque simplicis medicinae <u>primo</u> rei complexio / est demonstranda; <u>consequenter</u>, utrum sit /
arbor an
frutex an
fructus an
radix / an
flos an
semen an
folium an
lapis / an
succus
vel aliquid aliud;
<u>postmodum</u>, / quot sint ipsius maneries et qualiter fiant, /
in quo loco res inveniatur,
quae maneries / sit melior,
qualiter sophisticetur et sophisticata / cognoscatur,
quantum conservari possit, /
quas virtutes <habeat> et
qualiter debeat exhiberi.
Et per ordinem / alphabeti specierum tractatio / compleatur.[14] [53va]

<1.>De aloe. /

---

[7] concurrentibus *W*.
[8] leucoflegmantia *E*.
[9] epati *E*.
[10] sclirosim *E*.
[11] stipticum: *zusammenziehend und herb*: *kalt und grobstofflich* (spissum), *doch feiner* (subtilius) *als das* ponticum (*das Stechende*), *das gleichfalls kalt und grobstofflich ist.*
[12] violentia *E*.
[13] eorum *E*.
[14] [**2**] *Wölfel - Die vor jedem alphabetischen Buchstaben stehende zweispaltige Liste der im folgenden vorzustellenden Drogen ist in dieser Transkription jeweils weggelassen; die Zeilen wurden aber mitgezählt. In E folgt hier die Liste der Pflanzentitel unter dem Buchstaben A.*

Aloe calidae et siccae est complexionis in / secundo gradu. Aloe **ex succo** herbae / fit, quae herba aloe appellatur. / Haec autem herba non solum in India, / Persia, Graecia, verum etiam in / Apulia reperitur. Aloes tria sunt genera: **cicotrinum**, / **epaticum** et **caballinum**.
Fit autem aloe / hoc modo: herba teritur, succus extrahitur; ad ignem / ponitur, quousque bulliat; et postquam bullierit, / soli exponitur et exsiccatur. Et, ut quidam dicunt, / quod superius colligitur, purius est et cicotrinum dicitur; quod / in medio est, minus purum est et epaticum appellatur; / quod in fundo est[15] feculentum, caballinum / dicitur: quorum opinio falsa est. Nos autem dicimus, / quod diversae sunt herbae non in genere, sed in bonitate, / ex quibus talis differentia.
Optimum autem / aloe est **cicotrinum**. Discernitur ex citrino colore / seu rufo; et praecipue cum frangitur[16], / eius pulvis apparet, quasi pulvis croci esset, – et ex / substantia clara, maxime cum per minutissima frusta / frangitur, ut puram et subtilem et quasi desiccatam[17] / habeat substantiam, quae leviter frangitur, – et ex eo, quod non est / foetidum nec valde amarum, quandoque gummosum, / quandoque frangibile.
Epaticum autem colori epatis / assimilatur; habet autem colorem epatis, id est subnigrum; / et hinc inde foramina habet, ut ora venarum; / obtusam habet substantiam et non claram; et alia signa / supradictis similia, <nisi> quia habet omnia remissiora, et / maxime colorem.
Caballinum autem nigrum, obscurum / est, et feculentam habet substantiam. Amarum et horribilem / praetendit odorem, quare valde foetidum est.
Sophisticatur / autem quandoque, ut epaticum vel cicotrinum videatur. / Quod autem de sophisticatione huius et aliarum [**53vb**] specierum rogatu sociorum scripsimus, <scripsimus> ad vitandas / sophisticationes et fraudulentas conficientium / et vendentium deceptiones, non ut ab alio commitatur / sophisticatio, sed ut fraudulenta vitetur / deceptio. Virtus enim sese diligit et aspernatur / contraria; nec potest vitari vitium nisi cognitum. /
Sophisticatur autem aloe hoc modo: bulliat / acetum, addito pulvere croci orientalis et pulvere modico / nucis muscatae vel alterius speciei odoriferae; caballinum / aloe per frusta parva divisum filis ligetur, et / aceto bullienti immittatur, et subito elevetur, / et modice exsiccari dimittatur; et sic / decies vel amplius fiat, ita quod color et odor / immittantur[18], quod videtur esse cicotrinum vel epaticum, et / difficile discernitur, quod verum sit. Discernitur tamen, / quia cum frangitur et digitis confricatur, statim foetidissimum / sentitur, quod non est in epatico seu cicotrino. / Et nota, quod omne, quod de natura est aromaticum, quanto / aromaticius, tanto melius. Omne etiam, quod / debet[19] habere aliquem saporem, quanto in suo sapore / intensius est, tanto melius;

[15] et *E*.
[16] *folgt* non *expungiert E*.
[17] defaecatam *W* (*in der Urhandschrift stand wohl*: diffecatam).
[18] *wahrscheinlich ist gemeint* immutantur.
[19] [**3**] *Wölfel*.

excepto aloe: quod cum / sit de natura amarum, quanto minus amarum, tanto / laudabilius.

[De aloe.] /

Aloe virtutem habet purgandi flegma et coleram et mundificandi / melancoliam; habet etiam virtutem confortandi / membra nervosa; unde valet contra superfluitatem / frigidorum humorum in stomacho contentorum; ipsum autem stomachum confortat; / caput a dolore relevat, qui ex anathymiasi[20] / fit, id est ex fumositate stomachi; visum clarificat; / oppilationem splenis et epatis aperit; menstrua provocat; / superfluitatem circa pudibunda, si sit ex / frigida causa, exstinguit; et scabiem procurat; corpus / discoloratum coloratum reddit, si fuerit / discoloratio ex praecedente aegritudine; valet contra / alopeciam et casum capillorum.

Si humores flegmatici / fuerint in stomacho, et propter indigestionem, dentur drachmae duae / aloes, drachmae duae masticis: stomachum mundificat, **[54ra]** eundem infrigidatum et debilitatum[21] confortat; / et nota, quod aloe et mastix debent teri et in / vino albo decoqui. Ad idem extrahatur lingua / ab ore, et postea iniciantur per ysophagum duo grana / aloes. Quamvis enim aloe sit amarum ori, / dulce tamen est stomacho; unde dicitur **glycostoma**: id est / dulce stomacho, <et> **picrostomaticon**: id est amarum ori[22]. – / Hiera picra Galieni ad visum <valet> clarificandum, et / hiera Constantini ad visum <valet> clarificandum, / in qua optimum aloe ponitur; ad visum etiam clarificandum / detur aloes simplex; vel cum mirobolano / condito et enucleato et contrito dentur scrupuli duo / aloes et drachma <una> masticis vel dragaganti, addito / sirupo et aqua tepida: expertissimum est enim ad visum clarificandum. – / Contra oppilationem splenis sumant / aloen cum calido succo apii; vel in / decoctione radicis feniculi, apii, petroselini, brusci, / sparagi ponantur duo vel tres scrupuli aloes et uncia una vel semis / masticis, et dentur bis vel ter in septimana. – / Talis etiam decoctio menstrua educit. Suppositorium / factum ex trifera magna vel pulvis aloes et / masticis menstrua provocat; et formato suppositorio / ex trifera magna pulvis aspergatur. – Contra discolorationem / corporis valet, quae est ex spermate dato / ad potandum – mulieres enim volentes diligi / ab amatoribus suis dant eis sperma suum / ad potandum, unde homo discoloratur –; et maxime / valet contra decolorationem[23], quae fit ex frigiditate stomachi vel praecedente / aegritudine; et maxime si fuerit ex oppilatione / epatis, detur drachma una aloes et drachma semis masticis et uncia semis[24] / succi absinthii mane et bis in / septimana: hoc enim praeservat corpus ab hydrope, / et hydropem in principio curat, sicut probavimus. – / Pulvis eius cum melle datus lumbricos interficit, / cum succo persicariae auribus instillatus / vermes necat. – Contra alopeciam et casum / capillorum in fortissimo aceto bulliat **[54rb]** radix

---

[20] anatlmiasi *E.*

[21] debilitatem *E.*

[22] glycostoma, id est amarum / ori; pitoglostomaticon, id est dulce stomacho *E.*

[23] *korr. aus* colorationem *E.*

[24] *folgt* masticis *E.*

vetustae olivae, postea coletur, et in / colatura duae partes farinae lupinorum amarorum / et tres aloes simul conficiantur; addatur / pulvis staphisagriae; et inde inunguatur / caput per discriminalia. – Contra artheticam / detur ex succo bardanae. – Contra scabiem / et putredinem pudendorum aloe cum aceto / confectum inunctum valet. – Contra tumores gingivarum / et aurium findatur[25] ipsa herba, et interponatur / ciminum, et postea assetur parum sub / igne, et extracta calida superponatur: mirabiliter / prodest.[26]

<2.> De aloe ligno. /

Aloes lignum calidum est et siccum in secundo gradu. Reperitur / in magno flumine superioris Babyloniae, / cui coniungitur fluvius Paradisi; unde / quidam dicunt, quod impulsione fluvii ab / arboribus terrestris Paradisi conducitur. Nullus / tamen huius arboris fertur vidisse originem. / Alii etiam dicunt, quod in cacuminibus montium / desertorum locorum circa praedictum locum existentium / oriatur hoc lignum, quod impulsu venti / aut ipsius vetustate cadit in fluvium; habitantes / autem circa fluvium a praedictis montibus / remotissimi immissis retibus in fluvium / lignum intercipiunt.

Sunt autem tria genera ligni / aloes, ut Constantinus[27] dixit. Est unum, / quod reperitur in insula, quae dicitur **Cume**, et est ceteris / laudabilius. Est, quod reperitur in insula, quae / dicitur **Camearum**, et est minus laudabile. Est / et tertium, quod reperitur in insula, quae dicitur **Rame**, / et illud peius ceteris. Primum itaque, quod optimum est, / ex eo scimus, quod ponderosum est multum[28]; est valde / aromaticum, subamari saporis, coloris / subnigri seu subrufi, contritioni dentium / non omnino resistens; dum etiam masticatur, statim / odor aromaticus videtur attingere cerebrum / et quodammodo replere. Secundum genus minus [**54**va] est ponderosum nec adeo amarum seu odoriferum / et in his mediocre. Tertium genus est subalbidum, / leve valde, non amarum, immo quasi nullius / saporis, nec aromaticum, nisi sit[29] artificio coaptatum; / et dicitur **feruleum**.

Sophisticatur autem sic: in montanis / Amalfiae reperitur quoddam lignum, ligno / aloe valde simile, ponderosum, nodosum et / modicum aromaticum, quod a quibusdam **lignum** / **aloes silvestre** dicitur. Hoc plumbo seu stanno[30] / confricatur, ut immutetur color, addita superfluitate / aurium, ut amarum fiat et aliquantulum / rufum; postmodum ponitur in vino decoctionis / pulveris ligni aloes optimi, addito modico / musco, ut fiat valde aromaticum; sic etiam / fit, <ut> vix discernatur ab optimo. Discernitur / autem, quia durissimum est,

[25] findatur *B*, fundatur *E*.

[26] [**4**] *Wölfel*.

[27] 'Liber graduum' (Petrus 1536, 354.35): **Aloes** tria sunt genera: unum **rubeum**, de quadam insula Indiae, quae dicitur Schetra. Aliud autem **nigrum**, quod est de Persia. Tertium **citrinum**, et fit in Arabia. Quibus omnibus laudabilius est **Scetrense**, si fuerit unctuosum, praelucidum et **rubeum**, quasi colore epatis, citoque fragile, odoriferum et amarissimum.

[28] Melius *E*.

[29] fit *E*.

[30] stagno *E*.

contritioni dentium omnino / resistit, et, quod interius est, cum masticatur, sentitur <non>[31] / amarum.

Lignum autem aloes stomachum confortat, / digestionem procurat, contra debilitatem stomachi, cordis / et cerebri, contra cardiacam passionem et syncopim, / contra menstruorum retentionem, et contra omnes passiones / et debilitationes cordis valet ex frigiditate provenientes. /

Vinum decoctionis ligni aloes digestionem / confortat et stomachum infrigidatum calefacit; / et si fuerit abominabile, ponatur parvum lignum / aloes integrum in vino per noctem; mane vinum / exhibeatur. Ad idem decoctio ligni aloes, / gariofili et masticis digestionem procurat, / stomachum confortat et cerebrum. Delicatis valde / fiat hoc modo: ponantur scrupuli duo ligni aloes et gariofilorum, / et dimitte per noctem in vino; in mane / sumatur vinum cum aqua rosacea; et tale vinum / diu poteris servare: vinum enim multum immutatur / a ligno. – Contra syncopim et debilitatem / cerebri detur sirupus factus ex aqua rosacea, / in qua pulvis ligni aloes, ossis de corde / cervi, gariofilorum et rosarum decoctus fuerit, addito [**54vb**] zuccaro[32]; vel pulveres praedicti dentur cum sirupo / facto ex aqua rosacea et zuccaro. – Suffumigium ligni / aloes, receptum inferius a muliere per embotum, / menstrua provocat, et suffocationi matricis multum medicatur. / Sit tamen mulier undique pannis involuta, / ne fumus nares attingat. Similiter trifera magna / cum vino decoctionis ligni aloes menstrua provocat; cuius / fumus[33] per nares receptus cerebrum infrigidatum / confortat, debilitatum calefacit; et – ut / breviter[34] concludam eius laudes – valde confortat / omnia membra corporis debilitata. – Pulveriza[35] / lignum aloes, folia gariofilorum et os de corde cervi, / confice cum oleo, et ungue caput galli; et in die / illa et nocte non cantabit.

<3.> De auro. /

Aurum temperatius est quolibet metallo; est autem / calidum; sed quia caliditatis modicus est excessus, / in gradu non locatur. Aurum de vena terrae fit / per excoctionem; et in decoctione[36], quod superfluum est, / ab auro separatur: **cathimia** seu **spuma** / **auri** dicitur. Quot autem et quales sint auri varietates, / et qualiter cognoscantur, praetermittimus, / quia nostri non est officii.

Virtutem habet confortandi et depurandi. / Unde valet contra elephantiam, cardiacam / passionem et syncopim, splenem et infrigidationem / stomachi; hominem a lepra praeservat.

Limatura / **auri** contra elephantiam data in cibo / vel in potu valet depurando superfluitatem humorum / et extergendo. Potest etiam dari contra hanc passionem / cum hiera logodion vel theodoricon anacardino in potu bis in /

[31] *B, W.*

[32] zuccero *E.*

[33] [**5**] *Wölfel.*

[34] *vgl.* ‘Curae Platearii’: ut breviter dicam ($5^{ra}30$; $12^{rb}37$; $17^{rb}26$; $24^{ra}13$; $33^{vb}42$; $34^{va}27$).

[35] pulverizata *E.*

[36] *B*, decoctus *E.*

septimana; et utiliter valet ad praeservationem / exhibita. – Limatura cum succo boraginis / aut cum pulvere ossis de corde cervi et / zuccaro syncopizantibus auxiliatur; vel fiat / sirupus cum succo boraginis et zuccaro, apposito / pulvere ossis de corde cervi; et cum sirupo tali detur / limatura auri; et si hoc non habes, detur cum alio / sirupo. – Vinum, in quo fuerint exstinctae laminae [**55****ra**] aureae candentes, spleneticos iuvat; quae si / non possunt haberi, ex chalybe[37] fiant. – Contra infrigidationem / stomachi detur similiter eius limatura / in vino vel cibo. – Cum autem[38] usturae fieri debent, ex aureo / instrumento factae meliores sunt quam ex / alio metallo, quia non cancrizantur nec / erysipilantur. – Pulvis **cathimiae**, more collyrii / vel simpliciter oculis impositus, oculorum maculas / corrodit.

Sed quaeritur, unde aurum confortet, cum nec / incorporetur nec membra nutriat. Ad quod dicendum, / quod eorum, quae confortant, alia confortant membra / reparando tantum spiritus, ut aromatica; alia restaurando / membra, ut cibi et potus; alia relaxando; / alia constringendo relaxata membra, / sicut emplastrum ex mastice factum; alia alterando / qualitatem distemperatam <et confortando> debilitatum[39] membrum, sicut / diacastoreos sive[40] emplastrum de storace liquida, / stomacho ex frigiditate debilitato appositum; alia confortant / depurando superfluitatem, quae opprimendo / debilitabat, sicut sunt medicinae laxativae et multa depurantia: / quo modo aurum depurat et confortat, dum / asperitate sua abstergit superfluum.

<4.> De asa foetida. /

Asa foetida calida est et sicca in quarto gradu. Gummi arboris / est in ultramarinis partibus nascentis; aestivo / tempore colligitur; et quia maxime foetet, dicitur asa foetida. / Diu absque corruptione conservatur; in loco / mediocriter sicco servari debet. Et nota, quod quanto / est foetidior, et tanto melior.

Virtutem habet dissolvendi, / attrahendi, consumendi. – Quinque pillulae ex asa formatae simpliciter / vel cum ovo sorbili in sero exhibitae asthmaticis / ex humido laborantibus maxime prosunt; vel cum sirupo violaceo / dentur. – Contra cottidianam et quartanam purgatione praecedente quinque / scrupuli ex asa foetida decoquantur in vino in malo terrae concavato; / et colatura[41], addito zuccaro vel melle, / ante[42] horam accessionis detur patienti. – Suppositorium ex / asa et galbano factum; vel ex asa, armoniaco et serapino; / vel ex sola asa; inunctum prius oleo vel melle [**55rb**] vel butyro, ne laedat interiora: miro modo menstrua / provocat, et secundinam educit. – Unguentum factum ex / asa, armoniaco, cera et oleo splenem mollificat, / et lac in mamillis coagulatum

[37] calibe *E.*
[38] cum autem] *W*, an(?) *E.*
[39] debilitatem *E.*
[40] scilicet *E.*
[41] colature *E.*
[42] [**6**] *Wölfel.*

dissolvit. – Asa / foramini dentis immissa dolorem placat; gargarisma / factum ex aceto et aqua decoctionis asae / et rosarum uvam tumefactam exsiccat. – Contra / paralysim, podagram, artheticam et epilepsiam et contra omne vitium / frigidae naturae accipe asam et petroleum; simul resolvantur / ad ignem; et in tali liquore apponantur / pulveres[43] castorei, euphorbii, vivi sulphuris; / addita cera fiat cerotum et loco patienti superponatur, / vel unguentum et inunguatur patiens. Si fiat / epilepticus vitio capitis, tunc inunguatur circa / spatulas et collum et caput; si vitio stomachi, tunc / pars illa inunguatur; si vitio inferiorum, inunguantur. – / Contra alias aegritudines inunguantur similiter / loca patientia.

<5.> De argento vivo. /

Argentum vivum calidum est et humidum in quarto gradu. In quibusdam / libris reperitur, quod sit frigidum in quarto gradu, / ex hoc effectu: argentum vivum[44] calidum esse probatur, quia dissolvit, / incidit, penetrat; sed quia est actualiter valde / frigidum, frigidum ab auctoribus iudicatur. Dicunt / autem quidam argentum vivum de vena terrae per excoctionem / fieri; quod falsum est, quia ex actione ignis facile / extenuatur in fumum. Generatur autem in terra; / et tale, quale apparet a terra, quasi aqua fluens / producitur. Diu conservatur; in vase autem solido conservetur / et in loco frigido.

Virtutem habet dissolvendi et penetrandi. – / Farina lupinorum amarorum decoquatur in aceto / fortissimo usque ad spissitudinem; et addita drachma semis / argenti vivi exstincti fiat immixtio[45]; et caput / patientis ex abundantia pediculorum perunguatur / per discriminalia.

Exstinguitur cum saliva / et cinere, vel confricatur cum cinere et saliva, aut cum / capillis et saliva, aut cum pulvere ossis sepiae, sed / saliva melius. Dicitur autem exstingui, cum alii rei [**55**va] potest admisceri; nisi enim sic exstinguatur, ipsius ad / aliud non fiet immixtio.

Nota in re actualiter / calida ponendum non esse argentum vivum, quia extenuaretur / in fumum. Fumus enim argenti vivi astantibus / obest, quia remolliendo nervos paralysim operatur. / Ore etiam receptum vel auribus immissum occidit / dissipando membra. Si autem fuerit ore receptum, / detur lac caprinum in multa quantitate, et patiens sit / in motu, vel vinum[46] detur decoctionis hysopi et absinthii. / Haec enim sunt ad salutem remedia.

Contra / scabiem et pruritum oleo nucis parum calefacto admisce / acetum, deinde lithargyrum et cerusam pulverizatam, / si habes, in eadem quantitate, bullias ad spissitudinem mellis; / et refrigeratis impone argentum vivum; commisce, / et usui reserva. Cum axungia gallinacea argentum / vivum et cerusa conficiantur; ex hoc facies inuncta / clarificatur et dealbatur. Vel sic: accipe / belliculos marinos et oleum rosaceum et cerusam, et habeas / adipem

[43] pulvere *E*.

[44] argentum vivum] aurum *E*.

[45] *B, W, L*, inventio *E* (*wahrscheinlich ist gemeint* inunctio).

[46] vel urina *E*, *Marginalkorrektur*: vel vinum.

gallinaceum resolutum ad ignem, et / colatum praedictis compone, et ultimo argentum vivum mortificatum / cum cinere et sputo commisce: reserva.[47] /

<6.> De agno casto.

Agnus castus calidus est et siccus in quarto gradu. / Fructus vel arbor est, cuius folia usui medicinae competunt / et non radix, flores etiam magis. Flos autem / appellatur agnus castus: agnus castus cum invenitur / in receptione, florem eius debemus ponere. Omni tempore / viridis reperitur, et in aquosis locis magis, in siccis / minus. Cuius flores in vere colligantur. Per annum in / multa efficacia et non amplius conservantur. Viridis / autem agnus castus maioris est efficaciae quam exsiccatus.

Dicitur / autem agnus castus, quia libidinem reprimendo castum / reddit ut agnum. Lectus ergo ex eo factus libidinem / reprimit. Fomententur etiam genitalia / ex aqua decoctionis eius; succus etiam potetur. In succo / ipsius decoquatur modicum castoreum, et detur in potu. – / Contra gonorrhoeam flores etiam vel folia decoquantur / in aceto – addito castoreo, si vis – et cataplasmentur [**55**^{vb}] in genitalibus.

Nota, quod quaedam exstinguunt libidinem / inspissando sperma, ut semen lactucae, / psillii, citrulli, melonis, cucurbitae et cucumeris, portulacae[48], scariolae / cum aceto vel agresta, sumach, camphora et similia. / Alia inaniendo et consumendo sperma, ut ruta, / maiorana, agnus castus, ciminum, calamentum / et anetum: sunt enim ista calida, aperitiva, et ventositatem / solvunt.

In succo agni casti semen feniculi[49] et tres drachmae / esulae decoquantur, mane detur colatura leucoflegmatico. / Vinum etiam decoctionis floris agni casti multum / confert. – Agnus <castus> dimittatur in amurca olei, ut putrefiat, / et addito vino forti fiat decoctio, coletur, / et addita cera et oleo fiat unguentum, quod inunctum / splenis duritiem solvit et remollit. – / Fomentum ex aqua decoctionis agni casti matricis exsiccat / superfluitatem et ipsius angustat orificium. – Ad / menstrua provocanda fiat fomentum ex aqua decoctionis eius / et centrigalli. – Contra lethargiam accipe agnum castum, / castoreum et apium et salviam, et fiat decoctio / in aqua salsa, et fricetur fortiter posterior pars capitis. /

<7.> De alumine.

Alumen calidum et siccum in quarto gradu. Alumen / est terrae maneries secundum quosdam, secundum alios vena / terrae, quae per nimiam excoctionem in album colorem / conducitur et efficitur alumen. In regionibus valde / calidis procreatur, et praecipue in locis sulphureis / et igneis. Quod album est, illud est

---

[47] [7] *Wölfel.*

[48] *vgl. folgende Stellen aus den* 'Curae Platearii': diaeta frigida, ut scariolae, lactuca, portulaca etc. (14rb13); recipiantur herbae frigidae ut portulacae, lactucae, scariolae et similes herbae (28vb43f.); diaeta eorum sit refrigerativa, ut lactucae, portulacae, scariolae, solatrum, cicorea (29va14f.).

[49] fenugraeci *L.*

melius et acutum et / salsugini immixtum; quod autem feculentum et terreum, / est impurum. Diu absque corruptione servatur.

Virtutem / habet consumendi et desiccandi. – Contra cancrum pulvis aluminis / et carnis marinae, confectus cum vermibus / inventis in pingui terra, et impositus valet. – Licinium / etiam ex tali confectione inunctum, ori fistulae / immissum confert; vel inuncto melle, suprasparso[50] pulvere / aluminis, immittatur, sed prius lavetur cum aceto calido. – / Inflationes gingivarum sanat collutio oris / prius cum aceto; postmodum ex aceto et alumine fiat / confricatio, ventosarum appositione cum scarifactione circa **[56ra]** collum et spatulas; vel sic: scarifica prius cum / aceto posteriorem partem capitis; tertia die post / scarifactionem apponas sanguisugas ipsis gingivis; / deinde lavetur os ex aceto decoctionis[51] aluminis <et> gallarum / rosarum; lavetur os ter vel quater in die ex illo / aceto, et ita laves usque ad quattuor dies: multum[52] / valet. – Ad scabiem <valet> sulphur vivum, lithargyrum / et alumen; vel tolle, si vis, sulphur; bulliant in aceto / et oleo nucis; et inungue ad balneum; et abluas / partem dolentem aqua calida, et postea inunguas. – Balneum / aquae aluminis confert ut hydropicis, scabiosis, artheticis, / epilepticis.

Si tamen non invenitur naturale, fiat artificiosum / hoc modo: sal et alumen bulliant in aqua, et / ferventibus lapidibus fundo cuffae[53] immissis / superaspergatur aqua calida, et patiens in medio cuffae / sedens sudet, et postea ex aqua lavetur.

Quidam / dicunt, quod alumen scissum et nitrum idem est.

<8.> De apio. /

Apium commune calidum est in principio tertii gradus et siccum in / medio eiusdem gradus. Herba est satis communis; cuius / semen maioris est efficaciae, secundario radix, tertio / herba. Cum autem in medicina receptio apii reperitur, / simpliciter **semen** apponendum est; ipsum etiam semen **selinum** / appellatur.

Virtutem habet diureticam. – Succus apii, / in quo decocta fuerit[54] saxifraga, stranguriosis, dysuriosis / subvenit; sed colatura mane detur. Vel sic: / saxifraga, grana solis, filipendula, lapis lyncis / coquantur in succo apii; et in[55] colatura addito / zuccaro sirupus factus mane detur cum calida. – Succus / apii, decoctionis tamarisci: splenis, epatis oppilationem / solvit et duritiem, sed proprie splenis. – Contra icteritiam / sumatur decoctio radicis apii, feniculi, petroselini; contra / icteritiam fiat sirupus ex succo apii et scariolae, / et detur cum calida. – Contra hydropisim semen feniculi bulliat / in succo fumi terrae; et in aqua decoctionis, addito / zuccaro, fiat sirupus: miro modo consumit flegma.

---

[50] superasperso *Wölfel, wohl mit Recht.*

[51] decocto *E.*

[52] **[8]** *Wölfel.*

[53] *gemeint ist* cuba *bzw.* cupa (Diefenbach, Gloss. S. 160b *und* 163a: die Kufe, der Kübel).

[54] fuerint *E.*

[55] *vgl.* 'Curae Platearii': In ea colatura addatur zuccarum; et fiat sirupus.

– Fiat / etiam iste leucoflegmaticis et hyposarca laborantibus: / [Quod[56]] recipe succi apii libram unam, scariolae libram semis, **[56rb]** masticis unciam unam; facta decoctione coletur; et postmodum / addito zuccaro fiat sirupus; circa finem / decoctionis addantur pulveris[57] decoctionis esulae unciae duae, pulveris[58] / reubarbari uncia semis; mane cum calida exhibeatur. – / Contra frenesim et lethargiam succus apii, ivae[59], / agresta vel acetum et oleum violaceum vel rosaceum misceantur, / et bulliant in vase vitreo ad ignem, et cum tali / oleo calido inunguatur caput patientis, rasum tamen prius. – / Contra amphimerinam praecedat purgatio, deinde / coquatur agaricus cum succo apii in pomo / coloquintidae vel in malo terrae cavato, et talis / decoctio detur patienti.

Nota, quod apium nocet / praegnantibus, quia virtute sua dissolvit / retinacula foetus. – Epilepsiae obest, quia dissolvit et / movet ad superiora et movet ad actionem. / Nocet etiam pueris; illa enim aetas propter humiditatis / multitudinem et virtutis debilitatem et artuum / constrictionem parata est ad epilepsiam.

Sunt / et aliae maneries apii, scilicet **apium ranarum vel** / **reninum** et **apium risus** et **apium haemorrhoidarum**. /

Apium autem **ranarum** coctum in vino et oleo cataplasmetur / renibus et pectini: renes a dolore / relevat et stranguriam mitigat; unde **reninum** / apium dicitur, quia renibus opitulatur, vel **raninum**, / quia in locis, quos ranae habitant, praecipue crescit, / utpote in aquosis locis. – Praedictum[60] etiam emplastrum dolorem / intestinorum mitigat. – Contra tenasmon colatura / illius cocta in aqua cantabri per clistere / iniciatur. – Contra vitium splenis ex succo eius / et cera et oleo fiat cerotum, et cataplasmetur.

Apium / **risus** in vino et oleo computrescat,[61] decoquatur, / postmodum per pannum exprimatur, et addita cera / fiat unguentum; spleneticis valde confert. Unde / apium risus dicitur, quia melancolicum humorem purgat, ex / cuius abundantia tristitia fit. Ex cuius itaque inanitione / effectus sequitur contrarius, scilicet laetitia, et inde / risus. Unde dicitur: „splen ridere facit, cogit amare **[56va]** iecur“[62], quia a causa tristitiae humorem depurat. – Apium / risus decoctum vino vel aqua valet contra stranguriam, / dysuriam; et praecipue contra

---

[56] *Das Phänomen des* „quod recipe“ (*hier*: 56ra37; 64va28; 64vb28). *Eigentlich steht da immer ein senkrechter Strich mit Bauch nach links: es dürfte sich also bei diesem wiederkehrenden* quod *vor* Recipe *um ein Absatz- oder Kapitelzeichen der Ur-Vorlage handeln. Dasselbe Phänomen findet sich auch in den* ‘Curae Platearii’ (38ra32) *sowie im* ‘Liber iste’ (Müller 1942, 11, Z. 14; *dort*: ad quod Rp.).

[57] addatur pulvis *E.*

[58] pulvis *E.*

[59] yva *E.*

[60] *gemeint ist offenbar das* cataplasma *von* 56,21.

[61] [**9**] *Wölfel.*

[62] *Zitat aus dem Regimen Sanitatis Salernitanum: Vers 1783f. bei de Renzi (V, 51)*: Cor sapit, pulmo loquitur, fel commovet iram, / Splen ridere facit, cogit amare jecur. (*Quelle: Isidor von Sevilla, Etymologiae XI, 1, 127:* nam splene ridemus, felle irascimur, corde sapimus, iecore amamus).

lapidem detur decoctio per / se; detur etiam litontripon[63] in eadem decoctione. – / Ad menstrua provocanda fiat fumigium, vel succus tepidus / iniciatur.

Apium haemorrhoidarum coctum in vino / natibus cataplasmetur; haemorrhoidas flegmaticas[64] / exsiccat; cavendum tamen est, ne eis fluentibus / hoc fiat. Si sine fluxu, cum tumore, dolore <et> extensione / illarum venarum fuerint, dolorem mitigat, / tumorem solvit. – Pulvis huius apii exusti, melli / immixtus et superpositus, haemorrhoidas exsiccat. / Hoc autem apium haemorrhoidarum dicitur.

<9.> De amylo. /

Amylum temperate calidum est et humidum. Quod fit ex hoc / modo: frumentum in aqua frigida ponitur et ibi per diem et / noctem moratur; et de die in diem renovetur / aqua, quousque frumentum videatur computrefactum; / postmodum remota aqua[65] optime conteritur, et sic addita / eadem aqua conficitur, et exprimitur per pannum, et soli / exponitur usque ad aquae consumptionem, et frequenter / renovatur aqua frigida usque ad dealbationem eius; / quod autem residet, permittitur exsiccari et indurari.

Et / amylum dicitur, quia sine mola fit. Ex ordeo / mundato similiter potest fieri.

Valet amylum contra / apostemata spiritualium et tussim, coctum in aqua ordei, / conditum cum lacte amygdalarum, additis penidiis. /

<10.> De antimonio.

Antimonium calidum est et siccum in / quarto gradu. Vena terrae est et metallo similatur, / stanno praecipue.

Virtutem habet dissolvendi et vehementer / exsiccandi. Discernitur autem a metallo, quia / antimonium teritur, et metallum <non>[66]. Metallum vero funditur, / antimonium uritur[67]. Antimonium quanto clarius, / tanto melius.

Pulvis antimonii cum sapone Spatarento[68] / vel Gallico conficiatur, et licinium intinctum / ori fistulae immittatur; pulvis eius / cancro comedenti superpositum, carni superfluae / optimum remedium est. Contra polypum magdalio [**56**vb] ex apostolicon formatus et aspersus pulvere / antimonii, nuclei mirobolani eo pondere, addita aqua / rosacea <valet>; vel pono de tutia cum pulvere antimonii. – Contra fluxum / sanguinis e naribus bombax intincta in succo / sanguinariae et pulvis antimonii naribus immittatur; / pulvis antimonii cum succo tapsi barbasti conficiatur, <et> bombax / intincta supponatur[69] ad haemorrhoidas exsiccandas. / Aliud: prius inice succum peucedani / per clistere;

---

63 *recte*: lithothrypticon.

64 inflatas *W*.

65 aqua *B*, *fehlt E*.

66 metallum vero non] *B*, *W*.

67 utitur *E*.

68 *bzw.* Spatarensi.

69 superponatur *E*.

et postea, si sint exterius, pone pulverem / desuper; si sint interius, iniciatur pulvis cum calamo / imposito in vesica inflata.
Pulvis ellebori nigri / valet tantundem in hoc experimento ad haemorrhoidas, quantum / pulvis antimonii.[70]

<11.> De acacia. /
Acacia frigida est et sicca in tertio gradu[71]. Est autem acacia **succus prunellorum** / **immaturorum**. Fit autem sic: ante tempus / maturitatis colliguntur prunella, et succus / eorum extrahitur et ad solem desiccatur; hic succus / desiccatus vocatur acacia. Per annum servatur.
Habet autem / virtutem confortandi et constringendi. – Contra vomitum colericum vel ex / debilitate virtutis contentivae accipe acaciam, / mumiam, dragagantum vel gummi Arabicum; distemperentur / cum ovi albumine, et fiat emplastrum super furcellam pectoris, / vel fiant inde crispellae in sartagine et dentur / in potu; vel distemperentur[72] cum aqua rosacea vel pluviali. – / Idem potest fieri contra fluxum menstruorum. – Contra fluxum / ventris accipe acaciam, lapidem haematitem[73], hypoquistidos, / et cum aqua rosacea vel pluviali conficiantur et dentur. – / Contra fluxum menstruorum detur acacia; ex[74] succo sanguinariae / fiat suppositorium; potest etiam addi athanasia. Aliud: / athanasiam[75], acaciam, succum plantaginis commisce, / et fac suppositorium. – Potest etiam fieri emplastrum contra vomitum et fluxum / ventris ex acacia, sanguine draconis, mastice, oleo rosaceo / et ovi albumine. – Contra apostemata calida valet acacia / distemperata cum succo plantaginis aut corrigiolae / vel alicuius[76] herbae frigidae, desuper cataplasmata in principio. /

<12.> De agarico.
Agaricus calidus <est> in secundo gradu, siccus in tertio. / Agaricus est quasi fungus et crescit circa radicem **[57ra]** abietis et maxime in Longobardia. Sunt autem duae / species: aliud **masculinum**, aliud **femininum**. Melius est / femininum: habet rotundam formam, desiccatur / et fit albissimum; masculinum habet substantiam oblongam, / et non est adeo album. Femininum est albius, leve, frangibile, / et habet quasdam tuberositates intus et quaedam / frustula quasi divisa. Masculinum non habet, sed est continuum, / et non est adeo frangibile nec album, sed levitas / eius tantum potest esse ex bonitate, <tantum ex corruptione. Si est ex corruptione: cum manibus tractatur, pulverizatur, et

[70] [**10**] *Wölfel.*
[71] in tertio gradu] *W, fehlt E.*
[72] distemperata *E.*
[73] haematitis *E.*
[74] et *E.*
[75] athanasia *E.*
[76] *oder* alterius *E.*

manus est inde pulverulenta; si ex bonitate,> non. Potest[77] autem servari / quinque annos in multa efficacia.

Principaliter / autem purgat flegma, secundo melancoliam. – Contra cottidianam ex flegmate / naturali ponatur agaricus in decoctione aliqua, quae datur / febricitanti cum aliis speciebus, ut est squinantum[78]. / Aliter: facta purgatione materiae si febris adhuc infestat, / accipe unciam semis agarici et uncias duas succi feniculi et unciam unam / succi fumi terrae, et commisceantur, et hoc detur patienti / ante horam accessionis. Hoc solo experimento liberantur / multi. Valet eodem modo et aliter. – Contra iliacam[79] / passionem clisterizetur patiens: prius utatur / mollificativis, et postea fiat hoc clistere: accipe / agarici unciam unam, confice cum melle et oleo et aliqua aqua[80] mitigativa, / iniciatur per clistere. – Contra dysuriam / accipe saxifragam, et coque in vino bono[81], et cola, et in / colatura pone agarici unciam semis, confice cum melle et / oleo, et patienti da. – Contra fistulam accipe sal / tostum, tartarum, agaricum, et facto subtilissimo / pulvere confice cum melle, et tentam intinge, / et impone: ossa fracta extrahit, carnem malam / corrodit[82]. Item contra fistulam accipe pulverem / subtilissimum agarici, et confice cum succo cyclaminis / et oleo, et calefac ad ignem, et cum bombace intincto / superponatur. – Contra haemorrhoidas[83] accipe pulverem / praedictum,[84] scilicet tosti salis, agarici, tartari, sene; / [vel fiant pillulae;][85] et temperetur cum succo <feniculi>[86]; et scarifactione / facta superpone pulverem, et fortiter frica. – Contra dolorem / capitis[87] factum ex abundantia flegmatis <confert>, stomachum etiam / confortat decoctio agarici, castorei, squinanti, **[57rb]** sene; vel fiant pillulae; et temperetur cum succo feniculi / vel absinthii; et idem operantur.

---

[77] bonitate, tantum - potest *ergänzt nach B und W*, bonitate non potest *E*.

[78] squinanti *E*.

[79] yliacam *E*.

[80] *in der Dublette (am Ende des Buchstabens A,* 60va17) *folgt hier*: mollificativa.

[81] 60va19: bene.

[82] 60va24 *folgt*: et fistulam sanat.

[83] *in der Dublette* 60va24-29 *steht hier ein anderes Rezept:* Contra haemorrhoidas accipe agaricum, et confice cum succo cyclaminis et oleo, et calefac ad ignem, et cum bombace intincta inuncto supponatur. *Anschließend folgt ein neues Rezept*: Contra morpheam accipe pulverem praedictum, scilicet sal tostum, tartarum, agaricum. *Dieses Rezept gilt* 57ra33 *gegen Hämorrhoiden.*

[84] [11] *Wölfel.*

[85] *ist zu streichen: Dublette aus* 57rb1.

[86] *sieh* 57rb1.

[87] *Die alternative Fassung in* 60va29-33 *lautet*: Contra dolorem capitis: scarifactione facta superpone pulverem decoctionis agarici, castorei, squinanti, sene: dolorem capitis sedat factum ex abundantia flegmatis; stomachum etiam confortat. Vel fiant pillulae de praedictis speciebus et temperentur cum succo absinthii vel feniculi: idem operantur.

<13.> De acoro. /

Acorus calidus est et siccus in secundo gradu. Est autem **radix** / **gladioli**[88], qui non tantum in aquosis locis, sed etiam[89] in / maritimis crescit. Acorus autem in principio aestatis / debet colligi et in quattuor partes findi, remotis extrinsecis / superfluitatibus cultello, et ad solem / desiccari, ne[90] cum humiditate sua remaneat <et> citius / putrescat. Potest autem servari in multa efficacia per triennium. /

Habet autem virtutem diureticam, aperitivam, dissolutivam. – / Ad duritiem splenis et epatis accipe libram acori aliquantulum / triti, et maceretur per tres dies in aceto et / per tres noctes; postea coquatur ad medietatem / aceti; postea coletur; colaturae addatur mel; et / iterum coquatur ad consumptionem aceti. Istud autem / oxymel detur cottidie in mane cum decoctione / acori. Ad idem: libra una acori succi <vel> libra semis, et libra semis / aceti et olei, uncia semis armoniaci, unciae duae serapini <vel> / uncia una dimittantur iacere per unam noctem; mane / coque usque ad medium; deinde appone pulverem / acori; ex tali unguento splenem et epar ungue / manibus malaxando. – Si vis facere cerotum, decoctioni / appone ceram, et ex tali ceroto ungue; / vel superponatur in modum emplastri. Vinum etiam decoctionis / eius valet ad idem; sed tamen non debet dari febricitanti. – / Contra icteritiam coquatur radix acori in aqua, et / coletur, et in colatura coquatur cicer rubeum, et detur / patienti: summum remedium est, si fuerit sine / febre. – Si vero cum febre, fiat ei balneum de radice / acori, ut potest; vel, si non assint, ponatur / pulvis acori in balneo, in sacculo prius positus; / vel sic: decoquatur acorus in magna quantitate in aqua, et / ponatur in balneo; postea patiens sedeat super / aqua, undique bene coopertus, ut sudet: talis / sudatio optime purgat coleram. – Contra pannum / oculi succus acori et succus feniculi ante ponantur / in vase; et soli exponatur, ut humiditas consumatur; [**57**va] postea ponatur pulvis aloes; et bulliant parum / ad ignem; et cola per pannum; ponantur in / vase aeneo; et cum opus fuerit, ponatur cum penna / in oculis.

Aerem infrigidat hoc modo: spargantur / per pavimentum, et mire actuali frigiditate aerem / infrigidant folia acori.

<14.> De armoniaco. /

Armoniacum calidum est in quarto gradu et siccum in tertio. Est / autem gummi armoniacum gummi cuiusdam arboris, / quae[91] simili nomine appellatur, cuius rami in superficie / minutim inciduntur aestivis diebus; inde liquor, / qui destillat in terram, desiccatur et induratur, / et armoniacum vocatur. Illud vero eligendum est, quod est albius / et purius et cum terra non admiscetur; bonum enim assimilatur / albumini ovi cocti.

---

[88] gladeoli *E*.

[89] sed etiam] *B*, et *E*.

[90] *folgt* si *B*.

[91] quod *E*.

Habet autem virtutem relaxandi et dissolvendi / tussim antiquam humidam et asthma ex grosso et / viscoso flegmate. Tres guttae vel duae accipiantur in / ovo sorbili, vel distemperentur cum melle, et dentur. / Vel pillulae fiant ex eo et melle,[92] pectore tamen / prius mollificato cum dialthaea vel butyro vel semine / lini vel branca ursina. – Contra scrophulas in principio / accipe armoniacum et sal gemmam et nitrum et succum / marrubii, et ceram resolve et ungue. – Contra / vitium splenis accipe armoniacum et galbanum aequo pondere, / et resolve in aceto per unam noctem, et mane / resolve cum cera, additis pulveribus costi et absinthii, / et facias unguentum sive cerotum. – Ad menstrua provocanda: / ex solo armoniaco fac suppositorium vel suffumigium; vel / de armoniaco, galbano et asa foetida fiat suppositorium. – / Contra lumbricos detur armoniacum cum succo absinthii / vel persicariae, addito melle.
Pueris nil est / dandum; sed accipe armoniacum et succum absinthii et persicariae, et resolve / in aceto, et fac emplastrum super umbilicum.

<15.> De / aniso.
Anisum calidum est et siccum in tertio gradu. Alio / nomine dicitur **ciminum dulce**. Semen est cuiusdam / herbae, quae simili nomine appellatur.
Virtutem habet dissolvendi / et consumendi. – Contra ventositatem, indigestionem, acida / ructua detur vinum decoctionis triasandali, anisi, [**57vb**] feniculi et masticis; vel vinum decoctionis anisi, costi et / masticis; vel pulvis istorum, addito pulvere / cinnamomi [et masticis], valet contra indigestionem et dolorem / ilii et intestinorum ex frigiditate; vel aliquod electuarium, quod / procuret digestionem, detur cum tali decoctione; valet / etiam contra dolorem et ventositatem, appositum tepide / cum parietaria. – Contra dolorem aurium, et maxime si / sit ex humiditate, fiat decoctio eius in succo / porri et oleo in cortice cepullae, et auribus / instilletur. – Contra vitium matricis detur trifera / magna cum decoctione anisi; decoctio anisi cum aliis herbis / diureticis solvit oppilationem splenis et epatis. – Contra / livorem, si sit ex percussione et praecipue si sit in / facie circa oculum, conteratur <anisum> cum cimino, et superponatur / cum cera calida.
Ad augmentationem / lactis et spermatis valet pulvis anisi, / sumptus in vino et cibo et potu; hoc[93] autem facit / aperiendo meatus tam lactis quam spermatis / calore suo.

<16.> De absinthio. /
Absinthium calidum est in primo gradu, siccum in secundo. Absinthii / duo sunt genera: Unum, quod dicitur **Ponticum**, vel quia / in Pontos insula reperitur, vel quia ponticum[94] habet / saporem, colorem etiam viridem, amarissimum[95] /

[92] [12] *Wölfel.*
[93] *oder* haec.
[94] ponticus *(stechend) ist kalt und grobstofflich (spissus, grossus)* .
[95] amarus *(bitter) ist eine Eigenschaft warmer Qualität.*

saporem. Aliud reperitur subalbidum [*recte*: dicitur **Santonicum**][96]; in fine veris / colligatur, et per annum servetur; est[97] minus amarum, / et tale minoris effectus.

Absinthium dicitur habere / duas virtutes contrarias, scilicet constrictivam et laxativam: / constrictivam ex grossitudine substantiae et ponticitate; / laxativam ex caliditate et amaritudine. / Amara enim <subtilem>[98] et pontica grossam / dicuntur habere substantiam propter ponticitatem et amaritudinem; quare[99], si[100] interius / reciperetur, materia existente compacta, eam compactiorem / grossitie sua redderet, caliditate / sua alios humores dissolveret[101], et sic contraria operaretur; / quare non est dandum, nisi materia existente / digesta, ut digestam dissolvat[102], dissolutam / ponticitate constringente exprimat.

Contra [**58ra**] lumbricos etiam in inferioribus intestinis existentes / detur succus absinthii cum pulvere[103] bettonicae / vel centaureae vel persicariae vel nucleorum Persicorum. – / Contra oppilationem splenis detur succus eius cum pulvere / costi; idem valet. – Contra oppilationem epatis et icteritiam / detur succus eius et scariolae; ex his fiat sirupus, / et detur cum calida. – Ad menstrua provocanda pessarizetur / succus eius, vel fiat suppositorium ex absinthio et artemisia / coctis in oleo communi vel muscellino, quod melius est. – / Contra dolorem capitis ex anathymiasi scilicet ex / fumositate stomachi detur <succus> eius cum zuccaro et calida. – / Contra ebrietatem detur succus eius cum melle et calida. – / Contra suffocationem ex fungis detur <succus eius> cum aceto et / calida. – Contra duritiem splenis absinthium coctum cum / oleo cataplasmetur; vel fiat unguentum ex succo eius / et aceto, armoniaco, cera et oleo; et inunguantur ad / solem[104] vel ad ignem, malaxando manibus. – / Contra dolorem et livorem membrorum ex percussione: ex succo / absinthii et pulvere cimini et melle fiat emplastrum. – / Contra vermes aurium instilletur succus eius; <succus eius> potatus / visum clarificat; et oculis impositus ruborem / et pannum removet.

Libros[105] et pannos tutos / a[106] vermibus et[107] muribus custodit, teste Dioscuride[108] / et Macrone[109].

---

[96] reperitur subalbidum] *wohl alte Verlesung schon der Vorlage aus* dicitur **Santonicum**. (*Die* Santones *wohnen in Aquitanien.* Plinius *kennt ein* absinthium Santonicum).

[97] et *E.*

[98] *nach dem* „Warm-Kalt-Schema“ *ist hier* subtilem *zu ergänzen.*

[99] quem(?) *E.*

[100] *scil.* absinthium.

[101] dissolvit *E.*

[102] dissolveret *E.*

[103] [**13**] *Wölfel.*

[104] *vgl.* Persiusscholien zu 4,33: et figas in cute solem: quando se unguebant ad solem, sol per quaedam tenuissima (minutissima *Ro*) foramina hominis, quae pori dicuntur, in cute figebatur; et ita extrinsecus calor nocivum sudorem eliciebat.

[105] *eigentlich* lumbos *E.*

[106] vel *E.*

[107] et *korr. aus* a *E.*

[108] D. *E.*

<17.> De anacardis. /

Anacardi calidi sunt et sicci in quarto gradu. Sunt autem / fructus cuiusdam arboris in India nascentis. / Quidam dicunt, quod sunt pediculi elephantis, quod falsum / est. Ponderosi et humorosi meliores sunt. Diu possunt / conservari, scilicet per triginta annos, nisi ponantur in nimis / humido vel nimis sicco loco. Anacardi per se / sumpti mortem vel lepram inducunt. – Contra oblivionem / decoquatur castoreum in forti aceto; postea / adde humorositatem anacardorum, abiectis exterioribus; / inunguatur posterior pars capitis <et> cerebri, / praecedente scarifactione. – Contra serpiginem et impetiginem / confice auripigmentum cum succo anacardorum, / et, abluto[110] loco patiente cum aqua calida, superponatur [**58rb**] unguentum; cave tamen, ne diu dimittatur / ibi, quia nimiam faceret incisionem; sed illo remoto / ablue iterum cum aqua calida, et inde inungue, / et facias multotiens abluendo et lavando. – / Contra morpheam: salviam, absinthium, interiora / coloquintidae pulverizata confice cum succo / anacardorum, et superpone; vel sic: ista conficiantur / cum aceto, et fiat decoctio, et ex illis sic / coctis fiat emplastrum.

Theodoricon anacardinum contra oblivionem / valet, et curat lepram.

<18.> De amygdalis / amaris.

Amygdalae amarae calidae sunt et siccae / in secundo gradu. Amarae competunt usui medicinae, **dulces** / esui.

Contra asthma et tussim ex frigiditate / terantur amygdalae, et addito ad reprimendum / malum saporem zuccaro, fiant pultes. – / Contra surditatem terantur, et tritae ponantur / inter duo folia sub cinere ferventissimo, / deinde exprimantur; et illud oleum, quod inde effluit, / instilletur auribus, quando aliquis humor impedit / auditum, vel quando egreditur sanies. – Contra lumbricos / conficiatur cibus ex tali oleo et farina lupinorum / amarorum, et detur; vel ex hoc fiat emplastrum, / et ponatur super umbilicum. – Menstrua provocat, si ex tali / oleo pessarium illiniatur; vel ex trifera magna / et tali oleo fiat suppositorium, intincta bombace.[111] /

<19.> De aristolochia.

Aristolochiae duae sunt species: / **longa** et **rotunda**. Utraque calida est et sicca in secundo / gradu; dicunt tamen quidam, quod est sicca in tertio gradu. **Rotunda** / magis medicinae competit; magis vero radix quam / folia.

Virtutem habet dissolvendi, consumendi et expellendi / venenum. Per duos annos servatur. Radix autem colligitur / et exsiccatur.

Anhelitui oris et singultui valet, / et splenem durum habentibus rigorem febrium / amputat et dolorem lateris, si cum aqua bibatur. – / Contra morsum venenosorum animalium detur / pulvis eius cum succo menthae. – Pulvis eius

---

[109] *entspricht den Versen* 105f. *des* 'Macer floridus': Incaustum vino, quo sit macerata, resolve: Si scribis chartam, mus non teret amplius illam.

[110] *vgl.* De auripigmento.

[111] [**14**] *Wölfel.*

mortuam / carnem leniter corrodit, sive sit in vulnere [**58va**] sive sit in fistula: formetur licinium secundum profunditatem / eius, et melle inunctus aspergatur pulvere / aristolochiae, et immittatur. – Ad expellendum foetum / mortuum et pecus mortuum coquatur radix in vino / et oleo, et fiat fomentum. – Contra asthma humidum / duae partes pulveris aristolochiae et una gentianae / conficiantur cum melle, et tale electuarium detur. – Contra / epilepsiam aristolochiae rotundae, euphorbii, castorei, sulphuris vivi fiat / decoctio in oleo petroleon vel muscellino vel saltem[112] / in oleo olivae vel communi; et inunguatur spina a collo / inferius. – Ipse etiam pulvis cutem a sanie et scabie / curat.

Et nota, quod radices debent colligi, / quando herbae non habent[113] flores, flores vero et folia, quando / producuntur flores, quia <tunc> tota vis superius trahitur. /

<20.> De ambra.

Ambra calida est et sicca in secundo gradu. Ambra / dicitur esse **sperma ceti**; alii dicunt, quod sit secundina, / quae post partum emittitur: hoc autem est falsum; illud enim impurum / est et sanguineum habet colorem; ambra albi coloris / est; et si inveniatur grisei coloris, melior est. /

Sophisticatur autem cum pulvere ligni aloes et storace calamita / et laudano[114] resolutis, addito musco soluto in / aqua rosacea, apposita ambra in modica quantitate. Cognoscitur, / quia sophisticata malaxari potest ut cera; vera / ambra non potest.

Contra syncopim fiant pillulae ex scrupulo uno / ambrae et scrupulo uno ligni aloes et scrupulis duobus ossis de corde / cervi; quae trita resolvantur in aqua rosacea; et fiant inde / pillulae. – Contra epilepsiam ambram et cor cervi pone / in vase vitreo super carbones; et patiens recipiat / fumum per os et nares: multum valet. – Contra suffocationem / matricis, quando comprimit spiritualia[115], ponatur / similiter in vase vitreo cum aliis aromaticis / vel sola; et recipiatur fumus per os vulvae; foetida / vero naribus apponantur, sicut est licinium oleo intinctum, / incensum et exstinctum, et naribus appositum.

Solummodo / licinio tali, madefacto in oleo taliter, exstincto / et naribus apposito, mater Platearii[116] liberavit / quandam nobilem.

Nota: contra casum matricis debent [**58vb**] poni inferius foetida, superius aromatica; sed suffocationi / e contrario.

---

[112] saltim *E*.

[113] non habent] habent *W*, non sunt *E*.

[114] ladano *E*.

[115] *vgl.* 'Curae Platearii' (35rb18-20): Suffocatio matricis est passio, in qua mulier paene videtur suffocari, matrice spiritualia comprimente.

[116] mat plat *E*. (*Andere Möglichkeiten*: Magister Platearius oder Matthaeus Platearius).

<21.> De artemisia. /

Artemisia calida est et sicca in tertio gradu. Valet contra / sterilitatem, quae fit ex humiditate; nam si esset / ex siccitate, obesset; satis potest perpendi ex complexione / mulieris, si sit pinguis aut macilenta. Debet / pulverizari artemisia cum herba, quae dicitur bistorta, / et cum nuce muscata, et sint in eadem quantitate; conficiatur / pulvis cum melle vel sirupo simplici;[117] et detur in / modum electuarii in mane et sero cum vino decoctionis artemisiae; / prodest tamen magis, si balneetur in aqua, in qua coquatur / artemisia, folia lauri; vel fomentetur vulva ex / tali aqua. Valet etiam artemisia cocta in oleo olivae vel / nucis, si fiat inde suppositorium. – Ad menstrua provocanda fiat / pessarium ex ea, vel talis decoctio pessarizetur. – / Contra tenasmon ex frigiditate recipiat patiens / fumum per anum colophoniae positae super carbones; / deinde calefiat artemisia super testam, et calefacta ponatur / super lapidem molarem, et desuper sedeat / infirmus; probatum est. – Contra glandulas, quae nascuntur / in ano, fiat prius circa eas scarifactio; / postea superponatur pulvis artemisiae et marrubii. – / Contra hemicraniam et cephaleam detur autem opiata calida / cum vino decoctionis artemisiae.

<22.> De aceto. /

Acetum frigidum est et siccum in secundo gradu. Acetum in substantia subtile, / penetrativam habet virtutem et divisivam et / constrictivam.
Acetum potest fieri hoc modo: ponatur vinum / bonum in vase ita, quod sit semiplenum tantum et discoopertum; / et ita potest fieri acetum; vel si volueris facere / citius, calefacias chalybem et lapides, et pone / in vino, ore vasis remanente discooperto; / vel ponatur vas cum vino ad solem per duas dies vel / quattuor. Probare debes hoc modo acetum: pone super terram / vel super ferrum frigidum: si bullierit, bonum; si non / bullierit, non est bonum.
Contra vomitum et fluxum ventris / bulliant in aceto tannum, id est cortex quercus, / rosae gallae; et lana vel spongia intincta ibi **[59ra]** ponatur supra stomachum, si sit vomitus; si autem sit fluxus, / supra renes et umbilicum.
Valet **sirupus acetosus** / ad tertianam et duplicem tertianam et ad cottidianam de / salso flegmate et ad omnes acutas, [et] si detur in mane / cum aqua calida. Sirupus acetosus dividit materiam et fit hoc modo: / zuccarum debet resolvi in aceto, ut coquatur, donec / adhaereat catiae; et si vis facere diureticum, magis / coquatur, ut in <u>Compendio Salernitano</u> invenitur[118]. Sirupus / acetosus valet contra calidam materiam; valet etiam contra frigidam / materiam acetum, quia ex aceto et melle fit **oxymel**: / quandoque simplex, quandoque compositum. **Simplex** fit ex / duabus partibus aceti et tertia mellis: coquantur ad / spissitudinem mellis. **Compositum** autem fit hoc modo: accipe radicem / feniculi, apii, petroselini, et contere aliquantulum, et per / diem et noctem iaceant in aceto; secundo die coque / simul, et postea cola, et in illo aceto sic colato / pone mel ad tertiam partem, et coque ut supra. – Fit / etiam **oxymel**

[117] **[15]** *Wölfel.*
[118] *vgl.* 82vb23: sirupus acetosus fit ex eisdem herbis frigidis, sicut in <u>Antidotario</u> reperitur.

squilliticum, hoc modo: accipe squillam, et / dimitte similiter per diem et noctem in aceto, et coque, / et cola; oportet etiam exteriora et interiora squillae / abici, media[119] vero admisceri, deinde admisce / mel ut supra; et si non habeas squillam, accipe radicem / raphani, et fac de ea sicut superius.
Sirupus acetosus / datur contra calidam materiam; ita oxymel simplex vel compositum / debet dari contra frigidam materiam, quia digerit eam. /
Acetum confortat appetitum: accipe salviam, petroselinum, / piper, mentam, et contere, et distempera cum aceto: tale / **salsamentum** dicitur **Pictaviensium**[120]. Item si carnes / edantur solummodo cum aceto, appetitus augmentatur. / Si acetum invenit stomachum plenum,[121] tunc laxat; / si autem vacuum, constringit. – Valet contra debilitatos / ex aegritudine: accipe acetum, et pone intus panem / assum; et ex tali pane, bene sic madefacto, / ungue os et labia et nares patientis / et venas pulsatiles, ut in bracchio; et ibi etiam / supra venas liga patienti <panem> assum et in aceto / madefactum: multum confortat patientem. – [**59rb**] Valet etiam acetum contra lethargiam et frenesim, et si fiat / fricatio circa volas manuum et pedum cum sale / et aceto. Ad easdem passiones valet, si raso / capite prius abluatur ex decoctione aceti et castorei. /
Contra frenesim valet catulus, incisus ut porcus, / abiectis interioribus capiti appositus, ita quod / remaneat in catulo cor, epar et pulmo. / Plus valet panis inunctus in succo mentae / ad confortandum quam in aceto.

<23.> De alcanna. /

Alcanna frigida in primo gradu et sicca in initio secundi. Alcanna / herba est; in transmarinis partibus invenitur / et in Sicilia[122] copiose. Quia vero non ubique reperitur, / qui eam habent, pulverizant; et pulverizata per / diversas regiones deportatur; pulvis subnigri / coloris est.
Virtutem habet confortandi et extergendi. – Valet / ad mundificandum cutis hoc modo: qui vult mundificare / cutem in bracchio et attenuare, sive etiam per / totum corpus, eat ad balnea; et ablutis partibus / cum aqua calida, distemperetur alcanna cum albumine ovi / et aceto; et inunguantur, et paulo post tunc ablue / cum aqua calida; secunda etiam die abluantur cum aqua calida, sic / etiam tertia et quarta: in prima die partes inunctae / apparebunt deformes, secundo die minus, quarto / lucidissimae. – Hoc etiam modo curatur herpes granulosus. – / Ad consolidationem vulneris valet, si superponatur / solummodo, ut est, in aure, in naso et etiam / alibi. Si non habeas alcannam ad consolidationem, / tantundem valet pulvis cinnamomi. – Si vis tingere / ungues vel capillos vel alias partes / rubeo colore, distempera alcanna cum aceto / vel aqua, si vero volueris amplius nigro colore, / ipsam distempera cum oleo, et partem inunctam / siccari dimitte:

[119] medicina *E*.
[120] pictavientium *E*, pictacensium *B*, pictavensium *W*, pictamense *L*.
[121] [**16**] *Wölfel*.
[122] citilia *E*.

vix postea recedet tinctura / illa, nisi cum succo pomorum[123] corengae vel cantabro / et aceto.

<24.> De auripigmento. /

Auripigmentum calidum est et siccum in quarto gradu. Dissolvit, / attrahit, mundificat. Duae sunt species **[59va]** auripigmenti: est enim **rubeum** et est **citrinum**; et citrinum / competit medicinae.

Contra asthma ex humiditate ponatur / auripigmentum super prunas, et inclinato capite[124], pedibus / erectis, patiens recipiat fumum per embotum: / embotum est instrumentum latum inferius, superius vero angustum[125]. Scrupuli tres / auripigmenti, sumpti cum ovo sorbili, dati liberant / asthmaticum. Ad idem valet. – Ex auripigmento et / calce viva fit **psilotrum**: accipe uncias quattuor calcis / vivae, et resolve in aqua, et bulli, et postea adde / quartam partem auripigmenti, et coque. Signum decoctionis <est>, quando / penna immissa statim extracta leviter manibus / depilatur. Si vero vis removere pilos, oportet te / esse in calido loco, et inungue partem illam illo psilotro; / post ablue aqua calida, quia aliter excoriaret, / si frigida vel nimis calida ablueretur. Alii addunt / ciminum et aloen, ut non excoriet. – Contra impetiginem / et serpiginem accipe partes duas saponis Spatarensis / et tertiam[126] auripigmenti, et distempera, fac unguentum, / et ungue; prius vero aqua calida ablue[127] partem illam, / et post inunctionem similiter; quia si diu remaneret / unguentum, tam bonam quam malam carnem / corroderet; ter vel quater sic inungue et lava, pilos / radicitus evelle, postea oleo iusquiami et auripigmenti / similiter confecto inungue: numquam renascentur. – /

Oleum iusquiami fit hoc modo: contere semen iusquiami, / et pone in foliis, et mitte sub carbonibus / calidis, et coque; postea manibus exprime: illud / oleum valde bonum est. Vel aliter: coque semen / iusquiami in oleo communi, et postea cola, et usui reserva. – / Ad ungues reparandas accipe serapinum, / et misce cum eo pulverem auripigmenti, et inde factum emplastrum / pone super unguem. – Accipe ova formicarum / et gummi hederae et auripigmentum rubeum aequo pondere, et in / unum commisce; et quemlibet locum pilosum perfricabis, / perpetua fiet ablatio pilorum.

<25.> De asphalto[128]. /

Asphaltum id est **bitumen Judaicum**; calidum est et siccum / in quarto gradu. Terra quidem est, quae venit de ultramarinis **[59vb]** partibus de Judaea; et nigri

---

[123] porrorum *E*.

[124] *vgl.* 'Circa instans' 69rb4: proicere facit pus in multa quantitate; 94rb20: inclinato capite, ne flegma dissolutum recurrens ad spiritualia suffocet; *vgl.* 'Curae Platearii', *z. B.* 6^va^40: inclinato capite aegri, ut saliva possit effluere.

[125] superius vero angustum] *B*.

[126] [**17**] *Wölfel*.

[127] *vgl.* De anacardis.

[128] aspalto *E*.

coloris / est et ponderosum. Alii dicunt, quod fit de spuma / cuiusdam lacus ut creta indurata, in quo scilicet / lacu Sodome et Gomorre perierunt.
Virtutem habet / consolidandi et consumendi. Undecumque vero veniat, / multum valet ad vulnera consolidanda, si / pulverizetur et sicco vulneri superponatur, etiam si / vulnus multum fuerit longum et latum. – Valet / quoque ad passiones matricis tam inferius quam superius, / si ponatur supra carbones, et mulier recipat / fumum per os, si matrix opprimit spiritualia; / si vero matrix ceciderit, accipiat embotum per / vulvam; abominabilis est fumus ille, et ideo valet. – / Valet etiam ad purgandum flegma de capite et somnolentis / et lethargicis: pulveriza asphaltum / et castoreum, et fac pillulas cum succo rutae agrestis; / et cum opus fuerit, resolve in succo eiusdem herbae vel in / vino, et inice per nares per nasale, aegro iacente / supino. – Contra iliacam passionem accipe unciam / unam asphalti, et pulverizata pone per noctem / in oxymelle squillitico, in mane cola, et / clisteriza; vel, si melius vis facere, eadem hora / potes miscere et clisterizare.

<26.> De aneto. /

Anetum calidum est et siccum in secundo gradu. Anetum herba est, / cuius semen principaliter competit usibus medicinae, / radix secundario, herba tertio; unde, cum invenitur / in receptione, de semine intellegendum est. In / vere autem debet colligi, semen in ipsa herba exsiccatur. / Servatur autem per triennium in multa efficacia; / melius tamen est singulis annis renovari. / Radix autem exsiccata aut nullius aut / modicae est efficaciae.
Herba vero diuretica est. Decoctio / eius valet stranguriae, dysuriae; datum etiam cum / litontripon valet ad idem. Delicatis etiam sirupus / factus ex decoctione eius et zuccaro detur in / mane cum decoctione aneti[129]; pueris fiat cataplasma / circa pectinem ex aneto cocto in oleo [**60ra**] et vino. – Contra dolorem matricis bulliant duo fasciculi / aneti in vino, et cataplasme<n>tur. – Vel turiones / eius bulliant in vino, et fiat suppositorium: sic extergit / frigidas superfluitates, secundinam educit et menstrua. – / Contra vitium pectoris ex frigiditate ponantur / ficus siccae, librae quattuor, per totam noctem in succo[130] / aneti, adiciatur mane modicum vini, et / bulliat bene, et detur colatura. – Contra haemorrhoidas / accipe pulverem urticae et pulverem aneti, / et conficiantur cum melle, et haemorrhoidas inungue. / Vel sic: anetum et acanthum, id est semen urticae, / sicca et pulveriza, et facto pulvere fac / emplastrum, et impone. Si fluant haemorrhoidae, / appone pulverem tantum; multum enim constringit. Si / fuerint venae inflatae et non sit fluxus, confice / sic pulverem aneti cum melle et albumine ovi, et appone. – / Valet contra ficum suppositorium factum, si sit intra / venas[131]. – Decoctio aneti et masticis valet / contra vomitum ex frigiditate. – Valet contra singultum / naribus appositum vel commasticatum vel cum / carne coctum vel potatum; confortat enim / stomachum et cerebrum.

---

[129] *gemeint ist hier wahrscheinlich* anisi.
[130] [**18**] *Wölfel.*
[131] venas] anum *B.*

<27.> De affodilo. /

Affodilus, **centum capita**, **albutium** / idem est. Herba est calida et sicca in tertio gradu. Folia eius / sunt similia foliis porrorum; radix competenter [*recte*: competit] / medicinae, magis quam folia.

Virtutem habet consumendi, attrahendi, / desiccandi; viridis melior quam sicca: diureticam / habet virtutem; valet ad praedicta et eodem modo, excepto / quod valet ad morpheam et alopeciam / sic: accipe apes combustas, et earum pulverem / commisce cum succo affodili, et erit unguentum / conveniens contra praedicta. – Contra stranguriam in tribus unciis affodili / succum [*recte*: succi] resolve unciam saxifragae pulverizatae / et unciam unam granorum solis, et bulliant usque ad consumptionem / duarum partium, et da patienti cum zuccaro. – / Contra hyposarcam: medianum[132] corticis ebuli / et [*recte*: id est:] medianum corticis sambuci et filipendulae **[60rb]** ana unciae tres bulliant in quattuor unciis succi / affodili; et detur contra leucoflegmatiam. – Contra / maculam et omne vitium oculorum accipe uncias quinque croci / et unciam unam myrrhae, bulliant in libra semis boni vini / et rubei et libra semis succi affodili usque ad consumptionem / mediae partis; vel ponatur ad solem per / plures dies, ut ad medium reducatur, in vase / aeneo: miro modo prodest, si oculi tali collyrio / illiniantur. – Valet etiam contra impetiginem, ut dictum est[133], et / alopeciam.

<28.> De allio.[134] /

Allium calidum est et siccum in medio quarti gradus. Allium / aliud **domesticum**, aliud **silvestre**, quod **scordeon**[135] / appellatur: siccum est et calidum minus quam domesticum, / sed non habemus determinationem, in quo gradu sit eius / excessus, ab auctoribus; mediocriter tamen operatur, / unde in receptionibus debet poni et non domesticum, / quia domesticum cum impetu operatur, illud autem non. **Allii** / **silvestris** floribus utimur; et debet colligi in / fine veris, et in umbra suspendi et desiccari. / Per biennium possunt servari in multa efficacia; / melius tamen singulis annis renovari. **Allii** / **domestici** capitibus utimur.

Allium **domesticum** virtutem habet dissolvendi, / consumendi et expellendi venenum. Contra venenum / accipe allia, et tere, et cataplasma. **Succus** etiam eorum / discutit venenum, interius receptus; unde **theriaca** / **rusticorum** dicitur. Item accipe allia, piper, parum / petroselini et succum mentae et acetum, et facto inde salsamento / intingat patiens cibum, et comedat. – Ad / aperiendum

132 medianum (corticis): *vgl.* 'Curae Platearii' 2rb40: *Mittelschicht der Holunderrinde.*

133 *bezieht sich auf* alopecia *am Kapitelanfang.*

134 *hier Marginalie*:

Allia qui mane ieiuno sumpserit ore,
Hunc diversarum potus non laedit aquarum,
Nec diversarum migratio facta locorum.
Asclonium. Aschlouch.

135 *gemeint ist* σκόροδον.

vias epatis et meatus urinales fiat / salsamentum similiter, distemperetur cum vino et succo / diureticarum herbarum, et detur contra stranguriam et dysuriam et dolorem / iliorum; et propter lapidem tere allia, et coque in oleo, et / factum inde emplastrum[136] impone super pectinem et virgam / et dolentia loca: satis valet. – Depiletur dens unius / allii, et bene mundatus ponatur in orificio matricis: / menstrua provocat, ut dicit Constantinus[137]. Vel sic: coquantur / allia in aqua, et in tali aqua sedeat mulier **[60va]** usque ad umbilicum; vel bulliant allia in / oleo, et fiat suppositorium. – Locus, ubi fuerit morphea, / scarificetur, et post cum allio trito fricetur et / cataplasmetur. Accipe allii capita et folia et piper, / et tere, et fac emplastrum: materiam consumit. – Visui obest, / quia desiccat; et nocet toti corpori, si ultra modum / sumatur; quia generat lepram, apoplexiam, maniam / et multa alia.

Flores allii **silvestris** diuretici sunt; et / in sirupo vel vino vel alio potu sumpti valent ad / dysuriam et stranguriam.

Allium **domesticum** raro aut numquam in Antidotario / in medicinis reperitur, **silvestre** autem saepius.

Allia / pistata et pulsui iuxta pugnum ligata / multum imminuit[138] dolorem dentium.

[De agarico.[139] /

De agarico. <Contra iliacam passionem> clisterizetur patiens: prius utatur / mollificativis[140], et postea fiat hoc clistere: accipe / unciam unam agarici, et confice cum oleo et melle et aliqua aqua / mollificativa, mitigativa, et iniciatur per / clistere. – Contra dysuriam accipe saxifragam, / et coque bene in vino, et cola, et in colatura pone / agarici unciam semis, et da patienti. – Contra fistulam / accipe sal tostum, tartarum et agaricum, et facto / pulvere subtilissimo confice cum melle, et tentam[141] / intinge, et impone: ossa fracta extrahit, et / malam carnem corrodit, et fistulam sanat. – / Contra haemorrhoidas accipe agaricum, et confice cum succo / cyclaminis et oleo, et calefac ad ignem, et cum / bombace intincta inuncto supponatur[142]. – Contra / morpheam accipe pulverem praedictum, scilicet sal tostum, tartarum, / agaricum. – Contra dolorem capitis[143]: scarifactione facta superpone pulverem / decoctionis agarici, castorei, squinanti, sene: dolorem / capitis sedat factum ex abundantia flegmatis; / stomachum etiam confortat. Vel fiant pillulae de praedictis / speciebus et temperentur[144] cum succo absinthii vel feniculi: / idem operantur.][145] **[60vb]**

---

[136] **[19]** *Wölfel*.

[137] 'Liber graduum' (Petrus 1536, 382.35): Menstrua etiam provocat et secundinam excludit, si in eius apozemate mulier sederit.

[138] *E*; *lies*: imminuunt.

[139] *Dublette* (*vgl.* 56vb36ff.).

[140] utatur mollificativis] mollificaveris.

[141] tinctam *E*.

[142] superponatur *E*.

[143] Contra dolorem capitis] et.

[144] temperetur *E*.

<29.> De balsamo. /

Balsamus[146] est / arbor, ut <u>quidam</u> dicunt, vel frutex, / quod verius est, teste Dioscuride[147] / et etiam illis, qui viderunt, / quod numquam amplius nisi in <u>quantitate /</u> duorum cubitorum crescit. Circa Babyloniam reperitur / in quodam campo, in quo sunt septem fontes; si autem alias / transferretur, nec florem nec fructum faceret.

In / tempore aestivo inciduntur rami aliquantulum [rami] / cum cultello, et non penitus; postea gutta inde / emanans colligitur in vase vitreo, scissurae suspenso. / In anno colliguntur novem[148] librae illius / succi, qui dicitur **opobalsamus**. Frutex dicitur **balsamus**; / postea rami incisi colligantur et desiccantur, / et dicuntur **xylobalsami**; fructus, qui in / frutice reperitur,[149] dicitur **carpobalsamus**, qui non / potest servari ad plus nisi per quattuor annos; postea incipit / putrefieri; est ergo illud bonum[150], quod recens vel quod / non est perforatum, licet sit vetus; si autem sit perforatum, / significatur necessitate[151] consumptum.

Xylobalsamum / per duo annos servatur; postea putrefit. Est ergo eligendum, / quod, cum frangitur, aliquid glutinositatis habet interius, / quod[152] sit solidum interius, sed nec solidum multum / nec multum liquidum, sed non pulverizetur; quare, si hoc sit, / significatur necessitate[153] esse consumptum.

Ista, liquidum / **xylobalsamum** et **carpobalsamum**, virtutem habent[154] calefaciendi et confortandi; / **opobalsamum** potissimam habet virtutem, quod calidum est et / siccum in secundo gradu; sed quia carissimum est, multis modis / **sophisticatur**:

<u>Quidam</u> vendunt terebintinam pro / opobalsamo. <u>Quidam</u> admiscent parum / balsami terebintinae, et ita habet odorem balsami / et similitudinem. <u>Alii</u> accipiunt succum / limuscelli vel foliorum citri et admiscent / terebintinam, addito croco orientali. <u>Alii</u> **[61ra]** admiscent oleum nardinum terebintinae.

<u>Quidam</u> autem / dicunt, quod sic discernitur, quia si ponatur in stili / puncto et accendatur[155], ardet similiter terebintinae[156]. / <u>Dioscurides</u> dicit, quod si gutta **opobalsami** ponatur / in lacte caprino, lac coagulatur et / gutta descendit ad fundum. <u>Alii</u> dicunt, quod / pannus subtilissimus madefactus opobalsamo / et

---

[145] *in E folgt hier die Liste der Pflanzentitel unter dem Buchstaben B.*

[146] *in E Masculinum.*

[147] Diascoride *E.*

[148] *mögliche andere Lesart*: sexaginta (*dazu Wölfel* S. 125, Anm. 185).

[149] **[20]** *Wölfel.*

[150] *sic*! (*jetzt also doch Neutrum*).

[151] vetustate *B.*

[152] quod] vel si sit vetus *W.*

[153] vetustate *B.*

[154] habet *E.*

[155] ascendatur *E.*

[156] terebintina *E.*

ablutus, si in nulla sui parte remaneat / infectus, purum fuit opobalsamum; sic igitur [est] eligendum / est citrinum et multum clarum.

Dignoscitur[157] sic a / **sophisticato**: si cum stilo ponatur suaviter in / superiori parte aquae, ibi remanet; si in medio, remanet; / si inferiori, et ibi remanet. Est et alia / probatio: ponite aquam in illo vase, et in illa / aqua ponatur **opobalsamum**; postea moveatur cum aliquo ligno: / si sit sophisticatum vel terebintina, turbatur; / si vero sit purum opobalsamum, non turbatur. / Alia probatio: ablue manus tuas peroptime; / postea pone aquam mundam in vase argenteo vel / alio vase; postea pone opobalsamum in subtili et / mundissimo panno, ponderato tamen prius opobalsamo; postea / pone in vase illo abluendo: quod purum est, ad / unam partem aggregabitur, velut argentum vivum; / si aliquid gummi ibi fuerit, remanebit in alia parte. / Vel etiam alia **sophisticatio** fuerit etiam. Si pannus fuerit / purus, non inficietur, sed erit etiam eiusdem ponderis, cuius prius / fuerit. Alia probatio: ponderetur opobalsamum in aliquo vase; / et postea deponatur; et postea ponderetur terebintina in eodem / pondere: si fuerit purum opobalsamum, ponderabit in / duplo vel triplo plus quam terebintina; si autem non plus / vel parum plus, constat esse sophisticatum. Dicunt / etiam quidam, quod si ponatur in volas manuum, penetrat / volas; quod falsum est. Sed si parum[158] opobalsami / ponatur in palato, cerebrum ita calefacit, quod videtur / succendi[159].

Virtutem habet dissolvendi, consumendi et attrahendi. – / Scrupulus semis opobalsami matricis superfluitatem mundificat / sive partum, cum vino; foetum mortuum et secundinam **[61rb]** educit; menstrua etiam, bombace in opobalsamo intincto et / [et] supposito. – Contra dysuriam et stranguriam vel lapidem vesicae, / si etiam oppilatio fuerit ex humoribus frigidis, detur cum vino; / vel virgâ prius ex aqua calida lotâ, erectâ et inflatâ / iniciatur cum oleo muscellino; perunguatur etiam / exterius opobalsamo vel muscellino vel nardino oleo. – Contra / dolorem[160] ilii et stomachi, factum ex frigida causa, detur opobalsamum / modicum cum vino tepido. – Contra omnes passiones capitis / inveteratas detur opiata alia illi passioni / congruens[161]. – Contra omnes cicatrices removendas / madefiat cera opobalsami, et ponatur supra cicatricem / per decem dies, quia cum cera tam diu potest servari / sic per novem dies, si necesse fuerit. – Fiat contra / vitium dentium et aurium ex parte dolenti / aliquid opobalsami et iniciatur. – Corpora mortuorum incorrupta / conservat, quia quantum dissolvit, tantum / consumit.

<30.> De bolo. /

Bolus frigidus est et siccus in secundo gradu. Bolus quaedam / vena terrae est, quae praecipue in Armenia / reperitur; unde dicitur **bolus Armenicus**. Non

[157] dinoscitur *E.*
[158] purum *L.*
[159] suscendi *E.*
[160] **[21]** *Wölfel.*
[161] congruenti *E.*

sophisticatur propter / multam eius copiam. Per centum annos potest conservari.
Virtutem habet / constringendi. Eligendus est, qui subrubeus est secundum omnes partes, / non habens colores distinctos, aliquantulum frangibilis. /
Boli fit talis usus: Contra haemoptoicam passionem, id est / fluxum sanguinis vel vomitum[162] per os, si fiat vitio / spiritualium membrorum, confice pillulas ex pulvere / boli et gummi Arabici et penidiis cum aqua ordei infusione / dragaganti; quae sic fit: in aqua ordei pone dragagantum / per noctem; et fiat quaedam congelatio; ex qua congelatione / conficiantur pillulae, quas teneat patiens / sub lingua, ut sic dissolutae transeant ad / spiritualia. Si ex vitio nutritivorum, eius pulvis cum / pulvere gummi Arabici exusti confectus et cum succo plantaginis / potui detur. – Contra dysenteriam vel fluxum ventris / sanguineum commisce pulverem boli cum albumine / ovi vel cum toto ovo, et fac crispellas, et da mane; / vel sic: confice pulverem boli cum succo plantaginis et [**61**[va]] per os mitte; vel inice per clistere, facta tamen prius purgatione: / si sit ex superiori intestino, per os; si sit ex inferiori, / per anum. Fiat etiam[163] emplastrum: confice pulverem boli cum / albumine ovi et modico aceto: si materia sit in superioribus, / pone tepide super umbilicum; si in inferioribus, / pone super renes et pectinem. – Contra fluxum menstruorum / commisce bolum cum succo plantaginis; / et suppositorium de bombace factum et intinctum supponatur[164]. – / Contra fluxum sanguinis e naribus hoc modo: confice / bolum Armenicum cum succo sanguinariae, et fac stuellum, / et impone naribus; vel pulvis solus cum / bombace naribus immittatur; vel fac liquidam substantiam / de bolo et succo sanguinariae, et sugatur / naribus. Fiat etiam hoc emplastrum: confice pulverem boli / cum albumine ovi et succo sanguinariae, et factum emplastrum / super tempora[165] pone.

<31.> De balaustia. /
Balaustia frigida est et sicca in secundo gradu. Dicitur autem balaustia / **flos caducus mali granati**. Cum arbor fructus / debet producere, flores in quandam tuberositatem / conglutinantur; et quandoque ab arbore cadunt. Quando / sumuntur, debent servari; et possunt per duos annos / in multa efficacia.
Virtutem habent[166] confortandi, constringendi, consolidandi. /
Psidia dicitur **cortex mali granati**; et debet cortex / accipi, cum pomum est maturum, seminibus eiectis. /
Ad omnia valent[167], ad quae bolus, et praeterea ad vomitum / colericum et fluxum ventris ex debilitate / virtutis contentivae. Contra vomitum colericum psidia et / balaustia conterantur, et coquantur in aceto, et spongia / intincta super

[162] *oder* vomitus.
[163] *B.*
[164] superponatur *E.*
[165] timpora *E.*
[166] *oder* habet.
[167] *nämlich* psidia et balaustia.

furculam pectoris ponatur[168]. – / Contra fluxum[169] ventris ex defectu virtutis contentivae / coquantur[170] in aqua pluviali, et fiat fomentum; et pulvis / balaustiae vulnera consolidat.
In loco boli / poni potest balaustia; et generale sit tibi, quod, cum aliqua species <invenitur> / in aliqua receptione, aliam pro ea non ponas, si eam / potes habere.

<32.> De boragine. /
Borago calida est et humida in primo gradu. Herba quidem est / satis communis, aspera habens folia, quae dum viridia [**61vb**] sunt, praecipue competunt usui medicinae, exsiccata / non; secundario semen.
Virtutem habet generandi bonum / sanguinem. Unde convalescentibus ex aegritudine / valet; <valet etiam> syncopizantibus, cardiacis, melancolicis, / vel[171] comesta cum carnibus vel addito sagimine. – / Contra syncopim talis sit usus: ex succo boraginis / et zuccaro fiat sirupus. – Contra cardiacam / passionem et epilepsiam fiat sirupus ex succo eius et zuccaro, / addito pulvere ossis de corde cervi. – Contra melancolicam / passionem in succo eius fiat decoctio sene; in colatura / fiat sirupus. Si deest herba, semen decoquatur in / aqua; [in] qua colata fiat sirupus. – Nota, quod semen per / duos annos in magna efficacia servatur. Radix non / competit usui medicinae. Herba etiam cruda comesta / bonum sanguinem generat. – Contra icteritiam comedatur / frequenter cum carnibus cocta, et succo[172] / eius et scariolae patiens in potu utatur.

<33.> De / baucia.
Baucia calida est in medio secundi gradus, / humida in principio eiusdem. Cuius herbae duplex est maneries, / **domestica** scilicet et **silvestris**. Herba alio nomine / **pastinaca** dicitur. Plus competit cibo quam medicinae. /
Virtutem habet generandi sanguinem multum et / spissum. Unde augmentat libidinem; convalescentibus / et melancolicis valet cruda vel cocta, / viridis non sicca etiam comesta.
Fit etiam zingiber[173] conditum / ad coitum excitandum et ad digestionem confortandam: / accipe radices[174], et decoque bene, et decoctas / minutim incide, et exprime aquam; informa / magdaliones, quibus adiciatur mel despumatum; / et coquatur ad mellis consumptionem; et continuo / moveatur, ne adhaereat cacabo. In medio / decoctionis pone amygdalas, si habes, et in fine pineas /

---

[168] *entspricht* 82vb29.
[169] [**22**] *Wölfel.*
[170] *scil.* psidia et balaustia.
[171] et *E.*
[172] succus *E.*
[173] zinziber *E.*
[174] *scil.* bauciae.

mundatas; postea species aromaticas: zingiber, galanga, / piper, nux muscata et alias species aromaticas.

<34.> De / borace.

Borax[175] calida et sicca est in quarto gradu. / Est autem gummi cuiusdam arboris nascentis in / transmarinis partibus. Aestate effluit quaedam **[62ra]** viscositas pura, et ex actione caloris condensatur / et induratur; effluit etiam quiddam / impurum et aliquantulum molle et feculentum et terrenum. / Borax eligenda est, quae alba est et dura / et lucida; si autem habeat superfluitates, abiciatur. / Virtutem habet abstergendi et attrahendi. – Ad faciem clarificandam / et pannum faciei removendam, maxime qui fit / post partum, et etiam si fiat calore solis, pulvis eius conficiatur / cum aqua rosacea, et facies illiniatur. Ad / mundificandam faciem et ad[176] dealbandam et depurandam / conficiunt mulieres cum melle albo et mundo; conficiunt / cum unguento citrino; conficiunt etiam unguentum / ex gallinae axungia resoluta et pulvere boracis; / et facies illiniatur. In duabus unciis aquae rosaceae possunt / poni scrupuli tres boracis. In libra mellis ponatur / uncia una boracis. – Ad menstrua provocanda et ad foetum mortuum / educendum et secundinam: fiat suppositorium ex borace / et succo centrigalli.

<35.> De betonica. /

Betonica calida est et sicca in tertio gradu. Cuius folia praecipue / competunt usui medicinae, magis viridia; / siccata etiam multae sunt efficaciae. Unde cum invenitur / in receptionibus, folia ponenda sunt.

Ad dolorem / capitis, factum ex frigida causa eo existente, fiat gargarismus / ex colatura decoctionis betonicae cum staphisagria / in aceto posita[177]; si fiat ex anathymiasi stomachi, detur / vinum decoctionis betonicae: valet. – Contra dolorem stomachi detur decoctio / ipsius in succo absinthii cum calida, si adsit vehemens / constipatio, ut in ilii passione, praecedente / clisteri. – Fiat hoc idem remedium ad matricem mundificandam; / et ad conceptum adiuvandum fiat fomentum / ex aqua decoctionis betonicae; fiat etiam suppositorium; detur / etiam electuarium confectum ex pulvere eius et melle.

<36.> De bernice. /

Bernix frigida est et sicca in secundo gradu. Est autem / gummi cuiusdam arboris in transmarinis partibus / nascentis. Tempore aestivo quaedam gummositas effluit, / quae actione caloris exsiccatur et induratur / et bernix dicitur. Cuius tres sunt species: quaedam subcitrini **[62rb]** coloris est, quaedam subrufi, quaedam subalbi. / Quaecumque sit, dummodo sit lucida et clara, / eligenda est.

---

[175] borrax *E.*

[176] **[23]** *Wölfel.*

[177] posita *von späterer Hand interlinear eingefügt.*

Habet autem virtutem conglutinandi ex gummositate / sua, clarificandi et conservandi, quod / satis patet. Pictores autem super alios colores / ponunt, ut lucescat et alios colores conservet. / Diu servari potest. Cuius usus utilis est contra fluxum sanguinis / e naribus. – Pulvis eius confectus cum albumine ovi temporibus / et fronti superponatur et dicitur sympasma[178], quia fit / ex glutinantibus. Pulvis eius naribus iniciatur / contra vomitum colericum. – Contra vomitum colericum / fiat emplastrum ex pulvere eius et olibano et albumine ovi; / et furculae pectoris superponatur. – Idem etiam fiat / contra dysenteriam, addito aceto; et pectini superponatur; / pulvis etiam eius in ovo sorbili datur. – Valet / etiam pulvis eius contra interiorem et exteriorem solutionem. / Pulverem eius apponunt mulieres faciei.
Bernix, / cacabra[179] et vetonica[180] idem est.

<37.> De branca ursina. /
Branca ursina calida est et humida in primo gradu. Virtutem habet / molliendi, maturandi et leniendi. – Contra / frigida apostemata exterius utilis est usus eius hoc modo: / folia conterantur hoc modo cum axungia porcina / veteri, et superponantur[181]. – Contra apostemata spiritualium / decoquantur[182] in aqua prius contrita[183], et superponantur[184]. – Contra / vitium splenis et ariditatem nervorum fiat unguentum / contra praedicta ex branca ursina contrita et masticata [*recte*: malaxata] / diu in oleo, colaturae addatur calida, et fiat / unguentum. – Folia recentia semper sunt ponenda / in unguentis.[185]

<38.> De berberi. /
Berberi frigidi sunt et sicci in secundo gradu. Sunt autem fructus / cuiusdam arboris: subnigri, rotundi[186], aliquantulum / longi. Eligendi sunt continui et non perforati. /
Valent contra febrilem dyscrasiam, ut in sirupo: / fiat eorum decoctio in aqua, et addito zuccaro / colaturae fiat sirupus. – Contra calefactionem epatis / pulvis eius cum succo solatri conficiatur et epati / superponatur. – Contra dolorem capitis ex caliditate [**62va**] tota nocte dimittantur in aqua macerari; / mane dentur potui. – Per sex annos possunt servari. /

<39.> De belliculis.
Belliculi marini / frigidi sunt et sicci; sed excessus eorum non determinatur / ab auctoribus. Sunt autem quasi umbilici; circa litora / maris reperiuntur.

---

[178] sinpasma *E.*
[179] catabra *E.*
[180] *Mißverständnis? Dies dürfte sich auf das* Betonica-*Kapitel* (35) *beziehen.*
[181] superponatur *E.*
[182] decoquatur *E.*
[183] contriti *E.*
[184] superponatur *E.*
[185] [**24**] *Wölfel.*
[186] tundi *E.*

In unguentis ad faciem / clarificandam ponuntur, ut in unguento citrino; quorum / usus sit talis: pulvis eorum subtilissimus resolvatur / cum axungia gallinacea prius resoluta / ad ignem, ut fiat unguentum. Et possunt / servari diu.

<40.> De bistorta. /

Bistorta frigida est et sicca; sed excessus eius non determinatur / ab auctoribus; ex ponticitate autem conicitur esse / frigida et sicca in tertio gradu.

Habet virtutem constringendi et consolidandi et confortandi / conceptum. – Contra vomitum ex debilitate vel / ex fervore colerae pulvis eius conficiatur cum albumine ovi, / et super tegulam decoquatur, et detur patienti. – / Contra dysenteriam detur cum succo plantaginis. – / Ad menstrua provocanda ex aqua decoctionis pulveris eius fiat / fomentum. – Ad conceptum adiuvandum fiat / emplastrum ex pulvere bistortae in quantitate librae semis et specierum / aromaticarum in eadem quantitate, et conficiatur cum aqua rosacea; / fiat etiam praedictum fomentum; bistorta enim adiuvat / conceptum, quia confortat virtutem retentivam matricis. – / Pulvis bistortae vulnera consolidat / et conglutinat.

Bistorta herba est, cuius etiam radix bistorta / appellatur; et est tortuosa et similis galangae, / sed non habet acumen.[187] **[62vb]**

<41.> De cyclamine.

Cyclamen / calidum est et siccum in tertio gradu; quod etiam / **cassamus**, **panis porcinus**, / **malum terrae** appellatur. / Radix itaque eius / proprie cyclamen dicitur, habens quasdam tuberositates, / quae quanto maiores, tanto meliores; et recens / et exsiccata magnam habet efficaciam, sed recens / maiorem. Debet autem circa finem[188] autumni colligi, / et in quattuor[189] partes findi, et per filum suspendi in / umbroso loco vel ad solem parum. Potest autem per triennium / servari in magna efficacia.

Virtutem habet dissolvendi, attrahendi. – / Cuius usus talis sit: ad haemorrhoidas inflatas et / non fluentes exterius apparentes superspargatur / pulvis eius, vel illiniantur ex succo eius; postea / pulvis superspargatur ellebori nigri et rosarum. Si interius / latent, fiat suppositorium, postea iniciatur pulvis / praedictus hoc modo: pulvis eius ponatur in / clisteri; postea insuffletur cum vesica porci vel / simili inflato aere. Quaedam[190] Salernitanus[191] mulier / probavit, quod sic valet ad omnes ficus et haemorrhoidas. – / Ad menstrua provocanda et matricem mundificandam triferam magnam / resolve in oleo muscellino vel communi, et bulliat ad / ignem in cyclamine, et de bombace intincta / fiat suppositorium. – Contra tenasmon ex flegmate / vitreo succus radicis cum oleo communi in ipso pomo / bulliat, et bombyx intincta

---

[187] [**25**] *Wölfel. In E hier die Liste der Pflanzentitel unter dem Buchstaben C.*

[188] *B, fehlt E.*

[189] tres *W.*

[190] *scheint korrigiert aus* quidam *E.*

[191] *sic E!* (*Ist* Salernitanus *etwa als Ortsadverb zu verstehen wie* Parisius?).

supponatur[192]. – / Contra splenis vitium malum terrae in multa / quantitate mundatum et contritum per quindecim dies in / vino et oleo maceretur; cuius colaturae addatur parum **[63ra]** aceti et cerae, et fiat decoctio usque ad spissitudinem, / praecedentibus aliis mollificantibus: hoc efficax / est, si postea inunguatur vel ex succo eius vel pulvere. Si deest / succus, confice cum oleo, pulvere eius et cera in modum / unguenti. Saepius probatum est, si unguatur pars aegra. – Contra / apostemata ex frigida causa, quae non possunt rumpi propter spissitudinem / cutis, pomum ipsum conteratur, et in oleo bulliat, et / calidum superponatur: aut per interiora aut exteriora / purgabitur. – Contra fistulam tenta de radice / facta imponatur <in> os: amplificat os; etiam aliquod, si / intus fuerit, attrahit, vel, ut melius, cum tenaculis / extrahi potest. – Pulvis eius carnem superfluam corrodit. / Contra polypum pulvis eius aspergatur super aliquod / stuellum, quod naribus imponatur.
Mulieres / Salernitanae in ultimo die Jovis lunae deficientis / accipiunt cyclamen et ponunt super splenem et / cum securi incidunt in tres partes, dicentes ter: „Quid / incidis[193]?“ Et patiens respondit: „Splenem“. Postea / suspendunt ad desiccandum, dicentes: „Sicut / desiccantur et exstinguuntur partes istae cyclaminis, / sic desiccetur splen.“ Post inunguatur / praedicto unguento.

<42.> De camphora. /
Camphora frigida est et sicca in tertio gradu. Dicunt quidam / camphoram esse gummi, quod falsum est. Est quidem / succus cuiusdam herbae, teste Dioscuride et aliis multis, / quae camphora dicitur. Haec herba est multum similis nostrae / camphorae, sed magis est aromatica. Haec autem herba / in fine veris colligitur, et teritur, et succus exprimitur; / quod feculentum est, residet et abiciatur; quod / liquidius est et purius, retinetur, soli exponitur / et exsiccatur; desiccatum vero in substantiam / camphorae reducitur.
Maxime autem in eius confectione / **sophisticatur** ex admixtione pulveris vel alicuius / succi; et ita efficitur dupla vel tripla quantitas / camphorae.
Est[194] autem eligenda alba et lucida; / turbulenta non est adeo bona; quae autem accedet / ad croceum colorem, non est adeo bona.
Sophisticatur **[63rb]** autem ex admixtione kecabrae, id est / vernicis, inter frustula camphorae; est autem [in] / vernix substantia similis, et ex camphorae immixtione / similis odore. Discernitur autem, quod vernix solidam / habet substantiam et difficile frangitur, camphora cito; / et si manibus tractetur, de facili pulverizatur. / Nisi camphora artificiose servetur, facile / perditur[195]; est autem aromatica; et omne aromaticum <est> fumosum et / cito resolvitur in

192 superponatur *E.*
193 incido *W.*
194 **[26]** *Wölfel.*
195 *vgl.* Cap. 181: Psillium conservat [89va10] camphoram ex frigiditate et humiditate sua, quia camphora nimis est subtilis substantiae.

fumositatem citoque perditur. / Potest autem servari in vase marmoreo et melius in / alabastro[196]. Servatur in magna efficacia per novem[197] / annos.

Contra gonorrhoeam, id est: involuntariam / spermatis emissionem, pulvis camphorae distemperetur / cum muscilagine psillii vel cum agresta / vel succo solatri, et intincta plagella superponatur / pectini et pudendis et renibus. – / Contra diabetem idem fiat, et postea superponatur[198] / lamina plumbea. – Contra caliditatem / epatis pulvis eius cum succo solatri conficiatur, in / quo plagellae intinctae saepius epati superponantur. – / Contra fluxum sanguinis e naribus fiat magdalion / ex pulvere eius et pulvere seminis[199] urticae / ustae, confectis cum succo sanguinariae, naribusque / imponatur; si autem fiat sanguinis fluxus ex / sanguinis ebullitione vel ex epate, cum aqua frigida conficiatur / pulvis camphorae, et plagellae infusae / fronti et temporibus et gulae et epati superponantur[200]. – / Contra maculam oculi talis sit usus: conficiatur / pulvis eius cum aqua rosacea, addito succo / feniculi, et ponatur in vase aeneo, et oculi illiniantur. – Contra pannum / faciei et ad faciem / depurandam[201] conficiatur cum aqua rosacea, addito albo / melle et mundissimo. – Contra libidinem / odoretur camphora per nares; spiritus enim actione / caloris nimii exsolutos reparat, corpus / infrigidando sperma condensat, libidinem / reprimit. Unde illud: Camphora per nares castrat odore mares. – **[63va]** <Ponitur> satis competenter in sirupis contra acutas aegritudines. – / In frenesi etiam competenter provocat sternutationem, / si pulvis eius oleo distemperetur, et penna intincta / nares intingantur; et etiam in aliis febribus acutis, / quod non augmentat calorem nec materiam, sicut si / fiat sternutatio ex elleboro albo vel pipere vel piretro. – / Idem valet ad ruborem et ardorem et dolorem oculorum. /

<43.> De coloquintida.

Coloquintida calida est in tertio gradu, / sicca in secundo. Coloquintida pomum est cuiusdam fruticis circa / regiones Hierosolymae[202], quod etiam **cucurbita Alexandrina** / vel **gelela**[203] appellatur, quae etiam sola mortifera est / sicut squilla, quae sola reperitur teste <u>Dioscuride</u> et etiam / <u>Constantino</u>[204]. Habet autem medullam, semen et corticem. Medulla / potissima est usui medicinae, semen secundario, cortex / modicam habet efficaciam. Unde si inveniatur, / habet modicam efficaciam. Unde si inveniantur / in receptione, debent poni semina cum medulla.

---

[196] alabaustro *E*.
[197] *mögliche zweite Lesart*: sexaginta.
[198] superponantur *E*.
[199] pulvere seminis] pulvis semine *E*.
[200] superponatur *E*.
[201] *so B*, vase aeneo. Contra pannum / faciei et ad faciem et [oculi illiniantur] / depurandam *E*.
[202] ihylm *E*.
[203] **gelena** *W*, *L* (*dazu Wölfel, S. 128 [259]*).
[204] 'Liber graduum' (Petrus 1536, 362.15): Oportet tamen caveamus scillam, quae sola in campis nascitur neque in circuitu eius alia est; haec enim est mortifera. Caveamus ergo eam, ne medicinae alicui misceatur.

Est autem coloquintida / eligenda, quae habet medullam continuam et albam multum / et semina bene insita[205] medullae. Illa vero est abicienda, / quae, cum concutitur, sonat multum; si autem inveniantur / interiora cum semine sive sine semine: si facile / pulverizentur, cum manibus tractantur, / abicienda sunt. Potest autem servari per[206] sex annos, et melius in / pomo ipso.
Virtutem habet dissolvendi et consumendi; ex amaritudine / etiam virtutem habet diureticam. Purgat quidem principaliter / flegma, secundario melancoliam. Unde eius sit talis usus: Contra / cottidianam uncia una interiorum coloquintidae cum unciis duabus vel tribus succi / ebuli coquatur in pomo coloquintidae, colaturae addatur / zuccarum, et detur patienti in sero ante horam accessionis, / praecedentibus tamen digestivis et purgationibus. Hoc autem fiat, / donec post purgationem <non> remanserit accessio febrilis. – / Contra quartanam aqua decoctionis sene ponatur in / pomo coloquintidae, addita uncia semis interiorum coloquintidae, fiat / decoctio, colaturae addatur zuccarum, et ante horam / accessionis detur patienti, praecedentibus, quae dicta sunt. / Hoc fiat, si post purgationem febris remanserit. Hoc non tantum / valet ad quartanam, sed etiam ad vetustissimam scabiem. – **[63vb]** Contra dolorem dentium fiat gargarismus ex aceto / decoctionis interiorum coloquintidae. – Contra lumbricos pulvis eius cum / melle confectus patienti offeratur. Pueris fiat / emplastrum circa umbilicum ex pulvere eius et succo absinthii. – / Contra vermes aurium iniciatur pulvis / eius cum succo persicariae. – Contra splenis et epatis duritiem / detur succus feniculi decoctus, interiora coloquintidae vel / etiam pulvis cum succo ipso. – Ad matricem mundificandam / et menstrua provocanda fiat fomentum ex aqua decoctionis coloquintidae; / eius pulvis etiam cum oleo aliquo in ipso pomo decoquatur, / et intincto bombyce fiat suppositorium. – Ad haemorrhoidas / coquatur oleum nucis in pomo coloquintidae, intingatur bombyx / et supponatur frequenter.

<44.> De cassia fistula[207]. /
Cassia fistula calida est et humida infra omnem gradum, quia / parvus est eius excessus ab optima temperantia. / Est autem fructus eiusdem arboris, semina longa producentis; / tempore postea succedente elongantur et ingrossantur. / Exteriora in cortice[208] actione caloris / condensantur, medulla interius existente. In / una copula inveniuntur triginta vel quadraginta[209] simul / cohaerentia.
Eligenda est, quae grossa est, quae significat / humiditatem multam; et nigra multum, quod significat / maturitatem; et quae, cum concutitur, non sonat interius. / Quae sonat, parvam habet humiditatem, et semina habet separata / a medulla. Potest servari per biennium.

[205] *B*, incita *E*.
[206] [**27**] *Wölfel*.
[207] *vgl.* 65rb18: cassia lignea (et cassia fistula).
[208] corticem *E*.
[209] scilicet semina.

Cum invenitur cassia / fistula in receptione[210] ab auctoribus confecta in quantitate / unciarum duarum vel trium, debet ponderari medulla etiam sine / semine, si potest. Sed quia non patiuntur apothecarii, / adduntur semina, ut, si debeat confici aliqua medicina cum / sirupo, in quo debeat resolvi cassia fistula, non bulliat cum / eo, sed in ferventi vel multum calida resolvatur / cum interioribus, quousque resoluta fuerit [*recte*: fuerint]; postea proiciantur / semina cum catia, et sic conficiatur medicina cum ea. Quando[211] / inveniuntur in decoctione [*recte*: receptione] unciae duae, debent ponderari cum / cortice; postea resolvatur sola medulla in ferventi / aqua, abiectis seminibus; postea imponatur pulvis / reubarbari vel mirobolani vel cum quo debet fieri purgatio.
Habet **[64ra]** autem virtutem leniendi et mundificandi; fervorem sanguinis / mirabiliter mitigat, colericum sanguinem depurat. Unde valet / in acutis aegritudinibus cassia fistula cum aqua data / vel per se in semine; ante purgationem ventrem / mollit et aptum purgationi reddit.[212]

<45.> De cuscuta. /
Cuscuta[213] calida est in primo gradu, sicca in secundo. Est autem cuscuta / **podagra lini**, quae haeret[214] circa linum. Cum floribus / debet colligi. Per duos annos potest servari.
Habet autem virtutem / purgandi principaliter melancoliam, secundario flegma; unde competenter / ponitur in decoctionibus purgantibus melancoliam / et etiam flegma. Aqua decoctionis eius valet contra stranguriam et dysuriam. Si etiam / potes[215] habere ipsam herbam in multa quantitate, bene coctam[216] / in vino et oleo renibus et pectini et aliis partibus / cataplasmes dolentibus.

<46.> De cardamomo. /
Cardamomum calidum est et siccum in secundo gradu. Est autem / fructus cuiusdam arboris vel potius semen. Arbor / autem, in tempore veris producens fructus, quasdam / tuberositates facit, sicut est semen rutae, similes / uvis, in quibus semina concluduntur. Cuius sunt duae / maneries, scilicet **maius** et **minus**.
Cardamomum maius melius / est, quia aromaticum magis; est autem illud eligendum, / quod maius est et habet aliquantulum acuminis et dulcedinem / immixtam. Cum autem ponitur in medicinis, debent abici / lapilli, et etiam debent confricari cum pannis / propter pulverem, ut abiciatur[217]. Per decem annos potest servari. /

---

210 *bzw.* receptionibus.
211 Quando *Wölfel*, qua *E*.
212 **[28]** *Wölfel*.
213 cuscute *E*.
214 *W*, habet *E*.
215 potest *E*.
216 coctum *E*.
217 ut abiciatur *E*.

Virtutem habet confortandi ex aromaticitate, dissolvendi et / consumendi ex qualitate. – Contra syncopim et cardiacam / passionem ex frigida causa fiat decoctio in vino odorifero; / addita aqua rosacea, detur patienti. – Ad / debilitatem stomachi et digestionem confortandam pulvis / cardamomi cum pulvere anisi detur in cibis. – Ad appetitum / provocandum et etiam ad vomitum ex frigida causa: pulvis / eius cum succo mentae conficiatur, et cibi intincti / ibi offerantur. Pulvis etiam cardamomi cum menta viridi / vel sicca in aceto et aqua salmacina coquatur, / et spongia intincta ori stomachi superponatur. – Contra / debilitatem stomachi et cerebri pulvis eius naribus applicetur. – [**64**rb] Si fiat rheuma, ponatur pulvis cum oleo muscellino / in testa ovi super cineres calidos, usquedum bulliat; / postea unguatur caput.

<47.> De cerusa. /

Cerusa frigida est et sicca in secundo gradu. Cerusa **flos plumbi** / sive **gersa** appellatur.

Fit autem sic: Accipe / laminas plumbeas quasdam in quantitate unius librae, / et pone in vase terreo superius mediocriter angusto / in latitudine pedis, vase tamen prius impleto / aceto fortissimo; postea pone baculos super orificium / vasis, ab una extremitate ad aliam; / suspende laminas plumbeas perforatas, / per spatium quattuor digitorum ab aceto, cum filis; / postea cooperi[218] orificium et vas similiter peroptime; / et pone in obscuro loco; et ita dimitte per / quattuor menses. In fine quarti mensis aperi ostium[219], / ut vis aceti exhalet; et invenies quasdam / tuberositates et muscillagines circa plumbum, / quod invenitur minoratum. Illas cultello abrade; / et pone in vas magnum; et apposita aqua / pedibus malaxa. Postea aquam illam abice; et pone / substantiam, quae remanet, in vas aliquantulum concavum; / et apposita aqua soli expone; aqua autem illa / consumpta aliam appone; et ita fac, quousque / sit albissima. Deponatur tunc de vase illo / concavo, unde etiam[220] fit tunc cerusa rotunda.

Notandum, / quod hi, qui cerusam faciunt, saepius incurrunt apoplexiam, / epilepsiam, paralysim, artheticam: propter frigiditatem aceti dissolventem / et mortificantem.

Cerusa habet / virtutem mundificandi et extrahendi superfluitatem. Unde quaedam mulieres / sic ea utuntur: primo faciem abluunt, postea / pulverem subtilem cerusae superducunt. Aliae autem / melius faciunt: quia cerusa aliquantulum foetida / est, conficiunt cum aqua rosacea, et exponunt soli, maxime / in aestate; qua consumpta aliam apponunt; et hoc / faciunt, donec albissima sit et aromatica / aliquantulum; post informant pillulas, et faciei apponunt. / Aliae apponunt pulverem boracis vel camphorae [**64**va] vel utriusque <sandali>[221] et belliculi marini; et melius / faciunt.

---

[218] cohopi *E.*

[219] hostium *E.*

[220] [**29**] *Wölfel.*

[221] *hier fehlt möglicherweise ein Drogenname*; utriusque sandali *ist eine häufige Fügung*; *nach* Lonitzer 1962, 542 *kann* sandalum *mit* camphora *gekoppelt werden.*

Quae longo tempore utuntur ablutione / cerusae, dolorem dentium incurrunt vel foetorem oris / et putredinem.

<48.> De cappari. /

Capparis vel **capparus** calidus est et siccus in secundo gradu. / Est autem capparus, ut quidam dicunt, herba. Alii / dicunt, quod frutex in transmarinis partibus et in Apulia / reperitur. Cortex radicis <et> flores competunt / medicinae, praecipue tamen cortex. Debet autem **cortex** colligi / in principio veris, in umbra suspendi et desiccari / vel etiam ad solem. Per sex annos in multa efficacia servatur. Est / autem eligendus cortex, qui, cum frangitur, non pulverizatur, / et qui aliquantulum subrufus et subamarus est. **Flores** / autem eius, cum adhuc tuberosi <sunt> et non dilatantur, debent / colligi; quia cum dilatati sunt flores, non valent. / Accipiuntur cum sale et aceto, et condiuntur. Servantur / per unum annum vel duos.
Virtutem habent incitandi[222] / appetitum, humorem existentem in ore stomachi digerendi; / stomachum confortant, infrigidatum calefaciunt. / Cibus enim confert et medicina.
Contra splenis vitium / et epatis duritiem valet decoctio capparum. Fiat / etiam hoc unguentum, quod potissimum est, non minus etiam / valens quam agrippa: pulvis eius in magna quantitate / conficiatur cum succo maratri; postmodum addito / vino et oleo fiat decoctio usque ad spissitudinem; / addatur etiam aliquantulum de cera; et fiat unguentum. / Valet etiam ad idem electuarium, quod **diacapparis** / vocatur; et non minus hoc electuarium: [quod] recipe tres uncias capparum / et pulverem unciarum[223] duarum corticis radicis[224] tamarisci; / conficiantur cum melle et decoctione corticis / radicis tamarisci[225]. – Succus foliorum capparis auribus / immissus vermes necat; vel pulvis corticis / eius in oleo coquatur, colatura auribus instilletur: / non solum necat vermes, sed etiam surditati / subvenit et auribus fistulosis. – Ad / lumbricos pulvis eius cum melle confectus detur patienti. – / Contra scrophulas novellas detur **[64vb]** aqua decoctionis capparum, brusci et sparagi. Item unguatur / hoc unguento: accipe serpentem, et abscide caput et / caudam per spatium trium digitorum; postea pone / in olla inferius minutim perforata; et illa / olla in alia integra ponatur ita, quod fundus / ollae perforatae sit in orificio alterius ollae; / postmodum ita ponatur in caldario aqua / pleno, et bulliat diu, ut ex calore aquae / resolvatur serpens, cuius pinguedo ad inferiorem / ollam defluens humiditate aquae conservetur. / Ex illa pinguedine et pulvere ellebori nigri et pulvere / radicis capparis fiat unguentum, quo unguantur / scrophulae novellae. Utatur etiam patiens aqua / praedicta. – Ad iliacam passionem et artheticam accipe[226] libram unam corticis capparis, / et decoquatur in succo corticis radicis ebuli; addatur /

[222] incitandi *korr. aus* mitigandi *E.*
[223] pulverem unciarum] pulvis iniciatur *E.*
[224] corticis radicis] radicis corticis *E.*
[225] radicis tamarisci] radix tamque *E.*
[226] [**30**] *Wölfel.*

zuccarum, et fiat sirupus; detur autem bis in septimana, / sero vel mane, cum calida.
Cum reperitur eius receptio in / medicinis, cortex radicis eius debet poni.

<49.> De calamento. /

Calamentum calidum est et siccum in tertio gradu. Est autem / herba, quae alio nomine **nepita** dicitur. Calamentum / **montanum** melius est, quia magis siccum; cum flores / producit, debet colligi. Per annum potest servari; in umbroso / loco suspensum, debet desiccari.
Habet / virtutem dissolvendi, consumendi. – Contra frigidam tussim et frigidum asthma, / licet antiqua sint, detur vinum decoctionis eius / et liquiritia, vel vinum decoctionis eius et uvae passae, / vel vinum decoctionis eius pulvis et ficuum siccarum. Valet / etiam electuarium, quod **diacalamentum** dicitur; et in hoc [quod] recipe / pulverem calamenti in magna quantitate, et pulverem gentianae / vel liquiritiae in tertia vel in quarta parte: cum / melle conficiatur. Potissimum est contra praedicta. Detur / etiam pulvis eius in ovo sorbili; crispellae etiam fiant / de pulvere eius et farina ordei. – Contra stomachi dolorem et / frigiditatem intestinorum utatur patiens pulvere eius in / cibis et vino decoctionis eius. – Contra frigidum rheuma unguatur / occipitium ex melle decoctionis eius; post fiat sacellatio / ex pulvere calefacto in olla rudi [**65ra**] vel ex ipsa herba: multum confert. – Contra relaxationem / vulvae fiat gargarismus ex aceto decoctionis / pulveris eius et pulveris rosarum; postea cum pulvere rosarum et calamenti / subleva: satis competit. – Contra tenasmon / ex flegmate vitreo vel alio frigido humore inunguantur / renes ex melle solo vel ex melle decoctionis pulveris / eius, postea supersparso pulvere colophoniae et calamenti fortiter / cum aliquo panno ligentur; cum etiam assellat, / pulvis ano superponatur. Sic liberata est mater / Platearii[227]. – Ad exsiccandam superfluitatem / et humiditatem matricis fiat fomentum ex aqua / decoctionis eius. Mulieres Salernitanae testantur: / satis valet.

<50.> De centaurea. /

Centaurea calida est et sicca in tertio gradu. Est autem / herba amarissima, unde **fel terrae** appellatur. / Est autem **centaurea maior**, quae maioris / est efficaciae. Est et **minor**, quae minoris. /
Dicit autem Constantinus[228], quod radix **maioris** calida est in / secundo gradu. Habet etiam amaritudinem cum quadam / dulcedine; habet etiam ponticitatem, unde habet / virtutem conglutinandi[229]; ex amaritudine diureticam. /

---

[227] *W*: sic liberata quaedam mulier est matre Platearii (*so Wölfel* S. 129 [290]).

[228] *im* 'Liber graduum' (Petrus 1536, 362.29-30), *unter Berufung auf andere Autoritäten*: Centaurea duplex est, maior et minor. Quidam autem dicunt eam calidam et siccam esse in secundo gradu. Galienus vero radicem **maioris centaureae** diversas dixit habere qualitates secundum sui saporem. Unde diversas habet actiones. Habet enim saporis acumen et ponticitatem cum aliquanta dulcedine.

[229] *oder* conglutinativam.

Centaurea minor maiorem habet efficaciam / secundum folia et flores, unde cum incipit flores producere, / debet colligi et in umbroso loco suspendi / et desiccari. Per annum in multa efficacia servatur. /
Cum reperitur centaurea simpliciter, maior debet / poni.
Vinum decoctionis centaureae addito zuccaro / valet contra oppilationem splenis et epatis, renum et / vesicae, stranguriam et dysuriam. Herba etiam ipsa in vino et / oleo decocta, renibus et pectini circa pudenda / et peritoneon cataplasmata et etiam super splenem, / confert; unde etiam unguentum confectum ex pulvere eius vel succo / et oleo et cera valet contra splenem. – Ad epatis / et splenis duritiem fiat sirupus hoc modo: in succo / centaureae coque radices[230] feniculi, petroselini, apii; quibus decoctis / cola; colaturae addatur zuccarum; et fiat sirupus: / valens plurimum est ad longam icteritiam. [**65rb**] Si non habes succum feniculi, petroselini, apii: in decoctione / pone pulverem; addito zuccaro fiat sirupus. – Contra / ilii passionem pulvis eius cum aqua marina, salmacina / et oleo per clistere iniciatur, praecedente clisteri / mollificativo. Dentur etiam per os drachmae duae pulveris eius / cum benedicta simplici cum aqua calida; eodem modo detur / contra paralysim. – Contra vermes aurium iniciatur / succus eius cum succo porrorum. – Contra lumbricos / detur succus eius vel pulvis cum melle. – Ad visum / clarificandum succus radicis centaureae maioris cum aqua / rosacea commisceatur et illiniatur oculis. – Ad / vulnera consolidanda teratur radix et superponatur. / consolidat; si ponatur cum carne aliquantulum / incisa, consolidat, ut dicit Constantinus[231]. – / Ad maculam fiat collyrium de pulvere / eius et aqua rosacea. Hoc valet multum, si magna / sit macula; si autem sit parva, non debet apponi, / quia consumeret substantiam oculi. – Contra haemorrhoidas suppone[232] / bombacem intinctam in oleo muscellino, cui admixtus / sit pulvis eius. – Ad vitium pectoris / accipe succum centaureae et tria grana purissimi / armoniaci, piperis, et confice, et da in usum; si / tamen fuerit ex frigida causa: praecedentibus calidis inunctionibus. – / Ad menstrua provocanda accipe sagapenum[233]; / et calefac; et adde pulverem centaureae, ut conglutinetur / in sagapeno; et post intinge in succo centaureae; / et supponatur; vel fiat suppositorium ex pulvere eius / et amurca olei confectis.

<51 > De cassia <lignea>[234]. /
Cassia lignea calida est et sicca in tertio gradu. Est autem / cassia lignea cortex cuiusdam fruticis nascentis / iuxta confinia Babyloniae. Cassiae / duplex est maneries, scilicet **cassia fistula** et **cassia lignea**[235]. Cum autem / invenitur

[230] [**31**] *Wölfel.*
[231] 'Liber graduum' (Petrus 1536, 362.35): Dioscurides: radix maioris centaureae cocta cum aliqua carne incisa solidat eam.
[232] superpone *E.*
[233] sagapinum *E.*
[234] fistula *E*; *vgl.* 63vb13.
[235] et cassia lignea] *B*, *fehlt E.*

cassia simpliciter, intelligenda est / cassia lignea[236]. Cassia fistula numquam invenitur sine determinatione. / Cassia lignea et **xylocassia** idem sunt; / cuius duae sunt species: Una est similis cinnamomo, quae / omnino subrufa est, et tota quae solidam habet [**65va**] substantiam; et cum plicatur, non frangitur, sed resistit; acutum / habet saporem, dulcedine immixtum cum / aromaticitate: et ista melior est; non tamen ea utimur / in medicinis. Alia species est, quae subrufa est, partim / habens colores distinctos. Eligenda est ergo, quae facile / frangitur, sed [*recte*: si] plicatur, et, cum frangitur, colores / habet distinctos subalbidos et plures subrufos. / Potest per decem annos servari.

Sophisticatur autem ex admixtione / corticum capparis; sed discernitur, quia cortex capparis / subamari saporis est.

Virtutem habet diureticam / ex subtili substantia, consumendi ex qualitatibus, confortandi / ex aromaticitate. – Contra frigidum rheuma vel alias passiones / capitis et epilepsiam dentur tres pillulae ex pulvere cassiae / ligneae et laudano confectae: mire confortant cerebrum; fiat / etiam hoc modo suffumigium: pulvis cassiae ligneae supra carbones supra / nitrum ponatur, et aqua rosacea superaspergatur, / et recipiat patiens fumum. – Contra stranguriam, dysuriam / et passionem renum et vesicae: vinum decoctionis eius detur patienti; / cassia lignea pulverizata in oleo muscellino vel saltem / communi decoquatur, et inunguatur virga et peritoneon / et partes dolentes. – Contra oppilationem splenis et epatis, / renum et vesicae valet, si in aquis[237] et sirupis eorum ponatur. – / Contra frigiditatem stomachi et etiam contra praedictas / causas valet vinum decoctionis eius et masticis, ieiunis / datum; pigmentum etiam factum ex melle et vino, / in quo cocta sit cassia lignea, <stomachum calefacit. – Contra foetorem oris fiant pillulae ex pulvere cassiae ligneae>[238] et storace calamita, / quia storax calamita bona manibus malaxari / potest. Hae pillulae etiam ad omnem dolorem interiorum factum / ex frigida causa valent. – Contra foetorem ascellarum / [et corruptionem gingivarum] abrasis prius / pilis[239] abluantur loca cum vino et aqua rosacea decoctionis / pulveris cassiae ligneae. Contra corruptionem gingivarum / fiat gargarisma[240]. – Contra foetorem oris cassia lignea / commasticata aut omnino tollit aut saltem <palliat>[241]. – Ad / menstrua provocanda et matricem confortandam fiat suppositorium ex bombace / intincto in oleo muscellino vel communi decoctionis pulveris cassiae / ligneae; cortex etiam ipsius bullitus in oleo muscellino integer [**65vb**] suppositus menstrua provocat. – Contra cardiacam passionem et syncopim / valet sirupus factus ex pulvere eius et rosarum.

---

236 fistula *B*.

237 [**32**] *Wölfel*.

238 *so Wölfel, ergänzt nach B*.

239 *Wölfel, Anm. 306, kann sich nicht vorstellen, um welche Haare es sich hier handeln mag. Er spricht von einem „unverständlichen Einschub"*.

240 gargariza *E*.

241 *fehlt E*; *Wölfel, B folgend, ergänzt hier* talliat[!].

<52.> De castoreo. /

Castoreum calidum est in tertio gradu, siccum in secundo. Est / autem castoreum testiculus cuiusdam animalis, quod / castor vocatur. Quidam dicunt, quod praesentiens / venatores insequi eum testiculos abicit / dentibus et proicit, credens venatores tantum quaerere / testiculos, quod falsum est. Non enim tantae est discretionis; / ipsi etiam magis insequuntur eum propter pellem / quam propter testiculos. Testiculi[242] abscisi in / umbroso loco suspensi[243] desiccantur. Iuvenis / castoris testiculus non est tantae efficaciae ut senis; / ille autem testiculus desiccatus albus est et mollis. Si autem / fuerit testiculus castoris in iuventute existentis / vel parum iuventutem excedentis[244], illud / castoreum bonum est. Si autem sit castoris in decrepita / aetate existentis, tantae non est efficaciae. /

Adulteratur castoreum a quibusdam sic: accipiunt / pellem, in qua fuit castoreum vel alius testiculus / recens, et implent sanguine et nervis, / addito pulvere castorei, ut habeant[245] odorem castorei. / Alii ponunt terram et sanguinem. Alii melius / **sophisticant**: imponunt sanguinem, sagapenum, piper / et nervos. Piper ponunt, ut sit acuti saporis. /

Eligendum est castoreum, quod mediocriter habet / acutum saporem; quia, si multum habet acutum et / sit quasi terreum, **sophisticatum** est, et si non habet nervos / intricatos. Bonum autem castoreum habet saporem / mediocriter acutum, glutinosum est, et multum / horribilem habeat saporem, et nervos habet[246] intricatos / et pelliculis adhaerentes et continentes ad alteram / extremitatum. Per sex annos in multa efficacia / servari potest. Melius tamen est, quanto recentius. In medicinis / debet poni abiectis pelliculis.

Virtutem habet / dissolvendi, consumendi et attenuandi et maxime nervosa loca / confortandi. – Contra epilepsiam et alias frigidas passiones capitis / detur castoreum, in quantitate drachmae semis vel etiam trium vel quattuor scrupulorum, cum **[66ra]** succo rutae in potu, vel vinum decoctionis eius. – Contra / paralysim linguae pulvis eius sub lingua ponatur, / donec per se resolvatur et consumatur. Contra paralysim / totius corporis detur vinum decoctionis eius et rutae / et salviae. Contra paralysim virgae fiat fomentum / circa pecten ex vino decoctionis eius frequenter, et supercataplasmetur / saepius. – Contra gonorrhoeam fiat decoctio / eius in succo agni casti, et addito / modico aceto cataplasmetur postea super renes[247], virgam et / pecten. – Contra lethargiam provocetur sternutatio / ex castoreo: cerebrum commovet et confortat; vel / fiat decoctio eius cum menta et succo rutae et modico / aceto, et abraso occipitio fricetur bene manibus / et supercataplasmetur; vel fumum per nares recipiat. /

---

[242] testiculus *E.*
[243] suspendi *E.*
[244] *korr. aus* existentis *E.*
[245] habent *E.*
[246] *oder* habeat.
[247] **[33]** *Wölfel.*

<53.> De cubeba[248]. /

Cubebae calidae sunt et siccae, sed tamen temperate; sunt fructus / cuiusdam arboris in transmarinis partibus. Per decem annos possunt servari. / Eligenda est cubeba, quae mediocriter acutum habet / saporem cum multa aromaticitate.

Unde contra syncopim / valet hoc modo: pulvis eius contra syncopim in / quantitate scrupulorum quattuor detur; cum succo boraginis vel succo / radicis pastinacae vel foliorum eius multum confert. – / Contra frigidum rheuma capitis ad cerebrum confortandum odorentur, / et frequenter naribus apponantur. – Contra frigiditatem stomachi et / discolorationem fiat pigmentum ex vino et melle / et aliis speciebus positis <cum> cubebis in maiori / quantitate. – Decoctio pulveris cubebarum cum vino et aqua rosacea valet / cardiacis[249].

<54.> De capillis Veneris. /

Capillus Veneris frigidus est et siccus temperate, tamen ex subtili[250] / substantia. Virtutem habet diureticam; recens multae est / efficaciae; parum potest servari; herba subtilis est.

Contra calefactionem / epatis detur aqua decoctionis; vel de aqua decoctionis eius et / zuccaro fiat sirupus; si sit etiam vitio splenis[251], / aliquid calidum diureticum detur. Plagellae etiam intinctae / in succo eius superponantur, vel etiam ipsa herba trita. /

<55.> De cypresso.

Cypressus calidus est in primo gradu, siccus in secundo. / Arbor est, cuius poma, lignum et folia usui **[66rb]** medicinae competunt; sed poma stiptica sunt, consolidativa; / lignum et folia diuretica sunt.

Contra fluxum / ventris ex debilitate virtutis contentivae comedat / patiens poma recentia; vel pulvis pomi / sicci in cibis detur; bibat etiam aquam decoctionis eius. / Fiat etiam decoctio eius in aqua, et ex aqua illa vinum / lymphetur. – Contra dysenteriam poma in aqua / pluviali cocta renibus, stomacho et pectini cataplasmentur[252]. – / Contra stranguriam, dysuriam detur pulvis eius, scilicet ligni vel / foliorum eius, in cibis. – Contra iliacam passionem pulvis ligni / vel foliorum eius in dolio cum vino, maxime in musto / ponatur; tale vinum serva. Ad iliacam passionem vinum / decoctionis pulveris ligni et foliorum, datum in ipsa / accessione, miro modo confert.

<56.> De cinnamomo. /

Cinnamomum calidum est in tertio gradu, siccum in secundo. Duo sunt / genera cinnamomi: **grossum** et spissum et parum / cavatum, quod[253] cortex est

---

[248] cubebe *E.*

[249] *oder* cardiacae.

[250] *eine* substantia subtilis *ist normalerweise* calidae qualitatis.

[251] splenis *B, L*, spiritualium *E.*

[252] cataplasmetur *E.*

[253] qui *E.*

cuiusdam arboris; et **subtile**, / quod concavum est et non spissum, quod[254] est cortex fruticis. / Utrumque in India et Europa invenitur. Quod / grossum est, in vomicis medicinis est ponendum; quod subtile, / in aliis.

Eligendum est autem illud, quod subtile / est, acutum habens saporem, dulcedini immixtum[255] cum / multa aromaticitate; et dicitur **alicimum**, et est / subrufum; quod autem subalbidum vel nigrum, abiciendum. / Haec praecipue est electio; cum autem eligitur per gustum, / discernitur bonum; sed[256] abluatur lingua cum saliva vel / aqua, quia bonum ita inflat gustum, quod malum / gustu videatur bonum. Per decem <annos> potest servari.

Ex aromaticitate virtutem habet / confortandi cerebrum, ex glutinositate consolidandi. – Contra / debilitatem stomachi et indigestionem ex frigiditate detur / pulvis **subtilis**[257] **cinnamomi** cum pulvere carvi in cibis; competenter / etiam ponitur in salsamentis. – Ad appetitum / provocandum ex superfluitatibus impeditum hoc modo ex / petroselino, salvia, modico aceto et praedictis pulveribus fiat / salsamentum. – Ad oris aromaticitatem commasticatur. / In comestione ex usu quorundam / aromaticorum licet ad tempus <os>[258] aromaticum reddatur, in [**66**va] posterum tamen corrumpitur, velut ex usu quorundam / multum calidorum, ut gariofilorum et similium, quia caliditate / dissolvuntur, unde fit putrefactio[259]; cinnamomum / necnon est adeo calidum, ut dissolvat<ur>, est autem conglutinativum[260]. – / Ad novas rhagadias <id est> scissuras / labiorum vel aliorum membrorum ponatur pulvis eius / in scissura, et postea suatur vel ligetur bene. – Contra / corruptionem gingivarum fiat lotura gingivarum ex / aqua salsa[261], et fricentur bene, ut sanguis exeat et ut / humiditates putridae exeant; ex vino etiam decoctionis / pulveris eius abluatur os, postea pulvis factus ex duabus / partibus symphyti et tertia cinnamomi apponatur: / miro modo valet. – Contra syncopim et cardiacam / detur pulvis eius cum pulvere foliorum gariofilorum. /

Grossum cinnamomum ponitur in vomicis medicinis; / numquam[262] tamen per se, non enim tantam infert abominationem; / sed cum aliis ponitur, ut violentiam / tapsiae et similium reprimat. Stomachum etiam confortat. / Unde duplex est eius commodum.

---

254 qui *E.*

255 [**34**] *Wölfel.*

256 et *E.*

257 sumpti *E.*

258 *B.*

259 *vgl.* 75ra11.

260 conglutinativum est desiccativum. Avicenna (*den das damalige Salerno noch nicht kannte*), *schreibt im* 'Canon', Liber 2 (85ra5): medicina desiccativa est: expressiva, contractiva (id est: stipticativa), oppilativa, glutinativa, consolidativa, generativa carnis, sigillativa.

261 *oder* salmacina.

262 *wahrscheinlich ist* nonnumquam *gemeint.*

<57.> De camedreos <et camepitheos>. /

Camedreos calidum est et siccum in tertio gradu; similiter et **camepitheos**. / **Quercula maior** dicitur.

Virtutem habet / diureticam, mundificativam; et quia eorum similis est virtus, / de eis inde instituatur tractatus.

In fine veris, / cum flores producunt, colligi debent herbae cum floribus / et foliis; abiectis radicibus in umbra / desiccentur. Per annum servantur.

Contra stranguriam et dysuriam et iliacam / passionem et oppilationem splenis et epatis ipsae herbae / vel altera tantum in vino et oleo et cum aqua salsa[263] decocta / pudendis, pectini et renibus cataplasmentur; / detur etiam vinum decoctionis earum. Contra iliacam / passionem pulvis earum cum aqua salsa[264], melle et oleo / iniciatur per clistere. Contra oppilationem splenis et / epatis et urinalium viarum herbae in vino et oleo / decoctae super locum dolentem cataplasmentur. Detur / etiam hoc electuarium, quod conficitur ex melle et duabus partibus / pulveris utriusque vel alterius et una parte lapidis / lyncis et saxifragae. Nec oportebit [**66vb**] quaerere contra stranguriam et dysuriam litontripon vel electuarium Ducis / hoc habito, quia mirabile est ad dysuriam, stranguriam et / ischuriam[265] et lapidem. – Contra sclerosin[266] id est duritiem splenis / et epatis fiat decoctio utriusque pulveris vel alterius / in oleo, et spleni et epati superponatur. Si virides / herbas habueris, ponantur ipsae herbae in / vino per duas dies, ut ibi computrescant; post bulliant / ad consumptionem[267] vini fere <totam>; post exprimatur / per pannum solidum fortem tota succositas; / et ex illa humorositate[268] et oleo et cera fiat unguentum / expertum ad splenem et epar. – Contra vomitum / ex anatropa vel ex frigida causa coquantur ipsae / herbae vel pulvis diutissime in aqua salsa vel in aqua / naturaliter salsa, et modico aceto fiat cataplasma / super pectus: maximum remedium est contra vomitum, / qui fit ex frigida causa. – Lumbricos occidit pulvis eius cum melle / datus. – Contra catarrhum ponatur pulvis camedreos / calidus in sacello, et capiti superponatur: optimum / est remedium. – Contra furfura capitis vel barbae / farina lupinorum amarorum decoquatur in aqua salsa, / addito aceto; in colatura pulvis alterius vel utriusque / ponatur; postmodum lavetur caput. – Contra paralysim / herbae in vino decoctae loco dolenti superponantur. – / Ulcera et vulnera consolidant pulveres eorum superaspersi. – / Ad matricem mundificandam et menstrua provocanda et / ad matricem infrigidatam ex superfluitatibus / flegmaticis calefaciendam: herbae illae diu in aqua / coquantur, et fomententur inde mulieres; et herbae / illae cataplasmentur super pudenda. Pulvis / earum in oleo decoquatur, et bombax intincta / supponatur; vel pulvis conficiatur cum succo mali / terrae et supponatur.

---

[263] *oder* salmacina.
[264] *oder* salmacina.
[265] scuriam *E.*
[266] sclirosin *E.*
[267] [**35**] *Wölfel.*
[268] humositate *E.*

<58.> De cimino. /

Ciminum calidum est et siccum in tertio gradu. Est autem semen herbae / in multa quantitate nascentis. Non **sophisticatur** / propter multam eius copiam. Per quinque annos servatur.

Virtutem / habet diureticam, et inde subtiliandi fumositatem. / Unde sumptum in cibis et potibus et salsamentis [**67ra**] digestionem confortat. Vinum decoctionis eius / et feniculi seminis dolorem stomachi et intestinorum tortionem / ex ventositate mitigat. – Contra frigidam / tussim detur vinum decoctionis eius et ficuum siccarum. / Electuarium etiam factum ex cimino et semine feniculi et brusco / et melle valet contra frigidam tussim; nec oportet quaeri / diayris vel diaciminum hoc habito. – Contra dolorem / et tumorem faucium ciminum et ficus siccae bene / tritae in vino decoquantur, et post emplastrum factum super / locum dolentem ponatur. – Contra frigidum rheuma pulvis / eius et baccarum lauri, tritus et in testa calefactus, / ponatur in sacello, et capiti superponatur. – Contra / stranguriam et dysuriam et alios dolores ex frigiditate factos ciminum / in vino decoctum cataplasmetur. – Contra sanguinem / oculorum non in principio, dum fluxus est, sed post, pulvis / cimini cum vitello ovi confectus super calidam / testam ponatur et coquatur; quod divisum in duas / partes superponatur saepius. Alii etiam alio modo operantur: / commasticant ciminum inter dentes, et insufflant / in oculum tantum acrem. – Contra livorem ex contusione / vel alio modo factum, dum recens est, pulvis eius / subtilis cum cera ad ignem confectus et saepius / appositus certum est remedium.

<59.> De carvi. /

Carvi calidum est et siccum in tertio gradu. Semen et herba / ipsa carvi dicitur; **herba cancreos** dicitur idem. / In transmarinis partibus et in Sicilia invenitur. In / magna efficacia per quinque annos servatur.

Virtutem habet diureticam. / Vinum decoctionis eius stranguriam, dysuriam et lapidem aufert / et[269] frangit; pulvis etiam eius in cibis digestionem confortat / et ventositatem excludit. In salsamentis / positus appetitum provocat. Visum emendat; / digestionem procurat.

In medicinis tantum semine utimur. /

<60.> De cicuta.

Cicuta calida est et sicca in tertio gradu. / Virtutem habet dissolvendi, attrahendi, consumendi. Ea / non utimur in interioribus, quia venenosa est in / substantia et in qualitatibus suis; dissolvit enim tantum, quod / spiritus inaniuntur; ex quorum inanitione membra [**67rb**] mortificantur. Antiqui in medicinis eam ponebant, / quia corpora tunc erant fortiora[270].

---

[269] [**36**] *Wölfel.*

[270] *vgl.* 73ra14.

Habet autem virtutem / potissimam secundum radicem, secundariam secundum folia, minorem / secundum semen, quod quandoque in medicinis ponitur, quia minus / violentum[271].

Contra vitium splenis sit talis usus: / ponatur tota herba in aceto cum libra semis armoniaci / per novem dies. In nona die bulliat, / donec resolvatur armoniacum; coletur per pannum / fortem. Illa liquorositas iterum bulliat ad ignem / bene, et additis cera et oleo fiat unguentum: / hoc est **unguentum cicutae**. – Contra splenem optimum / est et contra sclerotica[272] apostemata, artheticam et epilepsiam, si / inunguatur spina teste Constantino[273]. – Contra artheticam / et podagram coquantur in pasta radices, et post / findantur in medium, et ponantur super artheticam / vel podagram: citissimum est remedium. – Contra / iliacam passionem, stranguriam et dysuriam fiat decoctio eius in vino / forti et oleo, et loca dolentia cataplasmentur. – / Ad matricem mundificandam ex frigidis humoribus et glutinosis / et ad provocanda menstrua fiat fomentum ex vino / et aqua salsa decoctionis eius. – Contra scrophulas siccas, / praecedente usu diureticarum herbarum, fiat post cataplasma / ex duabus partibus cicutae et tertia parte / scabiosae.

<61.> De croco. /

Crocus calidus est et siccus in primo gradu. Duae sunt species croci: / **hortensis** vel **hortolanus**, quia in hortis sine aliquo praeparamento / oritur; et crocus **orientalis**, qui in partibus / orientalibus crescit. Iste non nascitur sine praeparamento. / Iste in medicinis, quae non sunt vomicae, debet poni, cum / flores producit: tres vel quattuor parvos flores in / medio florum producit. Eligendi sunt, qui omnino / rufi vel subrufi sunt; qui habent aliquid subcitrinitatis, / abiciendi sunt. In sacculo aliquo stricto de / corio servandi per octo annos sunt.

Virtutem habet / confortandi ex qualitatibus suis temperatis ex aromaticitate / sua. Unde contra debilitatem stomachi et syncopim / talis sit usus: calefacta testa superponatur [**67va**] crocus orientalis [*recte*: hortensis], et desiccetur, et fiat pulvis; / post distemperetur cum brodio, ubi sit caro cocta, vel in / aqua vel in vino vel aceto; et distemperetur crocus inde, et / in fine decoctionis ponatur, quia plus tingit uncia una hoc modo / quam duae aliter.

Nota: si fiat eius usus multus, / abominationem facit. Colerico non debet dari, quia / in eo provocat vomitum.

Contra ruborem oculorum / ex sanguine et maculam fiat pulvis / subtilis de croco orientali, desiccato, ut diximus; conficiatur / cum vitello ovi; et bombax intincta super / oculos ponatur.

---

[271] semen - violentum] semen, quod frigidum et siccum est, numquam ponitur in medicinis *W*.
[272] sclirotica *E*.
[273] 'Liber graduum' (Petrus 1536, 376.20 und 25): arthetici, epileptici.

Crocus orientalis non per se datur, / sed competenter in vomicis medicinis ponitur. Contra iliacam[274] / passionem, stranguriam et dysuriam fiat decoctio eius in oleo et melle, / et loco dolenti cataplasmetur.

<62.> De cypero. /

Cyperus calidus est et siccus in secundo gradu. Est autem cyperus substantia / quaedam modica, continua et tuberosa; est / autem radix iunci triangularis, qui in transmarinis partibus / nascitur; melior est maior. Per duos annos servatur. Qui vero / in nostris regionibus nascitur, minor est et non est / tantae efficaciae. Per annum servatur. Eligendus est ramosus; / et cum frangitur, interius quasi citrinum praetendit colorem, / et non facile pulverizatur.

Habet autem virtutem diureticam / ex subtili substantia. In quolibet tempore potest reperiri / et colligi, sed praecipue in fine veris; tribus diebus / debet soli exponi, ne putrescat ex humiditate; tunc[275] / in loco umbroso servatur.

Virtus eius talis est: Contra stranguriam et / dysuriam in multa quantitate quassati aliquantulum / cyperi in oleo decoquantur bene, post pectini et peritoneon / cataplasmentur: provocant urinam, et humores / dissolvunt. Ad idem quinque cyperi bene triti cum oleo / muscellino bulliant aliquantulum, et liquor colatus per syringam / iniectus lapidem frangit. – Contra dolorem stomachi / et intestinorum ex frigiditate vel ventositate valet praedictum / cataplasma, quod fit contra stranguriam et dysuriam; fiat / etiam hoc, quod praecipuum est: detur vinum decoctionis eius et / masticis; vel ex aqua decoctionis eius vinum lymphetur: / hoc digestioni confert. Succus eius cum vino datus dolorem stomachi [**67vb**] ex ventositate vel frigiditate intestinorum tollit. – Contra / lethargiam cyperi bene triti in oleo fere usque ad / consumptionem bulliant; post illud totum super / carbones ponatur, et fumum recipiat patiens / per os et nares: optimum est. – Pulvis eius vulneribus / impositus putredinem tollit; qua ablata <non> est / ponendus, quia corrodit; sed imponenda sunt / conglutinativa.

Cyperus, qui habet colorem terreum / vel album vel pallidum, abiciendus est.

<63.> De calamo aromatico. /

Calamus aromaticus calidus est et siccus in secundo gradu. / Radix est cuiusdam fruticis, et assimilatur calamo, / et valde aromaticus est et concavus; quia, quando / colligitur, extrahitur quoddam lignum existens interius. / Tamen continuus reperitur, ut sit maioris ponderis. /

Duplicis maneriei est: reperitur unus in Persia, / qui citrinus est: eo non utimur. Alius in India subalbidus: / quo utimur. Est ergo eligendus subalbidus; / in longum perforatus, non in latum; qui, cum / frangitur, non pulverizatur. Per tres annos servatur.

Virtutem / habet confortandi. – Contra dolorem stomachi et intestinorum ex frigiditate vel / ventositate certum est remedium: pulvis eius in quantitate

---

[274] [**37**] *Wölfel.*

[275] tertia *F.*

quattuor / scrupulorum conficiatur cum succo absinthii, et addito vino / calido detur patienti. – Ad digestionem confortandam / detur pulvis eius cum pulvere cinnamomi. – Hoc valet / contra cardiacam: [contra cardiacam] decoquatur integer in aqua rosacea, / et ex ea lymphetur vinum patientis. – Contra tenasmon / ex frigida causa pulvis eius cum bombace, ano adhuc / existente exterius, supponatur [*recte*: superponatur].[276]

<64.> De corallo. /

Corallus frigidus est et siccus in secundo gradu. Est autem / corallus quaedam terrea substantia, quae reperitur in locis / marinis, et maxime in cavernosis montibus in / mari existentibus; quaedam enim humorosa glutinositas / lapidibus cohaerens ex sui siccitate / et maris caliditate et siccitate condensata in lapideam / substantiam coralli transmutatur. Qui maiorem / partem habet ignis, fit **rubeus**; qui maiorem aquositatis, / fit **albus**. **Albus** frigidus est et minus siccus; **[68ra]** **rubeus** siccus et minus frigidus.

Uterque in medicinis ponitur; / sed albus numquam debet poni in medicinis, nisi cum hac determinatione: / „corallus albus“! Cum invenitur simpliciter, / rubeus debet poni; licet quidam utrumque ponant / malefacientes. Cum uterque debet poni, in receptione / invenitur: „Recipe coralli albi et rubei!“

Est / autem **rubeus** eligendus grossus et clarus et planus; et / quanto plus accedit ad ruborem, tanto melior; / qui etiam nulla vel pauca foramina habet. **Albus** eligendus / est, qui est clarus et planus; et quanto albior, tanto / melior, qui etiam non perforatur <nisi> parvis foraminibus. Ita / debet eligi, cum in medicinis ad faciem ponitur; cum vero in / medicinis, qui ore recipiuntur, non est curandum, si non sit / adeo albus. Potest autem servari per quadraginta annos.

Virtutem habet confortandi, depurandi, / constringendi. Virtutem habet occultam contra epilepsiam. – / Dicunt quidam, quod **rubeus** praeservat domum a fulmine. – / Contra fluxum sanguinis e naribus etiam ponatur / pulvis coralli rubei cum bombace; vel conficiatur succus / pulveris eius cum succo sanguinariae, et pillula inde / facta naribus imponatur. – Contra haemoptoicam passionem / id est sputum sanguineum, si fiat vitio spiritualium, / duae partes coralli rubei subtilissime pulverizati / conficiantur cum aqua ordei infusionis dragaganti[277]; / et fiant pillulae, quas teneat patiens diu in ore, / et post resolutas transglutiat. Generale enim est, / quod ea, quae contra vitia spiritualium dantur, debent diu / in ore teneri, ut cum saliva transducantur ad / spiritualia. Si vitio fiat nutritivorum, detur pulvis eius / cum succo plantaginis vel cum succo sanguinariae. – / Eodem modo contra dysenteriam factam vitio superiorum intestinorum. / Contra dysenteriam vitio superiorum detur pulvis eius cum ovo / sorbili. Si fiat vito inferiorum, iniciatur / per clistere cum succo plantaginis. – Contra fluxum / menstruorum pulvis eius cum athanasia et cum succo / plantaginis conficiatur, et fiat suppositorium; vel cum solo / succo

[276] **[38]** *Wölfel*.

[277] draganti *E*.

plantaginis vel pulvere solus cum bombace suppositus / cito constringit. – Contra corrosionem oris et **[68rb]** gingivarum sic: fiat prius lotura oris et gingivarum / cum aqua salmacina et aluminosa, et fiat / pulvis de duabus partibus coralli et tertia rosarum, et / ponatur super gingivas. – Contra fluxum sanguinis / ex gingivis: coralli et antherae pulvis superaspergatur, / vel cum melle conficiatur, et illiniantur gingivae. – / Ulceribus pulvis coralli impositus conglutinat.

<65.> De / cataputia.

Cataputia calida est in tertio gradu, / humida in secundo. Est autem fructus cuiusdam herbae / vel semen simili nomine appellatae. Cum invenitur in receptione, / fructus, non herba debet poni, remoto exteriori / cortice,[278] et postea in quantitate poni, qua exigitur. Per / annum servatur in multa efficacia. Eligenda est cataputia, quae non / est perforata, nec livida, sed alba.

Virtutem habet principaliter / purgandi flegma, secundario melancoliam et coleram. Habet etiam virtutem purgandi / per superiora ex unctuositate et levitate[279], quam habet. / Unde quandoque satis competenter datur sanis ad conservandam / sanitatem, quandoque aegris ad aegritudinem / removendam. – Contra cottidianam de flegmate salso / et scabiem conterantur cataputiae in multa quantitate, / et post foliis caulium involutae sub cinere diu / ponantur, ut bene coquantur, post extrahantur et exprimantur; / et oleum, quod effluit, reservetur; et cum necesse / fuerit, ponatur in cibis patientis, vel alio modo / detur: sic possunt multi decipi.

Ad idem / claretum hoc modo fiat: cataputiae, bene contritae cum / aliis speciebus, cum melle decoquantur, et cum tali melle / et vino fiat claretum; et nota, quod viginti libris / vini sufficit una libra cataputiarum; et ex uncia semis cataputiarum / potest fieri fiola vel modiola clareti. In iure etiam / carnium vel piscium vel aliorum ciborum possunt poni / cataputiae contritae; comestae etiam multum valent et / sanis et aegris. Praedictis modis conferunt datae podagricis. /

Contra cottidianam de flegmate salso semina atriplicis, radices / rapae in aqua ferventi ablactentur, addita tertia / parte unciae cataputiae, et dentur cum sirupo acetoso. – Contra cottidianam / de flegmate vitreo praecedentibus divisivis bulliant **[68va]** scrupuli tres vel drachma una castorei in vino fortissimo, et addatur / tertia pars unciae cataputiae, et iniciatur per clistere, / praecedente tamen aliquo clisteri mollitivo. – Contra artheticam / et paralysim dosis benedictae simplicis cum vino decoctionis / hermodactylorum et tertia parte unciae unae cataputiae detur. – Ad / praeservationem sanitatis dentur fructus cataputiae / virides, si possunt haberi; vel sicci saltem mundati et / bene triti cum ovo mixti vel in iuscello vel brodio / ponantur, prius bene triti, et dentur: sic sine molestia / purgant. Vel cataputiae bene mundatae et tritae / ponantur cum esula in vino, et dentur, addito / cinnamomo et aliis speciebus aromaticis. – Ad vomitum / provocandum, si frigida fuerit materia in ore stomachi, in aegris et in

---

278 [39] *Wölfel.*

279 *oder* lenitate.

/ sanis cataputiae bene mundatae et tritae cum oleo sicyonino[280] / conficiantur et super os stomachi ponantur: vomitum provocant. – / Nota, quod oleum praedictum, quod ex eis fit, per / annum potest servari.

<66.> De cretano. /

Cretanus calidus et et siccus in secundo gradu. Herba est, quae in marinis / locis invenitur. Virtutem habet diureticam ex / subtilitate substantiae. – Contra stranguriam et dysuriam et vitium / lapidis et iliacam passionem herba in multa quantitate / bulliat in aqua salsa et vino et oleo; et in illa / aqua sedeat patiens usque ad umbilicum. Si non potest / haberi in tanta quantitate, cataplasmetur super loca dolentia. – / Herba etiam comesta vel vinum decoctionis eius potatum / provocat urinam. – Contra iliacam passionem herba in ipsa / aqua salsa decoquatur; ex qua, addito melle et / oleo, clistere fiat, praecedente alio clisteri mollitivo. /

<67.> De costo. /

Costus calidus est et siccus in tertio gradu. Est autem radix cuiusdam / herbae in India nascentis, quae similiter costus dicitur. / Est autem costi duplex maneries, scilicet **Indicus**, qui / subrufus est et violentior, quam non[281] habemus; et **Arabicus** / est, qui albus est et temperatior, quo utimur.
Est / ergo eligendus costus, qui cum frangitur, non facile / pulverizatur, nec intus est perforatus, et habet amarum / saporem, immixtum ponticitati. Ille autem, [**68vb**] qui, cum linguae applicatur, a ponticitate deficit / et amaritudine, et interius habet minuta foramina, / abiciendus est. Potest autem per decem annos servari. /
Virtutem habet confortandi ex ponticitate, et diureticam ex qualitatibus / suis. Et ex amaritudine, quod haeret, qualitatibus / suis dissolvit <et> – ponticitate comprimendo – educit.[282] – Contra / duritiem splenis et epatis ex frigida causa detur vinum / decoctionis eius. Electuarium etiam, quod **diacostum** dicitur, praecipue / valet ad splenem. Exterius autem eo utimur sic: / cerotum vel unguentum fiat competens ex oleo et / cera; et pulvis costi fiat etiam hoc modo: marrubium / album ponatur in vino et oleo, et maceretur ibi / per quindecim dies; post fiat decoctio; usque ad medietatem / coletur; et in colatura addatur cera et pulvis costi; et fiat / unguentum. – Ad conceptum adiuvandum: / cum oleo muscellino vel saltem communi conficiatur pulvis costi, / et bombax intincta supponatur. Accipiat / etiam fumum per embotum: matricem mundificat et calefacit. – / Contra dolorem stomachi ex frigida causa fiat emplastrum – ex pulvere / masticis et olibani et pulvere costi, quantum de aliis / cum oleo

---

280 *vgl.* 94rb25: oleum sicyonium, id est cucumeris agrestis.

281 [**40**] *Wölfel*.

282 *vgl.* Avicenna, ‘Canon’, Liber 2 (83va45): Acutum autem est calidius, deinde amarum, deinde salsum, quoniam acutum est fortius ad resolvendum et ad incidendum et abstergendum, quam amarum; deinde salsum est. Ponticum vero est frigidius, deinde stipticum, postea acetosum.

rosaceo et muscellino, si potest fieri, et cera – stomacho superponatur; / si sint tres unciae olei et cerae, sint duae unciae pulveris; quandoque / addimus spicam et nucem muscatam, gariofilum[283] et similia. – Contra / dolorem capitis ex frigida causa, ut cephalea, detur vinum / decoctionis costi. – Contra lumbricos detur pulvis eius / confectus cum melle.

<68.> De cantabro. /

Cantabrum calidum est et temperate siccum. Idem est quod / **furfur tritici**. Est autem diaphoreticum, et in / aqua calida resolutum aquam reddit mitigativam / et humidam; unde aqua illa diaphoretica / iudicatur. – Contra iliacam passionem, stranguriam et dysuriam / talis sit usus: conficiatur cum vino subtili albo, / mediocriter acido, ita, quod nec nimis sit spissum nec / nimis tenue; post diu decoquatur; quod super pannum / positum supra locum dolentem ponatur; et si saepe / renovetur, perfecte medetur. – Idem valet contra dolorem / stomachi ex frigida causa vel ex ventositate. Hoc modo curavit [**69ra**] Platearius quendam, qui tantam habuit puncturam sub / iliis, quod non potuit se erigere; quod / fuit ex ventositate: cognovit, quia pulsus satis fuit / temperatus. Ad idem si cantabrum cum parietaria / in vino decoquatur et more emplastri superponatur, / melius operatur. – Contra iliacam passionem iniciatur per / clistere colatura eius; mollificat enim satis. Hac / etiam aqua mollitiva utimur competenter, quando alia mollitiva / non possumus habere. – Contra tussim frigidam / et siccam et peripleumoniam et pleuresim fiat hoc modo: in aqua calida / decoctionis ordei bene mundati et triti et colati dissolvatur / cantabrum; et colatura iterum super ignem / aliquantulum bulliat; et talis aqua tepida vel aliquantulum / calida patienti detur.

<69.> De colophonia. /

Colophonia calida est in secundo gradu, sicca in primo. Est autem gummi / cuiusdam arboris nascentis in Graecia in multa / quantitate, unde **pix Graeca** dicitur; et in aliis locis satis / reperitur. Eligenda est, quae est intus est lucida,[284] et / nigra foris; habet etiam quandoque admixtionem terrae. /
Habet virtutem calefaciendi, et ex gummositate sua conglutinandi. – / Contra dysenteriam fiat suffumigatio ex pulvere ipsius / super carbones posito. – Contra tenasmon ex frigida / causa: ex pulvere colophoniae et pulvere nasturtii commixtis / ana fiat aspersio super renes, renibus / post melle calido perunctis, et post superligetur / fascia. Ex colophonia etiam fiat suffumigatio inferius. – / Ad pilos de facie removendos et faciem / dealbandam talis sit usus: accipe uncias tres colophoniae, / unciam unam masticis, et modicum armoniaci purissimi; / et resolve in vase terreo mundissimo et novo / prius colophoniam et masticem, ad ultimum pone armoniaci / guttas, cola super aquam frigidam, collige, et malaxa / inter manus: prius autem apparet nigrum, / post tractionem manuum redditur album. Cum / autem volueris tollere, resolve parum ad

[283] *vielleicht ist besser zu lesen*: gariofilatam.
[284] [**41**] *Wölfel.*

ignem; et / post aliquantulum infrigidatum ponatur super faciem per / unam horam vel duas; post remove: et pilos removebis, [**69rb**] et facies depurabitur. Illud etiam poterit / decies apponi; et tale emplastrum per duos annos servatur. – Contra / asthma ex frigida causa, materia existente dissoluta et digesta, / accipiat patiens fumum per os, et inclinet caput[285]: / proicere facit pus in multa quantitate.

<70.> De cucurbita <et citrullis>. /

Cucurbita et **citrulli** frigidi et humidi sunt et in qualitatibus / suis temperati. In calidis regionibus reperiuntur. / Semina artificialiter terrae iniecta in tempore veris / herbam procreant, quae fructus producit; fructus / autem et cibis et medicinis competunt, et praecipue semina.

Cucurbita / autem et citrulli ante maturitatem colliguntur; et / citrulli quidem crudi et ante maturitatem et post comedi / possunt; cucurbita vero non cruda, sed elixa vel / assata.

Semina diuretica sunt propter substantiam subtilem; et / praecipue competunt medicinis.

Contra oppilationem epatis et / renum et vesicae et in apostematibus pectoris valent. / Semina autem, bene mundata a corticibus exterioribus, / bene conterantur et in aqua ordei aliquantulum coquantur / vel ablactentur, et aqua colata patienti detur; si autem / non potest accipere aquam, fiat sirupus ex illa aqua et / detur. Nota, quod maiorem habent efficaciam, si / non bullierint. Item a corticibus mundata / debent in medicinis poni in tali quantitate, quali exiguntur; / vel saltem duplicentur[286] quantitates. In acutissimis / etiam febribus detur aqua decoctionis illorum, vel / sirupus factus ex aqua. Cucurbita cocta cum carnibus / maxime in aestate valet colericis sanis. Acutissime / febricitanti elixae cucurbitae sine aliquo condimento / vel etiam assatae et cum agresta datae cibus sunt et medicina. /

Coque cucurbitam integram in pasta bene, donec cocta / sit; quam coctam remotâ pastâ perfora, et exprime / aquam inde.[287] Vel sic: Cucurbita frustatim / incisa cooperiatur pasta et coquatur in / furno; coctam extrahe a pasta, et exprime / per mappam mundam aquositatem eius: ex illa aqua / et zuccaro fit sirupus optimus acute febricitantibus, / epaticis et ethicis, et potest dari a principio: materiam [**69va**] digerit, et purgat per urinam, aliquantulum etiam laxat. – / Contra epatis calefactionem rasura cucurbitae conteratur, / et succus exprimatur, et addito aceto vel agresta / pannus intinctus superponatur.

Post maturationem / debent colligi cucurbitae et suspendi cum seminibus, / ut sic desiccentur; post propter glutinositatem[288] vel / gummositatem abluantur cum

---

285 *vgl. die* 'Curae Platearii', *z. B.* 6va40: inclinato capite aegri, ut saliva possit effluere; *vgl. hier* 59va3; 94rb20: inclinato capite, ne flegma dissolutum recurrens ad spiritualia suffocet.

286 duplicent *E.*

287 *entsprechend*: 'Curae Platearii': 4va12; 5rb9.

288 [**42**] *Wölfel.*

aqua, et sole exsiccentur, / et in loco sicco conserventur, ne propter humiditatem / multam corrumpantur. Per tres annos servantur.
Nota: / in terris, ubi ista semina habere non possumus, accipimus / semina malorum dulcium et desiccamus; / et secundario operantur.

<71.> De chelidonia[289]. /
Chelidonia calida est et sicca in quarto gradu. Sunt autem duae / maneries chelidoniae, scilicet **Indica**, quae est / maioris efficaciae et citrinam habet radicem; et etiam **communis** / [est], quae in nostris partibus reperitur, quae minoris est / efficaciae. Tamen una pro alia poni potest, teste Constantino[290]. / Cum in receptione reperitur, radix, non herba poni / debet. Radix in multa efficacia per tres annos potest servari. /
Ex qualitatibus suis et substantia virtutem habet dissolvendi, consumendi, / attrahendi. – Contra dolorem dentium ex frigida causa radix / aliquantulum trita inter dolentem dentem et alium / posita teneatur. – Ad caput purgandum et uvam / repletam frigidis humoribus: radix bene trita in vino / decoquatur; patiens per os fumum recipiat; post ex / hoc vino gargarisma faciat, quod uvam desiccat / et caput purgat. – Contra passionem colicam herba trita / et in vino decocta superponatur; vel spongia / in vino infusa decoctionis pulveris eius radicis saepius superponatur. – / Ad menstrua provocanda et ad matricem mundificandam fiat / fomentum ex aqua decoctionis ipsius. – Ad cancrum / oris vel exteriorem corrosionem: pulvis radicis eius / cum pulvere rosae siccae conficiantur cum aceto, et decoquantur / usque ad mediocrem spissitudinem ad modum / sinapismi[291], et inunguantur partes cancrosae: multum / confert. – Contra fistulam pulvis eius cum capitello conficiatur / et cum stuello ori fistulae immittatur. [**69vb**]

<72.> De coriandro.
Coriandrum calidum est et siccum in secundo gradu. / Herba est satis communis. Cuius semen poni debet / in receptionibus, cum eius radix in aliqua medicina reperitur.[292] / Per duos annos servatur.
Semen eius ex qualitatibus suis / et ex aliquanta aromaticitate virtutem habet confortandi. – Ad digestionem / confortandam et dolorem stomachi ex

[289] celidonia *E.*
[290] ‘Liber graduum’ (Petrus 1536, 381.25): Pro qua (scil. chelidonia Indica) communis chelidonia poni potest.
[291] *vgl.* ‘Curae Platearii’ [6va10]: Fiat sinapismus ex pulvere sinapis et succo apii et aceto, et capiti imponatur. Pulvis sinapis bulliat in aceto cum succo apii usque ad aliquantulam spissitudinem, et dilatato capiti superponatur. Nota: sinapismus debet bullire prius, ipsa etiam herba sinapis in oleo et aceto frixa superponatur.
[292] *Der Satz müßte eigentlich umgekehrt lauten*: Cuius semen poni debet in medicina, cum eius radix in aliqua receptione reperitur. *Ist aber auch so rätselhaft, denn eine Korianderwurzel wird sonst niemals benutzt.*

ventositate: detur semen eius / in cibis et vinum decoctionis eius. – Pulvis seminis eius super /*8* carnes aspersus eas saporatas reddit. /[293]

<73.> De diagridio. /*12*

Diagridium calidum est et siccum in tertio gradu. Est / autem succus cuiusdam herbae nascentis / in transmarinis partibus, quae species est **tithymali**[294]. /*15*

In canicularibus diebus / rumpuntur summitates illius herbae, lac effluens / colligitur, in vasis parvis soli exponitur, desiccatur, / et in substantiam diagridii mutatur; quidam dicunt <id> per / decoctionem fieri. Cum vero fit, quandoque **sophisticatur** ex /*20* admixtione lactis tithymali alterius[295]; quod vero / bonum est, ducit suavius. **Sophisticatur** quandoque ex / admixtione subtilis pulveris colophoniae, cum fit; / quandoque etiam frusta colophoniae[296] inter diagridium / pro diagridio vendunt.

Est autem diagridium eligendum, /*25* quod subnigrum est vel subalbidum, in substantia per totum / clarum, cito frangibile – licet enim colophonia / cito frangatur, non tamen tam cito –, et quod etiam subamarum / habet saporem aliquantum, non tamen abominabilem[297] / habet saporem.

<Si> **sophisticatum** est ex alterius lactis admixtione <vel> /*30* colophoniae, quod etiam quandam partem habet / claram, quandam obscuram: abiciendum est. Eligendum / est etiam, quod, cum humectatur sputo continuo, in / album colorem convertitur; ad naturam enim lactis redit. / Grossum etiam est eligendum et in medicinis ponendum. Minutum /*35* non est adeo bonum; subtile vero ex admixtione / colophoniae facile potest **sophisticari**; et non tam diu / servatur ut grossum. Grossum autem per undecim vel viginti annos [**70ra**] potest servari. –

In medicinis ponitur ad **acuendum**, quia in parva quantitate / potest acuere sufficienter, et quia non multum violenter / ducit, et quia non multam habet abominationem; / numquam tamen per se datur. Nota, quod in dosi /*5* sufficiunt scrupuli duo vel tres ad plus, in libra una / uncia una et semis. Sed licet non multum violenter sit, tamen / violentiam eius reprimimus.

Cum autem medicinas **acuere** / volueris, sic fac: accipe scammoneam, scrupulos duos vel tres, / et pulveriza; sed noli cribrare vel terere sicut /*10* alias species, quia ex subtilitate sua et etiam / viscositate villis stomachi adhaeret; et adde pulveris / masticis in maiori quantitate parum; et postea, dum electuarium / adhuc calidum est, imponatur pulvis ille semper / parum per intervalla, et continue moveatur, ne /*15* inviscetur, quia, si totus pulvis simul poneretur, conviscaretur. / Scammonea in calido electuario ponatur, quia ex calore /

---

[293] *In E folgt hier die Liste der Pflanzentitel unter dem Buchstaben D.*

[294] titimalli *E. vgl.* 96vb12-16: **tithymalus** multas habet species: de **laureola** et **esula** dictum est superius; nunc de anabulla dicamus: non de illa, quae in ultramarinis partibus nascitur, unde fit scammonia, sed de anabulla nostra.

[295] *B fährt fort*: ex tunc vehementius operatur.

[296] [**43**] *Wölfel.*

[297] abominationem *E.*

reprimitur eius malitia; sed hoc tale electuarium non potest / dari ante quindecim dies vel viginti. Vel sic: accipe scrupulos duos / vel tres vel quattuor – hoc autem dico, quod plus operatur scrupulus unus / in calida regione et calido tempore quam duo vel tres in / frigida regione et frigido tempore –; pulverizentur subtilissime, / et ponantur in aqua ordei per totam / noctem.

Cum aqua illa **acuatur** medicina vel cum colatura / illius aquae, si debilis sit patiens; sic autem debilitatis / sine molestia et sine timore potest dari; / datur autem sic acute febricitantibus. Sed nota, quod / scammonea in maiori quantitate ponenda est sic quam / alio modo; aqua autem sit tepida vel frigida. Nec etiam hoc / electuarium dandum est ante octo vel decem dies; sed quia / cogimur saepe dare medicinam et oportet nos acuere / medicinam eadem die, sic est faciendum: pulveriza duos / vel tres scrupulos diagridii, sed non multum subtiliter, et / plus de mastice pone, et acue medicinam. Aliter / etiam fit, quae[298] ipso die dari potest medicina: accipe scammoneam / integram, et pone in pasta vel coctano vel / pomo granato, et pomum coque in pasta inductum / bene, ut reprimatur eius violentia; post pulverizetur [**70rb**] [et detur], et modicum masticis addatur, et inde / acuatur medicina. Et nota, quod diagridio principaliter / mastix admiscetur, secundario bdellium, tertio gummi / Arabicum; scammonea principaliter coleram, secundario flegma, tertio melancoliam / purgat. Nota, quod numquam medicina scammoneata / debet cum aqua frigida dari, licet quoddam electuarium frigidum / cum aqua frigida detur in aestate; ex frigiditate enim aquae potest / scammonea conviscari villis stomachi.

Potest autem fieri / potus laxativus, panis laxativus, fructus laxativus: / Cum autem fit claretum vel nectar, inter alias / species scammonea ponatur, et fiat potus[299] laxativus. – / Item pulverizetur scammonea, et addito mastice / ponatur in pasta, et coquatur; sic fit panis / laxativus. – Scammonea etiam integra in arbore fissa / – non versus terram multum, sed in medio – ponatur / in quantitate unius librae vel semis, et pannus circumponatur et terra desuper, / et ligetur bene planta illa; humorositas autem / arboris sursum tendens scammoneae efficaciam / secum transfert ad ramos; unde sic fit fructus / laxativus. –

Et nota, quod, cum diagridium principaliter / purget coleram, secundario flegma et tertio melancoliam, in diversis medicinis / positum diversos humores purgat principaliter; si enim ponatur / cum oxy laxativo vel electuario frigido vel trifera Saracenica[300]: principaliter / coleram purgat; si cum blanca vel benedicta: flegma; cum / theodoricon anacardino vel diasene: melancoliam.

Et nota, / quod diutius servatur, quando ponitur in electuario confecto cum melle, / quia per duos annos vel per tres servatur ad plus, quam cum electuario, / quod conficitur cum sirupo. Et nota, quod, si fricetur scammonea cum / oleo violaceo, bene addito mastice, et acuantur / medicinae: in ipso die vel secundo potest dari.

---

[298] quod *E.*

[299] [**44**] *Wölfel.*

[300] Sarracenica *E.*

<74.> De dragaganto. /

Dragagantum frigidum est in secundo gradu, humidum in primo.[301] Est autem / gummi cuiusdam arboris in transmarinis partibus / nascentis, cuius humiditas effluens ex actione / caloris condensatur et in gummi substantiam mutatur. / Cuius est duplex maneries: **album**, quod melius est, / si clarum sit et purum; et est **subrufum** et **citrinum**, quod non / est adeo bonum. Est autem eligendum, quod non est obscurum, [**70va**] sed clarum, <et> nil terrae habet admixtum. Et nota, / quod album in frigidis medicinis, subrufum et citrinum in / calidis debet poni. Per decem annos potest servari.

Virtutem habet ex / frigiditate infrigidandi et mundificandi, ex humiditate humectandi, / ex glutinositate vel gummositate conglutinandi. /

Contra siccitatem pectoris detur patienti aqua / ordei decoctionis dragaganti et gummi Arabici. – Contra calidam / et siccam tussim detur aqua ordei decoctionis succi / liquiritiae, in qua dissolutum fuerit dragagantum per unam / noctem. Ad idem dissolvatur[302] dragagantum in aqua / ordei per noctem, et deinde exprimatur per pannum, / et cum viscositate ipsius dragaganti conficiatur pulvis eius; / et fiant pillulae, quas sub lingua teneat patiens, / quae post dissolutae transglutiantur. Valent / etiam contra sitim ex caliditate spiritualium. Electuarium etiam confectum / ex duabus partibus dragaganti et tertia liquiritiae cum sirupo / simplici multum valet contra praedictam tussim. – / Contra sitim detur aqua ordei, in qua dissolutum sit / dragagantum per noctem; et fiat etiam sirupus ex aqua ordei / decoctionis ipsius dragaganti <vel>[303] in qua dissolutum fuerit / dragagantum; qui convenienter datur pro siti in acutis / febribus. Dragagantum etiam, si sub lingua teneatur, multum / valet. – Contra fissuras labiorum et oris et / palati ulcerationem et excoriationem: in aqua / rosacea resolvatur dragagantum, per pannum exprimatur, / cum glutinositate conficiatur pulvis amydi; intingatur / penna, et illiniantur[304] lingua vel labia saepius: / cito curantur. – Contra herpetem granulosum / idem sit usus. – Ad faciem dealbandam et removendum[305] / pannum superfluum ponunt mulieres / dragagantum in aqua rosacea per noctem; mane addita / borace vel camphora in parva quantitate faciem / frequenter illiniunt. – Contra calida apostemata[306] in / principio exprimatur succus vermicularis, et in eo / dissolvatur dragagantum per noctem; in quo pannus / intinctus super calida apostemata in principio ponatur. / Eodem modo contra artheticum dolorem ex calida materia. Eodem modo [**70vb**] contra combusturas in secundo die vel in tertio, non in / primo; in combusturis enim debent prius poni / actualiter calida, scilicet in primo die, non actualiter / frigida, ut fumositates exhalent; unde quandoque / in principio

[301] *entspricht der Angabe im* 'Liber graduum' (Petrus 1536, 360.40) *des* Constantinus Africanus: Dragagantum frigidum in secundo gradu et humidum in primo.

[302] *eigentlich* dissolvant *E.*

[303] *B.*

[304] illiniatur *E.*

[305] removendam *E.*

[306] [**45**] *Wölfel.*

inunguimus sapone. – Contra dysenteriam / in aqua pluviali dissolvatur dragagantum, et in illa / aqua coquatur pullus, qui detur patienti. Eadem aqua / aliquantulum tepida per clistere iniciatur, si sit / vitio inferiorum intestinorum; si vero vitio superiorum, detur / succus plantaginis, in quo per noctem iacuerit / et dissolutum fuerit dragagantum.

Et nota, quod cum ponatur / in medicinis, per se debet teri, quia contritioni resistit. / Si enim cum aliis speciebus tereretur, prius in fumum / dissolventur aliae species, quam dragagantum contereretur. / Unde in diadragaganto[307] per se conterantur aliae species et / dragagantum[308] per se.

<75.> De dauco. /

Daucus calidus est et siccus in tertio gradu. Duplex est maneries: / daucus **Creticus**, qui maioris est efficaciae / et dicitur Creticus, quia in Creta praecipue invenitur; et / daucus **asininus**, sic dictus, quia praecipue cibus est / asinorum, et hic ponitur pro Cretico, quia illius parva est / quantitas. Maiorem habet efficaciam secundum semen, herbam / et flores, nullam vel modicam secundum radices. / Debet colligi herba cum floribus; colligitur, cum flores / producit, abiectis radicibus; et in umbroso / loco desiccatur. Per annum servatur; singulis annis renovetur. /

Virtutem habet dissolvendi, consumendi, attrahendi ex qualitatibus; / diureticam ex subtili substantia. – Contra frigidum asthma / et frigidam et humidam tussim detur vinum decoctionis eius et / ficuum siccarum. – Contra frigidum rheuma sacelletur / caput ex pulvere facto ex ipsa herba et calefacto / bene. – Contra dolorem stomachi ex ventositate vel frigida causa, dysuriam, / stranguriam, colicam et iliacam passionem detur vinum / decoctionis eius; herba etiam ipsa in multa quantitate / in vino et oleo decocta super locum dolentem ponatur. – / Contra stranguriam et dysuriam et vitium lapidis detur / vinum decoctionis eius et saxifragae. – Contra oppilationem **[71ra]** splenis et epatis ex frigida causa et hydropisim fiat sirupus / ex succo feniculi decoctionis eius. – Contra duritiem / splenis et epatis ponatur herba in multa quantitate / in vino et oleo, et maceretur per decem dies; in decimo[309] / die decoquatur, quousque redigatur ad oleum; / herba exprimatur, et bene coletur; ponatur / ad ignem colatura, et imponatur cera; et fiat / cerotum contra duritiem et talia apostemata; satis / competens est.

<76.> De draganto. /

Dragantum calidum est et siccum in quarto gradu. Idem est quod / **vitreolum** vel **calcantum**. Sunt autem quattuor maneries: / **Indicum**, quod in India reperitur et est **album**; / et **Arabicum**, quod in Arabia invenitur et est **citrinum**;

---

[307] diadraganto *E.*

[308] dragantum *E.*

[309] *bzw.* decima.

/ et **Cyprinum**, quod in Cypro insula reperitur et est **viridis** / coloris; et est **terra Francigena**, scilicet **atramentum**, / quod in Gallia reperitur.[310]
Illud est eligendum, quod est / viridis coloris et clarum est et humorosum[311] / quoddam et turbidum; et debet frangi; et gutta / viridis, quae interius videtur, debet [frangi et][312] poni in medicinis; / et nota, quod vena terrae est. Per decem annos servatur.
Habet virtutem / dissolvendi, consumendi et corrodendi. – Contra fistulam / sic fiat: pulvis ipsius cum duabus partibus farinae / fabae fractae cum capitello vel sapone Gallico / conficiatur, ex quo licinium intinctum fistulae / imponatur: os fistulae elargat, quod etiam ossa, si / fracta sint, possint extrahi competenter; carnem / superfluam bene corrodit, et vulnera emendat. – Contra / polypum: stuellum ex apostolicon in bombace, aqua / salsa madefactum, pulvere eius aspersum, naribus / immittatur. – Ad carnem superfluam corrodendam / solus pulvis superponatur. – Item contra fluxum / sanguinis sive per haemorrhoidas sive per nares sive / per menstrua valet. –
Videtur tamen contrarium, quia calidorum est dissolvere, / non constringere. Ad hoc dicimus, quod artificio / constringit scilicet ustum; debet autem tam diu aduri, donec / in nigrum vertatur colorem, ut ex adustione / infrigidetur; et tale pulverizetur. –
Contra fluxum [**71rb**] sanguinis e naribus pulvis eius combusti cum pulvere / cartae combustae et pulvere masticis conficiatur cum succo / sanguinariae, in quo lapis haematites super cotem[313] / fricatus fuerit; stuellum inde factum naribus impone. /
Sic uritur dragantum: in sicca testa sine liquore / super carbones ponatur; et sic fit, donec in / nigrum vertatur colorem. –
Contra profluvium / mulieris fiat suppositorium ex eisdem confectis cum succo / plantaginis, in quo confricatus sit lapis haematites. – / Ex eisdem fiat suppositorium contra haemorrhoidas; fluentes enim / stringit, et inflatas desiccat. Vel conficiantur / praedicta cum succo tapsi barbasti, et superponantur. – /
Et nota, quod, cum comburitur, calor eius suffocatur / et exstinguitur et infrigidatur[314]; unde constringit cum / siccitate. Dragantum etiam in admixtione aliorum denigrat. /

<77.> De diptamno. /
Diptamnus calidus et siccus est in tertio gradu. Radix est / herbae simili nomine appellatae. In calidis / locis et frigidis et praecipue lapidosis invenitur. / Radix

[310] *vgl.* ‘Liber graduum’ (Petrus 1536): **Dragagantum**[!] quadruplex est: Unum est, quod fit in **India**, et est **album** sicut sal. Est et aliud veniens de **Africa**, quod est pulvis, **citrinum** habens colorem. Est et alia [*recte*: aliud], quod fertur a Gallia, et dicitur **terra Francigena**. Est et aliud, quod in quadam insula **Cypri**, quod ceteris est melius, reperitur. Natura horum calida et sicca in quarto gradu [383,25].
[311] [**46**] *Wölfel*.
[312] *dieses* frangi et *ist wohl zu streichen.*
[313] *vgl.* 72va25.
[314] *vgl.* 72va22.

in medicinis ponitur, cum in receptione[315] reperitur. / Per duos annos in multa efficacia servatur. Eligatur, quae / interius habet substantiam solidam, non perforatam, quae etiam, cum / frangitur, non pulverizatur.

Virtutem habet dissolvendi, consumendi, / attrahendi venenum. – Contra morsum venenatorum / animalium et propter venenum ipsa herba trita superponatur; / et succus in vino detur. Pulvis eius / conficiatur cum succo mentae, et superponatur; et in / potu etiam detur.

Novum mithridatum[316] potest fieri, / habens virtutem theriacae et probationem, addito pulvere / diptamni, costi, gentianae, aristolochiae, / et addito pulvere vitreoli, ut denigretur. Sed ad / plus non valet nisi per duos annos [vel menses]; et detur cum / vino decoctionis eius.

Ad menstrua provocanda et foetum mortuum / et secundinam educendam fiat iniectio pulveris eius / cum succo herbae ipsius vel artemisiae; vel fiat suppositorium / ex pulvere eius confecto cum succo artemisiae. – Contra stranguriam / et dysuriam detur vinum decoctionis eius. – Contra dolorem stomachi [**71va**] et suffocationem ex fungis factam pulvis eius / cum succo absinthii sumptus valet. – Contra frigidum / asthma decoctio caricarum fiat in vino, et exprimantur, / et cum tali vino dentur drachmae tres[317] pulveris eius. – / Contra epilepsiam pulvis eius cum pulvere castorei vel cum / succo rutae detur per os, vel colatura per nares / iniciatur. – Paralyticus ex eadem confectione inunguatur / et fricetur.[318]

<78.> De endivia. /

Endivia frigida est et sicca in primo gradu. / Quae alio nomine dicitur **scariola**. / Semina et folia usui medicinae / competunt, folia etiam usui ciborum; / secundum radicem parvam vel / nullam habet virtutem; folia vero viridia magnae / sunt efficaciae, sicca nullius, aliquantulam habent[319] amaritudinem / et ponticitatem, unde diuretica sunt.

Virtutem habet / confortandi et ex frigiditate alterandi. Unde valet contra oppilationem / splenis et epatis ex frigida causa. – Contra icteritiam / et duplicem tertianam et simplicem et contra / calefactionem epatis et calida apostemata: contra praedicta / scariola valet, elixa vel cruda comesta; succus / etiam eius cum aqua calida datus valet. – Contra oppilationes / praedictas et simplicem tertianam et duplicem: succus eius / cum trifera Saracenica in calida detur, materia existente digesta; / et contra calefactionem epatis, et maxime contra icteritiam / croceam.

Sirupus etiam fiat ex succo eius delicatis; sed / quia succus eius turbulentus est, fiat sic – et ita de / omnibus aliis – succus clarus: bulliat succus scariolae / aliquantulum, post resideat; – quod feculentum est, residet; / quod clarum,

315 *bzw.* receptionibus.
316 metridatum *E.*
317 [**47**] *Wölfel.*
318 *In E folgt hier die Liste der Pflanzentitel unter dem Buchstaben E.*
319 habet *E.*

supernatat –; cola per pannum suaviter; / et non exprimatur, ne perturbetur succus; et ex illa [**71**vb] colatura, quae videtur esse aqua, addito zuccaro / fiat sirupus clarus. Si vis clariorem facere, pone / albumen ovi. Hic sirupus valet contra febres dictas, icteritiam, / calorem epatis. Quem si vis facere laxativum, / in fine decoctionis sirupi ponatur pulvis subtilissimus / reubarbari; et cola per pannum, si vis, propter amaritudinem; / sed non erit tantae efficaciae, quantae est, si non coletur. – / Contra febres factas ex colera in quarto vel quinto die, / digesta materia, detur. Ad idem etiam valet, si succus eius cum reubarbaro / in calida detur. – Ad febres ex apostematibus et ad saniem / purgandam idem sirupus valet; et succus eius et trifera / Saracenica cum calida ad idem valet. – Contra calefactionem / epatis et[320] calida[321] apostemata valet ipsa herba contrita / et superposita. Ad idem valet succus eius epithimatus. /
Nota, quod non habentes folia herbae coquimus semen / in aqua, prius tamen bene tritum; quandoque etiam ponimus / semen cum succis aliquibus[322] necessariis illi passioni curandae.[323] /

<79.> De enula.

Enula calida est in fine tertii gradus, / humida in primo. Cuius duplex est maneries, scilicet **hortulana** / et **campana**, quae maioris est efficaciae et secundum radicem; / unde radix in medicinis debet poni, non folia. Colligitur / radix in principio aestatis; soli exsiccatur, ne ex humiditate / putrescat. Per duos annos servatur vel per tres.
Habet virtutem leniendi, / mundificandi et humectandi. Unde valet contra nervos ex frigiditate / contractos, indignatos. – Contra dolorem stomachi ex frigida / causa vel ventositate detur vinum decoctionis radicis vel pulvis radicis. – / Contra dolorem spiritualium ex frigida causa vel ventositate detur idem / vinum; iuxta illud[324]: „Enula campana reddit / praecordia sana.“ – Contra frigidam tussim valet / idem vinum; sed pulvis eius cum pulvere cinnamomi delicatis / etiam solvit ventrem et dolorem spiritualium. – Herba quoque / ipsa cum foliis, si haberi potest, decocta in vino et oleo / et cataplasmata iliacam et colicam, dolorem <renum> et stranguriam solvit. – / Contra frigidum asthma decoquatur optime ordeum, / ut fit aqua spissa sicut ptisana; et cum aqua illa decoquatur / optime pulvis radicis eius, et detur patienti. /

<80.> De epithymo.

Epithymum calidum et siccum est in tertio gradu. / Est autem herba praecipue in locis calidis crescens. [**72**ra] Herba autem ista continet circa thymum, scilicet herbam / quandam, et quasi flos eius est; unde dicitur epithymum, / quasi „supra

[320] ex *E.*
[321] *folgt* materia *expung. E.*
[322] *B*, habet *E.*
[323] [**48**] *Wölfel.*
[324] *Zitat aus dem Regimen Sanitatis Salernitanum: Vers 974 bei de Renzi (V, 27).*

thymum crescens“. Flos autem et non herba / in medicinis ponitur; pro quo ponitur quandoque cuscuta[325]. Cum producit / flores, flos colligitur.
Habet autem virtutem principaliter purgandi / melancoliam, secundario flegma. Numquam per se detur; sed convenienter / ponitur in medicinis purgantibus melancoliam. – Contra / quartanam fiat decoctio in aqua unciae et semis epithymi; / fiat multa decoctio; et in tali decoctione ponantur[326] drachmae duae / lapidis lazuli vel Armenici, et digesta materia detur patienti; / inde multi liberantur. – Eadem decoctio valet patientibus / haemorrhoidas ex melancolico sanguine. – Contra melancolicam / passionem detur vinum decoctionis eius. – Contra syncopim / factam ex fumositate melancolica fiat sirupus / ex aqua decoctionis sene et epithymi. – Contra cardiacam / passionem epithymum bulliat in vino, et cum eo detur / pulvis ossis de corde cervi. – Folia etiam eius, ut / dicit Constantinus, spleni cataplasmata splenem extenuant. – / Radix vero <in> vino et oleo decocta et cataplasmata / stranguriam solvit[327].

<81.> De euphorbio. /
Euphorbium calidum est et siccum in quarto gradu. Gummi arboris est in / India nascentis, quae in tempore aestivo quandam / gummositatem emittit, quae circa arborem conglutinata / in substantiam euphorbii transit; quaedam pars in / terram cadit et admixtionem terrae habet; quod / minutum est, non est bonum, quia habet terrae admixtionem. / Eligendum est, quod grossum est, clarum et / purum et lucidum in substantia, in colore subrufum vel / citrinum; quod subalbidum est, abiciendum est. Per duodecim / annos servatur. Minutum quandoque **sophisticatur** ex admixtione / dragaganti rubei.
Virtutem[328] habet dissolvendi, attrahendi, / laxandi, consumendi; et principaliter purgat flegma, secundario melancoliam, / et a remotis[329] partibus, capite et aliis. – Contra / quamlibet artheticam, sciaticam, podagram, chiragram / et iliacam passionem, si fuerint ex frigida causa, acuatur benedicta / cum duobus scrupulis euphorbii et duobus scrupulis bdellii vel / masticis; et detur benedicta cum aqua decoctionis seminis [**72**rb] feniculi vel radicis eius. – Contra iliacam passionem ex flegmatico / humore factam iniciatur per clistere cum aliquo / liquore. – Contra cephaleam et epilepsiam et apoplexiam ex / humore flegmatico acuatur benedictâ praedictâ[330] hiera / logodion vel blanca, et detur patienti ad praeservationem / vel post accessionem. – Contra lethargiam provocetur / sternutatio cum pulvere eius naribus immisso, vel / ex pulvere eius in panno subtili et raro posito / et percusso ad nares cum digito. Si sic non / possit[331] excitari, conficiatur pulvis eius cum oleo / rosaceo, et intingatur penna, et nares

[325] *E schreibt stets* cuscute *als Nominativ.*
[326] ponuntur *E.*
[327] solvunt *E.*
[328] [**49**] *Wölfel.*
[329] remotibus *E.*
[330] praedicto *E.*
[331] possunt *E.*

inunguantur / bene interius in profundo. Eodem modo provocatur sternutatio / epilepticis, apoplecticis in accessione ipsa. Contra / lethargiam et epilepsiam fiat unguentum ex pulvere castorei / et cera et oleo muscellino vel saltem communi; epilepticis / a posteriori parte capitis unguatur tota spina; / lethargicis radatur occipitium, et inunguatur / bene et fortiter fricando. – Ad memoriam / recuperandam fiat electuarium ex duabus partibus / ligni aloes et cassiae ligneae et tertia parte euphorbii / et anacardorum[332], et conficiatur cum melle, et detur in / parva quantitate, scilicet unius drachmae. Ad idem alius[333] fiat usus: / Radatur occipitium, et abluatur cum vino calido, / post scarificetur, et statim fiat confrictio ex decoctione / euphorbii et interioris substantiae anacardorum[334] in succo pigani. – / Contra asthma ex flegmate cum modico mastice / <dentur> scrupuli duo euphorbii cum ovo sorbili. – Contra veterem / icteritiam factam ex oppilatione epatis et / vitio splenis drachmae tres euphorbii dentur in ovo sorbili. – / Contra vitium splenis acuatur diasene / cum euphorbio, addito mastice, praecedentibus / medicinis digestivis. – Pulvis euphorbii carnem superfluam / corrodit. – Contra fistulam euphorbium et mastix / pulverizentur, et conficiantur cum sapone / Gallico, et stuellum inde formatum ori fistulae / imponatur: consumit humiditatem.

<82.> De epatica. /

Epatica frigida est et sicca in primo gradu. Est autem herba **[72va]** in aquosis et praecipue lapidosis locis crescens; / minuta habens folia, terrae et lapidibus adhaerentia; / quanto maiora habet folia, tanto / melior; et dicitur epatica, quia praecipue epatis est iuvativa. /

Virtutem habet infrigidandi; et est diuretica ex / subtilitate substantiae. Unde valet contra oppilationem / splenis et epatis ex calida materia et epatis calorem et icteritiam / aqua decoctionis eius. Sirupus factus ex aqua decoctionis eius, addito / reubarbaro in fine decoctionis eius, optimus est / contra icteritiam. – Nota, quod in omnibus aquis, ex quibus / fit sirupus contra calefactionem epatis, debet poni epatica; / multum enim valet. – Contra apostemata calida superponatur / in principio: operatur repercussionem.

<83.> De aere[335] usto. /

Aes ustum calidum est et siccum in quarto gradu. Alio nomine **calcucecumenon** / vel **calcitis**[336] dicitur. Artificio / quodam coaptatur et comburitur, ut pulverizari / possit: in olla facta ex creta ponatur / aes rubeum, illud[337] scilicet, quod noviter a fabris de / caldario fabricatum est; et in fornace, ubi sit / continuus ignis et magnus, per quindecim dies ponatur; / et postea

---

[332] *eigentlich* anacardi *E.*
[333] aliud *oder vielleicht auch* aliter *E.*
[334] *eigentlich* anacardi *E.*
[335] ere *E.*
[336] calcitoys *E.*
[337] [**50**] *Wölfel.*

bene pulverizetur. In excoctione enim nimia / augmentantur partes terrestres[338], et diminuuntur / aquosae.
Virtutem habet dissolvendi, consumendi, et melancolicum humorem / purgandi et extenuandi. Unde convenienter ponatur in / emplastris attenuativis ut apostolicon, et in emplastris contra / splenem. Carnem superfluam corrodit. – Contra fistulam / conficiatur cum melle pulvis eius vel sapone / Spatarento[339] vel Gallico, et <tenta> intincta imponatur: / os fistulae elargat et etiam curat. – Contra polypum / stuellum fiat de apostolicon vel ceroto, et superaspergatur / pulvis eius, et naribus immittatur. – Contra discolorationem / ex abundantia melancolici humoris in splene, / vel ex crudis humoribus in stomacho et ex diuturnitate / temporis: pulvis aeris usti decies vel pluries ad modum / lapidis lazuli lavetur[340], et detur cum succo / feniculi vel oxymelle in calida: melancolicum humorem purgat / per superiora, sed angustiose.

<84.> De elacterio. [**72**^{vb}]
Elacterium calidum est et siccum in quarto gradu. Aliud est elacterium, / quia [*recte*: quod] <est> **cucumer agrestis**; aliud **lacterides**: lacterides / sunt **cataputiae**; aliud elacterium, quia <est> / succus cucumeris agrestis. In canicularibus enim / diebus fructus cucumeris agrestis colliguntur / et teruntur, succus exprimitur, soli exponitur et desiccatur. / Quidam ad ignem decoquunt: tunc vero minus / laxat, et minus est violentum et melius; quidam / decoquunt succum cum melle fere ad consumptionem / succi; et in modum electuarii datum laxat satis per / inferiora et superiora. Per duos annos servatur in multa / efficacia; postea deficit virtus eius.
Virtutem habet purgandi / principaliter flegma, secundario melancoliam. – Contra artheticam et podagram, / chiragram et iliacam passionem pulverizetur elacterium / et myrrha, ana tres scrupuli, et fricentur bene cum / oleo rosaceo, et dentur post cum succo feniculi calido. In iliaca / tamen passione praecedat aliquod clistere mollitivum, / et postea illud: ex aqua malvarum, oleo et melle et / scrupulis quinque vel sex elacterii fiat clistere, et iniciatur: / optimum est. Ad praedicta dentur scrupuli duo elacterii, addito / mastice, cum calida; herba etiam ipsa, si haberi potest, / conteratur aliquantulum, et decocta in vino et oleo, loco dolenti / superposita, stranguriosis, iliacis subvenit et / podagricis. – Ad menstrua provocanda pulvis elacterii conficiatur / cum oleo muscellino vel communi, et bombax intinctus supponatur[341]. – / Ad apostemata frigida maturanda elacterii scrupuli / quinque vel sex et far ordei conficiatur cum vitello ovi, / et superponatur. Idem valet contra calida apostemata; sed / vide, ne sint multum calida; nec debet poni in / principio. Ad apostemata rumpenda fit

338 *vgl.* 71rb13.
339 *bzw.* Spatarentio.
340 *sieh* 'Curae Platearii'. lapis lazuli drachmae tres subtiliter [3^{vb}10] terantur et in aliquo vase solido cum aqua moveantur, permittantur residere, et illâ aquâ proiectâ alia addatur, et hoc bene vigesies fiat. Signum perfectae loturae est, quando exit aqua vel parum vel nihil infecta.
341 superponatur *E*.

optimum / ruptorium ex elacterio et terebintina. – Ad / vermes aurium conficiatur elacterium in quantitate / granorum quinque cum modico aceto, et tepidum[342] infundatur. – / Ad omnem dolorem stomachi ex frigida causa stomachus inunguatur / ex succo colophoniae, elacterii et aceti. – / Ad lentigines faciei et omnem superfluitatem / removendam accipe cerusam et camphoram [**73ra**] et elacterium in quantitate illorum duorum; conficiatur cum / modico aceto in modum unguenti in mortario / plumbeo et cum pistello plumbeo, et ponatur / in vase vitreo per quindecim dies, et iterum in mortario / et pistello praedicto moveatur, addito aceto, / si durum sit; et inunguatur facies: abstergit / pannum et lentigines.[343]

<85.> De elleboro. /

Elleborus calidus est et siccus in tertio gradu. Cuius duplex est maneries, / scilicet **albus** et **niger**. Albus dicitur, quia albas / habet radices, vel quia album purgat humorem, scilicet flegma. / Niger, quia nigras habet radices, et quia nigrum / purgat humorem, scilicet melancoliam. Cum in medicinis reperitur / receptio, radix debet poni.

Antiqui autem / utebantur elleboro, sicut nos scammonia, quia tunc / erant corpora fortiora[344], et violentiam eius sine / laesione tolerare poterant. Nunc autem corpora sunt / debiliora, <et> tantam[345] eius violentiam tolerare non possunt, / quare[346] cum summa cautela danda est medicina, quae recipit / elleborum.

<Quae recipit elleborum> album, flegma purgat; quae nigrum, melancoliam; quae utrumque, <utrumque> / purgat humorem. Et nota, quod debili et habenti pectus / strictum et macilentum non debet dari, quia vomitum / provocat et per inferiora purgat; forti et / facile vomenti potest dari.

Contra cottidianam de / flegmate naturali et flegmate vitreo, artheticam, podagram et chiragram / valet oxymel factum de radice ellebori **albi**. Fit autem sic / **oxymel**: perfora radices feniculi vel raphani / vel apii cum subula, et immitte radicem ellebori albi; / terra refossa circa radicem reponatur; cave / tamen, ne rumpatur radix; et sic praepara decem vel duodecim / radices; et elleboro abiecto radices terantur, / et ponantur in aceto per tres dies vel quattuor; postea fiat / decoctio; et ex tali decoctione fit oxymel competens praedictis / causis. Oxymel factum de radicibus ellebori **nigri**, / praeparatis hoc modo, valet ad melancoliam purgandam et / quartanam, sed non debet dari, nisi materia existente digesta.

Et / nota, quod elleborus albus violentius purgat quam niger. /

Contra artheticam, podagram et chiragram fiat decoctio ipsius [**73rb**] herbae in aqua salsa, et fomententur partes; ipsa / etiam herba cataplasmetur. – Ad vermes

---

342 *oder* tepide.
343 [**51**] *Wölfel*.
344 *vgl.* 67rb1.
345 tamen *E*.
346 quia *E*.

aurium / conficiatur modicum pulveris ellebori cum succo / persicariae, et auribus imponatur: statim exeunt. / Pulvis etiam superpositus carnem superfluam corrodit. – / Contra furfuricas capitis et pediculos / bulliat farina lupinorum amarorum in / aceto; postmodum coletur; colaturae addatur et / admisceatur pulvis ellebori, ut fiat quasi sinapisma[347]; / unguatur caput per discriminalia; postmodum / lavetur cum aqua calida. – Contra scabiem: fiat pulvis / ellebori albi bene triti uncia una; <cum> lithargyro bene trito, unciis / duabus; oleum nucis in patella coquatur; lithargyrum / conficiatur bene cum aceto; et ponatur in oleo illo, / ad ultimum pulvis; inunguatur patiens oleo; et / valet multum. – Contra lethargiam <et> epilepsiam provocetur / sternutatio ex pulvere naribus immisso. –
<u>Dioscurides</u> dicit, / quod si pulvis eius conficiatur cum farina et aqua, et fiat / tortellus, mures occidet, si ex eo comedant. /

<86.> De esula.
Esula calida est et sicca in tertio gradu. Herba est, / cuius radices competunt medicinae; in vere colliguntur. / Per duos annos in multa efficacia servatur; melius, ut in singulis / annis renovetur.
Virtutem habet purgandi flegmaticos / humores principaliter; unde valet contra aegritudines ex flegmate. Sed / nota, quod inter ea, quae purgant sui acumine, post / scammoniam utilis est esula, et securius potest dari, et / non est multum abominabilis. – Contra cottidianam de / flegmatae naturali, artheticam, podagram, chiragram, paralysim, iliacam / passionem et leucoflegmatiam detur pulvis[348] iste Petroncelli[349], / qui fit ex scrupulis quinque esulae, modico cinnamomi, / semine feniculi et anisi et mastice. Sanis flegmaticis valet / ad praeservationem. Contra praedictas passiones / valet cum vino calido vel calida, vel cum ovo sorbili / detur vel cum brodio. Valet benedicta acuta / cum esula: contra praedictas passiones iniciatur per clistere / in aqua salsa cum oleo et melle: optimum est. – Contra / leucoflegmatiam praecipue sit talis usus: bulliat succus **[73va]** feniculi aliquantulum, postea resideat; aquam claram, quae / supernatat, accipe; et addito pulvere esulae <et> zuccaro detur; / vel fiat sirupus: multum competit. Delicatis, qui medicinas / abhorrent, ponatur pulvis eius decoquendus cum carnibus; / vel cortices esulae, carnes comedant et brodium / accipiant: contra praedictas passiones valet. Fiat etiam claretum / de eius pulvere, vino et melle et aliis speciebus; non / est enim valde abominabile.
Theodoricon [et] anacardinum / et hiera logodion acuuntur competenter ex esula contra praedicta. /

---

347 *vgl.* 69va35.
348 **[52]** *Wölfel.*
349 petruncelli *E. Vgl.* 'Curae Platearii' [63vb1]: pulvis Petroncelli factus ex quattuor scrupulis esulae et modico cinnamomo, semine feniculi et masticis datus cum vino prodest.

<87.> De eruca.

Eruca calida est et sicca in tertio gradu; / **domestica** maioris est efficaciae, **silvestris** minoris / est efficaciae. Usui medicinae competunt semina, secundario folia. /

Virtutem habet consumendi et coitum excitandi. – Ad coitum / incitandum, stranguriam, dysuriam et paralysim detur decoctio cum carnibus / contra praedicta. – Herba praedicta decocta cataplasmetur / renibus: libidinem incitat; pectini cataplasmata / urinam provocat. – Pulvis seminis cum vino conficiatur / et cataplasmetur renibus: lapidem incitat.

<88.> De haematite[350]. /

Haematites frigidae et siccae complexionis est. Est autem lapis, qui in orientalibus / et occidentalibus partibus reperitur. Diutissime / servatur.

Habet autem virtutem constringendi fluxum sanguinis; / unde dicitur „ematites“ ab „emas“, quod est sanguis, et / „tites“, quod est sistens. – Contra fluxum sanguinis / e naribus fricetur cum succo sanguinariae super / cotem[351]; et bombax intinctus naribus imponatur. – Contra / haemoptoicam passionem factam vitio spiritualium fricetur / cum aqua rosacea infusionis dragaganti supra marmor; / et in tali confectione conficiatur pulvis gummi Arabici; et fiant / pillulae, quas teneat patiens sub lingua / et transglutiat dissolutas. Si fiat vitio / nutritivorum, fricetur cum succo plantaginis, et addito / pulvere symphyti detur patienti. – Contra dysenteriam / talis sit usus; et si potest, iniciatur per clistere. Fiat / etiam hoc emplastrum ex albumine ovi et oleo rosaceo et aceto et pulvere / eius super pectinem et renes; fiat sympasma / et encathisma. – Contra fluxum menstruorum fricetur cum / succo plantaginis; addito pulvere bistortae superponatur[352]. [**73**^{vb}]

<89.> De ebulo. /

Ebulus calidus et siccus est. Cuius radices, cortices et turiones / praecipue competunt usui medicinae. Cortices et / radices in vere colliguntur. Per annum servantur.

Habet autem virtutem / dissolvendi, consumendi, purgandi principaliter flegma. – Contra cottidianam ex / flegmate naturali,[353] artheticam, podagram, chiragram detur succus cum pulvere / esulae, addito zuccaro; vel saltem turionum / succus cum praedictis; vel pulvis radicis eius cum succo / feniculi; et praecipue valet. – Contra leucoflegmatiam balneum / factum ex aqua salsa[354] ipsius herbae valet.

---

[350] ematite *E.*
[351] *vgl.* 71^{rb}3.
[352] *zu lesen ist wohl* supponatur.
[353] [**53**] *Wölfel.*
[354] *oder* salmacina.

<90.> De flammula. /

Flammula calida est et sicca in quarto gradu. / Flammula dicitur, quia habet incentivam virtutem. / Viridis multae est efficaciae, et sicca nullius. – Ad / cauterium sine igne faciendum conteratur flammula, / et super locum ponatur; dimittatur per diem; postea / cutis invenietur combusta; et post curetur, ut debet. – / Ad apostemata rumpenda, quando versum ad saniem / et caput durum est, conteratur et cum oleo superponatur; oleum / apponitur ad relaxationem, ne multum desiccet / flammula. – Contra quartanam et artheticam quidam operantur / interius: Ad iliacum dolorem accipiunt oleum rosaceum, / et ponunt in ampulla vitrea, et imponunt flammulam / tritam; soli exponunt in canicularibus / diebus per triginta dies. Hoc electuarium dant contra praedicta / in cibis vel alio modo, in quantitate drachmarum trium. Sed scio, / quod electuarium exterius valet inunctum, contra artheticum dolorem / et iliacam passionem, stranguriam et dysuriam et contra vitium lapidis iniectum / per clistere vel per syringam.

<91.> De ferro. /

Ferrum et **ferrugo** et **squama ferri** eiusdem virtutis / sunt. Ferrugo calida est et sicca in tertio gradu. Aliud / est ferrugo, aliud squama ferri. Squama ferri est / illud latum et tenue, quod evolat per percussionem / a ferro; ferrugo, quod per liquefactionem liquefit / a ferro.

Habet autem virtutem desiccandi et attenuandi. – Ad / extenuationem splenis valet vinum, in quo ferrum / candens fuerit exstinctum; multum enim est subtile. – / Contra oppilationem splenis et epatis ex longo [**74**ra] tempore detur pulvis subtilissimus ferruginis in / quantitate scrupulorum quinque cum vino calido. Vomitum / enim in multa quantitate provocat, et etiam in tantum, quod mortem / inducit. Unde post impetum[355] vel in ipso impetu / debet dari aqua, in qua tota nocte lapis magnetis / iacuerit; et pulvis eius cum aqua detur: reprimit / enim violentiam eius et sistit vomitum, attestante / Dioscuride. Sed hic vomitus periculosus est; / unde non laudo fieri. – Contra haemorrhoidas pulvis ferruginis / vel squamae ferri subtilis conficiatur cum succo / tapsi barbasti, et bombacem intinctam supponat / sibi patiens: optimum est. – Contra tenasmon / ex calida causa et dysenteriam ferrugo optime calefiat, / ut candens sit; postea aspergatur aceto; et recipiat / fumum patiens per inferiora.[356]

<92.> De fumo terrae. /

Fumus terrae calidus <est> et siccus in secundo gradu. Est autem herba, quae, / ut quidam dicunt, fumus terrae appellatur, quoniam / ut fumus in multa quantitate emittitur[357]. Dicitur autem / fumus terrae, quia nascitur a quadam grossa fumositate / a terra resoluta et circa superficiem terrae adhaerente, / et

[355] *B*, vitreum *E*.
[356] [**54**] *Wölfel*.
[357] emittetur *E*.

sic ex actione caloris generatur. Cum in medicinis / ponitur, quanto viridior, tanto melior; exsiccata / nullius est efficaciae.
Purgat autem principaliter melancoliam, / secundario flegma vel coleram adustam. Diuretica est et purgat salsum / flegma. – Contra scabiem talis sit usus: unciae duae succi eius / addito zuccaro cum aqua calida dentur. Vel sic: / in uncia una succi eius et semis fiat decoctio seminis feniculi, / et detur. Fiat etiam hoc unguentum: in oleo nucis ponatur / pulvis subtilissimus fuliginis, et conficiatur / addito aceto et succo fumi terrae in maiori / quantitate quam de aliis; inunguatur patiens in balneo: / optimum est. Et nota, quod succus, ut diximus[358], debet dari / ter in septimana: optime purgat humorem inducentem[359] / scabiem. – Contra hydropisim et / maxime contra leucoflegmatiam succus eius, addito pulvere esulae / in quantitate scrupulorum duorum, detur cum aqua calida. – Fiat sirupus ex / succo fumi terrae, apii, feniculi, decoctione pulveris esulae, **[74rb]** addito zuccaro: optimum est contra artheticam. Contra / artheticam dentur scrupuli duo hermodactylorum cum succo fumi terrae. / Herba etiam ipsa in vino cocta et cataplasmata / super locum podagricum multum valet. – Ad melancoliam / vel flegma existens in ore stomachi vel stomacho, unde / quandoque sequitur nausea, et contra oppilationem splenis et / epatis ex frigida causa: detur succus eius, addito zuccaro / cum calida. – Et nota, quod quidam cum adiuncto, / quidam simpliciter, quidam[360] mane detur, tamen in sero / semper cum aliquo reprimente ventositatem: vel cum semine feniculi vel mastice[361]: / fumus terrae dissolvit ventositatem; unde tortionem / operatur.

<93.> De fu. /

Fu calidum est et siccum in secundo gradu. Alio nomine **valeriana** / dicitur. In aestate colliguntur radices eius; soli / exsiccantur. Per tres annos in multa efficacia servantur. / Radix autem tantum in medicinis ponitur; et est eligenda, / quae solidam habet substantiam intus, et non perforata, quae, cum frangitur, / non pulverizatur.
Habet autem virtutem diureticam. – Contra / stranguriam et dysuriam detur vinum decoctionis eius. Herba etiam ipsa in / vino cocta et superposita urinam provocat. – Ad digestionem / procurandam et dolorem stomachi ex frigida causa vel ventositate: / detur vinum decoctionis eius et seminis feniculi vel masticis cum / succo alicuius herbae diureticae. – Contra vitium pectoris / ex frigida causa detur vinum decoctionis eius et gummi Arabici vel / caricarum vel alterius lenitivi. – Ad superfluitatem / matricis exsiccandam fiat fomentum ex / aqua decoctionis eius; vel fiat suppositorium ex bombace intincta / in confectione facta ex pulvere eius et oleo muscellino vel communi. – / Contra oppilationem splenis et epatis ex frigida causa detur / vinum vel aqua decoctionis eius.

---

[358] *bezogen auf Z. 25 und 27.*
[359] *folgt* febrem *getilgt E.*
[360] *so dreimal E, zu lesen ist wahrscheinlich* quandoque.
[361] masticis *E.*

<94.> De filipendula. /

Filipendula calida est et sicca in tertio gradu; quae **fisalidos** / alio nomine nuncupatur. In ultramarinis / partibus et in Apulia reperitur et in[362] montuosis / locis et calidis. Radix autem praecipue competit usui / medicinae. In fine autumni colligitur. Per decem annos servatur / in multa efficacia.
Habet autem virtutem diureticam ex subtili / substantia et ex qualitate sua. – Contra vitium lapidis, stranguriam,[363] [**74**va] dysuriam et iliacam passionem praecipue valet electuarium, quod / ex ea conficitur sive[364] filoantropos. Ad idem valet / vinum decoctionis eius pulvis[365]. Ad eadem maxime valet / electuarium, quod ex duabus partibus pulveris eius fit et / tertia parte saxifragae. – Contra iliacam passionem / fiat clistere ex pulvere eius, aqua salsa, oleo et / melle. Detur etiam benedicta acuta ex pulvere eius cum / vino decoctionis eius pulveris. – Contra dolorem stomachi ex frigida / causa vel ventositate detur pulvis eius cum pulvere feniculi. – Contra / epilepsiam valet pulvis eius in cibis, teste Dioscuride. – Contra / dolorem stomachi ex frigida causa vel ventositate, nutritivorum vitio, / stranguriam, dysuriam et iliacam passionem ponatur pulvis eius in multa / quantitate in sacello, et fiat decoctio in oleo et vino, et / super locum dolentem ponatur. – Contra frigidum asthma / detur pulvis eius cum pulvere gentianae in cibis et / potibus. Ad idem valet pulvis eius cum pulvere / auripigmenti, positus super carbones; et fumum / recipiat per embotum: optimum est.

<95.> De fraxino. /

Fraxinus frigidae et siccae complexionis est in secundo gradu. Cuius cortices / et viscositas quaedam, <quae> ad modum fungi / super eam crescit, competit usui medicinae. – Contra fluxum / ventris, lienteriam et dysenteriam praecedente purgatione fiat / fomentum ex aqua pluviali decoctionis corticum vel fungi; / pulvis etiam datus cum aqua pluviali valet. – Contra vomitum / ex debilitate virtutis contentivae vel humorum / acumine: cortices vel fungi in aceto bulliant, / et spongia intincta super stomachum ponatur.

<96.> De feniculo. /

Feniculus[366] calidus est et siccus in secundo gradu. Ex subtili / substantia et qualitatibus suis habet virtutem diureticam. Semen / eius, folia et cortices radicis[367] competunt usui medicinae. / Cum in receptionibus reperitur receptio **maratri**, debet / poni semen eius. In collyriis debet poni succus radicis / vel saltem foliorum eius. Cortices radicis eius[368] non / ponuntur sine determinatione.

---

[362] [**55**] *Wölfel.*
[363] *In E folgt hier die Liste der Pflanzentitel unter dem Buchstaben F.*
[364] scilicet[?] *E.*
[365] *zu lesen ist wohl*: pulveris.
[366] Feniculum *heißt in E stets* Feniculus.
[367] cortices et radix *E.*
[368] radicis eius] eius et radices *E.*

Semen eius in autumno / colligitur; per tres annos servatur in multa efficacia. / Cortices radicis colliguntur in principio veris; servantur per medium / annum. Contra oppilationem splenis et epatis, stranguriam, [**74**vb] dysuriam et vitium lapidis ex calido humore detur / aqua decoctionis corticis radicis feniculi; si ex frigido, detur / vinum decoctionis eius. – Feniculus coctus et comestus[369] / valet contra praedicta vel aliquid. Aqua vel vinum decoctionis valet / contra dolorem stomachi ex frigiditate vel ventositate; digestionem / confortat. Idem valet pulvis eius seminis. – Contra leucoflegmatiam / fiat decoctio esulae cum succo radicis feniculi, / hermodactyli ana scrupulorum duorum; post coletur; et patienti detur in sero, / stomacho non saturato vel stomacho ieiuno. – Contra pannum / oculorum et pruritum succus radicis feniculi in vase / aeneo per quindecim dies ad solem ponatur et more / collyrii in oculis ponatur. Contra pruritum / oculi certum experimentum: conficiatur modicum / aloes optimi cum succo feniculi, et ponatur in / vase aeneo ad solem per quindecim dies, et ponatur / in oculo more collyrii.[370]

<97.> De fenugraeco. /

Fenugraecum calidum est et siccum, minus tamen siccum. Substantiam habet / glutinosam.

Virtutem habet maturandi et relaxandi. – / Ad apostemata exterius maturanda farina / fenugraeci cum vitello ovi conficiatur et superponatur: / maturat et relaxat. Herba etiam ipsa in vino et / oleo decocta superposita maturat. – Ad splenis / duritiem herba ipsa in vino et oleo macerata / per quindecim dies peroptime coquatur; et in colatura / addatur cera et farina fenugraeci; et fiat unguentum: / optimum est ad apostemata maturanda. – Ad / apostemata spiritualium farina fenugraeci in sacello posita / in aqua cum malvavisco superponatur. Ad apostemata / stomachi vel intestinorum ex farina fenugraeci et aqua praedicta / fiant pultes; et superponantur[371]. Ad apostemata spiritualium / non valet, quia sunt nimis calida[372]. /[373]

<98.> De gariofilis. [**75**ra]

Gariofili calidi sunt et sicci in tertio gradu; / <u>quidam libri</u>[374] habent: in secundo. Dicimus / ergo, quod quidam gariofili ex origine / perfecti et acuti saporis sunt, et / [alii][375] sunt calidi et sicci in tertio gradu; quidam / remissiores habent qualitates et videntur esse / in secundo gradu. Gariofili sunt fructus cuiusdam arboris in India / nascentis; aestivo vero tempore colliguntur, cum maturi sunt. /

---

[369] contritus *W*.

[370] [**56**] *Wölfel*.

[371] superponatur *E*.

[372] calidae *E*.

[373] *In E folgt hier die Liste der Pflanzentitel unter dem Buchstaben G.*

[374] Constantinus Africanus, 'Liber graduum' (Petrus 1536, 357.15): Gariofilum calidum in secundo gradu.

[375] *dieses* alii *ist wahrscheinlich zu streichen.*

Per quinque annos servantur in multa efficacia vel per decem annos sine / corruptione in loco nec multum humido nec / multum sicco; et si in multum humido <ponantur>, putrescunt[376]; / si in multum[377] sicco, arescunt et corrugantur. Sunt / autem eligendi, qui in superficie sunt aliquantulum plani: / significant[378] enim habere subtilem humiditatem; et <qui> aliquantulum / tuberosiores sunt et qui habent acutum / saporem: meliores, et qui pressione unguis humiditatem / aliquantulam emittunt.

Sophisticantur autem sic: Ponuntur / gariofili virides in aliquo vase humectato; / et ligant in panno, et ponunt sub arena[379] per / noctem; mane desiccant, ut humiditas actualiter / consumatur. Dinoscuntur tamen in sapore et quia / maiorem habent humiditatem nec etiam multam planitiem. / **Sophisticantur** alio modo et subtiliter: pulverizantur; / gariofilos[380] electos pulverizatos subtilissime / conficiunt cum aceto fortissimo, addito vino / modico et odorifero; et in panno ligant gariofilos / inutiles; et dimittunt cum hac confectione per noctem: / ex aceto et vino habet humiditatem, ex gariofilis acumen. / Vix dignoscuntur sophisticati in principio; dignoscuntur / tamen, quia illud acumen magis est in / exterioribus quam in interioribus; interiori enim substantiae / sic lingua applicata modicum aut nullum / sentit acumen. Sic autem sophisticati non servantur nisi per / viginti dies.

Habent autem virtutem confortandi ex aromaticitate; dissolvendi,[381] / consumendi ex qualitatibus. – Ad digestionem confortandam / detur vinum decoctionis gariofilorum et masticis: mirum est. – / Ad dolorem stomachi ex frigiditate vel ventositate detur vinum **[75rb]** decoctionis eorum et seminis feniculi. – Contra frigidum asthma in / aqua ordei ponatur dragagantum per noctem; et cum illa / glutinositate conficiatur pulvis gariofilorum et gummi / Arabicum: pillulae inde fiant, quas teneat patiens sub / lingua diu; post transglutiat. – Ad matricem / mundificandam pulvis gariofilorum cum vino conficiatur / odorifero, et supponatur; vel iniciatur per / pessarium; fumus etiam eorum interius receptus valet. – / Ad praecipitationem matricis odorentur; / vinum etiam decoctionis eius detur. – Ad cerebrum confortandum / applicentur naribus. – Contra fluxum ventris ex / acumine medicinae, quando scammonia adhaeret villis stomachi, / et contra vomitum colericum: in ampulla vitrea / plena aqua rosacea bulliant septem vel octo gariofili / cum mastice; et mediocriter tepida detur patienti. – / Contra cardiacam passionem et syncopim detur pulvis / gariofilorum cum succo boraginis.

---

[376] *vgl.* 66^va^3.
[377] multo *E*.
[378] significantur *E*.
[379] *so E, W*, aere *B, L*.
[380] gariofilatos *E*.
[381] **[57]** *Wölfel*.

<99.> De gentiana. /

Gentiana calida est et sicca in secundo gradu. Gentiana / herba est, cuius radix simili nomine appellatur. / Radix autem usui medicinae competit; unde radix in / medicinis debet poni. In fine veris colligitur, <et> exsiccatur. / Per quattuor annos in multa efficacia servatur. Debet autem eligi, / quae soliditatem et continuitatem habet interius / et citrinitatem, quae non perforata est, nec facile in / pulverem solvitur, cum frangitur; quae autem humiditatem / et nigredinem habet interius, quae etiam est perforata, / abicienda est; cum praedictis est tamen eligenda, quae / amaritudinem multam habet.

Virtutem habet dissolvendi, / consumendi, attrahendi et aperiendi; est enim diuretica. – Contra / asthma antiquum detur pulvis eius cum vino, addita / aqua ordei. Ad idem fiat electuarium ex pulvere / eius et tantum de liquiritiae succo et melle. Ad idem / praecedentibus inunctionibus circa spiritualia et materiâ / digestâ detur pulvis eius, confectus cum dialthaea, cum / vino bis in septimana, ipso nesciente, ne abhorreat / dialthaeam – scias: si poterit liberari, / liberabitur hoc modo –; vel detur in cibis vel cum pane calido. – **[75va]** Contra epilepsiam detur pulvis eius cum succo pigani. – Contra / morsus reptilium animalium pulvis eius super vulnus / aspergatur, vel superponantur frusta[382] gentianae; et / succus mentae cum pulvere eius detur in potu. – Ad / menstrua provocanda et foetum mortuum et secundinam educendam / conficiatur pulvis eius cum succo artemisiae, et fiat suppositorium; / vel iniciatur per pessarium; vel conficiatur cum vino / et terebintina, et supponatur.

<100.> De galanga. /

Galanga calida et sicca est in tertio gradu. Dicunt autem quidam, / quod arbor est; alii dicunt, quod frutex; Dioscurides / dicit, quod radix est, et reperitur circa pedem arboris in / Persia, quod patet ex eo, quod interius habet quandam radicem / et terra ei adhaeret. Potest autem servari per quinque annos in multa / efficacia sine corruptione. Est autem eligenda, quae / subrufa est et nodosa et in sui manerie ponderosa / et acutum habet saporem; quae[383] autem subalbida est et / levis multum, fere nullam habet saporem, quae etiam perforata / est et facile in pulverem solvitur, abicienda / est.

Habet autem virtutem confortandi ex aromaticitate, dissolvendi et consumendi ex qualitatibus / suis.

Sophisticatur ex admixtione iunci, qui / habet radicem tortuosam, et ex admixtione bistortae. / Sed dignoscitur, quia iunci radix insipidum seu salsum / habet saporem, bistorta ponticum, galanga aromaticum / et acutum. Alii **sophisticant** hoc modo: pulverizant / galangam et piper, conficiunt hoc modo cum aceto, et imponunt / radicem iunci per noctem: efficitur acuti saporis / exterius; sed dignoscitur, quia insipidi saporis est / interius[384], galanga acuti.

---

[382] superponantur frusta *W*, superponatur fructus *E*.

[383] **[58]** *Wölfel*.

[384] *B*, in nervis *E*.

Ad dolorem stomachi ex / frigida causa vel ventositate et ad digestionem confortandam detur / vinum decoctionis eius. – Ad cerebri confortationem applicetur / naribus pulvis; ad cardiacam passionem et syncopim detur / pulvis eius cum succo boraginis.
Nota, quod gariofili / et folia gariofilorum <sunt similia>, gariofili et galanga / <similia>[385]: postremo pro gariofilis possunt / poni folia et pro galanga gariofili.

<101.> De galbano. /
Galbanum calidum est in tertio gradu, humidum in primo. Dicunt autem / quidam, quod sit gummi Arabicum; Dioscurides dicit, quod sit [**75vb**] lacrima cuiusdam fruticis similis ferulae. In aestate / erumpit liquor, qui circa fruticem condensatur; / quidam etiam findunt corticem, ut magis effluat. /
Sophisticant quidam ex admixtione minimorum / lignorum; et alii resolvunt galbanum, postea / admiscent pulverem colophoniae in multa quantitate et fabas / fractas abiectis corticibus.
Est autem eligendum, / quod albius est et clarius, quod puras guttas habet. / Potest autem diutissime servari.
Habet autem virtutem dissolvendi, attrahendi, leniendi, / maturandi et relaxandi. – Contra asthma frigidum / scrupuli tres galbani cum ovo sorbili dentur vel aqua ordei. – / Contra lethargiam ponatur super carbones, et accipiat / fumum patiens. – Contra suffocationem matricis idem / fiat per embotum per inferiora. – Contra duritiem / splenis ponatur in aceto per tres dies, postmodum / fiat decoctio, postea coletur, et colatura iterum ponatur / in vase alio mundo, addito cera et oleo et / picula, et fiat emplastrum superante galbano, vel cerotum / superante cera, vel unguentum superante oleo. Sed melius / est, ut emplastrum fiat ita, quod accedat ad cerotum. – Ad / menstrua provocanda, foetum mortuum et secundinam educendam fiat nastale / – proprie suppositorium mulierum –, intinctum in oleo. – Ad / apostemata rumpenda et maturanda superponatur. – Ad / dolorem dentium fiat cassula ex eo, et superponatur. /
Et nota, quod quando debet poni in medicinis, debes tollere / superfluitatem hoc modo: liquefiat in testa, et infundatur / in aqua, ut separentur cortices et lapilli. / Vel, ut purius fiat, coletur per pannum. Dioscurides dicit, quod / in aqua ferventi ponatur; et, quod petit fundum, colligatur; / et, quod supernatat[386], abiciatur, / vel ponatur in panno lineo, post ponatur in aliquo vase, / et illud vas ponatur in aqua ferventi super / ignem; galbanum autem calidum dissolvitur, et, quod / purum est, effluit in illud vas per pannum.
Ad / lumbricos occidendos dentur pillulae ex galbano / melle intinctae.[387]

---

[385] *In E steht*: Nota, quod gariofili et folia gar. et ligna gar. et galanga ligna postremo *etc.*
[386] *folgt* colligatur *gestr. E.*
[387] [**59**] *Wölfel.*

<102.> De gummi Arabico. /

Gummi Arabicum calidum est et humidum in primo gradu, similis dragaganto[388]. **[76ra]** Excessus eius non determinatur ab auctoribus. / Gummi autem Arabicum dicitur, quia in Arabia reperitur vel quia / in magna quantitate reperitur ibi. Gummi arboris est, cuius triplex est / differentia: **album**, quod melius est; et est eligendum, / quod clarum; et in frigidis medicinis ponatur, et praecipue in diadragaganto[389]. / Est autem **citrinum**, **subrufum**: quae similiter clara sunt eligenda / et in calidis medicinis ponenda. Gummi Arabicum idem est / quod **gummi Saracenicum**. Diu potest servari. Cum invenitur simpliciter / in medicinis, gummi Arabicum debet poni.

Habet autem virtutem laxandi, / humectandi, leniendi. – Contra asperitatem / linguae ponatur in aqua, donec conglutinetur, et tali / glutinositate humectetur lingua et fricetur; / vel in panno subtili positum similiter fit[390] in aqua, / et ex eo similiter fricetur lingua. – Contra vomitum / ex debilitate virtutis contentivae detur pulvis / eius cum pulvere cardamomi. – Contra haemoptoicam / passionem ex vitio spiritualium pulvis eius subtilissimus / conficiatur cum succo plantaginis vel aqua infusionis / dragaganti, addito pulvere amydi vel penidiarum; et fiant / inde pillulae, quas teneat patiens sub lingua, / unam post aliam, donec resolvantur per se, et / transglutiat. Si fiat[391] ex nutritivis, detur pulvis / eius cum succo plantaginis. – Contra dysenteriam detur / decoctio pulveris eius in aqua pluviali vel rosacea; vel detur pulvis / eius cum pulvere mumiae in cibis. Ad idem gummi Arabicum et / turtur vel columba simul comburantur, et detur pulvis / eorum in cibis patienti. Si fiat[392] vitio inferiorum intestinorum, / iniciatur pulvis eius per clistere cum aqua mollitiva / et constrictiva. – Contra fluxum menstruorum / detur pulvis eius cum sanguine draconis in aqua rosacea; vel etiam fiat / inde suppositorium; vel iniciatur per pessarium. – Idem eodem / modo naribus iniectum sistit fluxum e naribus; vel fiat / inde sympasma circa tempora. Ad idem valet pulvis / eius et mumiae in cibis positus. – Contra siccam tussim / et siccitatem pectoris detur aqua ordei decoctionis / pulveris eius.

<103.> De gariofilata. /

Gariofilata vel **gariofilatum** calida est et sicca in secundo **[76rb]** gradu. Gariofilatum proprie dicitur confectio, quae ex gariofilis / fit. Gariofilata satis communis est; efficaciam / maiorem habet secundum folia quam secundum radices; unde folia, / non radices in medicinis debent poni. Recens maioris est / efficaciae quam exsiccata. Exsiccata non nisi per annum servatur. /

Habet autem virtutem dissolvendi, consumendi, aperiendi. Gariofilata / dicitur, quia habet odorem similem gariofilis vel aromaticitatem vel saporem / vel effectum.

---

[388] *sieh* 70rb31: Dragagantum frigidum est in secundo gradu, humidum in primo.

[389] diadraganto *E.*

[390] *entweder ist zu lesen*: similiter fit conglutinativum *oder* similiter sit positum.

[391] *scil.* haemoptoica.

[392] *scil.* dysenteria.

Ad menstrua provocanda fiat fomentum ex vino / decoctionis eius; fiat suppositorium ex eadem cocta cum oleo muscellino. – / Contra colicam passionem gariofilata, cocta in aqua marina / et oleo, parti anteriori et posteriori superponatur. – Ad / digestionem confortandam et dolorem stomachi vel intestinorum ex ventositate / vel ex frigiditate detur vinum decoctionis eius.

<104.> De git. /
Git calidum est et siccum in secundo gradu. Git herba est, inter frumenta / crescit, et semen nigrum et quasi triangulum / facit. Cum in medicinis[393] ponitur, semen eius est ponendum, non herba. / Aliquantulam habet amaritudinem, unde diuretica.
Virtutem / habet dissolvendi, consumendi. – Contra oppilationem splenis et epatis, renum / et vesicae, stranguriam, dysuriam, iliacam passionem et dolorem stomachi ex ventositate: detur / vinum decoctionis git et pulvis eius in cibis. – Contra / haemorrhoidas inflatas fiat decoctio eius pulveris et succi tapsi / barbasti; bombax intinctus supponatur[394]. – Contra / lumbricos detur pulvis eius cum melle; fiat etiam emplastrum / ex pulvere[395] et succo absinthii circa umbilicum. – Contra / vermes aurium conficiatur cum succo persicariae, / et auribus iniciatur.

<105.> De grano solis. /
Granum solis calidum est et siccum in tertio gradu. Herba est, cuius / semen proprie granum solis dicitur, quia nitidum est et clarum; / et dicitur **milium solis**, quia milio assimilatur. Per / decem[396] annos potest servari.
Virtutem habet diureticam. Unde vinum decoctionis / eius et etiam pulvis in cibis assumptus solvit stranguriam, dysuriam et / iliacam passionem.

<106.> De gallitrico. /
Gallitricum calidum est et siccum. Alio nomine **centrum galli** / dicitur[397].
Fomentum factum ex aqua decoctionis eius matricem / optime mundificat, menstrua provocat. Semen eius tritum et confectum / cum succo feniculi oculis valet.

<107.> De galla. /
Galla calida est et sicca in tertio gradu[398]. Galla autem fructus quercus [**76**[va]] est. Quaedam reperitur grossa et levis et perforata, / quae modicum valet. Aliae

[393] [**60**] *Wölfel.*
[394] superponatur *E.*
[395] *scil.* eius.
[396] *oder* quinque.
[397] *also von* κέντρον; *dieses wiederum erscheint als* θρίξ, τριχός *im lateinischen* gallitrichum. *Beide Namen bedeuten also*: Hahnensporn.
[398] 'Liber graduum' (Petrus 1536, 355.40): Galla frigida in secundo gradu, sicca in tertio; *Rufinus*: frigida et sicca in secundo gradu.

reperiuntur in Asia et / Africa et dicuntur **Asianae**; perforatae non sunt et parvae / sunt. Quae inter eas grossiores sunt, magis valent. /

Habent virtutem constringendi. – Contra fluxum ventris fiat / emplastrum ex pulvere gallae subtili et albumine ovi et / aceto super pectinem et renes; fiat etiam fomentum / ex aqua pluviali decoctionis gallarum; quae etiam in potu detur. – / Hoc etiam fiat contra dysenteriam; si fiat vitio inferiorum <intestinorum>, / cum aqua ordei iniciatur per clistere pulvis eius. – Contra / vomitum ex debilitate virtutis contentivae vel ex / colera fiat decoctio pulveris gallarum in aceto, addita / aqua marina; et spongia infusa ori stomachi / superponatur. – Contra fluxum menstruorum fiat fomentum / ex aqua pluviali decoctionis gallarum; pulvis etiam ipsius cum succo / plantaginis iniciatur per pessarium; seu aliquod solidum inde / fiat, et supponatur. – Contra fluxum sanguinis / e naribus pulvis eius cum succo sanguinariae conficiatur; / stuellum inde factum[399] naribus imponatur. Emplastrum / etiam factum ex pulvere gallarum et albumine ovi temporibus / superponatur. – Pulvis gallarum vulneribus superpositus / ea consolidat. – Ad capillos albos et canos / denigrandos accipe gallas ponderosas et / non perforatas; decoque in oleo, quousque tumescant / et denigrescant; postea tolle, et exprime bene inter / duos pannos lineos, quousque desiccentur; postea dimitte / desiccari, et fac pulverem subtilissimum; et accipe / cortices radicis nucis, et contere peroptime; et confice cum / aqua[400] pluviali, et decoque addito illo pulvere gallarum; / et ex tali confectione ungue capillos et barbam, / et per se desiccentur; postea abluantur cum aqua calida, ne / cutis remaneat infrigidata.

<108.> De genestula. /

Genestula frigidae et siccae complexionis est. Similis est genestae, sed / minor est, et habet stipites minores et angustiores, / et florem album, genesta croceum.

Virtutem habet / constringendi. – Contra profluvium menstruorum valet fomentum ex / aqua decoctionis eius. Suppositorium vel pessarium ex pulvere eius **[76vb]** et succo plantaginis factum ad idem valet. – Contra / dysenteriam fomentum valet praedictum.

<109.> De hermodactylis. /

Hermodactyli calidi sunt et sicci in tertio gradu. Herba / est, circa cuius radices tuberositates inveniuntur, / quae colligi debent et in medicinis poni. / In aestate colliguntur, desiccantur. In multa / efficacia possunt servari per annum; singulis annis renoventur, / si possunt. Sunt autem hermodactyli, qui albi sunt et / solidi: boni; qui humidi sunt et virides: corrupti / iudicantur.

Habent autem virtutem consumendi, dissolvendi et attrahendi. – Purgant / autem flegma principaliter. – Contra artheticam, podagram, chiragram, iliacam / passionem et contra morbos ex flegmate, febre tamen existente acuta, / valet

[399] stuellus ... factus *E.*

[400] **[61]** *Wölfel.*

benedicta acuta ex hermodactylis, theodoricon anacardino <et> / hiera logodion. Contra artheticam, podagram, iliacam passionem et contra morbos / ex flegmate: succus feniculi cum melle coquatur; et cum tali / melle dentur drachmae duae hermodactylorum. – Contra iliacam passionem fiat / decoctio mellis, addita aqua – aqua ponitur, ne mel exuratur / et ne mel exeat –; et ex illo melle, additis / unciis duabus hermodactylorum et uncia una seminis feniculi et cinnamomi, / fiat emplastrum; quod[401] etiam vice benedictae potest poni, / cum benedicta caremus; et nota, quod in dosi debent / poni drachmae duae vel tres hermodactylorum. – Carnem superfluam corrodit: / pulvis eius cum sapone conficiatur Gallico, et / licinium intinctum fistulae imponatur. – Pulvis eius / cum aere usto conficiatur cum aliqua medicina confortante / cerebrum, et stuellum de bombace intinctum naribus / imponatur: cerebrum confortat, polypum corrodit. /[402]

<110.> De iusquiamo. /

Iusquiamus frigidae complexionis est in tertio gradu, siccae in secundo. / Iusquiamus herba est, cuius semen proprie iusquiamus[403] / appellatur, herba ipsa **cassilago**. Seminum / autem triplex est maneries: est autem album, rubeum / et nigrum. Nigrum: mortale; album et rubeum satis / competunt usui medicinae. Et nota, quod, cum reperitur receptio, / si sit medicina, quae ore recipitur, apponendum est **[77ra]** semen; sed exterius herba ipsa. Maioris efficaciae sunt / semina quam ipsa herba.

Virtutem habet constringendi, mortificandi; / hypnoticam[404] id est somniferam habet virtutem. – Ad / somnum inducendum in acuta febre talis sit / usus: fiat fomentum ex aqua ipsius herbae circa pedes, / frontem et tempora; et fiat ablutio. Fiat postmodum / hoc emplastrum: pulvis subtilis seminis cum albumine ovi, / lacte, melle et modico aceto conficiatur, et fronti / et temporibus apponatur. – Ad lacrimas constringendas / fiat idem emplastrum, addito modico / olibani. – Contra calida apostemata in principio fiat emplastrum / ex ipsa herba trita et superposita, vel de semine / eius et oleo rosaceo. – Contra dysenteriam fiat emplastrum ex semine / eius et albumine ovi et modico aceto; et super pectinem / et renes ponatur. – Ad dolorem ex calida materia / subitum medicamentum: ipsa herba trita et superposita / dolorem solvit. – Contra dolorem dentium ipsa herba / aliquantulum trita inter dentes aliquantulum teneatur. /

Ad idem **sophisticativum** remedium: semina eius super / carbones ponantur, et patiens fumum recipiat / per os; postea abluat os aquâ; et apparebunt quasi / vermes supernatantes.[405]

---

[401] *B*, cum *E*.

[402] *In E folgt hier die Liste der Pflanzentitel unter dem Buchstaben I bzw. Y.*

[403] **[62]** *Wölfel*.

[404] ynoticam *E*.

[405] *vgl*. 'Curae Platearii': Valet etiam ad hoc suffumigatio facta ore aperto ex semine cassilaginis posito super carbones vel super [16ra35] tegulam candentem; et post huiusmodi

Semen etiam cum capsula / cerea denti superponatur: dolorem tollit. Et nota, quod / per decem annos servatur.[406]

<111.> De hysopo[407]. /

Hysopus[408] calidus est et siccus in tertio gradu. Satis est communis. Virtutem habet / secundum folia et flores, non secundum radices. In aestate, cum / flores producit, colligitur; et in umbroso et non fumoso / loco suspendatur et desiccetur. In medicinis, abiectis / stipitibus, folia et flores ponantur. Per annum / servatur; singulis annis renovetur.

Virtutem habet diureticam, / dissolvendi, attrahendi, consumendi. – Contra frigidam tussim valet decoctio / eius et ficuum siccarum. Ad idem valet electuarium, quod de / eo fit, scilicet diaysopus. – Vinum decoctionis eius et seminis feniculi / dolorem stomachi et intestinorum solvit. – Fomentum factum ex aqua / decoctionis eius matricem mirifice a superfluis fumositatibus / mundificat et abstergit. Idem facit suppositorium ex / pulvere eius et oleo muscellino. – Pulvis eius vel herba ipsa in testa [**77rb**] calefacta et super caput apposita valet contra frigidum / catarrhum et contra casum uvae[409]. Contra uvam fiat gargarismus / ex aceto decoctionis ipsius; et sublevetur uva / cum digito supposito <superasperso> pulvere floris eius.[410] – Herba ipsa / in vino decocta et cataplasmata dolorem stomachi ex ventositate / tollit.

<112.> De iaro. /

Iarus[411] calidus est et siccus in tertio gradu. Alio nomine **barba** / **Aaron** appellatur et etiam **pes vituli**. In locis / humidis, siccis, montuosis et planis reperitur. / In hieme et aestate magnam habet efficaciam / secundum folia, maiorem secundum radices, maximam secundum quasdam / tuberositates, quae circa radices inveniuntur. / Illae tuberositates colliguntur, scinduntur,[412] / desiccantur. Per annum servantur.

Habet autem virtutem relaxandi, attenuandi. – / Contra tumores aurium ipsa herba decoquatur cum / tuberositate, addito cimino, in vino et oleo; / fiat emplastrum inde, et auribus superponatur. – Contra / scrophulas novellas ipsa herba et squilla cum / axungia veteri vel ursina, si potest haberi, teratur et superponatur; / et si recentes sint, liberatur. – Contra haemorrhoidas / vel ficus: iarus et tapsus barbastus decoquatur in vino / et aqua; et fiat encathisma. – Ad menstrua provocanda / succus iari per pessarium iniciatur sive cum / benedicta.

---

fumigium lavetur os cum aqua, et proiciatur in aliquo vase: apparebunt vermes sophistici (*zu verstehen ist wohl* sophisticati) quasi natantes.

[406] *das* oleum iusquiami *ist zu finden am Ende des Kap. 24*: de auripigmento (59va25).

[407] ysopo *E*.

[408] Isopus *E*.

[409] *B*, caput *E*.

[410] *vgl.* 'Curae Platearii': sublevetur uva cum pulvere cinnamomi et antherae, imposito pollice vel medio digito et uvae impresso [16rb41-43].

[411] Yarus *E*.

[412] [**63**] *Wölfel*.

– Ad faciem depurandam et cutem subtiliandam, / tuberositatibus desiccatis, fiat pulvis / subtilissimus, et conficiatur cum aqua rosacea, ad solem / ponatur et desiccetur, donec consumatur aqua; et ita / fiat ter vel quater vel amplius; ex illo pulvere fiat / confectio cum aqua rosacea: illiniatur facies: plus depurat / quam ipsa cerusa. – Carnem superfluam corrodit solus / pulvis eius.

<113.> De iris. /

Iris[413] calidae et siccae complexionis est in secundo gradu. Similiter **ireos**[414]. Similes / sunt in foliis et in effectibus; sed iris purpureum / florem gerit; ireos album. Radicibus utimur. / In fine veris colliguntur. Per duos annos servantur. Radix / ireos pro radice iris Illyricae potest poni; et e contrario. /

Virtutem habet diureticam, unde dissolvit et aperit. – Contra vitium **[77va]** spiritualium <et> oppilationem splenis et epatis, renum et vesicae <et> / dolorem stomachi ex ventositate valet vinum decoctionis ireos. – Pulvis / eius leniter carnem superfluam corrodit. – Ad pannum / oculorum fiat collyrium ex pulvere eius et aqua rosacea.

<114.> De hypoquistidos[415]. /

Hypoquistidos frigidae et siccae complexionis est in secundo gradu. / Hypoquistidos fungus est, qui reperitur ad pedem / rosae caninae. In vere colligitur; succus exprimitur, / qui est glutinosus; soli exsiccatur, et aliquantulum in die / movetur, ne corrumpatur. In loco nec multum sicco / nec humido per duos annos servatur in multa efficacia.

Virtutem habet constringendi. – / Contra fluxum ventris ex colera vel debilitate virtutis contentivae / conficiatur cum aqua rosacea, et detur patienti. Fiat etiam emplastrum ex / hypoquistido et succo plantaginis et albumine ovi super renes / et pectinem. – Contra vomitum fiat idem super furculam / pectoris. – Contra profluvium menstruorum fiat suppositorium cum <hypoquistido et> succo / plantaginis, vel per pessarium iniciatur.

<115.> De iunipero. /

Iuniperus calidus est et siccus in tertio gradu. Cum in medicinis eius / receptio reperitur, rami vel fructus iuniperi ponuntur. / In vere colliguntur. Per duos annos servantur.

Habet autem virtutem / dissolvendi, consumendi. – Contra fluxum ventris ex scammonia adhaerente / villis stomachi et intestinorum fiat decoctio fructus in aqua pluviali; / et intret patiens usque ad umbilicum; et fricentur / etiam partes in illa aqua. – Contra stranguriam, dysuriam, iliacam passionem / detur vinum decoctionis fructus eius. –

Ex iunipero fiat / oleum sic: In terra ponatur olla; et in ore bene / obturato[416] ponatur canale aeneum vel ferreum; / postea super lebes[417] ponatur, et

---

413 yris *E.*

414 yreos *E.*

415 ipoquistidos *bzw.* ypoquistidos *E.*

circumliniatur optime, / ne aliquid possit exire. Post impleatur ex lignis / iuniperi siccis, et cooperiatur bene; et fiat ignis /[30] circumcirca: modicum oleum effluit[418]; sed efficacissimum / est.
Contra quartanam de melancolia naturali / et materia digesta detur oleum illud in quantitate scrupuli unius in / cibo vel alio modo. – Contra iliacam passionem, stranguriam et dysuriam detur / patienti in modica quantitate; inunguantur etiam partes dolentes. – /[35] Contra epilepsiam inunguatur spina patientis. – / Contra vitium lapidis iniciatur per syringam. – Contra / antiquum asthma ex frigida causa detur in cibis vel **[77vb]** aliquo alio modo; vel detur vinum decoctionis fructuum / eius et ficuum siccarum.[419]

<116.> De laudano. /[12]

Laudanum calidum est et humidum in primo gradu. Dicunt quidam, quod / sit gummi arboris; quod falsum est. In quadam parte / Graeciae ros in quasdam herbas descendit, et circa /[15] eas conviscatur. Habitatores cum quibusdam corrigiis / herbas percutiunt; et sic humiditas illa illis / corrigiis exprimitur. Soli exponitur et exsiccatur. / Immiscentur autem cornua caprina[420] et alii pulveres / nigri. Unde manifestum est, quod, si purum /[20] esset, aromaticum esset. Vix enim in decem libris reperiuntur / unciae duae puri laudani. Est autem eligendum, quod / [cum] purum[421] est et nigrum, quod malaxari potest. Illud, quod / minus nigrum est et, cum manibus tractatur, pulverizatur, / significat[422] vetustate esse consumptum aut /[25] nimis **sophisticatum**.
Habet autem virtutem constringendi et calefaciendi / et confortandi ex viscositate et aromaticitate. – Contra catarrhum / ex frigida causa stuellum informatum naribus immittatur. / Ad idem laudanum et rosae diu bulliant / in aqua pluviali, obturato bene ore vasis; et cum aliquantulum /[30] tepescit, recipiat patiens fumum per os; et ex / illa etiam aqua laventur pedes, quia multum confortantur / inde nervi. – Contra relaxationem dentium / laudanum et mastix conficiantur, et circa gingivas / et dentes intus et extra ponantur: eos confirmant. – /[35] Ad matricem infrigidatam et suffocationem / recipiat fumum per inferiora. Suppositorium ad eadem / factum valet: matricem mundificat et confortat[423] **[78ra]** et foetum adiuvat. – Contra praecipitationem matricis / recipiat fumum per inferiora. – Contra dolorem stomachi / ex frigida causa <et> ad digestionem

---

416 **[64]** *Wölfel.*
417 lebetem *E.*
418 *vgl.* 'Circa instans', Cap. 204, de spica: oleum ex spica nardi: accipiunt unam libram spicae nardi, et ponunt in olla, et obturant bene os eius; aliam etiam ollam terrae infodiunt; et a fundo superioris ollae descendit calamus ad inferiorem; et circa superiorem ollam <ignem> faciunt: spica exsolvitur, [93va30] oleum inde emanat per calamum ad inferiorem ollam.
419 *In E folgt hier die Liste der Pflanzentitel unter dem Buchstaben L.*
420 corde caprine *E*, stercora caprina *W.*
421 cum purum] ponderosum *W.*
422 significatur *E* (*vgl.* 75ra14).
423 **[65]** *Wölfel.*

confortandam dentur quinque pillulae / ex laudano; et fiat emplastrum ex laudano et / cera, addito pulvere costi, et superponatur stomacho. /

<117.> De liquiritia.

Liquiritia temperate calida est et humida. / Quidam dicunt, quod est radix; alii, quod frutex. Est / autem radix. Eligenda <est>, quae non est multum grossa / nec multum gracilis, quae tota interius [gracilis] crocea, / quae etiam, cum frangitur, non pulverizatur, quae etiam viridis est, / et partes cohaerentes habet, cum frangitur. Quae levis / est et interius subalbida vel subnigra vel viridis, / abicienda est.

Succus etiam eius <est> eiusdem efficaciae et adhuc / fortioris; qui fit hoc modo: cum viridis est, [et] ramus / conteritur bene, et in aqua bullitur, et decoquitur fere / usque ad aquae consumptionem; postea exprimitur, soli / exponitur, desiccatur, et rotunda corpuscula / secundum foramina vasculorum formantur.

Alii succum[424] / **sophisticant** hoc modo: pulverizant subtiliter / liquiritiam et etiam pulverem succi liquiritiae, bene decoquunt / in aqua, et addunt mel, et conficiunt, ut praediximus; / et iste magis abominabilis est, sed non adeo / niger.

Valet contra omnia vitia pectoris eorum[!] decoctio / in aqua, et pleuresi et peripleumoniae. – Vinum decoctionis eius valet / contra tussim. Ad idem valet electuarium confectum ex succo / liquiritiae et melle. – Liquiritia commasticata et sub / lingua retenta sitim et asperitatem stomachi et gutturis / mitigat.

<118.> De lapide lazuli <et lapide Armenico>. /

Lapis lazuli frigidus est et siccus; similiter **lapis Armenicus**; sed / excessus eorum non determinatur ab auctoribus. Lapis / lazuli vena terrae est, de qua fit lazulum. Similiter / lapis dicitur Armenicus, qui maxime in Armenia reperitur. / Non **sophisticatur**.

Est autem lapis lazuli / eligendus, qui multum assimilatur colori coelesti / et habet in se quaedam corpuscula quasi aurea; ille / autem, qui quasi subalbidum habet colorem, habet in se / plus terrestritatis. Lapis Armenicus levior est et subalbidum [**78**rb] habet colorem. Possunt autem diu servari sine / corruptione. Lapis autem Armenicus citius corrumpitur, maiorem[425] / habet terrestritatem. Purgat autem melancoliam. /

Contra melancolicam passionem detur cum decoctione sene. – Contra / quartanam detur cum decoctione aliqua purgante melancoliam. – / Contra vitium splenis et haemorrhoidas detur cum decoctione / sene vel decoctione seminis feniculi. – Contra cardiacam passionem / detur cum succo boraginis, cum pulvere ossis de / corde cervi; et – breviter dicam – valet contra omnes passiones / factas de melancolia. – Cum in medicinis receptio <reperitur>: conficiatur pulvis: / cum decoctione non ponatur, sed detur post decoctiones.

---

[424] faciunt *E*.

[425] minorem *E*.

Notandus / est modus abluendi lapidem lazuli et Armenicum et / dandi – drachmae duae possunt dari –: in aliquo vase solido / vel cifo[426] argenteo ponatur pulvis eorum vel alterius / subtilissimus, et cum pistello conficiatur in aqua, / donec aqua inficiatur; illa aqua abiciatur, et postea / alia imponatur; et sic fit decies vel vicesies. Signum / perfectae loturae est, cum aqua aut modicum aut nihil[427] / inde inficitur. Nota, quod non debet dari in decoctione, / quia in fundum descenderet. Unde antequam[428] detur decoctio, / detur cum coclеario vel cultello; postea detur decoctio. / Vel melius: quando datur ad purgationem melancoliae, prius / detur decoctio; post quattuor vel quinque sellas detur lapis lazuli: / miro modo tunc purgat melancoliam.[429]

<119.> De lilio. /

Lilium calidum est et humidum. Aliud **domesticum**, aliud **silvestre**. / Sed **silvestre**: aliud gerit florem **purpureum**, quod efficacius / est; aliud habet florem **croceum**.

Ad apostemata maturanda / lilium[430] domesticum cum axungia / tritum et cum oleo coctum superponatur. – Contra splenis / duritiem radix lilii in multa quantitate cum branca / ursina et radice enulae vel evisci ponatur in vino / et oleo per quindecim dies; postea decoctio coletur; et in colatura / addita cera et oleo fiat unguentum. – Ad / faciem colorandam accipe tuberositates radicis / lilii **agrestis**, et desicca; pulverem inde factum distempera / cum aqua rosacea, et permitte siccari; sic fac ter vel quater; / et illum pulverem solum vel cum aqua rosacea confectum ducas [**78**^{va}] super faciem. Ad idem et ad ruborem innaturalem / removendum[431] accipe tuberositates praedictas / et virides, si habes; contere, et admisce pulverem / cathimiae et pulverem camphorae, oleum sambucinum, / ad ultimum argentum vivum exstinctum; unguentum / confice, et ungue.

---

426 *gemeint ist*: scypho.

427 nil *E.*

428 [**66**] *Wölfel.*

429 *vgl. die entsprechende Passage aus den* 'Curae Platearii': Detur etiam tam his quam patientibus ex sanguine adusto lapis lazuli, lapis armenicus hoc modo aptatus: lapis lazuli drachmae tres subtiliter terantur et in aliquo vase solido cum aqua moveantur, permittantur residere, et illa aqua proiecta alia addatur, et hoc bene vigesies fiat. Signum perfectae loturae est, quando exit aqua vel parum vel nihil infecta; fit autem talis lotura, ne sua nimia siccitate vulneret intestina; lapidis armenici drachmae duae eodem modo aptentur et bis vel ter laventur; isti duo lapides commisceantur; nec ponantur in decoctione, sed post quattuor sellas cum cocleario dentur per se vel cum sirupo vel cum melle, ut patiens melius possit accipere. [3^{vb}6-21] *Dazu noch folgende Ergänzung*: et drachmae tres lapidis lazuli et lapidis armenici loti et praeparati secundum doctrinam in tractatu quartanae praedictam. Nec mireris, quod dixi drachmas tres lapidis debere apponi, quia postquam loti fuerint, ad quantitatem trium vel quattuor scrupulorum rediguntur [10^{ra}40-45].

430 licium *E.*

431 removendam *E.*

<120.> De licio. /

Licium calidum est in primo gradu, siccum in secundo. Dicunt autem quidam, / quod gummi est; quod falsum est. Est autem succus herbae, quae / similiter licium appellatur. In principio aestatis colligitur, / teritur, succus exprimitur, soli exponitur et desiccatur, / et in substantiam licii transmutatur. Sed tamen adduntur / quaedam, ut dicit Dioscurides. Est autem eligendum, quod / durum est et quandam habet glutinositatem et interius / lucidum est; quod autem molle est et obscurum, abiciendum / est. Per quinque annos potest servari. Licium autem alio nomine **oculus / lucidus** dicitur, quia reddit oculos lucidos.

Contra / maculam oculi, dum recens est, et contra lippitudinem, / quae fit ex flegmate congelato, licium pulverizetur optime, / et <cum> aqua rosacea conficiatur; et sic dimittatur, donec / consumatur; et sic fiat quater vel pluries; et pulvis solus / vel cum aqua conficiatur, et oculis imponatur. Si / inveterata sit passio, apponatur aliquid de sarcocolla. / Licium etiam conficiatur cum succo feniculi, et ponatur / in vase aeneo: oculos clarificat; et valet, / cum causa est ab interioribus. – Contra fissuras labiorum / et linguae et oris ulcerationem pulvis licii / cum amylo et penidiis cum aqua rosacea conficiatur, / et ulcera inunguantur. Satis probatum est[432]. – Ex licio / valet suppositorium in acuta febre, quia multa desiccata / stercora solvit. Contra tumorem gingivarum / fiat frequens lotura et fricatio circa gingivas ex / aceto, in quo sit resolutum licium. – Contra lentigines / fiat inunctio ex licio et cerusa in / eadem quantitate et nitro, simul pulverizatis. – Contra / vitium matricis ex frigiditate informetur suppositorium ex / trifera magna et superspargatur pulvere licii: quando superflui / humores in matrice abundant, valet, quia purgat, [**78vb**] desiccat et inanit[433].

<121.> De linochitis[434]. /

Linochitis id est **mercurialis.**[435] Competenter cum carnibus / grossis cocta ad solutionem datur faciendam; / competenter ex succo etiam eius vel aqua decoctionis eius, / oleo et melle et sale fiat clistere educens humores / et solvens.

<122.> De lingua avis. /

Lingua avis calida est et humida in primo gradu. Herba est, quae / folia habet acuta, parva et conformia linguae[436] / avis. Viridis multae est efficaciae; exsiccata nullius. /

Virtutem habet incitandi libidinem et humectandi. / Herba etiam ipsa cocta cum carnibus vel condita in sartagine / et comesta libidinem incitat. Ad / idem valet electuarium confectum ex carnibus dactylorum / et interioribus festucae et succo

[432] *folgt* a mulieribus Salernitanis *W*

[433] maturat *W*; [**67**] *Wölfel*.

[434] *sic E, gemeint ist:* λινόζωστις.

[435] *interlinear*: li<nochitis> gradu primo c<alida> et h<umida> *E*.

[436] linga *E*.

linguae avis / vel foliis vel cum alliis[437] tritis, addito melle. Ad / idem valet electuarium confectum cum testiculis satyrionis, / melle et succo avis linguae. – Herba ipsa decocta / cum aqua ordei prodest ethicis et consumptis; <ad idem> valet decoctio / succi avis linguae, addito zuccaro. – Contra siccitatem / pectoris detur aqua decoctionis ipsius; addito / dragaganto[438] magis valet.

<123.> De lapatio. /

Lapatium calidum est et siccum in tertio gradu. Triplex est: lapatium / **acutum**, quod acuta habet folia et efficacius / est; lapatium **rotundum**, quod rotunda habet folia / et minus est efficax; lapatium **domesticum**, quod folia / habet aliquantulum lata; et magis usui competunt / medicinae.

Habet autem virtutem dissolvendi, relaxandi, aperiendi, extenuandi. – / Contra scabiem succus lapatii acuti, oleum nucis / et pix liquida simul bulliant, colentur, / et in colatura ponatur pulvis tartari et fuliginis; / et fiat unguentum competens scabiosis et impetiginosis / et serpiginosis. Contra serpiginem et impetiginem fiat / confectio ex succo lapatii acuti et pulvere auripigmenti. – / Ad apostemata maturanda lapatium / rotundum contritum et in oleo decoctum vel cum / axungia superponatur. Ad rumpenda apostemata / superponatur praedicto modo lapatium acutum. – Contra **[79ra]** splenis duritiem succus lapatii acuti, storax / liquida et armoniacum et acetum conficiantur; / et sic dimittatur per tres dies; postea decoctio fiat, / et coletur; et colaturae addatur cera et oleum; et fiat / unguentum competens. – Contra stranguriam, dysuriam fiat decoctio / lapatii in vino et oleo, et pectini superponatur: / urinam provocat in multa quantitate. – Aqua vel vinum decoctionis / eius solvit oppilationem splenis et epatis. – Contra / leucoflegmatiam <fiat> confectio ex duabus unciis lapatii acuti et drachmis duabus / esulae, addito melle, fiat aliquantula decoctio, / et detur patienti. – Contra scrophulas novellas fiat / emplastrum ex lapatio acuto et axungia, simul / tritis. – Contra lumbricos valet eius succus, datus cum / melle. – Contra flegma abundans in cerebro[439] succus eius cum[440] / succo rutae in modica quantitate naribus iniciatur, in / calido aere, sicut in balneo. – Crispellae ex lapatio / valent asthmaticis ex frigida causa. – Lapatium acutum, / crudum vel coctum comestum, confert scabiosis.[441] /

<124.> De lithargyro.

Lithargyrum temperatum est in frigiditate et siccitate. / Secundum quosdam est frigidum et siccum in primo gradu; hoc <est>: temperatum / est in frigiditate et siccitate. Unde Constantinus[442] ex verbis ipsius Dioscuridis: / lithargyrum

[437] aliis *E.*
[438] draganto *E.*
[439] *W, L*, stomacho *E.*
[440] in *E.*
[441] **[68]** *Wölfel.*
[442] 'Liber graduum' (Petrus 1536, 360.11): Dioscurides refrigerativum, stipticum, solidativum et omnium concavorum membrorum de bona carne repletivum esse testatur.

frigidum est et stipticum; quod cum sit stipticum, / noscimus, quod siccum est. Est autem in qualitatibus / suis temperatum; eius excessus non determinatur, / quia non est sensu determinabile.

Lithargyri multa / differentia est: Est autem lithargyrum, quod [de] **spuma / auri** est et, cum frangitur, interius simile est auro; et / hoc aliquantulum attinet calori, et **cathimia**[443] dicitur proprie. / Est autem lithargyrum **spuma argenti**, quod fit per excoctionem / in igne, cum separatur purum a non puro; / et illud magis attinet frigiditati et humiditati. Est autem lithargyrum / **faex stanni**, quo utimur communiter, quod fit similiter / per excoctionem, cum sit stannum ex vena terrae; et / illud frigidum est et stipticum. Dicunt autem quidam, quod / lithargyrum similiter reperitur, quod est **faex plumbi**.

Lithargyrum / **faex stanni**, quo utimur communiter, virtutem habet / constringendi, consolidandi et depurandi et diversa medicamina **[79rb]** conficiendi. – Pulvis lithargyri vulneribus impositus / saniem consumit et ulcera consolidat. – Contra / scabiem, et praecipue cum sit ex flegmate salso vel colera, fiat / decoctio aliquantula olei nucis: pulvis lithargyri / subtilissimus cum aceto diu conficiatur, et post / addatur oleum nucis calidum, et bene conficiantur. – / Contra dysenteriam factam vitio inferiorum <intestinorum> lithargyrum / integrum superponatur carbonibus; quod bene / calefactum aspergatur[444] aceto saepius; post fiat pulvis / subtilissimus, qui per clistere iniectus cum oleo rosaceo / et inunguatus[445] putredinem consumit et ulcera / consolidat et consumit. – Contra fervorem apostematum, / ut in erysipila, conficiatur pulvis lithargyri et / cera cum aqua rosacea, et inunguatur.

Lithargyrum, / quod **spuma auri** dicitur sive cathimia, pulverizetur / subtilissime, et abluatur cum aqua rosacea quinquies / vel sexies vel donec aqua non inficiatur pulvere: ille / pulvis in modum collyrii vel solus vel cum aqua rosacea / oculis imponatur. – Ad faciem depurandam / et pannum superfluum removendum, quem habent mulieres / post partum, axungia gallinacea vel anserina liquefiat; / et addito pulvere lithargyri et oleo rosaceo / fiat unguentum.

<125.> De lactuca. /

Lactuca temperate frigida est et humida. Semen autem / frigidius ipsa herba est, sed eius excessus non determinatur / ab auctoribus. Ipsa herba usui ciborum competit; / semina usui medicinae competunt magis. Lactuca / autem ab omnibus auctoribus omnium herbarum / temperatissima iudicatur.

Bonum autem sanguinem / generat et lactis copiam. Cibus est communis, conveniens / colericis. In febribus vero multum iuvat elixa / vel cruda comesta; cocta autem in aceto, addito / croco, solvit oppilationem splenis et epatis. – Ad / somnum provocandum semen eius cum lacte mulieris et albumine / ovi conficiatur, et fiat emplastrum circa tempora; pulvis / eius seminis cum lacte

443 cathima *E.*

444 aspergant *E.*

445 inunguatur *E.*

datus somnum provocat. – / Contra calida apostemata in principio conficiatur semen eius [79va] cum oleo rosaceo, et superponatur.[446]

<126.> De lupino. /
Lupinus calidus est et siccus in tertio gradu. Lupinus alius / **amarus**, qui de natura sui amarus; et ille praecipue / competit usui medicinae. Alius **dulcis** vel **insipidus**, / qui ex eius multa mora in aqua dulcescit et insipidus / fit.
Virtutem habet diureticam. – Contra lumbricos / farina lupinorum amarorum cum melle confecta / detur. Ad idem valet panis, confectus ex farina / lupinorum et succo absinthii vel aqua, comestus. / Ad idem valet, praecipue pueris, emplastrum factum ex / farina lupinorum et succo absinthii, positum[447] super / stomachum; et melius est, si addetur modicum aloe. Eadem / confectio sine aloe solvit oppilationem splenis et epatis. – / Hydropicis valet confectio scilicet facta ex farina lupinorum et / succo absinthii data; et panis inde factus valet. – / Farina lupinorum amarorum cum succo persicariae / auribus iniecta vermes necat. Eadem farina cum / succo porri superfluitates aurium mundificat. / Eadem farina cum oleo confecta apostemata frigida maturat / et rumpit.

<127.> De lauro. /
Laurus calidus est et siccus. Cuius fructus et folia usui / medicinae competunt. Folia maiorem habent virtutem confortandi[448] ex / aromaticitate; fructus dissolvendi, consumendi. Folia collecta et exsiccata / in umbroso loco et non fumoso per annum in / multa efficacia servantur, et fructus per duos annos.
Fomentum / factum ex aqua decoctionis foliorum lauri matricem / mundificat et confortat, et conceptum ex frigiditate impeditum / adiuvat. – Contra dolorem colicum fiat fomentum / ex vino decoctionis foliorum lauri. Contra idem / fiat emplastrum supra pectinem et renes <ex> extremitatibus[449] / lauri decoctis in vino. – Idem fiat contra / dolorem stomachi ex frigiditate et contra vomitum ex frigida causa; detur / etiam vinum decoctionis foliorum lauri et rosae in aqua in aliquo / vase, ore oppilato; et recipiat patiens fumum; / ex qua aqua laventur frons et tempora. Ad / idem conteratur fructus, et fiat pulvis in testa; calefiat / et ponatur in sacello; et sacelletur caput. – **[79vb]** Ad pannum superfluum removendum et quasdam / superfluas rubeas tuberositates faciei, quae / fiunt in iuvenibus et praecipue sanguineis, quas / vocant barbulas: dum recentes sunt, baccae / lauri desiccantur soli, ut cortex corrugatur / et melius tollatur; remoto cortice terantur; / et fiat pulvis subtilis, qui conficiatur cum melle; / ex tali unguento unguatur patiens in balneo: / multum confert. Ad pannum superfluum removendum / post partum conficiatur pulvis praedictus cum felle aliquo / et inunguatur. Si fel fuerit durum, distemperetur / cum melle; et pulvis ex eo conficiatur; et confert. – Ex baccis / lauri fit oleum, quod valet contra dolorem

---

[446] **[69]** *Wölfel.*
[447] positus *E.*
[448] *interlinear eingefügt.*
[449] extermitatibus *E,* ex teneritate *Rufinus.*

stomachi ex frigiditate / et artheticum dolorem; sic fit: baccae lauri recentes / conterantur in oleo, diu decoquantur, et colentur: illud / tale dicitur **oleum laurinum**.

Et nota, quod cum in receptionibus / reperitur receptio <foliorum> lauri vel **dampnidis**, / folia debent poni; cum baccarum[450] lauri / vel fructus **dampnochochii**[451], <fructus>.

<128.> De lentisco. /

Lentiscus calidus est et siccus; plus tamen siccus quam calidus. Cum / in medicinis invenitur receptio, folia debent poni; / quandoque tamen fructus ponuntur[452].

Virtutem habet constringendi et consolidandi. – / Contra fluxum menstruorum et dysenteriam et vomitum ex / debilitate virtutis contentivae vel acumine humorum: fasciculi / parvi, ex eius foliis facti, decoquantur in aceto, / et pectini et renibus cataplasmentur: si dysenteria / fuerit[453] vitio superiorum <intestinorum>, super stomachum[454]; contra vomitum super furculam / pectoris. Alius usus contra praedicta: teneritates / lentisci in aceto bulliant usque ad aceti / consumptionem; postmodum desiccetur, et fiat inde / pulvis, <qui> vel in cibis vel in potibus detur contra praedicta. – / Contra ulcera virgae: pulvis, factus ex foliis eius supra / testam calidam desiccatis et pulverizatis, ulcera / consolidat, saniem consumit. Sed non debet poni, / nisi quando est sanies. – Contra ulcerationem oris et linguae / et labiorum et in febre acuta fiat decoctio / foliorum eius in aceto, et fiat frequenter gargarisma: [**80**^ra^] hoc multum confert.

<129.> De lenticula. /

Lenticula frigida <est> et sicca. Usui medicinae competit fructus / vel semen eius.

Virtutem habet constringendi. Unde contra dysenteriam / talis sit usus: lenticula in aceto decoquatur / usque ad aliquantulam denigrationem, et cottidie mane / detur patienti ieiuno ad comedendum.

<130.> De laureola. /

Laureola calida est et sicca. Frutex est, cuius semen / medicinae competit; et dicitur **coconidium**[455]; est et radix / etiam eius medicinalis. Cum ergo invenitur eius receptio vel / coconidii, fructus debet poni. Per duos annos servatur.

---

[450] baccar *E.*

[451] *der Satz lautet bei Rufinus (Thorndike 1949, 166):* Et nota, quod cum in receptione reperitur receptio foliorum lauri vel dampnis vel dampnide, folia debent poni; cum baccarum lauri vel dampni cachocii['], fructus. - *Gemeint ist wahrscheinlich* δαφνοειδής.

[452] *oder* ponitur.

[453] [**70**] *Wölfel.*

[454] *folgt* ponantur *B.*

[455] κόκκος Κνίδιος.

Virtutem habet / principaliter purgandi flegma et coleram. Unde sanis lapsis et / aegris non multum febricitantibus dari potest, si inde / acuatur benedicta vel hiera logodion ad flegma purgandum, oxy / vel trifera Saracenica ad coleram purgandam in quantitate scrupulorum / quinque, addito mastice vel bdellio vel gummi Arabico / ad repressionem acuminis: movet per superiora et / inferiora. – Pulvis coconidii subtilis bulliat / in oleo diu; et ex tali oleo inungue pectinem / propter stranguriam et dysuriam, renes propter nephresim <et> tenasmon / ex frigido et glutinoso humore adhaerente intestinis. / Fiat etiam contra hoc suppositorium de bombace intincta. – Immittatur / etiam bombax intincta auribus propter surditatem, / si fiat ex humoribus: existentes[456] ibi fumosas superfluitates / consumit.

<131.> De levistico. /

Levisticum calidum est et siccum in secundo gradu. Cuius etiam semen levisticum / dicitur. Semen, non herba, non radix in medicinis ponitur, cum invenitur / eius receptio. Per tres annos servatur.
Habet autem virtutem diureticam, / aperiendi et extenuandi. – Vinum decoctionis eius contra oppilationem / splenis et epatis valet; vel etiam aqua decoctionis eius contra / ventositatem stomachi et intestinorum dolorem, factum ex ventositate. Pulvis / etiam eius cum pulvere cinnamomi datus in cibis valet / contra praedicta.

<132.> De lapide magnete[457]. /

Lapis magnetis calidus est et siccus in tertio gradu.
Habet virtutem / attrahendi maxime ferrum, ut dicit auctor[458]; et invenitur in / litoribus Indiae et Oceani. Montes etiam sunt confecti / ex talibus lapidibus, unde naves, ferreis clavis / infixis[459], attrahunt.
Valet praecipue vulneratis: **[80rb]** pulvis eius conficiatur cum apostolicon, et fiat / stuellum, et vulneri imponatur: ferrum aliquantulum / extrahit. – Pulvis etiam eius in vino et potu detur, / et[460] maxime cum succo consolidae maioris. Pulvis / eius subtilissimus in quantitate drachmarum duarum datus cum succo / feniculi contra hydropisim valet et splenem et alopeciam; / attrahit enim melancoliam et flegma. /[461]

<133.> De myrta. /

Myrta sive **myrtus**, ut dicunt / physici, frigida <est> in primo gradu, sicca in secundo. / Frutex est, cuius fructus / scilicet **myrtilli** medicinae competunt. / Praecipue flores et folia, secundario / post maturitatem fructus eius colliguntur.

---

456 existente *E.*
457 magnetis *E.*
458 Aristoteles *B.*
459 infixas *B.*
460 **[71]** *Wölfel.*
461 *In E folgt hier die Liste der Pflanzentitel unter dem Buchstaben M.*

Per duos annos servantur. / Ad solem desiccari debent. Folia autem diutius, / flores diu servari non possunt: quanto recentiores, / tanto meliores.
Habet autem virtutem constringendi ex ponticitate, / confortandi ex aromaticitate. – Contra vomitum et fluxum / ventris et profluvium mulierum ex debilitate / virtutis contentivae vel ex humorum acumine dentur fructus / ipsi ad comedendum; vel succus eius detur; / vel fiat sirupus ex succo eorum, addito zuccaro: / optimus est contra praedicta; potest servari per annum, <si> bene coquatur / succus. Si non habes zuccarum, appone mel; et fiat / mediocris decoctio, ne mel aduratur. Istud / non tantum valet, sed diutius potest servari. – Ex fructibus [**80va**] contritis vel ex pulvere eorum vel [*recte*: et][462] albumine ovi fiat emplastrum: / circa os stomachi propter vomitum, propter[463] dysenteriam circa / renes et pectinem et umbilicum, propter fluxum circa / pectinem et renes. Fiat decoctio foliorum in aqua / pluviali; et fomentum fiat circa inferiora propter / dysenteriam et profluvium. – Fomentum etiam factum ex hac / aqua circa frontem et tempora et pedes somnum provocat / in febre acuta. – Suffumigatio per os et fomentum / circa frontem et tempora fiat propter rheuma et dolorem capitis / ex caliditate. – Fasciculi duo ex teneritatibus myrtae / decoquantur in aceto et aqua pluviali; et contra vomitum supra / os stomachi ponantur, propter fluxum ventris supra pectinem / et renes et umbilicum; positi supra renes / in acuta febre solvunt dolorem factum ex acumine / caloris dissolventis. Sirupus factus ex floribus / miro modo valet contra praedicta. Aqua decoctionis florum in / aqua pluviali valet; aqua etiam facta ex aqua pluviali et / floribus myrtae ad modum aquae rosaceae minus valet / contra praedicta et contra syncopim, et potest[464] servari similiter per annum / sicut sirupus[465]. – Pulvis etiam foliorum eius datus in cibis / valet; et superpositus[466] vulneribus ea consolidat. – / Pulvis myrtillorum et foliorum eius factus et mane / ante cibum datus confert laborantibus foetore / oris et[467] vitio stomachi.

<134.> De manna. /

Manna calida est et humida temperate. Manna, ut dicunt / quidam, est succus cuiusdam herbae; quod falsum / est. Est autem ros, qui super quasdam herbas diureticas / cadit[468] in quadam parte Graeciae et Indiae et conviscatur / circa herbas; colligitur autem postea sicut mel. /
Sed quia in parva quantitate invenitur, **sophisticatur**. / Quidam autem addunt mel flavum[469]; alii faciunt / magnam **sophisticationem** sine melle: ex succo /

---

[462] *so auch Rufinus (Thorndike 1949, 192).*
[463] *B*, et *E*.
[464] [**72**] *Wölfel*.
[465] *vgl.* 80rb34.
[466] suppositus *E*.
[467] *recte*: ex ?
[468] caditur[?] *E*.
[469] mel flavum] favum mellis *Rufinus (Thorndike 1949, 179)*.

liquiritiae pulverizato subtiliter [et melle] quoddam / durum efficiunt; quod mannae assimilatur. /

Pura manna subalbida est, et interius / quasdam habet tuberositates velut mellis favus, / et pure dulcis; nihil etiam dulcius pura manna; **[80vb]** **sophisticata** dulce cum acumine. Si ex favo / mellis fuerit **sophisticata**, erit cum quadam / abominatione, sicut ex succo liquiritiae.

Manna / habet virtutem depurandi et mundificandi sanguinem. / Unde valet in acutis febribus ex colera. Et debet eodem modo / praeparari sicut cassia fistula[470]; sed cum ponitur in decoctione, debet / resolvi in aqua calida, et per catiam colari, et postea / poni in medicina. Et nota, quod manna in decoctione posita[471] / vel in medicina plus obest quam prosit, numquam enim pura[472] / invenitur. Unde non debet dari in febribus, quia ex admixtione / mellis nocet.

<135.> De melliloto. /

Mellilotum calidum est et humidum in primo gradu. Herba est, cuius semen / similiter appellatur. **Corona** etiam **regia** dicitur, quia / formatur ad modum semicirculi. Semen cum ipsis / corticibus ponitur in medicinis – per tres annos servatur –, quia adeo parvum / est et adhaerens, quod vix separari possit.

Virtutem habet / confortandi ex aromaticitate, diureticam ex substantiae subtilitate. – Vinum / decoctionis eius digestionem confortat, ventositatem excludit, / oppilationem renum et vesicae aperit. – Semen vero in / brodio et cibo ponatur, ut eos boni saporis et / odoris reddat.

<136.> De malva. /

Malva frigida est in primo gradu, humida in secundo. Cuius duplex est / maneries: **domestica**, quae magis est frigida / et humiditatem habet subtilem; et **silvestris**, quae **malvaviscus** / et **bismalva** dicitur, et altius crescit et altiora / habet folia, est etiam quasi frutex, et minus frigida, / et viscosam habet humiditatem.

Contra calida apostemata in / principio folia malvae terantur et superponantur. / Ad maturandum apostemata terantur cum axungia / bene recenti porcina, et super tegulam calefacta / superponantur[473]; hoc etiam valet contra duritiem splenis / et epatis. – Fomentum factum ex aqua decoctionis eius circa / pedes valet ad somnum provocandum in acutis febribus. – / Coquinata et comesta solvit ventrem. Valet / etiam in febribus propter ventris constipationem. – Ex aqua etiam / ipsius fit clistere[474] mollificativum. – Ad menstrua provocanda / certum experimentum: radix eius ad modum digiti **[81ra]** grossa et longa vel etiam longior radatur aliquantulum / exterius, et superspargatur pulvis scammoniae, et supponatur; / inunguatur prius radix melle, si volueris.

---

470 *sieh* 63vb30.

471 positum *E.*

472 purum *E.*

473 superponatur *E.*

474 [73] *Wölfel.*

Malvaviscus[475] / plus maturat. Folia scilicet sola et magis / trita radix cum axungia aliquantulum calefacta / et superposita apostemata maturat, duritiem relaxat / et mollificat[476]. Herba etiam tota cum radice coquatur / fere ad consumptionem aquae; et apparebit superius / quaedam viscositas, quae superposita maturat apostemata, / duritiem remollit. Ex qua, addita cera et oleo, fit / competens unguentum ad praedicta. – Aqua decoctionis eius et seminis / malvae valet contra tussim siccam, et confert ethicis. – / Semina etiam in oleo cocta et sacellata duritiem / solvunt et mollificant.

<137.> De mastice. /

Mastix calida est et sicca in secundo gradu. Est autem gummi cuiusdam / arboris vel fruticis similis lentisco. In quadam / parte Graeciae reperitur. In fine veris incolae circa / [radices] cortices[477] operantur quasdam incisiones, / et terram mundificant, et vestes[478] supponunt vel quaedam / cooperimenta ex iuncis facta, ne liquor effluat / in terram. Eligenda est mastix, quae clara est et / alba; quae autem habet admixtionem vel obscuritatem, abiciatur. /
Virtutem habet confortandi, conglutinandi et consolidandi. – Contra humores / defluentes a capite ad oculos et dentes, et dolorem / temporum, qui fit ex ventositate a stomacho ascendente ad / caput: pulvis masticis cum vino albo et odorifero / et albumine ovi confectus, addito pulvere olibani, / si placet, temporibus superponatur. – Emplastrum factum / ex eo et laudano, positum super dentes et gingivas, / dentes relaxat<os> confirmat, gingivas grossas / extenuat, et humores frigidos et superfluos consumit. – / Mastix etiam commasticata dentes dealbat et confirmat; / cerebrum a superfluitate enim depurat; facit enim / exscreare in multa quantitate. – Mastix in testa liquefacta, / et aluta vel panno vel carta inducta, et furculae / pectoris apposita vomitum colericum constringit; / vel, si fiat ex debilitate virtutis contentivae, [**81**rb] digestionem confortat et debilitatem ex aegritudine, / ut in convalescentibus. – Nota, quod pilis abrasis / debet poni. Si vero non cohaereat, tegula calida / panno interposito superponatur[479], et cum adhaeserit, / removeatur. – Aqua decoctionis eius tepida data confortat / digestionem, stomachum relaxatum corroborat, / et addito semine feniculi ventositatem excludit. – Emplastrum / factum ex eo, bolo et albumine ovi et aceto, super furculam / pectoris positum vomitum colericum constringit. – / Aqua pluvialis decoctionis eius tepida data ad idem valet; / fluxum etiam ventris ex acumine medicinae reprimit. Aqua / etiam pluvialis vel rosacea decoctionis eius et tres vel quattuor gariofili data / tepida vomitum vel fluxum ventris ex acumine / violentae medicinae factum constringit.

---

475 malviscus *E*.
476 maturant - relaxant - mollificant *Rufinus (Thorndike 1949, 177)*.
477 radices cortices *E* (*Wölfel schlägt vor*: radices et cortices).
478 veste *E*.
479 supponatur *E*.

Nota, / quod mastix parum debet coqui, ne virtus eius deperdatur, / et debet dari tepida. Unde aqua / masticis plus valet quam ferventissima; quare / dico: plus valet tepida quam multum calida. /

<138.> De menta.

Menta calida est et sicca in secundo gradu. Cuius / plures differentiae sunt: Est enim quaedam **domestica**, / quae proprie **hortulana**[480] dicitur; et haec mediocriter calefacit, / desiccat et confortat. Est et alia **silvatica**, / quae **mentastrum**[481] dicitur et maiorem habet virtutem calefaciendi. / Est et menta, quae longiora habet folia / et acutiora et latiora; et haec **menta Romana** / dicitur vel **Saracenica**; haec magis est diuretica quam / aliae, quod perpenditur ex eius amaritudine.

Domestica / magis usui medicinae competit; et viridis / et exsiccata maioris est efficaciae; desiccatur autem / in loco umbroso. Per annum potest servari in multa efficacia. /

Virtutem habet dissolvendi, consumendi ex propriis qualitatibus, / confortandi ex aromaticitate. – Contra foetorem oris et putredinem / gingivarum et dentium abluatur os et / gingivae ex aceto decoctionis mentae hortulanae, / postea fricentur ex pulvere eius siccatae vel cum ea sicca. – / Ad appetitum confortandum, cum impeditur ex frigidis / humoribus existentibus in ore stomachi, fiat salsamentum **[81va]** ex aceto modico et menta, cinnamomo / vel cimino et pipere. – Contra vomitum ex / debilitate virtutis contentivae vel ex frigida causa <fiat> / decoctio mentae in aqua salsa et aceto, et spongia / intincta ori stomachi superponatur. Valet etiam menta / cocta et comesta. – Contra syncopim et debilitatem / in febribus et sine febre sive ex medicina vel quacumque / causa: conteratur menta in aceto et modico vino, / si fiat sine febre; vel cum febre cum solo aceto; et frustrum[482] / panis bene tosti quasi combusti ponatur / in illo aceto et dimittatur aliquantulum, ut bene / humectetur; et naribus applicetur; et inde fricentur / labia et lingua, gingivae, dentes et tempora; / et super venas pulsatiles ligetur temporum et / bracchiorum; et masticet patiens panem, et humorositatem / transglutiat. – Ad matricem mundificandam / teneritates mentae coquantur in / vino; et fiat inde suppositorium. – Contra colicam passionem / fasciculi mentae in vino et oleo decoquantur; / pectini et renibus cataplasmetur. – Contra coagulationem / lactis in mamillis fasciculi eius in / vino et oleo cocti mamillis cataplasmentur. /

Et nota, quod, cum datur aliqua medicina contra venenum, / debet dari cum succo mentae. Haec enim menta aliquantulam / habet vim attrahendi venenum; vel potest / dari cum vino decoctionis eius, si succo careas.

Succus / **mentae Romanae** solus vel vinum decoctionis eius / vel succus eius cum melle mixtus et datus: valet / contra oppilationem splenis et epatis et urinalium viarum / ex frigido humore et etiam ex calida causa sine febre. –

---

480 ortolana *E.*

481 **[74]** *Wölfel.*

482 frustra *E.*

Succus / etiam eius datus lumbricos necat; similiter vermes / in auribus, si iniciatur. – Decocta in vino et oleo / et cataplasmata herba solvit sclerosim apostematum / frigidorum.
Mentastrum et salvia et caricae[483] decoquantur / in vino, et dentur patienti frigidam / tussim. Vinum decoctionis eius vel pulvis datus digestionem / confortat. – Fomentum factum ex aqua decoctionis eius **[81vb]** matricem infrigidatam calefacit. – Sacellatio / ex pulvere eius facta calida capiti apposita frigidum / rheuma constringit.
Nota: menta Romana pro[484] hortulana / poni potest.

<139.> De margarita. /

Margarita frigida est et sicca. Est autem lapis, qui in / quibusdam piscibus reperitur. Margaritae / aliae sunt perforatae artificio et non natura; et / illae, quae perforatae sunt natura, meliores sunt: in medicinis / debent poni. Aliae non sunt perforatae et peiores; / quas ponunt apothecarii in medicinis, cum receptio / margaritarum simpliciter reperitur. Quaedam tamen / non perforatae aequipollent perforatis. Eligendae / igitur sunt albae et clarae; quae vero[485] sunt[486] obscurae / et quasi subalbidae, non sunt ponendae in medicinis.
Virtutem / habent confortandi et reparandi spiritus subtiles, ut quidam / dicunt, sed non omnino; quaedam vero sua asperitate membra / a superfluis abstergunt et ea quasi constringendo / et coartando ad unum ducunt et sic confortant. – / Contra syncopim et debilitatem ex medicina vel fluxum / ventris vel sanguinis et contra cardiacam in / febribus detur pulvis margaritarum cum zuccaro rosaceo. /

<140.> De mumia[487].

Mumia calida est et sicca in quarto gradu / teste Constantino[488], licet dicunt quidam: frigida, / quia est constrictiva; quod falsum est. Multa enim frigida et sicca / laxant, et multa calida et sicca constringunt.
Est / autem mumia quaedam species, quae in sepulchris / mortuorum reperitur. Solebant antiqui corpora / mortuorum balsamo vel myrrha condire – adhuc / apud paganos fit circa Babyloniam, ubi multa / copia est balsami, – circa cerebrum et spinam maxime, / unde sanguis ad cerebrum calore balsami / attrahitur et excoquitur[489], similiter cerebrum aduritur et / desiccatur et in mumiam transmutatur; circa / spinam[490] mumia reperitur.
Est autem eligenda, quae / magis est lucida et foetida, et quae est solida.

---

[483] carices *E.*
[484] vel *E.*
[485] non *E.*
[486] **[75]** *Wölfel.*
[487] mummia *E.*
[488] 'Liber graduum' (Petrus 1536, 374.30): Calida et sicca est in tertio gradu.
[489] *Präfix nicht lesbar; vielleicht folgt* et.
[490] *folgt* quoque *Rufinus (Thorndike 1949,* 198).

Virtutem / habet constringendi. – Pulvis eius simpliciter vel stuellum factum / ex succo sanguinariae et pulvere eius naribus [**82**ra] impositum sanguinem reprimit. Emplastrum / etiam factum ex pulvere eius et albumine ovi fronti et temporibus / superponatur. – Vomentes sanguinem vitio / spiritualium teneant pillulas sub lingua, factas / ex pulvere eius, addito modico mastice et aqua infusionis / dragaganti, et postea transglutiant[491]. Si vitio / interiorum[492], detur pulvis eius in ovo sorbili / vel succo plantaginis. – Contra dysenteriam / detur pulvis eius in ovo sorbili, cum pulvere / gummi Arabici exusti, confecti cum aqua rosacea vel succo / plantaginis; et praecipue valet, si fiat vitio / superiorum intestinorum. Si fiat vitio inferiorum, / iniciatur per clistere pulvis eius cum aqua ordei / infusionis dragaganti[493]. Fiat etiam emplastrum ex mumia, / tano et aceto et albumine ovi: si fiat vitio / inferiorum, ponatur super pectinem et renes; si vitio / superiorum, supra umbilicum. – Contra fluxum menstruorum / detur athanasia cum pulvere mumiae; fiat etiam / suppositorium ex pulvere eius et athanasiae. – Pulvis eius solus / ulcera sanat.

<141.> De mandragora. /

Mandragora frigida est et sicca; eius vero excessus / non determinatur ab auctoribus. Cuius duae sunt species: / **masculinum** et **femininum**. Habet folia aspera **femina**. / Quidam dicunt, quod ea magis competit usui[494] medicinae; / indifferenter tamen ea utimur. Quidam tamen dicunt, / quod femina formata est ad modum mulieris et ad formam, / **masculina**[495] vero ad modum masculum[496]; quod / falsum est, quia numquam herbae attrahunt formam / humanam. Quidam vero operantur formas / tales, ut a rusticis accepimus.

Radicum[497] autem / cortex principaliter usui medicinae competit, secundario poma, / tertio folia. Cortices radicum[498] collectae per quattuor / annos servantur in multa efficacia.

Virtutem habet constringendi, infrigidandi / et aliquantulum mortificandi, quia hypnoticam[499] habet / virtutem, id est somniferam. – Ad somnum provocandum in / acutis febribus pulvis corticum[500] conficiatur cum lacte / mulieris et albumine ovi, et inducatur fronti et temporibus. – [**82**rb] Contra dolorem capitis ex calore folia ipsius trita / super tempora ponantur; inunguantur oleo etiam mandragorato, / quod sic fit: poma mandragorae trita / in oleo communi diu macerantur; postmodum fiat aliquantula / decoctio, et coletur; et illud **oleum mandragoratum** / dicitur, quod valet ad somnum provocandum et

---

491 transglutiat *E*.
492 *sic E* (*vgl. dagegen* 55rb16).
493 draganti *E*.
494 usus *E*.
495 masculinam *E*.
496 *oder* masculi.
497 *oder* radicis.
498 *oder* radicis.
499 eneotecam *E*.
500 *oder* corticis; [**76**] *Wölfel*.

dolorem / capitis ex calidis humoribus, si frons et tempora inunguantur; / calorem reprimit febrilem, si pulsus inunguantur. – / Contra calida apostemata fiat inunctio / ex ipso oleo in principio; reprimit enim materiam; fructus / et folia cataplasmentur vel saltem pulvis cum / succo alicuius herbae frigidae. – Contra fluxum ventris / ex impetu colerae: ex oleo praedicto inunguatur venter / et spina tota; et modicum iniciatur per clistere / lenitivum[501].

<142.> De meu. /

Meu calidum est et siccum in secundo gradu. Herba est, cuius radix / simili nomine dicitur et praecipue usui medicinae competit; / unde radix in medicinis debet poni. Per tres annos servatur. /

Virtutem habet diureticam ex subtilitate substantiae, attrahendi et / consumendi ex qualitatibus suis. – Vinum vel aqua decoctionis eius / solvit oppilationem splenis et epatis ex frigida causa, stranguriam et / dysuriam. Aqua vero competentius datur in aestate / iuveni, vinum vero in hieme seni. – Pulvis / meu cum semine feniculi in cibo vel potu datus ventositatem / stomachi et intestinorum excludit, digestionem / confortat. – Contra tenasmon ex frigida causa herba / ipsa in vino decoquatur; et fiat encathisma, id est / supersessio; postea superponatur pulvis eius confectus cum / melle: satis est competens.

<143.> De malis citoniis. /

Mala citonia, id est **coctana**[502], frigida sunt et sicca. Collecta / et cum filis per stipites ligata et suspensa / per annum possunt servari in frigida regione, in calida per medium / annum.

Virtutem habent constringendi et confortandi; recentia maioris / sunt efficaciae, sicca minoris. – Contra vomitum et / fluxum ventris ex caliditate vel debilitate virtutis / contentivae dentur cruda vel cocta ad comedendum: / contra vomitum post prandium, contra fluxum [**82va**] ventris ante prandium. Aliter: decoquantur peroptime / in aqua pluviali, et postea contrita bene ponantur calida: supra / umbilicum, si sit facta dysenteria[503] vitio superiorum; contra vomitum / supra os stomachi. Aliter: exprimatur succus ex eis viridibus; / et in succo illo decoquatur pulvis, addito sumach, / huius ipsius. Optimum est contra praedicta, si pulvis etiam comedatur: / et appetitum provocat, confortat, et constringit.

Ex / eis etiam fiat **diacitoniten** hoc modo: citonia decoquantur / peroptime in aqua; postea abiciantur exteriora: / quae impura sunt, sunt nigra vel subnigra; quae pura / sunt, valent, quia bonum habent odorem; conterantur / carnes citoniorum, abiectis nucleis interioribus; / post cribrentur hoc modo: ponantur in cribro, / quod habet lata foramina; postea fricentur bene cum manibus, / et[504] illud, quod subtilius est, transit[505]; iterum, quod durum / est, conteratur et

---

[501] leni *E.*

[502] *eigentlich* coctona *E.*

[503] *B, fehlt E.*

[504] ut *Rufinus (Thorndike 1949, 183).*

[505] transeat *Rufinus.*

cribretur bene modo praedicto; postea addatur / mel in pari quantitate; et fiat decoctio, et semper / moveatur; signum decoctionis est, quando positum supra[506] / lignum vel lapidem[507] infrigidatum potest removeri; / tunc debent species apponi et moveri, et statim ab / igne removeri, dilatari et planificari. / Si vis apponere muscum, hoc modo appones: muscum / dissolves in aqua rosacea vel saltem in vino, et superasperges; / postea incides per frustula; et unum frustum / super aliud pones, ut partes superpositae[508] / virtutem et odorem ab aliis contrahant[509]; et nota, / quod ex tribus granis potes coaptare centum libras. Alii / coaptant more electuarii, quia faciunt aliquantulam / decoctionem, et postea imponunt pulverem, et deponunt ab / igne; et satis competens est. Antiqui exprimebant / succum, et apponebant mel in eadem quantitate, / et decoquebant mediocriter, apponebant postea / pulverem, et removebant ab igne; et istud dicitur / **diacitoniten oxyporium**. Diacitoniten confortat / digestionem, et multum confert exeuntibus ab aegritudine. /

Semina habent virtutem leniendi et humectandi. / Unde aqua decoctionis seminis valet phthisicis [**82vb**] et consumptis; competenter etiam ponatur in sirupis eorum. – / Contra asperitatem linguae semina terantur, apponantur / in panno subtili, et ponantur in aqua / more psillii[510]; et abluatur lingua et illiniatur. /

Et nota, quod duae unciae pulveris sufficiunt ad duas libras, / cum vis facere diacitoniten.

<144.> De malis granatis. /

Malorum granatorum alia sunt **dulcia**, et illa / sunt temperate calida et humida; alia **acetosa**, / et illa sunt frigida et sicca. Suspensa possunt servari per annum. /

Mala granata **dulcia** plus competunt esui / quam medicinae; convenienter dantur colericis et febricitantibus / ex colera; plus enim potest humiditas reprimere / calorem quam caliditas intendere eam. Mala granata / **acetosa** plus competunt medicinae quam esui[511]; potest / dari succus eorum[512] solus vel cum succo dulcium / granatorum febricitantibus ex colera; succus etiam eorum / detur mane competenter cum calida ad digestionem / materiae.

---

[506] [77] *Wölfel.*

[507] *bei Rufinus (Thorndike 1949, 183) folgt hier* et.

[508] suppositae *E.*

[509] contrahunt *E.*

[510] *vgl.* 'Curae Platearii': Pro asperitate linguae [4va15] ponatur psillium in subtili panno lineo, et baculus etiam ponatur intus, cum quo extra eminente possit teneri; ligetur et in aqua confricetur, ut mucilaginem a se emittat. Cum huiusmodi panno lingua prius humectetur, deinde cum cultello ligneo radatur vel aliquibus confricetur; et hoc saepius fiat. Si psillium non habueris, hoc idem facias de semine citoniorum vel de semine lini.

[511] esui quam medicinae *E; gemeint ist zweifellos*: medicinae quam esui; *so auch Rufinus (Thorndike 1949, 182).*

[512] eius *E.*

Fit etiam ex succo eorum et zuccaro sirupus ad / modum sirupi acetosi. Quidam talem sirupum **oxysaccharam** / dicunt[513], id est **sirupum acetosum**. Sirupus acetosus / fit ex aceto et zuccaro. Quantum oxysacchara fit / ex aceto et zuccaro, tantum sirupus acetosus ex eisdem / herbis frigidis[514], sicut in Antidotario reperitur[515].
Flores / autem **balaustiae** eorum dicuntur; debent autem colligi, / cum faciunt quasdam tuberositates. Cortices in / tempore maturitatis fructuum debent colligi; / qui **psidiae** dicuntur. Et flores et cortices per duos annos possunt / servari.[516]
Virtutem habent constringendi. – Contra vomitum colericum vel / dysenteriam pulvis eorum subtilis decoquatur in aceto, / et spongia intincta ori stomachi superponatur[517]; contra / vomitum super pectinem et renes; contra dysenteriam detur / etiam pulvis eorum cum ovo sorbili. – Contra fluxum / sanguinis e naribus imponatur pulvis solus vel cum / succo sanguinariae. – Contra fluxum menstruorum supponatur / pulvis cum succo plantaginis.

<145.> De malis / macianis.
Mala maciana et **mala silvestria**[518] / sunt frigida et sicca.
Virtutem habent constringendi, unde valent [**83ra**] contra vomitum et fluxum ventris. Idem sit usus, qui / dictus est[519] de citoniis et contra easdem <causas>. Poma dulcia, / quae pure dulcia sunt, ventosa sunt; quae aliquantulum / insipida, magis[520] competunt esui; debent / autem dari post cibum febricitantibus et cruda, sed cocta / magis competunt. Competunt autem exeuntibus ab / aegritudine; laborantibus ex indigestione prae frigiditate stomachi / hoc modo: findantur, et interioribus nucleis abiectis / fiat quaedam concavitas in medio; et imponatur / pulvis nucis muscatae, macis, gariofilorum foliorum / aliquantulum; ponatur solus pulvis cinnamomi et piperis; / et assetur, et detur post prandium.

<146.> De marrubio. /
Marrubium calidum est et siccum in tertio gradu. Herba est, quae / alio nomine **prassium** dicitur. Folia praecipue competunt / medicinae, cortices radicis secundario. Herba collecta / et suspensa per annum potest servari in multa efficacia. /

---

513 *nach* dicunt *folgt bei Rufinus*: sirupum vero acetosum, qui ex aceto et zuccaro fit; qui falsum dicunt.
514 herbis frigidis] speciebus *Rufinus*.
515 *vgl.* 59ra8: Sirupus acetosus ... fit hoc modo: zuccarum debet resolvi in aceto, ut coquatur, donec adhaereat catiae; et si vis facere diureticum, magis coquatur, ut in Compendio Salernitano invenitur.
516 *vgl.* Cap. 31: 61va17-24.
517 *entspricht* 61va27.
518 Mala maciana sunt mala silvestria *Rufinus (Thorndike 1949, 184)*.
519 82rb35.
520 [**78**] *Wölfel*.

Virtutem habet dissolvendi et consumendi ex qualitatibus suis, / ex amaritudine virtutem diureticam; dissolvit enim / et aperit. – Contra vitia pectoris, scilicet asthma ex / frigido et viscoso humore, detur **diaprassium**, quod ab eo / denominatur; vel fiat electuarium ex una parte succi / eius et quinque mellis despumati; et fiat decoctio ad / aliquantulam spissitudinem; et postea imponatur pulvis draganti, / liquiritiae et succus[521] liquiritiae: bonum est contra praedictum / vitium; vel saltem pulvis eius conficiatur cum melle / despumato, addito pulvere succi liquiritiae. – Contra / tussim valet vinum decoctionis eius et ficuum siccarum. – / Contra stranguriam et dysuriam detur vinum decoctionis eius; fiat etiam / emplastrum ex herba ipsa decocta in vino et oleo / supra pectinem. Idem fiat contra colicam passionem ex frigida / causa. – Contra haemorrhoidas inflatas et non / fluentes fiat encathisma ex aqua salsa et / vino decoctionis ipsius herbae. Fiat postea suppositorium ex / pulvere eius confecto cum melle; vel fiat decoctio pulveris / eius vel succi cum oleo muscellino; ex bombax intinctus / supponatur. – Contra lumbricos detur pulvis / eius confectus cum melle. – Contra vermes aurium **[83rb]** iniciatur succus eius auribus. – Contra / duritiem splenis cortices radicis cum ipsa herba / macerentur per duodecim dies in vino et oleo; postmodum / fiat decoctio, coletur, in colatura addatur / cera et oleum, et fiat unguentum optimum contra / praedictum vitium.

<147.> De malabatro. /
Malabatrum, quod **folium Paradisi** est et **folium** / **album** dicitur, calidum est et siccum; multum est aromaticum. / Nos non habemus, sed loco eius ponitur folium gariofilorum et / spica nardi.

<148.> De melle. /
Mel calidum est in primo gradu, siccum in secundo. Mel artificiose / componitur ab apibus: dum enim puriorem / partem florum sugendo attrahunt, puriorem / partem transmittunt[522] et aliis apibus / subministrant; quae similiter puriorem partem transmittunt: / ceram cum melle, et artificiose[523] / favum componunt. Est autem **mel domesticum**, quod fit / a rusticis, qui quaedam ligna componunt, in quibus / apes colliguntur; et tale mel <est> album vel subrufum: / album in frigidis, subrufum in calidis ponendum / est medicinis. Per centum annos servatur mel. Est aliud **mel silvestre**, / quod a rusticis[524] dicitur, quod in silvis reperitur; / et istud non tantum valet; subamarum est; et in diureticis / medicinis competentius ponitur. Est et **mel castanearum**, / quod fit ex floribus castanearum, cum apes flores / castanearum sugunt; et illud[525] etiam subamarum est; / et in diureticis medicinis ponitur.

---

[521] succi *E.*
[522] *folgt* ceram cum *expung. E* (*sieh* Z. 16).
[523] ceram cum melle, et artificiose] *wahrscheinlich ist zu lesen*: et de cera cum melle artificiose (*vgl. Rufinus, S. 188*).
[524] a rusticis] *recte:* Atticum (*vgl. Rufinus*).
[525] [**79**] *Wölfel.*

Mel autem conservat et mundificat; / in medicinis ponitur, ut specierum amaritudo reprimatur, / et propter mellis dulcedinem materia a profunda / substantia membrorum attrahatur[526]. Cum pulvere etiam miscetur, / ut servetur[527] in sua efficacia. – Contra frigidos humores in / stomacho detur mulsa cum aqua frigida. Contra saniem stomachi / detur nitrum vel sal cum melle cum calida: extergit / enim et solvit. – Contra pannum faciei et etiam post partum: / drachma una camphorae, drachmae tres nitri cum melle conficiantur, / et sint ibi per tres dies; postea intingatur facies. / Ad idem valet mel cum felle taurino [**83**^{va}] mixtum. Ad idem et ad faciem / clarificandam valet lotura ex melle et aqua. – / Suppositorium in febribus: mel supra tegulam mittitur, / ut aliquantulum nigrescat; tunc appone pulverem salis, / et commisce, et pone supra lapidem; et [impone] informa / suppositorium ad modum digiti, et suppone.
Mel / rosaceum[528] bene digerit frigidos humores et flegma.

<149.> De musco. /
Muscus calidus est et siccus in secundo gradu. Muscus humiditas est[529]. / Quaedam animalia sunt in India et in desertis / locis, similia capreolis; in quorum inguinibus[530] sunt / quaedam concavitates, in quibus colliguntur humores / ad apostemata; post maturationem per motum et collisionem / rumpuntur[531] et segregantur[532] cum pelle; et invenitur[533]; / et in tali pelle, quae pilos habet multum / albos, reperitur muscus.[534] Triplex est maneries musci: / est enim muscus, qui omnino est niger, qui minus laudabilis / est; est et muscus, qui niger est, ad subrufum / colorem accedens, qui laudabilior est; / <est et muscus, qui subrufus est et omnino>[535] ad colorem spicae nardi, qui laudabilissimus / est. Dicunt autem, quod talis muscus habetur ab his animalibus, / quae sunt, ubi spica invenitur, et spica nutriuntur; / unde nutrimentum spicae transducitur ad partes praedictas, / et fit similis spicae nardi muscus.

---

526 ut pro mellis dulcedine medicina ad profunda<m> membrorum substantia<m> melius attrahatur *Rufinus (Thorndike 1949, 188).*

527 pulveribus - serventur *Rufinus.*

528 roseum *E.*

529 *folgt* quaedam, quae in apostematibus quorundam animalium reperitur *Rufinus (Thorndike 1949, 199).*

530 *so auch Rufinus (Thorndike 1949, 199),* etiam genibus *E.*

531 rumpuntur *Rufinus,* rumpitur *E.*

532 segregatur *E, folgt* apostemata *Rufinus.*

533 *scil.* pellis, muscus *Rufinus.*

534 *vgl.* Constantinus Africanus, 'Liber graduum' (1536, 354): Muscus est pustula in ventre cuiusdam animalis nascens, capreolo similis, quod in India est; haec coagulato sanguine plenus[!] est. Et ipso animali ad quemquam palum vel arborem se scalpente necessario cadit.

535 *Rufinus.*

Est / muscus eligendus, qui subrufus est; quia talis / vix potest **sophisticari**; et qui[536] subamari saporis; / et cum gustu percipitur, statim replet cerebrum aromaticitate[537]; / et qui nec cito dissolvitur nec / multum resistit; qui etiam non est clarus. Interius inveniuntur / quandoque grana, quae lata sunt et per totum / aequalia; quae optima iudicantur ad modum xylocaractae. /

Sophisticatur autem muscus et praecipue / niger, ad subrufum colorem accedens, ex immixtione / panis assi vel sanguinis hircini / aliquantulum assi; sed vix discernitur; ponuntur[538] enim uncia una / musci et tres vel quattuor[539] de praedictis pulveribus. Discernitur tamen, quia / panis assus cito frangitur; sanguis hircinus, / cum frangitur, lucidus est et clarus. Quandoque etiam venditur [**83vb**] cum ipsis pelliculis, et **sophisticatur** similiter ex praedictis / pulveribus: incidunt enim Saraceni pelliculas[540], et extrahunt / bonum muscum, et imponunt **sophisticatum**; / et postea conglutinant ita pelliculas, ut non appareat; / sed muscus **sophisticatus** cum pelle ponderat in / duplum illius, qui non est **sophisticatus**.

Potest autem diu servari / in vase vitreo bene cum cera obturato[541], vel melius in / vase plumbeo, ut ex frigiditate et humiditate plumbi[542] melius / conservetur[543]; in alio vase si conservatur, apponantur / duo vel tria frustra plumbi, ut melius conservetur. / Non debet conservari cum aromaticis, quia aromaticitatem / suam amitteret[544]; si autem amiserit, in olla / positus ore aperto suspendatur in cloaca: recuperabit / odorem.

Habet autem muscus virtutem confortandi ex aromaticitate, / dissolvendi et consumendi ex qualitatibus. – Contra / syncopim et totius corporis debilitatem: Contra syncopim / vel vitio epatis vel cerebri et dolorem stomachi ex frigida causa / detur simpliciter cum vino vel cum diamargariton / vel pliris arcoticon, ad plus in quantitate sex granorum. / Contra debilitatem cerebri et praecipitationem / matricis naribus applicetur. – Contra suffocationem matricis / supponatur. – Ad menstrua educenda et conceptum / praepeditum ex frigiditate adiuvandum supponatur / cum trifera magna; suppositorium etiam factum ex storace calamita, / ambra et musco multum valet. Ad idem muscus resolvatur / cum oleo muscellino; et bombax intinctus supponatur. – / Contra foetorem subascellarum, qui hircinus dicitur, / illiniantur subascellae et fricentur: foetorem / removet et palliat.

Notandum, quod quidam mercatores, / cum volunt emere muscum, obturant nares, / ne odorent; et iubent discooperiri muscum, / et obturatis naribus et

---

[536] quia *E.*

[537] *vgl.* 54rb35: dum etiam masticatur (lignum aloes), statim odor aromaticus videtur attingere cerebrum et quodammodo replere

[538] ponunt *E,* ponuntur *Rufinus.*

[539] tres vel tres *E,* tres vel quattuor *Rufinus (Thorndike 1949, 200).*

[540] *folgt* et supercludunt *Rufinus.*

[541] obturata *E.*

[542] [**80**] *Wölfel.*

[543] *sieh* Kap. 191: Plumbum frigidum est et humidum in secundo gradu.

[544] amittent *Rufinus (Thorndike 1949, 200).*

flatum tenentes ad medium / iactum lapidis currunt, et deinde attrahunt / aerem per os; et si sentiunt odorem musci, emunt; / et ita probant.

<150.> De mirobolanis citrinis <et aliis speciebus>. /
Mirobolani omnes frigidi sunt et sicci generaliter; **citrini** / frigidi sunt et sicci in secundo gradu. Fructus arboris sunt in **[84ra]** India nascentis. Non eiusdem maneriei sunt omnes, / sed diversarum; sicut pruna eiusdem generis sunt, sed tamen diversorum / effectuum et diversarum formarum. Mirobolanorum / species sunt quinque bonorum: **citrinus**, **kebulus**, / **belliricus**, **emblicus**, **Indus**.
Citrinus eligendus est, qui / grossus est et ponderosus et, cum frangitur, interius est / gummosus[545]. Et per quindecim annos servatur. Similiter et kebuli / et bellirici. **Kebuli** vero non servantur nisi per quinque / annos; **bellirici**, **emblici**, **Indi** per multa tempora servantur; / nec est curandum de electione emblicorum et Indorum. /
Auctores dicunt, quod omnes mirobolani coleram / purgant, sed quidam plus, quidam minus. **Mirobolani** / **citrini** principaliter purgant coleram, secundario flegma; **kebuli** / principaliter flegma, secundario coleram; **Indi** principaliter melancoliam, / secundario coleram; **emblici** et **bellirici** flegma et coleram. /
Cum apponuntur **mirobolani citrini** in compositis / medicinis ab auctoribus positis, debent cortices / ponderari tantum cum nucleis, nucleis postea / abiectis, et cortices poni cum nucleis, quia non / possunt a nucleis separari, quia parvi sunt nuclei[546]. / Attendenda est ergo quantitas et modus. **Mirobolani** / **citrini** in quantitate unciarum duarum et semis ad plus debent poni in / medicinis; cum per se ponuntur, hoc modo: pulverem mirobolanorum / ponimus in aqua calida, non tamen fervente, quia tota / eorum gummositas consumeretur, qua purgant; manibus / etiam fricamus, ut melius exsolvatur gummositas; / in mane colamus et damus. Talis decoctio / competenter datur in acutis febribus, quia non calefacit, / sed suaviter purgat et educit humorem; et ista praecipue / valet contra dysenteriam. Quandoque etiam damus cum cassia fistula et / tamarindis ad purificationem sanguinis; si / ergo detur cum cassia fistula et tamarindis,[547] resolvatur / prius cassia fistula et tamarindi in aqua pluviali, / et colentur; et in colatura ponatur pulvis mirobolanorum / in sero; mane coletur, et detur.
Est notandum, quod omnes / decoctiones mirobolanorum possunt dari competenter in / mane; sed decoctio mirobolanorum citrinorum debet[548] semper

---

[545] gummosum *E*.
[546] *mit den Ergänzungen bei Rufinus (Thorndike 1949, 193) ist die Stelle folgendermaßen zu lesen*: debent cortices ponderari tantum; <cum in decoctionibus, debent ponderari> cum nucleis, nucleis postea abiectis, et cortices poni; <et similiter **kebuli**; alii vero debent poni> cum nucleis, <vel> quia non possunt a nucleis separari, <vel> quia parvi sunt nuclei.
[547] **[81]** *Wölfel*.
[548] debent *E*.

[84rb] dari in mane vel in matutinalibus horis; / decoctio mirobolanorum Indorum[549] et kebulorum in sero etiam / competenter datur.
Nota, quod habentibus frigidum stomachum debet / dari cum aliquantula aqua calida decoctio mirobolanorum, / quia si daretur cum frigida, statim proiceretur. Fiat autem hoc / modo decoctio: colata, ut diximus, ponatur in vase / argenteo vel terreo; et hoc vas ponatur in alio / vase, aqua ferventi pleno, et calefiat; et postea / aliquantulum calefacta detur.
Item notandum, quod similiter / post decoctionem mirobolanorum citrinorum ei datam debet / dari in potu sirupus actualiter frigidus, si habes, cum aqua frigida, / vel saltem aquam frigidam <des>, et in aestate, non in hieme; / et si ultra, quam velis ducere, ducat, detur multum / de aqua calida. Post decoctionem vero aliorum mirobolanorum / datam in aestate detur cum calido sirupo, vel saltem / cum calida detur.[550]
Alii mirobolani non ponantur in / tanta quantitate, quia numquam per se ponuntur; sed secundum hoc in / laxativis ponuntur[551].
Ad pannum oculorum removendum / faciunt quidam pulverem de nucleis / et imponunt oculis. Alii conficiunt cum aqua rosacea et soli / exponunt, donec aqua consumatur; et sic ter vel quater; / et sic pulverem illum simpliciter vel cum aqua rosacea imponunt. /
De **mirobolanis kebulis** faciunt quidam **mirobolanos** / **conditos** hoc modo: post maturitatem, dum recentes / sunt, accipiunt et ponunt per tres vel quattuor dies / in sirupo hoc modo facto: in aqua resolvunt / cassiam fistulam, tamarindos et manna<m>, et postea colant, / et colaturae apponunt zuccarum, et faciunt sirupum; et in / tali sirupo ponunt mirobolanos kebulos, qui inflantur / ibi et extenduntur[552] et ingrossantur; et servantur in / tali sirupo per quinque annos. Isti mirobolani conditi multum / clarificant visum debilitatum ex fumositate / melancolica vel flegmatica; valent etiam syncopizantibus / et patientibus haemorrhoidas. Comedat / patiens unum in mane, et post bibat mulsam / vel sirupum, in quo positi fuerint, si habet, cum calida; ducet / autem ipsum bis vel ter, nec oportet cavere a cibis; **[84va]** melius tamen est, si a duris cibis abstineat. Nota, / quod bonus mirobolanus conditus quandoque ponderat unciam unam / vel parum minus.
Sophisticatur autem hoc modo: Quidam / accipiunt kebulos vetustos et ponunt in / lexiva calida, donec inflentur et ingrossentur, / per quindecim dies vel plures, et calefaciunt lexivam; / cum vero inflati et ingrossati fuerint, faciunt / praedictum sirupum, et imponunt, et dimittunt per / mensem vel plus, quousque

---

549 indi *E*.

550 *Dieser Absatz lautet bei Rufinus (Thorndike 1949, 193):* Item nota, quod post decoctionem mirobolanorum ei datam debet dari sirupus acetosus in potum in aestate et in hieme actualiter frigidus, si habetur, vel saltim cum aqua frigida; et si ultra velle tuum processit, detur aqua multum calida. Post decoctionem aliorum mirobolanorum datam in aestate detur sirupus cum aqua frigida vel saltim cum calida in hieme.

551 *Rufinus:* sed secundum hoc ponantur, quod cum laxativis ponuntur.

552 *korr. aus* extenuantur *E*.

sint omnino nigri exterius, / et singulis diebus movent. Quidam ponunt nuces / maiores et recentes in praedicto sirupo. Quidam / ponunt albutium. Quidam dicunt sic posse discerni: / si acu sine aliquo obstaculo penetretur, bonus est; / quod falsum est, quia tunc significatur esse albutium. Omnes / enim mirobolani et recentes et veteres habent nucleos, / unde non possunt acu transfigi. Discernuntur autem hoc modo: / Ille, qui bonus est, cum frangitur, et exterius et interius / niger reperitur omnino; et cum gustatur, parvam habet / ponticitatem et multam dulcedinem; **sophisticatus** / autem, cum frangitur, interius est subalbidus / vel quasi subalbidus[553], et multam habet ponticitatem / et parvam dulcedinem.[554]

<151.> De maci. /

Macis calidus est et siccus in secundo gradu. Est autem, ut quidam / dicunt, flos muscatae[555]; quod videtur falsum, quia flores / aut decidunt aut inter fructus consumuntur; / dicuntur autem maces quidam cortices, qui reperiuntur / circa muscatam; sicut quidam cortices, qui reperiuntur / circa avellanam. Per decem annos servatur.

Macis autem habet / virtutem confortandi ex aromaticitate, dissolvendi et consumendi / ex qualitatibus. Eligitur autem macis, qui est subrufus / vel rufus vel qui[556] habet acutum saporem cum aliquantula / amaritudine; qui vero niger est et terreus, non / habens acutum saporem, abiciendus est.

Contra / indigestionem ex frigiditate stomachi valet vinum decoctionis macis. / Fiat etiam hoc emplastrum, quod optimum est contra stomachi debilitatem / et frigiditatem [*recte*: ex frigiditate] et in convalescentibus: ex pulvere / macis et masticis, aniso, oleo rosaceo et cera. – Ad [**84vb**] cerebrum etiam depurandum a superfluis masticetur / et in ore teneatur, ut fumositas resoluta cerebrum / petat et purget superflua. – Contra debilitatem / epatis ex frigiditate, leucoflegmatiam et iliacam / passionem et vitium spiritualium et asthma ex viscoso / flegmate optimum remedium: fiat decoctio macis / in succo feniculi, et in fine decoctionis addatur modicum / vinum, coletur, et colatura exhibeatur. – Contra cardiacam / passionem detur pulvis macis in cibo et potu. /

<152.> De myrrha.

Myrrha calida et sicca est in secundo gradu. / Gummi cuiusdam arboris est nascentis in India, / quae tempore aestivo quandam gummositatem producit / ex se, quae circa arborem inviscata actione caloris / in substantiam myrrhae transmutatur. Est autem eligenda, / quae citrina est vel subrufa, interius aliquantulum / lucida. Myrrha alia **minuta**, alia **grossa**, / et alia **trocliten** appellatur, vel a loco, ut quidam / dicunt, dicitur myrrha trocliten.

---

553 pallidus *Rufinus (Thorndike 1949, 194).*

554 **[82]** *Wölfel.*

555 *scil.* nucis.

556 quia *E.*

Habet autem virtutem confortandi / ex glutinositate, conducendo partes in / unum, dissolvendi, consumendi mediocriter / ex qualitatibus suis. Unde conservat, quia quantum dissolvit, / tantum consumit: unde corpora antiquorum / condita fuerunt myrrha, ut conservarentur. Myrrha / vero servatur per centum annos. – Contra catarrhum fiant pillulae / ex myrrha et storace calamita, et dentur; eaedem valent / ad digestionem confortandam et contra viscosum flegma / adhaerens spiritualibus, ut in tussientibus. – Contra / asthma et vitium pectoris detur vinum decoctionis / myrrhae et gummi Arabici, vel vinum decoctionis eius et caricarum. – / Solum vinum decoctionis myrrhae valet ad digestionem / confortandam, et contra foetorem oris provenientem / ex fumositate ascendente a stomacho, et contra stomachi et intestinorum / saniem. – Contra vitium gingivarum / fricentur gingivae ex pulvere myrrhae: putredinem / consumit et consolidat; vulneribus impositus putredinem / consumit et consolidat ea vel conglutinat. – / Fumigium factum ex myrrha, receptum per os [**85**ra] cerebrum confortat; receptum per vulvam cum / emboto matricem mundificat, confortat et / calefacit, superfluitates exstinguit et consumit, et / ita conceptum adiuvat; receptum per anum <valet> contra / tenasmon ex frigida causa factum.

<153.> De maiorana. /

Maiorana calida est et sicca in secundo gradu. Alio nomine / **esbrium**[557] dicitur. Cuius flores et folia usui medicinae competunt. / Colligitur in[558] aestate cum floribus, et in umbroso / loco desiccatur. Per annum servatur.

Virtutem habet confortandi ex / aromaticitate, dissolvendi, consumendi et mundificandi / ex qualitatibus. – Pulvis maioranae in cibis / datus vel vinum decoctionis eius stomachum infrigidatum calefacit / et digestionem confortat; naribus apposita cerebrum / confortat. – Flores et folia in testa calefacta, et in / sacello posita, et loco dolenti superposita dolorem stomachi / ex ventositate solvunt, quia eventationem operantur; / capiti superposita valent contra rheuma frigidum. – Fomentum / ex aqua decoctionis maioranae circa vulvam matricem / mundificat et superflua consumit.

<154.> De melissa. /

Melissa calida est et sicca in secundo gradu. Alio nomine **citria**[559] / dicitur. Viridis et sicca multae est efficaciae; exsiccata / prius ad solem, postea in umbra per annum servatur. /

Virtutem habet confortandi, dissolvendi, consumendi et extergendi; similem / effectum maioranae; et contra easdem causas similis / est usus; excepto quod eius decoctio magis provocat / menstrua, et matricem mundificat et confortat, et conceptum / adiuvat. – Contra syncopim ex frigida causa valet vinum / decoctionis eius. – Decocta in vino et oleo et cataplasmata / apostemata maturat, duritiem splenis et epatis / laxat.

---

557 bdellium *W*.

558 [**83**] *Wölfel*.

559 cytria et urtica citrina sive cedraria *Rufinus*.

<155.> De moris. /

Mora calida sunt et sicca; quae sunt **domestica**, et dicuntur / **sycomora**[560]; quae in receptionibus / medicinarum poni debent. **Silvestria** frigida sunt / et sicca, scilicet fructus rubi; cum[561] nigra sunt, colliguntur. /

Virtutem habent dissolvendi, consumendi, mundificandi. – Contra / squinantiam et uvam laxatam, branchos et vitium / faucium valet electuarium, quod **diamoron** dicitur; [**85rb**] et istud gargarisma: succus expressus / decoquatur aliquantulum cum vino et modico aceto, / et fiat gargarismus. Valet etiam electuarium factum / ex succo eius et melle despumato. Valet etiam emplastrum / factum tantum de succo eius et melle despumato, simul / decoctis aliquantulum: per decem annos servatur, et loco / diamoron potest poni. – Succus eius aliquantulum calefactus / et datus solvit ventrem, si sit constipatio ex frigida causa. / Succus corticis eius vel pulvis eius cum melle datus / necat lumbricos. Vinum decoctionis corticis eius mundificat / intestina; cortex enim eius virtutem habet / dissolvendi, consumendi, mundificandi. Casula facta ex gummi eius / [circa] dentem putrefactum sine dolore extrahit. /

Mora silvestria virtutem habent aliquantulam constringendi / ex qualitatibus et dividendi ex aliquantula acetositate.[562] /

<156.> De nasturtio. /

Nasturtium calidum est et siccum in / quarto gradu. Semen eius praecipue / competit medicinis. Unde, cum in receptionibus / reperitur nasturtium, / semen debet poni et non / herba. Semen per quinque annos in / multa efficacia servatur. Herba viridis est multae efficaciae, / exsiccata modicae.

Virtutem habet dissolvendi, consumendi / ex qualitatibus suis. – Contra paralysim linguae, cum / oppilantur nervi et replentur humore, ut solet / contingere in acutis febribus, semen nasturtii masticetur / et sub lingua ponatur. Contra paralysim / aliorum membrorum semen eius in sacello ponatur, / et in vino coctum loco dolenti superponatur. Ipsa / etiam herba cruda et cum carnibus cocta valet. – Contra / superfluitatem humiditatis cerebri, ut in lethargia, provocetur / sternutatio ex pulvere seminis naribus apposito. [**85va**] Contra relaxationem uvae fiat gargarismus / ex decoctione seminis eius et ficuum siccarum. – / Contra iliacam passionem et colicam ex frigida causa semen / eius in sacello positum et in vino decoctum superponatur. / Ad eadem valet et contra stranguriam ex frigida causa / herba ipsa decocta in vino et oleo et superposita. – / Contra tenasmon ex humore glutinoso, cum / anus emittitur, pulvis ano imponatur; renes / etiam inunguantur melle, et superaspergatur pulvis seminis / eius et cimini et colophoniae.

---

[560] sicomorum *E*.

[561] *folgt* domestica *Rufinus (Thorndike 1949, 197)*.

[562] [**84**] *Wölfel. In E folgt hier die Liste der Pflanzentitel unter dem Buchstaben N.*

<157.> De nitro. /

Nitrum calidum est et siccum in secundo gradu. Vena terrae est; in / multis locis invenitur. Cuius duplex est / maneries: **album**, simile vitro[563], quod eligendum est, quia / melius est; et **citrinum**, quod non est adeo bonum. Per infinita / tempora servatur.

Virtutem habet dissolvendi et extergendi / ex viscositate. – Contra iliacam passionem competenter / fit clistere ex pulvere nitri, aqua salsa et / melle et oleo. – Ad faciem depurandam pulvis / nitri cum melle conficiatur, et inde facies inunguatur. – / Contra saniem stomachi et intestinorum ex praecedente / apostemate detur pulvis nitri cum calida vel, quod / melius est, cum melle. – Contra furfuricas capitis / et pediculos pulvis eius cum oleo et melle conficiatur, / et abluto prius capite ex aqua salsa et / aceto decoctionis staphisagriae <inunguatur> unguento[564] praedicto; post / abluatur caput cum aqua calida tantum; et fiat ita per / tres vel quattuor dies vel plures, si necesse fuerit. – Pulvis / eius cum succo absinthii confectus auribus immissus / vermes necat et saniem purgat et extergit. /

<158.> De nenufare.

Nenufar frigida et humida est in secundo[565] gradu. / Herba est, lata habens folia. In aquosis locis / invenitur, et in calidis et frigidis regionibus. Cuius duplex / est maneries: scilicet nenufar purpureos producens / flores, qui meliores sunt; et etiam alius croceos / faciens, qui adeo boni non sunt. Flos usui medicinae competit. / In Septembri colligitur. Per duos[566] annos potest servari / in magna efficacia. Nota, quod melior est, qui in calidis [**85**vb] regionibus reperitur.

Ex floribus fiunt praecipue / sirupi contra acutas febres et epatis calefactionem et calidas / distemperantias: flores decoquantur in aqua; et addito / zuccaro fiat sirupus. – Contra dolorem capitis ex caliditate / <u>Saraceni</u> ponunt flores in aqua per noctem, et / mane bibunt aquam, et flores naribus applicant. /

<159.> De nuce muscata.

Nux muscata calida est et sicca in secundo gradu. / Fructus est cuiusdam arboris in India nascentis. / Tempore maturitatis colligitur. Per septem annos servatur. Eligenda, / quae plana est et in suo genere ponderosa / et gravis; quae, cum frangitur, interius non pulverizatur, / et invenitur acuti saporis: si ista desunt, non est / ponenda in medicinis.

Virtutem habet confortandi ex aromaticitate et qualitatibus / suis. – Contra frigiditatem stomachi et indigestionem / et discolorationem ex frigiditate detur media nux / mane vel integra, si parva est: experientia didici, / quod multum valet. Contra indigestionem stomachi et / epatis et intestinorum detur vinum

---

563 nitro *E*.

564 <inunguatur> unguento] inungo *E*, *mit expungiertem* in; inunguatur ex praedicto unguento *Rufinus (Thorndike 1949, 206)*.

565 *eigentlich* tertio *E; Rufinus (Thorndike 1949,* 205): secundo.

566 [**85**] *Wölfel*.

decoctionis eius. Ad eadem / valet vinum decoctionis eius et masticis. Vinum decoctionis eius et / anisi vel cimini dolorem stomachi et intestinorum ex ventositate / factum tollit. – Convalescentibus ex aegritudine / ad confortationem spiritualium detur vinum / decoctionis eius et masticis. Nux muscata naribus applicata / cerebrum confortat et spiritualia.

<160.> De nuce Indica. /

Nux Indica calida est et sicca; alii dicunt, quod est calida et / humida, quia confortat coitum <et> sanguinem bonum / generat. Nos autem dicimus, quod coitus per caliditatem et humiditatem / excitari et confortari solet; sed non tantum: confortatur / enim per caliditatem et siccitatem; ex siccitate namque acuitur / sanguis et subtiliatur, ex calore calescit. – / Nux Indica in India reperitur; est autem nux magna; / et cum ponitur in medicinis, interiora debent poni, non / cortices. Per decem annos servatur.

Virtutem habet confortandi coitum. Unde / ad coitum detur pulvis eius cum pulvere cinnamomi / in cibis. Ad idem pulveres isti calidi ponantur in diazinziberon / et in talibus electuariis calidis; melius est, / si pulvis eius et stincorum detur cum melle. – Contra [**86**ra] asthma frigidum ficus siccae in vino decoquantur, / postea terantur, succus exprimatur et coletur; cum quo / detur pulvis nucis Indicae.

<161.> De nuce vomica. /

Nux vomica calida est et sicca. Interioribus eius utimur, / et non cortice.

Virtutem habet provocandi / vomitum, et purgat flegma et coleram. Sed quoniam cum angustia / vomitum provocat, talis sit usus: si flegma vel / colera sit in ore stomachi, fiat decoctio pulveris / in aqua cum semine feniculi; et contra flegma detur aqua illa / cum oxymelle; contra coleram cum sirupo acetoso.[567]

<162.> De / nigella.

Nigella calida est et sicca in tertio gradu. / Semen est cuiusdam herbae, quae in locis paludosis / et etiam inter frumentum reperitur. Semen per decem annos / servatur; est autem rotundum et planificatum, subnigrum / et subamarum.

Unde virtutem habet diureticam ex / amaritudine, dissolvendi et consumendi ex qualitatibus / suis. – Emplastrum factum ex farina nigellae et / succo absinthii circa umbilicum et praecipue pueris / lumbricos necat; aliis conficiatur cum melle, / et detur per os. – Farina nigellae confecta cum aceto / tepido et infusa auribus vermes necat. – / Contra stranguriam et dysuriam et iliacam passionem detur vinum / infusionis nigellae per noctem unam; sed non / decoquatur; si enim decoqueretur, nimis violenter / fieret. Unde Constantinus[568]: nigella in multa quantitate / sumpta occidit. Si autem in multa quantitate habeatur, / ponatur in sacello; et fiat decoctio eius in vino / et oleo; et super renes et

---

567 [**86**] *Wölfel.*

568 ‘Liber graduum’ (Petrus 1536, 375.15): Multa tamen quantitas ex ea potata mortem inducit.

pectinem fiat sacellatio contra / praedicta. – Contra scabiem: pulveris nigellae in / multa quantitate fiat decoctio in forti aceto usque / ad aliquantulam spissitudinem; et tunc addito oleo nucis / fiat quasi unguentum: bonum est contra scabiem et impetiginem, / et lentiginem faciei tollit. [**86rb**][569]

<163.> De ozimo.

Ozimum calidum est et siccum. / Alio nomine **basilicon** appellatur. / Cuius duplex est maneries: / scilicet **gariofilatum** et / **citrinum**. Gariofilatum est, / ut quidam dicunt, quod habet odorem similem gariofilis / et minuta habet folia. Citrinum habet folia / longa ad modum citri. Sed gariofilatum maioris / est efficaciae quam citrinum. Unde Constantinus[570]: gariofilatum / calidum est in primo gradu, siccum in secundo; citrinum calidum et siccum / in primo gradu.

Semen et herba competit usui medicinae; cum autem / reperitur eius receptio, semen debet poni; in unguentis / et emplastris tantum herba. Apothecarii specificant: / cum inveniunt **ozimum**, ponunt semen; cum **basilicon**, / herbam[571].

Semen autem eius habet aliquantulam virtutem / constringendi ex glutinositate; quod patet ex / eo, quod, si ponatur in aqua, statim ingrossatur vel / fit quaedam glutinositas. Herba autem ipsa ex aromaticitate / habet virtutem confortandi, ex qualitatibus / dissolvendi, consumendi, extergendi et mundificandi. Semen vero / collectum potest servari per tres annos. – Contra syncopim et / cardiacam passionem detur aqua rosacea decoctionis ipsius / herbae. Ad idem valet vinum, in quo iacuerit per noctem. – / Ipsa etiam herba valet contra frigiditatem stomachi hoc modo: / decoquatur in multa quantitate in vino; sed melius est / in musto[572]; et post decoctionem addatur vinum album in multa / quantitate: tale vinum est multum confortativum et aromaticum, / et valet contra praedicta et contra indigestionem ex frigiditate. / Vinum etiam decoctionis eius herbae confortat digestionem. – / Contra[573] fluxum ventris ex frigiditate semen ozimi cum / modico pulvere acaciae decoquatur in aqua pluviali, et / detur patienti. – Ad matricem mundificandam et / menstrua provocanda fiat decoctio ipsius herbae in aqua, et / fiat fomentum et suppositorium ex teneritatibus ipsius / herbae circa pudenda. Constantinus dicit, quod succus / ipsius herbae pessarizatus matricem mundificat, / et conceptum adiuvat, et menstrua provocat;

---

[569] *In E folgt hier die Liste der Pflanzentitel unter dem Buchstaben O.*

[570] 'Liber graduum' (Petrus 1536, 349.5): Sed (ocimum) **gariofilatum** calidum est in primo gradu, siccum in secundo. Quidam tamen dicunt frigidum esse in primo gradu. Ego quoque dico naturae esse calidae. Sed tamen, si in frigida infundatur et naribus applicetur, frigiditas aquae per nares cum odore deducetur. Ideoque infrigidat; proinde quidam medici autumnant illud esse frigidum. - Alia autem species ocimi est, quam vulgus **citreum** appellat. Cuius natura calida est et sicca in primo gradu.

[571] cum inveniunt ozimum semen, ponunt eum[!] basilicum herbam *Rufinus (Thorndike 1949, 224).*

[572] musco *E.*

[573] [**87**] *Wölfel.*

herba etiam [**86va**] ipsa decocta in vino et oleo et naribus cataplasmata / valet contra colicam passionem, lumbis cataplasmata valet / contra tenasmon.

<164.> De opopanace. /

Opopanax calidum est et siccum[574] in tertio gradu. Est autem succus: / 'opos' enim succus[575]; '<pa>nax'[576] est herba similis ferulae; / inde opopanax, id est 'succus <pa>nacis'[577]. In tempore aestivo / finditur radix, remota terra effossa[578], et liquor <emanat>[579], / qui ex actione caloris induratur; postea / abraditur cum cultello a cortice; unde etiam invenitur / cum corticibus. Eligendum est autem, quod claram / habet substantiam et quasi quasdam guttas claras, / et colorem habet subrufum, ad subcitrinum accedentem. / Cum autem debet poni in medicinis, ponatur in / panno, et suspendatur super aquam ferventem, / ut, quod purum [*recte*: pravum][580] est, effluat, quod luculentum, remaneat; / et tunc debet poni in quantitate ab <u>auctore</u> / determinata. Diu potest servari sine corruptione.
Virtutem habet / attrahendi, dissolvendi et consumendi. – Fumigium factum ex / opopanace valet contra lethargiam; materiam enim dissolvit / et evacuat in multa quantitate per inferiora. – / Pillulae factae ex eo scilicet ex guttis eius valent / contra astham frigidum, datae simpliciter vel cum ovo sorbili. / Ad idem aliud optimum: in succo marrubii / ponatur per noctem, et mane dissolvatur in / eodem succo; postea coletur, et addatur mel; et fiat / quasi electuarium. – Contra hydropisim et frigora periodicarum / febrium: in succo corticis sambuci iaceat / per noctem, et mane dissolutum coletur, / et detur patienti. – Contra colicam et iliacam: in succo / feniculi iaceat per noctem, et mane dissolutum / coletur, et addito zuccaro detur; praecedente / tamen clisteri mollitivo.
Nota, quod opopanax ad / plus in quantitate trium scrupulorum debet dari.
Ad menstrua educenda / et foetum mortuum et secundinam fiat suppositorium / ex opopanace dissoluto; pessarium etiam / factum ex eo dissoluto in oleo muscellino, addito succo / absinthii et artemisiae plus valet. – Opopanax [**86vb**] cum melle et succo absinthii vel cum melle / tantum lumbricos necat. – Emplastrum factum solum / ex opopanace valet contra contusionem lacertorum. /

<165.> De opio.

Opium frigidum est in quarto gradu, siccum in secundo. / Opium aliud est **Thebaicum**, quod ita dicitur, quia / in Thebis praecipue fit vel in ultramarinis /

---

[574] *bei Rufinus (Thorndike 1949, 219) maskulin; vgl. aber Z. 10.*
[575] ὁ ὀπός: id est: succus.
[576] nax *E, Rufinus (Thorndike 1949, 219).*
[577] nacis *E, Rufinus (Thorndike 1949, 219).*
[578] et fossa] *E, so auch Rufinus.*
[579] emanat *Rufinus (Thorndike 1949, 219).*
[580] *so Rufinus (Thorndike 1949, 219).*

partibus. Aliud **quirinacium**[581], quod **asa foetida** / dicitur vel **lazar**[582], de qua dictum est[583]. – Opium sic fit: / In aestate, tempore maturitatis praecipue, operantur / rustici in capitibus papaveris albi / quasdam incisiones cum cultello, et in foliis; / et lac emanans circa caput inviscatur, et abraditur / cum cultello, et manibus malaxatur; et hoc opium / Thebaicum dicitur. – Est et opium **Tranense**, quod / Tranes[584], in civitate quadam Apuliae, fit; sed non / tantum[585] valet.

Est ergo eligendum opium **Thebaicum**, / quod est valde horribile et non multum durum / nec multum molle. Opium Thebaicum durius / est quam opium Tranense, et ad subrufum colorem / aliquantulum accedit. Servatur per viginti annos et etiam vix / corrumpitur. In medicinis ponitur, ut reprimat virtutem / acutarum specierum. Unde illae medicinae opiatae dicuntur, / quae virtutem habent mortificandi et constringendi. Sed in / medicinis calidis non consequetur suum effectum propter contradictionem / specierum calidarum.

Virtutem habet narcoticam, / id est: somniferam. Ad somnum provocandum / fiat emplastrum ex opio resoluto in lacte / mulieris, addito pulvere corticis mandragorae. – / Contra calida apostemata, ut herpetem esthiomenum, / conficiatur opium cum succo corrigiolae vel iusquiami, / et fiat emplastrum. – Contra dolorem acutum fiat / emplastrum ex opio confecto cum lacte mulieris et oleo / rosaceo; licet autem dolorem tunc minuat locum mortificando, / [et] in posterum tamen nocet, quia materiam conservat. /

Quidam dicunt, quod **opium miconis** sit ex alio / genere opii et eodem modo fiat; sed mentiuntur, / quia, ut dicit Dioscurides, ex eodem fit, ex quo opium **[87ra]** Thebaicum. Teruntur enim capita papaveris / albi cum seminibus; et formantur inde magdaliones, / et conservantur. Sed tale opium frigidum et humidum est, / et valet contra desiccationem membrorum in acutis / febribus.

<166.> De origano. /

Origanum calidum est et siccum in tertio gradu. Cuius duplex est / maneries: scilicet origanum **silvestre**, quod latiora / habet folia et fortius operatur; aliud est **domesticum**, / quod in hortis reperitur et colitur, et habet minuta / folia et suavius operatur. Hoc in medicinis est / ponendum. Colligitur autem in tempore florum; et cum floribus / in umbra suspenditur et exsiccatur. Folia / cum floribus, abiectis stipitibus, in medicinis debent / poni. Per annum servatur; singulis annis renovetur. /

Virtutem habet dissolvendi, attrahendi et relaxandi. – Contra / frigidum rheuma flores cum foliis in testa sine liquore / calefacti[586] bene in sacello ponantur, et sacellus / capiti superponatur. Caput etiam bene cooperiatur / pannis, ut sudet. –

---

[581] *recte*: Quirinaicum, id est: Cyrenaicum.

[582] lasar *Rufinus*.

[583] *sieh* 55ra23: De asa foetida.

[584] Trane *Rufinus (Thorndike 1949, 214)*.

[585] **[88]** *Wölfel*.

[586] calefacta *E, Rufinus (Thorndike 1949, 215)*.

Vinum decoctionis eius gargarizatum / gingivarum et faucium consumit humiditatem; / pulvis eius suppositus[587] uvae humiditatem consumit. – Contra / frigidum asthma detur vinum decoctionis eius et ficuum / siccarum; vel pulvis eius cum melle confectus detur cum / calida, vel etiam detur cum caricis. – Vinum decoctionis / eius digestionem confortat, dolorem stomachi et intestinorum / excludit. – Fasciculi formati ex herba decocta / in vino et superpositi[588] renibus stranguriam et dysuriam / dissolvunt. – Contra tenasmon ex frigida causa, / cum adhuc <anus>[589] est extra, pulvis eius, superpositus stupae vel / panno, ano superponatur. – Herba ipsa in vino / et oleo decocta et vulvae cataplasmata eius / duritiem solvit. – Fomentum factum ex aqua decoctionis / eius matricem mundificat; sed melius est, si teneritas / ipsius herbae supponatur.

<167.> De oxyfenicia. /

Oxyfenicia est frigida et sicca in secundo gradu. Alio nomine / dicitur **phoenicon**[590], dicitur etiam **dactylus Indicus** / vel **tamarindus**. Fructus est cuiusdam [**87rb**] arboris in India nascentis, qui assimilatur / dactylis. Eligendus est tamarindus, qui nec / multum durus nec multum mollis est, quia aut[591] corruptus / aut infectus est. Eligitur autem, qui nigri coloris / est, et saporem habet aliquantulum acetosum. In tempore maturitatis / colligitur, conspissatur et cum seminibus servatur; / ad nos transducitur. Corticem habet tenerrimum, / et semina interius, quae in medicina non sunt ponenda. / Per decem annos servatur. Virtutem habet purgandi coleram, mundificandi / sanguinem et fervorem eius reprimendi / et membra infrigidandi. In decoctione ponitur; / numquam decoquatur, sed in decoctionibus resolvatur; / et cum manibus exprimatur; et in colaturae ipsius / et cassiae fistulae ponuntur quandoque pulveres mirobolanorum; / et colatura datur in mane. Aqua etiam ipsius, / in qua resolvitur, valet febricitantibus, quia infrigidat / et digerit.

<168.> De ordeo. /

Ordeum frigidum est et siccum. Ex ordeo multa / fiunt, quae competunt usui medicinae: scilicet ptisana, / farina et polenta et far. **Polenta** fit ex / farina ordei et aqua. **Far**[592] autem sic fit: ordeum / mundatum in mola[593] ponitur et conteritur, molâ aliquantulum / sublevatâ, ut quasi operetur farinam. Farina / diu decocta in aqua optimus cibus est / infirmis scilicet febricitantibus et praecipue laborantibus / apostemate spiritualium; et semper debet eis dari / tepida et non frigida. <**Ptisana** autem sic fit:> ordeum mundatum decoquatur / in aqua, donec

---

[587] *so auch Rufinus*, (*S. 215*), superpositus *E.*
[588] *so auch Rufinus*, (*S. 215*), superposita *E.*
[589] *Rufinus, S. 215.*
[590] phinicon *E.*
[591] [**89**] *Wölfel.*
[592] farina *Rufinus (Thorndike 1949, 216*).
[593] olla *korr. zu* molla *E*, mola *Rufinus*.

accedat ad spissitudinem et subrufum / colorem; et talis aqua optima est. **Farina** ordei <diu decocta in aqua> **polenta** / eius dicitur, et fit competens cibus laborantibus / apostemate spiritualium et nutritivorum: in aqua decoquatur / farina, et fiant inde pultes: optimae sunt / febricitantibus, et praecipue praedicta apostemata maturant, / maturata relaxant; et optimum / nutrimentum est.
Contra calida apostemata in principio / ad repercussionem fiat emplastrum ex farina ordei / et aceto, quod est repercussivum et diaphoreticum [**87va**] ad maturitatem; conficiatur cum melle vel vitello / ovi. – Ad frigida apostemata maturanda fiat emplastrum / ex farina eius et pice liquida vel farina et terebintina / vel melle: optimum est.

<169.> De osse de corde cervi. /

Os de corde cervi frigidae et siccae complexionis est. In corde / autem cervi quoddam os reperitur in sinistra parte / cordis, in qua est quaedam concavitas, quae ad / splenem habet respiraculum et emittit superfluitatem, / quae ibi sui siccitate et cordis in ossuosam substantiam / convertitur. Os autem illud est quasi cartilago et / habet aliquantulum carnis de carne cordis cervi; / est autem subrufum de sanguine cordis. Et discernitur / a cartilagine quadam, quae reperitur / in pectore caprarum, quam apothecarii operantur / tortuosam; sed carnem ita non habet, nec est subrufum, / sed album, et melius [*recte*: molle][594]. Os de corde cervi per / viginti annos servatur; debet autem primo desiccari aliquantulum.
Virtutem / habet purgandi, consumendi melancoliam et purgandi / melancolicum sanguinem. – Contra cardiacam et / syncopim detur pulvis ossis de corde cervi / cum succo boraginis; vel fiat eius pulveris / decoctio in vino, in quo detur diamargariton / distemperatum. – Contra melancolicam passionem / et contra fluxum sanguinis melancolici per haemorrhoidas / detur pulvis eius cum vino decoctionis sene; aut / conficiatur diasene, et detur.[595]

<170.> De osse sepiae. /

Os sepiae frigidae et siccae complexionis est. Os illud in / ventre sepiae reperitur.
Ad dentes dealbandos / pulvis eius subtilis in panno / lineo subtili ponatur, et inde dentes fricentur. – / Ad faciem dealbandam pulvis eius conficiatur cum / unguento citrino, et illiniatur facies. Aliter: fac pulverem / de radice serpentariae desiccatae, et adiunge / pulverem ossis sepiae, et infunde aquam rosaceam, / et dimitte siccari; sic fac quater vel pluries; appone / faciei more cerusae.

<171.> De olibano. /

Olibanum calidum est et siccum in secundo gradu. Est autem olibanum [**87vb**] idem quod **thus**. Gummi est cuiusdam arboris iuxta / Alexandriam nascentis, quod dicitur **Alexandrinum**; / et est purius et melius. Nascitur autem <et> iuxta

[594] *so Rufinus (Thorndike 1949, 221).*
[595] [**90**] *Wölfel.*

Damascum, / et **Damascenum** dicitur; sed non est ado purum. Invenitur / autem grossum thus, quod **thus masculum** sive / olibanum dicitur; quod debet poni in medicinis, cum reperitur / receptio thuris masculi vel olibani. Invenitur / etiam **thus minutum**, quod **minus**[596] dicitur; / illud debet poni in medicinis, cum receptio[597] reperitur. – / Eligendum est illud, quod album est et clarum; / quod obscurum et feculentum, abiciendum. Diu servatur. /

Virtutem habet confortandi ex aromaticitate et ex qualitatibus / suis, consolidandi et constringendi et conglutinandi ex gummositate / sua. – Contra <fluxum> lacrimarum et dolorem dentium / ex fluxu humorum a capite, et praecipue per venas / exteriores superficiei, fiat emplastrum circa tempora / ex pulvere eius et vino albo et albumine ovi. – Contra relaxationem / uvae masticetur olibanum: haec masticatio / prohibet fluxum a capite ad spiritualia. – / Contra grossitiem narium cum rubore ex fluxu / humorum a capite detur vinum decoctionis eius, / vel dentur pillulae ex eo mane, et post detur vinum, / et sero etiam, quando vadit dormitum. – Contra indigestionem / et acidam eructuationem valent huius<modi> / pillulae, et contra has causas: experientia didici. – / Ad confortationem matricis et mundificationem / et conceptum iuvandum fiat suffumigium ex eo. / Ad idem valet suppositorium ex pulvere eius cum oleo muscellino, / et melius cum trifera magna. Hoc utimur ad conceptum / iuvandum: pulvis olibani cum vino confectus / calefiat aliquantulum, et pannus intinctus pectini / superponatur saepe: multum confortat matricem. – / Ad mamillas graciliandas cum / aceto conficiatur pulvis olibani, et panni intincti / mamillis superponantur.[598] **[88ra]**[599]

<172.> De piretro. /

Piretrum calidum est et siccum in tertio gradu. / Herba est satis communis; cuius radix / in medicinis ponitur, cum eius receptio / reperitur. In hieme colligitur. / Radix eius per quinque annos servatur. Est autem eligendum, / quod continuum est et solidum et non perforatur et, cum / frangitur, non pulverizatur, et acutum habet[600] / saporem.

Notandum, quod acumen piretri non / percipitur statim, sed debet aliquantulum commasticari / et in ore teneri. Hoc autem contingit propter eius levitatem / et substantiae soliditatem.

Habet autem virtutem dissolvendi, / consumendi et attrahendi. – Gargarisma factum ex aceto / decoctionis eius et ficuum siccarum vel vino dulci / cerebrum a superfluitate flegmatica mundificat / et humiditatem uvae consumit. – Inter dentes commasticatum / eorum dolorem solvit et rheumatismum stomachi; / masticatum etiam paralysim linguae tollit; contritum et / in vino et oleo decoctum, loco paralytico, arthetico, / podagrico cataplasmatum multum confert.

[596] manis *bzw.* mannis *Rufinus (Thorndike 1949, 212).*

[597] *folgt* mannis *Rufinus.*

[598] **[91]** *Wölfel*

[599] *In E folgt hier die Liste der Pflanzentitel unter dem Buchstaben P.*

[600] *folgt* acu *E.*

– / Si viride potest haberi, conteratur, et iaceat in vino / per quindecim dies; postea bulliat, et bene coletur, et / addita cera et oleo fiat unguentum ad praedicta. /

<173.> De pipere.

Piper calidum est in principio quarti gradus, / siccum in medio. Cuius triplex est maneries: est / enim **piper longum**, quod **macropiper** dicitur; est et **album**, / quod **leucopiper** dicitur; est et **nigrum**, quod **melanopiper** / dicitur. Quidam dicunt, quod sunt fructus diversarum [**88rb**] arborum. Dioscurides vero et Constantinus[601] dicunt, quod / sunt fructus eiusdem arboris in India nascentis. / Dicunt etiam quidam, quod piper fiat tam nigrum quam longum / per exustionem: cum enim debet colligi, propter / copiam serpentium ibi existentium apponitur / ignis inter arbores, ut serpentes comburantur / aut fugiant; sed eadem ratione comburerentur[602] arbores / ipsae.

Sunt autem fructus eiusdem arboris; sed cum / flores producit, in unum reducuntur, et constringuntur / in longum; et sic fit piper **longum**. Postea / producit interius parvos fructus, qui piper **album** / dicuntur, quia albi sunt; sed tale piper non habemus; sed loco / eius ponitur cataputia transmarina, quae piper non est, / quia grossior est quam piper nec habet acumen sicut piper; / quae cum ponitur in medicinis, interior substantia sine cortice debet[603] / poni. Piper autem **nigrum** tempore maturitatis colligitur. / Saraceni vero ponunt illud in clibano, duplici / ex causa, scilicet ut diutius servetur et ne possit fructificare / in aliis partibus. Est autem piper **nigrum** / efficacius quam piper **album** vel **longum**. **Nigrum** servatur / per quadraginta[604] annos; **album**, quod non habemus, satis / diu; **longum** per viginti annos.

Piper **nigrum** virtutem / habet dissolvendi et consumendi. – Pulvis eius naribus appositus / sternutationem provocat, et cerebrum a superfluitate / melancolica mundificat. Vinum decoctionis eius et ficuum / siccarum spiritualia mundificat a glutinoso / humore, et multum valet contra asthma frigidum. / Pulvis eius etiam cum ficu sicca datus ad idem valet. – / Pulvis eius in cibis datus digestionem confortat. / Poma praeparata cum pulvere eius et praecipue cum pulvere / [cum pulvere] piperis **longi** digestionem confortant. – / Pulvis subtilis factus ex interiori substantia, abiecto / cortice, saepe aspersus aqua rosacea et desiccatus, aut / simpliciter, aut cum aqua rosacea [et desiccatus et] more / collyrii oculis impositus: maculam vel pannum / tollit. – Sanguineis et colericis non est utilis piperis / usus; dissolvit enim, et quibusdam quandoque lepram [**88va**] inducit. – Pulvis eius carnem superfluam corrodit. /

---

[601] ‘Liber graduum’ (Petrus 1536, 385.20): Piperis: semen est cuiusdam arboris in India nascentis, quae radices quasi costus habet. Cuius fructus sunt sicut siliqua faseoli, et dicuntur piper longum.

[602] *so auch Rufinus (Thorndike 1949, 238).*

[603] [**92**] *Wölfel.*

[604] *oder* undecim *E*, decem *Rufinus.*

Piper **longum** magis aliis confortat. **Album** / piper potest[605] poni pro **nigro**, si haberemus.

<174.> De paeonia. /

Paeonia calida <est> et sicca in secundo gradu. Herba est, cuius radix / simili nomine appellatur, quae in medicinis ponitur, / scilicet radix. In hieme colligitur. Per decem annos servatur. Eligenda / est, quae subnigra est et continua et non / perforata et quae secundum modum suum gravis est et, cum / frangitur, non pulverizatur; quae autem levis est et perforata, / vetustate consumpta est.

Virtutem habet dissolvendi / et consumendi. – Contra epilepsiam virtutem habet occultam, / collo patientis suspensa, ut testatur Galienus de / quodam puero, in cuius collo dum suspensa erat, non / patiebatur, eâ vero ablatâ morbo afficiebatur.[606] / Hic autem eius excessus[607] in medicinis non reperitur; / unde quidam dicunt, quod est quaedam maneries paeoniae, / hunc habens effectum; vel dicatur, quod modo non sit eius / effectus talis; unde quidam dicunt, non de qualibet hoc esse / verum, sed de quadam eius specie.

Pulvis paeoniae valet / ad idem, datus in vino decoctionis artemisiae; / pulvis etiam eius datus cum succo pigani, id est rutae, / ad idem valet. – Contra paralysim detur in vino / decoctionis castorei. – Contra stranguriam et dysuriam detur / vinum decoctionis eius. – Ad matricem mundificandam / fiat suffumigatio et fomentum ex aqua vel vino decoctionis / pulveris eius. – Contra tenasmon ex frigida causa / pulvis eius supponatur cum bombace.

<175.> De papavere. /

Papaver frigidum et siccum est. Cuius duplex est maneries: / est enim **album**, quod frigidum est et humidum; et **nigrum**, / quod frigidum et siccum, et magis mortificat. / Semen eius collectum per decem annos servatur. In medicinis ponitur, / prout debet recipi cum determinatione, ut: „recipe papaveris / albi“ vel „nigri“; cum autem simpliciter eius receptio invenitur, / de utroque debet poni.

Habet autem semen papaveris / albi vel nigri virtutem inducendi somnum, leniendi / et mortificandi. Ad somnum provocandum / fiat emplastrum ex semine utriusque vel alterius et [**88**^{vb}] lacte mulieris et albumine ovi circa tempora. Mulieres / Salernitanae dant pueris pulverem[608] papaveris albi cum / primo lacte; nigrum non debet dari, quia magis mortificat. – / Contra calida

[605] posset *Rufinus (Thorndike 1949, 238)*.

[606] *die entsprechende Stelle in Constantins* ‘Liber graduum’ *lautet* (Petrus 1536, 358.19-20): In puerorum collo suspensa timorem eorum aufert, quod ei est proprium[!]. Unde Galienus: vidi, inquit, puerum octo annorum, in cuius collo paeonia suspensa ferebatur. Quae cum forte quadam die caderet, mox puer ad terram corruit percussus ab epilepsia. Sed religatâ collo eius, celeriter evasit a passione. Admirans itaque paeoniam de collo eius secundo abstuli; ipse tamen eodem modo ad terram cecidit. Paeoniâque rursus collo appositâ protinus incolumis surrexit. Ideoque confisus sum, ut quiddam tenuissimum dissolutum et cum aere mixtum una cum flamine cerebrum potat.

[607] effectus *Rufinus (Thorndike 1949, 241)*.

[608] [**93**] *Wölfel*.

apostemata in principio et contra calefactionem / epatis semen papaveris et etiam ipsa herba / contrita conficiatur cum oleo rosaceo, et superponatur. – Contra / siccitatem membrorum, ut in ethica et aliis febribus, / oleum violaceum calefiat in olla aliquantulum; et pulvis / seminis papaveris albi conficiatur cum eo; et fiat inunctio / spinae per totum. – Contra siccitatem pectoris / et consumptionem membrorum valet **diapapaver** / principaliter, quod ex eo fit. Vel conficiatur / electuarium ex succo liquiritiae, gummi Arabico, draganto, aniso, / et de seminibus papaveris albi iuxta quantitatem / aliorum, et conficiatur cum sirupo.

<176.> De peucedano. /

Peucedanum calidum est et siccum. Herba est, quae alio nomine / **feniculus porcinus**[609] dicitur. Cum autem invenitur / receptio peucedani in medicinis, radix debet poni, / quia principaliter habet effectum; herba vero secundario. Radix / collecta per duos annos servatur; sed melius est, ut in / singulis annis renovetur.

Virtutem habet diureticam. / Contra stranguriam et dysuriam et oppilationem splenis / et epatis detur aqua vel vinum decoctionis eius. Ipsa etiam / herba, decocta in vino et oleo, et pectini cataplasmata: / probatum est contra stranguriam et dysuriam. Spleni / etiam cataplasmata eius duritiem remollit. – Contra / frigidos humores existentes in spiritualibus detur aqua / ordei decoctionis peucedani; si sint multum frigidi, detur / vinum eius decoctionis et succi liquiritiae. – Unde fomentum factum ex / vino decoctionis eius vel ipsius herbae menstrua provocat. /

<177.> De policaria.

Policaria calida est in tertio gradu, / sicca in secundo. Cuius duplex est maneries, scilicet **maior** / et **minor**, quae magis competit usui medicinae. Debent / autem colligi folia cum stipitibus. Per annum servantur. / Folia etiam debent poni in medicinis, abiectis / stipitibus.

Virtutem habet dissolvendi et consumendi. Vinum / decoctionis policariae et ficuum siccarum valet asthmaticis et **[89ra]** contra frigidos humores in spiritualibus. – Fomentum / factum ex aqua decoctionis eius valet ad mundificationem / matricis, vulvam coartat. – Pulvis / etiam eius subtilis suppositus valet contra tenasmon / ex frigida causa. – Fasciculi facti ex foliis eius et in vino / decocti et loco dolenti superpositi dolorem ex ventositate / tollunt. Calefacti in testa sine liquore et capiti / superpositi valet contra rheuma frigidum.

609 feniculus *ist in E stets Masculinum.*

<178.> De pineis. /

Pineae calidae sunt et humidae. Cum autem debent poni / in medicinis, ponantur prius super carbones, ut aliquantulum / comburantur; et postea, abiectis duplicibus corticibus / et etiam quadam pellicula interiori, exponantur / nuclei. Virtutem habet leniendi, humectandi et aliquantulum / aperiendi. Optimus cibus est laborantibus / in spiritualibus et apostemate ex frigido humore, asthmaticis et / sicce tussientibus, ethicis et consumptis; sanguinem / augmentant, libidinem incitant. Per se possunt / dari, vel cum sirupo, vel cum electuario, vel in cibis. – Contra dysenteriam / valet cortex exterior. Cum primum pinea / ab arbore sumitur, decoquatur bene in aqua; postea super / carbones ponatur; et patiens fumum recipiat.[610] /

<179.> De prunis.

Pruna frigida sunt et humida. Prunorum / alia sunt **alba**, alia **nigra**, alia **rubea**. / Quae nigra sunt et aliquantulum dura, magis valent; / et praecipue **Damascena**. Cum colliguntur matura, / finduntur et soli exponuntur, donec bene siccentur; / et postea aceto asperguntur; et ita servantur in aliquo / vase ligneo per annum.
Virtutem habent infrigidandi / et leniendi intestina, unde valent acute febricitantibus. – / Contra constipationem ventris ex / siccitate vel ex colerico humore abundante, qualitatem desiccante: / si sint viridia, dentur ad comedendum; / si sicca, coquantur in aqua, et pruna comedantur, / et aqua bibatur.

<180.> De penidiis. /

Penidiae calidae sunt et humidae. Fiunt autem sic: aqua / miscetur cum zuccaro; et fit decoctio, quousque / lapidi[611] gutta superposita adeo induretur, quod **[89rb]** statim inter digitos frangatur. Postea illud totum / super lapidem politum ponitur, ut infrigidetur; et / super aliquem clavum fixum in pariete suspenditur; / et ibi diu tractatur manibus, usquedum / dealbatur[612]; post hoc forficibus inciditur in quaedam / frusta; et desiccantur: et sic fiunt penidiae, / desuper tamen spargendo pulverem amydi, ut albefiant[613]. /
Optimae sunt febricitantibus ex apostematibus / spiritualium, et contra tussim siccam valent, et contra siccitatem / pectoris cum aqua ordei. – Contra consumptionem / dentur per se vel in cibariis. Similiter valet contra hoc / electuarium ex eis factum, scilicet **diapenidion**; et maxime / in acutis febribus et in pleuresi et peripleumonia congruus / est cibus et optima medicina. – Contra fissuras / labiorum ponantur penidiae in aqua draganti, / et labia pennâ intinctâ illiniantur.

---

[610] **[94]** *Wölfel.*

[611] lapidis *E,* lapidi *Rufinus (Thorndike 1949, 234).*

[612] desiccentur *Rufinus.*

[613] *vgl.* 'Curae Platearii': pineae et amygdalae contritae resolvantur in sirupo, quemadmodum in diapenidion [34ra22].

<181.> De psillio. /

Psillium frigidum est et humidum in secundo gradu. Herba est, cuius / semen etiam sic vocatur. Semen in aestate / colligitur. Per decem annos servatur.
Habet autem virtutem infrigidandi et humectandi. – / Contra ariditatem linguae in acutis / febribus semen in panno subtili ponatur, et ligetur, / et infundatur aqua; et cum tali illiniatur lingua, / et lingua cum aliquo cultello ligneo vel cuneo abradatur; / contra sitim sub lingua teneatur.[614] – Contra / tussim et siccitatem spiritualium et constipationem ventris / in acutis febribus ponatur psillium in aqua, / et dimittatur aliquantulum; abiciatur aqua illa; / et psillium detur cum aqua frigidissima. – In sirupis etiam contra / acutas febres competenter ponitur psillium; et fiat multa / decoctio: priusquam gutta adhaereat catiae, / tollatur; quia cito adhaeret propter viscositatem / psillii. – Contra dysenteriam psillium comburatur in / aliqua testa, et pulvis inde factus <detur> cum ovo sorbili vel, / quod melius est, cum aqua rosacea, si fiat vitio superiorum; / si fiat vitio inferiorum, cum athanasia pulvis / eius supponatur. Ad idem fiat emplastrum ex / pulvere tali et albumine ovi et modico aceto et **[89va]** aqua rosacea super pectinem et renes, et supra umbilicum, / si fiat vitio superiorum. – Contra fluxum sanguinis e / naribus valet idem emplastrum supra frontem et tempora / positum; vel stuellum factum ex pulvere eius et succo sanguinariae / naribus imponatur. – Contra calida apostemata, / ut herpetem esthiomenum,[615] sacellus plenus semine / psillii in succo alicuius herbae frigidae ponatur, et saepe / superponatur. – Contra asperitatem capillorum lavetur / caput ex aqua decoctionis psillii.
Psillium conservat / camphoram ex frigiditate et humiditate sua, quia camphora / nimis est subtilis substantiae.[616]

<182.> De polypodio. /

Polypodium calidum est et siccum in tertio gradu. Herba est similis / filici[617], quae crescit super quercus et muros et lapides; / melior vero est, qui crescit super quercus. Radix / eius collecta et aliquantulum mundata et ad solem per / diem exsiccata per biennium in multa efficacia servatur. / Radix autem eius est eligenda, quae aliquantulum viridis est; / illa autem, quae fracta interius apparet arida, est / abicienda.

---

[614] *vgl.* 'Curae Platearii': Pro asperitate linguae ponatur psillium in subtili panno lineo, et baculus etiam ponatur intus, cum quo extra eminente possit teneri; ligetur et in aqua confricetur, ut mucilaginem a se emittat. Cum huiusmodi panno lingua [4va20] prius humectetur, deinde cum cultello ligneo radatur vel aliquibus foliis asperis confricetur; et hoc saepius fiat. Si psillium non habueris, hoc idem facias de semine citoniorum vel de semine lini.

[615] **[95]** *Wölfel.*

[616] *vgl.* Cap. 42: Nisi camphora artificiose servetur, facile perditur; est autem aromatica; et omne aromaticum <est> fumosum et cito resolvitur in fumositatem citoque perditur. [6rb10] Potest autem servari in vase marmoreo et melius in alabastro. Servatur in magna efficacia per novem annos.

[617] *eigentlich* silici *E.*

Virtutem habet dissolvendi et attrahendi, flegma etiam purgandi, / et melancoliam principaliter. Unde competenter ponitur in decoctionibus: / et flegmaticis et melancolicis[618] sanis ad praeservationem. /
Sed nota, quod in decoctione polypodii / debet poni aliquod exclusivum ventositatis, ut / anisum, semen feniculi et ciminum[619], quia polypodium / solvit humores in multa ventositate.
Contra cottidianam / et iliacam passionem, alopeciam et dolorem artheticum / et ad conservationem sanitatis talis / sit usus: conteratur polypodii uncia semis vel uncia una ad plus, / si[620] multum sit laxativum; et fiat decoctio eius in / aqua cum prunis et violis et squinanto, si habes, addito / semine feniculi vel anisi in multa quantitate, [et] addito / zuccaro; et colatura mane vel[621] sero exhibeatur / patienti. Alius usus: conteratur, et fiat decoctio in / aqua et[622] semine feniculi vel anisi; et de tali aqua fiat iussellum; / vel decoquatur pulvis cum speciebus odoriferis; / et hoc ius[623] detur; et multi sic salutifere decipiuntur. – / Fiat etiam inde pigmentum sic: decoquatur et [**89vb**] conteratur in vino; et postea addatur aliud vinum; / et fiat pigmentum, additis speciebus odoriferis. / Rustici autem bene conterunt radices virides, / addentes farinam et ova, et faciunt inde / crispellas, quae laxant satis et quandoque ultra modum. – / Contra praenotatas passiones potest dari in sero / decoctio polypodii sic: bulliat cum semine feniculi / in aqua vel cum succo eiusdem, additis drachmis duabus pulveris / subtilis hermodactylorum.

<183.> De petroleo. /

Petroleum calidum est et siccum in quarto gradu. Petroleum autem / dicitur quasi petrae oleum. Invenitur enim in locis / sulphureis, cum pinguedo terrae actione caloris / in igneas partes convertitur; invenitur etiam supra / lapides, quia per eos resudat et ex eis; et supra / mare[624] invenitur, sed illud est nigri coloris; postea vero / per excoctionem fit albi coloris, quandoque etiam citrini. / In Graecia et transmarinis partibus artificiose operantur. / Diu potest servari in vase vitreo vel stagnato[625] / et bene oppilato. Eligendum est illud, quod album est / vel citrinum et clarissimae substantiae et quod est foetidissimum. /
Sophisticari autem potest facile ex admixtione alterius olei, / quia parum [est] petrolei multum alterius olei potest reddere / foetidum.
Habet autem igneam virtutem, scilicet dissolvendi, consumendi, / attrahendi. – Contra artheticam, podagram, chiragram, / paralysim, iliacam passionem, stranguriam et dysuriam fiat inunctio / circa partes de petroleo.[626] Contra iliacam

[618] *folgt* et *bei Rufinus (Thorndike 1949,248).*
[619] *oder* cimini.
[620] ut *E*, si *Rufinus (Thorndike 1949, 248).*
[621] et *Rufinus.*
[622] *richtiger wäre*: cum semine feniculi et; *Rufinus*: in aqua seminis feniculi anisi.
[623] et hoc ius] et ovis et *Rufinus (Thorndike 1949, 249).*
[624] muros *Rufinus (Thorndike 1949, 234).*
[625] *lies* stannato.
[626] [**96**] *Wölfel.*

passionem quidam / dant in quantitate unius scrupuli vel ad plus duorum scrupulorum: multi sic curantur, / et multi quandoque succumbunt; sed non debet dari / per se in aestate nec colerico nec debili et nisi materia sit frigida, / et ad plus scrupuli duo. Contra fortem podagram et iliacam / passionem bulliat in succo ebuli petroleum, coletur, / colatura detur patienti. – Contra vitium lapidis summum / remedium est istud: pulvis lapidis lyncis / subtilis bulliat in petroleo, et colatura per syringam / iniciatur: lapidem etiam confirmatum frangit. / Prius tamen debet fomentari virga ex aqua decoctionis malvae / et olei, ut extendantur et aperiantur meatus. – Contra **[90ra]** asthma frigidum et tussim antiquam pectus prius bene / inunguatur, ut bene digeratur materia, et detur scrupulus unus vel duo. – / Contra vehementem frigiditatem stomachi inunguatur exterius. – / Contra suffocationem matricis fumus calidus eius, scilicet petrolei, / positi super carbones, per nares recipiatur. – Contra / casum matricis fiat suppositorium ex bombace intincto / in petroleo.

Nota, quod quando petroleum datur, debet postea / dari aliquod frigidum et humidum; quia petroleum excoriat, / frigidum vero et humidum lenit.

<184.> De parietaria. /

Parietaria[627] calida est et sicca in tertio gradu. Quae alio nomine / **vitreola** dicitur, quia vitrea vasa eâ optime / mundantur; vel dicitur **perdicidos**. Exsiccata nullius / est efficaciae, viridis vero multae.

Virtutem habet dissolvendi / et diaphoreticam et extenuativam. – Contra frigiditatem / stomachi et intestinorum et dolorem eorum, stranguriam et dysuriam / parietaria in testa compacta [*recte*: calefacta][628] sine liquore / superponatur loco patienti, vel etiam decocta in vino, vel, quod / melius est, aliquantulum trita et decocta cum furfure in / vino albo et aliquantulum acido. – Contra stranguriam et / dysuriam decoquatur in aqua salsa et oleo, et pectini / cataplasmetur. – Parietaria cocta et comesta / valet contra dolorem stomachi et intestinorum ex frigiditate vel ventositate. /

Mulieres faciunt crispellas Salernitanae ex / parietaria, aqua et farina contra praedicta accidentia. /

<185.> De portulaca.

Portulaca frigida est et humida. Viridis / multae est efficaciae, exsiccata non tantae.

Virtutem / habet leniendi, humectandi et infrigidandi. Optimus cibus est / febricitantibus, comesta cruda vel cocta. – Contra / constrictionem ventris coquatur cum prunis in aqua, et / comedat patiens pruna et portulacas, et / postea bibat aquam.

Notandum autem, quod competenter ponitur / cum diureticis, et sicca et viridis, quando est constipatio / ventris; humectat enim et laxat. Sed quando diuretica / exterius apponuntur contra stranguriam et dysuriam, tunc operantur / maiorem

---

[627] paritaria *E*.

[628] calefacta *B*, *Rufinus*.

ventris constipationem; unde portulaca / convenienter apponitur; humectat enim et relaxat. –
/ Contra rhagadias, id est scissuras labiorum vel fissuras, **[90rb]** radices portulacae comburantur in vase / terreo, et fiat pulvis, cui mel adiungatur, / vel pulvis simpliciter; et illiniantur rhagadiae, id est / fissurae. Huius<modi> pulvis etiam palliat rhagadias / leprosorum.[629]

<186.> De pulegio. /
Pulegium calidum est et siccum in tertio gradu. In tempore florum / colligitur, et in umbra desiccatur. Per annum servatur. Folia / cum floribus, abiectis stipitibus, in medicinis ponuntur. /
Virtutem habet dissolvendi, consumendi. Sacellatio facta / capiti ex pulegio calefacto[630] in testa sine / liquore valet contra frigidum rheuma. – Gargarismus / factus ex aceto decoctionis pulegii et ficuum siccarum / humiditatem uvae et gingivarum desiccat. – Vinum / decoctionis eius et ficuum siccarum valet contra frigidam tussim / ex glutinoso humore vel etiam aquoso. – Item vinum / decoctionis eius et ficuum siccarum valet contra dolorem stomachi et / intestinorum ex frigiditate vel ventositate. Crispellae etiam factae / ex pulvere eius et subtili farina et aqua ad eadem / valent. Emplastrum factum ex eo decocto in vino / ad idem valet. – Fomentum factum ex aqua decoctionis eius / matricem desiccat, uvam coartat; hoc fomento / multum utuntur Salernitanae.

<187.> De piris. /
Pira frigida sunt et sicca. Alia sunt **domestica**, / quae minus sunt frigida; alia **silvestria**, et illa frigidiora / sunt. Matura minus sunt stiptica, immatura / magis. Pira cruda vel cocta post cibum comesta: / alia comprimunt cibaria, et sic competenter evacuant / superflua; ante cibum comesta sistunt et / constringunt ventrem. Pira cocta in aqua pluviali et posita / super os stomachi vomitum ex colera coercent; / posita super ventrem fluxum ventris constringunt.

<188.> De / pomo citrino.
Pomum citrinum diversae est naturae. / Cortex enim eius calidus est et siccus; interior substantia frigida et / sicca; media calida et humida.
Cortex autem virtutem habet / mundificandi, confortandi ex aromaticitate sua. Unde in / **pliris arcoticon** pulvis eius ponitur. Cortex crudus / comestus digestionem confortat praepeditam **[90va]** ex frigiditate et etiam appetitum. Valet etiam contra cardiacam / passionem.
Mediam autem substantiam quidam comedunt cum / melle; sed male digeritur.
Interior autem substantia scilicet acetosa / competit usui medicinae: comesta cum carnibus / vel piscibus appetitum confortat impeditum ex / humoribus existentibus circa os stomachi; competenter etiam / ponitur in epithimatibus, ut facilius penetret. /

---

[629] [97] *Wölfel*.
[630] calefacta *E*.

Semina calida sunt et sicca, ut dicunt quidam, et diuretica; / sed mihi videtur, quod sint frigida et sicca: ex frigido et sicco nutrimento; / nutriuntur enim ex aceto, in quo sunt. Unde habent / virtutem diureticam ex subtilitate substantiae. – Contra / oppilationem splenis et epatis ex frigiditate detur aqua / decoctionis seminum illorum.

<189.> De passulis. /

Passuli vel **passulae** calidi sunt et humidi; et dicuntur **uvae** / **passae**. Quidam dimittunt uvas desiccari / in arbore, et postea desiccant ad solem. Salernitani / eligunt autem meliora grana uvarum, et / desiccant ad solem et postea in furno aliquantulum / calido. Postea abluunt cum vino dulci, et superaspergunt / pulvere[631] cimini et aliarum specierum aromaticarum, / et ligant[632] in foliis ficus; et ita servant per annum / unum vel duos.

Virtutem habent leniendi. Passuli / comesti vel vinum decoctionis eorum valet contra frigidam / tussim; cocti etiam in vino et cataplasmati <valent> contra frigida / apostemata et stomachi dolorem ex frigiditate; cocti etiam in vino / et cataplasmati valent contra tussim frigidam.

Ex / uvis immaturis fit pulvis; eum facimus[633] hoc modo: / desiccantur ad solem; postea, exteriori cortice abiecto, / arilli cum carnibus ad solem desiccantur; / et fit inde pulvis, qui datus in cibis contra vomitum / colericum et fluxum ventris valet; cataplasmatus ori / stomachi valet contra vomitum, pectini contra fluxum ventris. /

<190.> De pistaciis.

Pistaciae calidae sunt et humidae. / Sunt autem fructus ultra mare nascentes, / similes pineis. Interior autem substantia debet poni in medicinis. /

Virtutem habent calefaciendi, humectandi et leniendi. – / Contra frigiditatem pectoris valent comestae ut **[90vb]** amygdalae. – Augmentant sperma sic: terantur, / et cum melle conficiantur, addito pulvere nucis / Indicae et stincorum in modica quantitate: hoc / electuarium vel emplastrum optime confortat coitum. /

<191.> De plumbo.

Plumbum frigidum est et humidum in secundo gradu. / Genus est[634] metalli, quod facillime actione / caloris ignis dissolvitur. Ex plumbo fiat / mortarium et pistellus; et imponatur oleum / rosaceum vel violaceum, et moveatur, usquedum veniat / ad aliquam spissitudinem; et exponatur soli per quindecim / dies, addito oleo rosaceo vel myrtino; et multum / moveatur et saepe; postea ponatur in aliquo vase. / Hoc unguentum miro modo valet contra usturam / ex igne vel

[631] *oder* pulverem *E.*
[632] **[98]** *Wölfel.*
[633] eum facimus] omfactus[?] *E.*
[634] *korr. aus* terre *E.*

ex aqua, et contra calida apostemata, et / contra excoriationes ex calore, et contra herpetem esthiomenum. /
Fit autem **ustum plumbum** in aliquo vase, / quod in unguentis ponitur, hoc modo: ponatur plumbum / in aliquo vase posito supra ignem, et ponantur / ibi incisiones caprifici vel coryli, vel etiam tithymalus / imponatur, et moveatur cum caprifico vel corylo, / donec redigatur ad quasdam massas, / quae postea pulverizari possunt.

<192.> De polio. /
Polii diversa sunt genera; sed praecipue **montanum** / usui medicinae competit; unde, cum simpliciter reperitur / polium, montanum debet poni. Cum autem / flores producit, debet colligi. Per annum potest servari. /
Virtutem habet dissolvendi, consumendi, et est diureticum ex subtilitate / substantiae. – Vinum decoctionis eius et passulorum valet / contra frigiditatem pectoris. – Solum etiam vinum / decoctionis eius valet contra dolorem et frigiditatem stomachi et intestinorum, / et contra dolorem ex ventositate, et oppilationem splenis / et epatis et renum, et contra stranguriam et dysuriam; coctum etiam in / vino et oleo valet contra dolorem stomachi ex ventositate.

<193.> De / pice.
Pix alia est **liquida**, quae **picula** dicitur, / et est calida et sicca in secundo gradu; alia **navalis**, quae / minus est calida et sicca. Dicunt tamen <u>quidam</u>,[635] quod pix liquida / faex sit picis navalis: quae dum excoquitur[636], **[91ra]** pix liquida quasi faex residet: qui mentiuntur; / fiunt enim ex diversis arboribus. Quarum frusta / in diversis vasis[637] excoquuntur, a quibus in alia / vasa, quae sub terra posita sunt, effluit liquorositas, / a lignis resudans.
Pix liquida virtutem habet / dissolvendi, consumendi. – Contra scabiem fiat unguentum ex / picula resoluta, addito oleo et aceto; et ex / illa confectione fiat inunctio. Aliud: ponatur / lithargyrum in aceto per noctem; mane ibi piculâ / resolutâ, addito oleo fiat unguentum. – Contra / impetiginem et serpiginem pulvis auripigmenti in picula / resolvatur, addito sapone Gallico, et fiat / unguentum. – Contra tineam fiat capellus ex picula / et pice navali et colophonia. – Contra splenem / et frigida apostemata fiat emplastrum ex picula / resoluta, cera et oleo.
Pix navalis in emplastris ponitur. /

<194.> De petroselino.
Petroselinum calidum est et siccum in secundo gradu. / Est autem duplex, scilicet **domesticum** et **silvestre**, quod / **sinonum** dicitur, cuius semina praecipue competunt medicinis, cum / reperitur receptio petroselini vel sinoni. Semina per / quinque annos in multa efficacia servantur.

---

635 **[99]** *Wölfel.*
636 *scil.* pix navalis.
637 *sic E.*

Virtutem habet / diureticam, sed sinonum fortiorem. – Contra easdem causas / frigidas et eodem modo valent, contra quas valet peucedanum[638]. / Competens etiam fit salsamentum ex petroselino / domestico. Herba etiam ipsa in cibis posita / digestionem confortat, ventositatem excludit.[639] /[640]

<195.> De rosa. /

Rosa frigida est in primo gradu, sicca in / secundo. Rosa et sicca et viridis / competit usui medicinae. Quidam / colligunt post maturitatem, / sed non tam diu servantur. / Debent autem colligi, dum **[91rb]** non habent folia omnino expensa et cum aliquantulum sunt / rubea. Si autem sunt subalbida aut nigra aut / pallida, non sunt ponenda in medicinis, quia significantur / vetustate consumpta <aut> ante tempus collecta. Collectae / autem, sicut dictum est, debent desiccari ad solem / aliquantulum. Per triennium possunt servari. De rosis viridibus / fiunt multa. Siccae autem rosae in medicinis / debent poni, cum receptio rosarum invenitur, quia / melius conteruntur.

De rosis autem fit **mel rosaceum** et **zuccarum** / **rosaceum**, **sirupus rosaceus** et **oleum rosaceum**.

Mel rosaceum sic fit: / mel primo despumetur, deinde coletur; postea / addantur folia rosarum viridia, abiectis stipitibus / et quibusdam albis, quae[641] sunt ex interiori parte / et inferiori; et folia minutatim imponantur, et / fiat decoctio aliquantula; signum decoctionis odor et color / rufus. Per quinque annos servari potest.

Virtutem habet confortandi ex / rosis, quae sunt aromaticae, mundificandi ex / melle; competenter datur flegmaticis <et> melancolicis in / hieme, et in aestate debilitatis mulsa facta / ex aqua et melle rosaceo; datur etiam competenter praedicta / mulsa post tertium diem, cum a balneo exierunt. – / Ad mundificationem stomachi ex frigidis humoribus detur / mel rosaceum cum aqua decoctionis seminum feniculi, additis / tribus granis salis, si potest accipere. Debet autem haec / esse quantitas mellis et rosarum: in sex vel septem / libris mellis ponatur libra una rosarum.

Zuccarum rosaceum / sic fit: folia rosarum viridia pistata, ut / diximus, cum zuccaro bene conterantur, et ponantur in / vase vitreo ad solem per triginta dies, et cottidie / moveantur bene, et commisceantur. Per tres annos potest / servari. Quantitas zuccari et rosarum haec debet esse: in / tribus libris zuccari vel ad plus quattuor ponatur libra una / rosarum.

Habet autem zuccarum virtutem constringendi et confortandi. – / Contra dysenteriam zuccarum rosaceum et pulvis masticis, / ad plus drachma una, commisceantur et dentur. / Postea vero detur aqua rosacea decoctionis masticis et gariofilorum. – / Contra lienteriam et diarrhoeam factam ex **[91va]** debilitate virtutis contentivae zuccarum rosaceum / et dianthos aequaliter commisceantur,

---

[638] *sieh* Kap. 176.

[639] **[91r]** *Wölfel.*

[640] *In E folgt hier die Liste der Pflanzentitel unter dem Buchstaben R.*

[641] **[100]** *Wölfel.*

et dentur patienti: / multum confert. Valet etiam contra vomitum colericum, / contra dysenteriam. Contra syncopim et cardiacam passionem, / cum fit ex calefactione spiritualium: detur <cum>[642] aqua rosacea.

Sirupus / rosaceus sic fit: quidam rosas paratas, ut diximus[643], decoquunt / in aqua; et in tali aqua colata, addito zuccaro, / faciunt sirupum. Alii faciunt melius: ponunt rosas / in aliquo vase habente orificium strictum, et superinfundunt / aquam ferventem, et dimittunt per diem et noctem; / et ex tali aqua colata, addito zuccaro, faciunt sirupum. / Alii vero ponunt pulverem de rosis in praedicto vase, et / plus infundunt de aqua fervente, et dimittunt, / ut diximus; et fit aqua rubea; et faciunt sirupum; et hic optimus / est. Sed nota, quod sirupus factus de recentibus rosis / viridibus prius aliquantulum laxat, postea constringit[644]. – Contra / fluxum <ventris> et vomitum detur cum aqua pluviali[645] vel aqua rosacea; / febricitantibus[646] post minutionem cum aqua[647] frigida detur; contra syncopim / similiter detur.

Oleum rosaceum sic fit: quidam / decoquunt rosas in oleo communi et servant; quidam / implent vas vitreum rosis et oleo; plenum faciunt / bullire in caldario aqua pleno; et hoc / oleum bonum est; alii terunt rosas virides in oleo / et in vase vitreo, soli per quinquaginta dies exponunt; et hoc / oleum bonum est. – Contra calefactionem epatis inunguatur / epar; contra dolorem capitis ex caliditate frons et tempora / inunguantur, et contra diaphoresim; sed, quod melius / est, addatur pulvis sandali albi et rubei / vel saltem rosaceus; et contra praedictas causas ponatur oleum rosaceum / in cibis eorum in loco olei communis, et praecipue contra calefactionem / epatis.

Qualiter fiat **aqua rosacea**, non possumus / expresse signare, nisi videatur.[648] Aqua rosacea virtutem / habet confortandi, constringendi. – Contra fluxum ventris et vomitum / detur aqua rosacea simpliciter vel aqua rosacea decoctionis / masticis et gariofilorum, et praecipue contra fluxum ex debilitate / virtutis contentivae vel ex acumine medicinae, scilicet / quando medicina ducit nimis. – Contra corrosionem **[91vb]** gingivarum gariofili et mastix bulliant / in aqua rosacea; postea pulverizentur, addito pulvere / rosarum: conficiatur cum aqua[649] rosacea vel in succo rosarum, et plus / valet, postea fiat decoctio ad solem, et sic ter vel / quater; et tali confectione illiniantur gingivae. – / Syncopizantibus in cardiaca[650] detur in potu, / vel superaspergatur facies. – In collyriis[651]

---

642 cum *Rufinus (Thorndike 1949, 271).*

643 *sieh* 91rb11-14.

644 *bei Rufinus folgt*: Sirupus vero de siccis factus et in principio et in fine constringit.

645 cum aqua pluviali *Rufinus*, aqua pluvialis *E.*

646 *so Rufinus, unklar E.*

647 cum aqua *Rufinus*, contra *E.*

648 *Dazu ein Hinweis in den* 'Curae Platearii': Flores araniae id est citranguli, gariofili et aloe ponantur in ventosa cum vino albo et aqua rosacea, et extrahatur aqua, [13^{ra}23] quemadmodum fit aqua rosacea.

649 **[101]** *Wölfel.*

650 in cardiaca] et cardiacis *Rufinus.*

651 *folgt* ad oculos *Rufinus.*

competenter ponitur / <et> in unguentis ad faciem, quia abstergit pannum / superfluum et subtiliat cutem. – Rosae sic[652] naribus / appositae crebro reparant[653] spiritus. – Contra fluxum / ventris ex colera detur aqua pluvialis decoctionis rosarum; / valet etiam emplastrum de rosis et albumine ovi, et ponatur / supra pectinem et renes. – Contra vomitum fiat / decoctio rosarum in aceto, et spongia intincta super / os stomachi ponatur. – Contra syncopim aqua decoctionis / vel pulvis detur in ovo sorbili.

Anthera dicitur / quidam flos rosarum, scilicet qui interius reperitur. / Valet etiam contra fluxum ventris et vomitum. Pulvis / eius uvae superpositus humiditatem uvae consumit. – / Contra rhagadias superponantur / pulverizatae, vel cum aqua dragaganti conficiantur, et / illiniantur labia inde. – Post dentis abstractionem / si fuerit fluxus sanguinis, fiat decoctio / antherae in aceto vel saltem cum <aqua> rosarum, et fiat gargarismus. /

Nota, quod succus rosarum viridium / in vase vitreo potest servari per annum.

Contra ruborem oculorum / valent rosae cataplasmatae, si fiat punctura[654], / sed prius in aqua coctae.

<196.> De raphano. /

Raphanus calidus est et siccus in secundo gradu. Herba est, / cuius radix simili nomine dicitur. Radix magis / competit usui medicinae et viridis et sicca, sed viridis / magis. Potest autem abiecto inferiori fuste desiccari; / et per annum servatur.[655]

Habet autem virtutem incidendi, / dissolvendi.

Competens est ex eo **oxymel**: cortices / radicis aliquantulum terantur, et dimittantur in / aceto biduo vel triduo; postmodum addatur / tertia pars mellis. Tale oxymel valet ad **[92ra]** quartanam et cottidianam, si praedictae colaturae addatur / zuccarum. Optimus fit inde sirupus ad cottidianam de salso flegmate / et tertianam notham, et maxime in hieme; detur autem / cum calida. –

Suppositorium cottidianum sic facies: accipe zuccarum / et salem et parum olei violacei, et pone in sartagine / vel alio vase aeneo, et tantum dimitte bullire, / donec inspissetur et durum fiat, et post supra marmor / pone, ut infrigidetur. Itaque magdaliones / longos in modum ossis dactylorum / formabis, et sic ano impones; vel accipe medullam / caulis domestici et saponem, et suppone; / vel accipe saponem album, et inde fac suppositorium; vel <accipe> stercus / murium, et inungue oleo, et suppone. –

Si frigidi / humores sunt in stomacho indigesti, cortices radicis / raphani superfusos melle comedat patiens / usque ad saturitatem; post bibat aquam calidam, / et digitis in ore missis vel penna in oleo intincta / vomitus provocetur.

---

[652] siccae *Rufinus*.

[653] cerebrum et cor confortant reparando *Rufinus*.

[654] pruritus *Rufinus*.

[655] *folgt* Et nota, quod semper, ubi in Antidotario reperitur radix, debet radix accipi raphani, quod in nullo alio libro accidit *W*.

– Contra duritiem / splenis herba ipsa in oleo et vino cocta et / pectini cataplasmata solvit stranguriam et dysuriam. /

<197.> De radice.
Radix calida est et sicca in secundo gradu. / Herba est, cuius radix simili nomine appellatur. Quae cum / in Passionario reperitur, semper debet[656] poni radix / raphani.
Habet virtutem similem raphano, / et <datur> contra easdem causas et eodem modo; sed non adeo / efficax est.[657]

<198.> De reubarbaro. /
Reubarbarum est calidum et siccum in secundo gradu. Reubarbarum / aliud est **barbarum**, et dicitur ita, quod in / barbara regione reperitur, ut in India et in / transmarinis partibus; aliud est **Ponticum**, et dicitur / ita, quia in Ponto insula reperitur <vel quia ponticum habet saporem. Reubarbarum, ut quidam dicunt, est radix cuiusdam arboris et reperitur>[658] quasi quaedam / tuberositas. Est autem eligendum, quod in genere suo / grave est et non perforatum et, cum frangitur, interius / habet quasi quasdam venulas distinctas, hinc / rufas, hinc subalbidas, hinc croceas. Et quod leve / est et perforatum, interius minus solidum et quasi / lignum et tales venas non habet, et interius est aut **[92rb]** nigrum aut subalbidum; quod etiam masticatum / non pungit, quia bonum masticatum <pungit>[659]; quod sicut crocus[660] / est: abiciendum est. Servatur per tres annos, non ultra. /
Virtutem habet purgandi principaliter coleram et diureticam. – Contra / medium et minorem hemitritaeum et simplicem et / duplicem tertianam: in aqua decoctionis citrulli, melonis, / cucumeris, cucurbitae resolvatur cassia fistula et tamarindi, / et in colatura ponantur drachmae duae reubarbari per noctem; / mane detur colatura: competenter ponitur in sirupis / contra acutas febres; quidam[661] primo ligant[662] in panno subtili, / et dimittunt in sirupo unciam a principio; sed tunc non est sirupus / adeo efficax, et oportet poni de reubarbaro in duplo / vel triplo plus, quam si ponatur in fine decoctionis; / colari etiam debet, si placet. Nota, quod in libra sufficit / uncia una reubarbari. Senibus et pueris <et> praegnantibus / detur hoc modo: drachmae duae pulveris reubarbari ponantur / in sirupo et aqua per noctem; mane detur colatura. – / Contra calefactionem epatis et oppilationem / splenis ex calida causa detur reubarbarum cum aqua calida; / sed melius est, si trifera Saracenica misceatur. – / Contra icteritiam detur cum trifera Saracenica et cum succo / scariolae.

---

[656] *eigentlich* rebus *E.*
[657] **[102]** *Wölfel.*
[658] *Ergänzung nach B (Wölfel), ebenso Rufinus (Thorndike 1949, 268).*
[659] purgat *Rufinus, fehlt E.*
[660] quod sicut crocus *E,* siccus, croceus *Rufinus.*
[661] *B, Rufinus, fehlt E.*
[662] *Rufinus,* ligatum *E.*

<199.> De reupontico. /

Reuponticum est calidum et siccum. Per decem annos servatur. / Simile est reubarbaro; et est eligendum, quod grave est, / interius habens quasi quasdam venulas ut reubarbarum; / sed non tingit ut reubarbarum.

Habet autem virtutem mundificandi / et confortandi ex aromaticitate, diureticam ex qualitatibus suis. – / Aqua decoctionis eius vel succus feniculi cum eo datus solvit / oppilationem splenis et epatis ex frigida causa. – Cerotum / factum ex pulvere eiusdem et oleo rosaceo vel communi et cera <valet> / contra debilitatem stomachi. – Pulvis eius cum melle datus / lumbricos occidit.

<200.> De rubea. /

Rubea calida est et sicca in secundo gradu. Alia **maior**, / quae maiora habet folia et maioris est efficaciae. /

Habet autem virtutem confortandi ex aliqua ponticitate sua et / diureticam ex amaritudine. – Contra stomachi debilitatem / et epatis relaxationem detur vinum [**92va**] decoctionis eius et masticis. Valet etiam emplastrum factum / ex pulvere eius exsiccato et mastice et cera / et oleo. – Ad menstrua provocanda et foetum mortuum / et secundinam educendam radix, quantumcumque / grossa potest haberi, radatur exterius et supponatur[663]; / si vero inunguatur melle <et> superaspergatur pulvere / scammoneae, praedictos effectus melius consequitur. – Aqua / decoctionis eius, si caput abluatur inde, capillos / reddit rubeos.[664]

<201.> De ruta. /

Ruta calida est et sicca in secundo gradu. Duplex est maneries, / scilicet **domestica**; et **silvestris**, quae **piganum** / dicitur. Folia et semina competunt usui medicinae; cum simpliciter / reperitur receptio rutae in medicinis, folia debent / poni. Semina collecta per quindecim[665] annos possunt servari, / folia exsiccata per annum.

Virtutem habet / diureticam, dissolvendi et consumendi. – Contra cephaleam et epilepsiam / in balneo utatur. Iniciatur parum succi / eius calefacti per nares, quia flegma educit, / cerebrum mundificat. Vinum decoctionis eius valet / ad eadem. Contra epilepsiam pulveris paeoniae / drachmae duae bulliant in aceto aliquantulum <et> in succo / ipsius, et addito modico <vino> detur patienti. – Contra / defectum visus ex ventositate melancolica: in dolio ponatur / cum vino ruta, et tali vino utatur patiens. – / Contra dolorem dentium ruta cocta in vino / patienti cataplasmetur. Aliter: accipe fustem eius <et exure>[666] / aliquantulum, et <in> concavitates dentium pone, et cauteriza: satis[667] / valet. – Contra frigiditatem stomachi et <eius>[668] paralysim / et aliorum membrorum detur

[663] superponatur *E.*
[664] [**103**] *Wölfel.*
[665] quinque *B, L.*
[666] *Rufinus (Thorndike 1949, 274).*
[667] cauteriza: satis] *Rufinus (Thorndike 1949, 274)*, cauterizatis *E.*
[668] *Rufinus (Thorndike 1949, 275).*

vinum decoctionis eius et / castorei. Ad idem valet succus eius cum pulvere / castorei. – Contra iliacam passionem tres drachmae esulae cum / melle bulliant, addito succo rutae ad ultimum, / et detur patienti. – Contra oppilationem splenis / et epatis, stranguriam et dysuriam ruta cocta in / vino et oleo pectini cataplasmetur. – Contra tenasmon / ex frigida causa decoquatur in vino, et fiat / encathisma; vel calefiat vinum et fundatur **[92vb]** super rutam, et patiens fumum recipiat; / si vero ex calida causa, acetum superinfundatur, / et patiens recipiat fumum per embotum. – / Ad menstrua provocanda et foetum mortuum et secundinam / educendam detur trifera magna cum succo / rutae. Idem operatur succus eius solus, per os datus / aut pessarizatus; aut teneritates eius frixae[669] / in oleo et suppositae. – Contra dolorem exteriorum ex / contusione[670] vel alia causa: ruta in testa calefacta / sine liquore superponatur. – Contra lippitudinem / oculorum et ruborem pulvis cimini cum / succo eius conficiatur, et bombax intinctus super / oculos ponatur. – Contra livorem ruta conficiatur / cum pulvere cimini, et superponatur. – Contra / venenum bibitum valet ruta bibita; contra / morsum venenatorum animalium etiam valet supercataplasmata. – /
Nota, quod si quis esset totus circumdatus / ruta viridi, secure posset accedere / ad interficiendum basiliscum[671].

<202.> De rose marino. /

Ros marinus calidus est et siccus; excessus tamen / eius non determinatur ab auctoribus in gradu. / Quidam dicunt, quod sit frutex; alii, quod herba. / Folia et flores competunt usui medicinae. Flos autem / dicitur **anthos**, unde fit electuarium, quod dicitur **dianthos**. / Herba ipsa **libanotidos** vel **dendrolibanum** / dicitur; in locis marinis crescit, unde etiam dicitur ros marinus. / Cum autem reperitur in medicinis receptio / anthos vel roris marini: flores debent / poni; cum „libanotidis" vel „dendrolibanos": / folia. Flores collecti et aliquantulum desiccati / ad solem per annum servantur, similiter et folia. /
Virtutem habet confortandi ex aromaticitate, dissolvendi ex caliditate, / extergendi, mundificandi, consumendi ex siccitate, / et etiam diaphoreticam ex caliditate poros aperiente. – / Contra syncopim et cardiacam passionem detur / dianthos cum vino. Aliter: fiat decoctio florum / in vino[672], et tale vinum detur patienti. Aliter: ex **[93ra]** succo florum eius et aqua rosacea et parum ex / succo pastinacae, addito zuccaro, fiat sirupus / optimus, et praecipue, si apponatur pulvis ossis / de corde cervi vel detur cum pulvere tali. – Contra / debilitatem et frigiditatem cerebri fiat decoctio / eius in vino, et patiens cooperto capite fumum / recipiat. – Contra humiditatem uvae acetum vel / vinum decoctionis eius gargarizetur. – Contra frigiditatem / stomachi et ad digestionem confortandam detur dianthos / vel vinum decoctionis eius et masticis. – Contra dolorem /

---

[669] strictae *Rufinus*.
[670] et contusionem *E*, ex concussione *Rufinus*.
[671] basilicon *E*, basilicum *Rufinus*.
[672] **[104]** *Wölfel*.

stomachi et intestinorum de ventositate detur vinum decoctionis / eius et cimini. – Contra stranguriam et dysuriam flores / vel saltem folia in vino decocta pectini cataplasmata / prosunt. – Ad matricem mundificandam / et conceptum iuvandum fiat fomentum circa pudenda / ex aqua decoctionis ipsius. Mulieres Salernitanae / flores in oleo muscellino decoquunt et decoctos / sibi supponunt.

<203.> De rubo. /

Rubus calidus est et siccus, ut quidam dicunt. Constantinus / autem dicit summitates eius esse stipticas; et / valent[673] contra usturas et calida apostemata; unde videtur, / quod sint frigidae et siccae.

Contra ruborem oculorum / turiones eius cum vitello ovi conterantur, et addito / croco oculis superponantur[674]: confert. – Contra quaslibet / usturas cera mundissima resolvatur; postea oleum / rosaceum addatur; deinde fructus turionum in maiori / quantitate; et post hoc oleum, quod fit de vitello ovorum; / et pone in sartagine super ignem, et move / continuo, et fiet oleum; pone multa vitella / ovorum, quia parum olei inde fluit; et confert. – / Contra calida apostemata folia summitatum trita cum / aqua rosacea superpone. – Contra dysenteriam succus turionum / cum aqua ordei per clistere iniciatur; vel / ex turionibus tritis cum albumine ovi et aceto fiat / emplastrum super pectinem et renes. Si fiat vitio / frigidorum humorum, lenticula <in succo eius>[675] eius aliquantulum exusta / detur ad manducandum.[676] [**93rb**][677]

<204.> De spica. /

Spica calida est et sicca in secundo gradu. / Spica duplex est, scilicet **spica / nardi** et **spica Celtica**. /

Dicunt quidam, quod **spica nardi** / sit flos cuiusdam / arboris, sed mentiuntur. Invenitur / enim spica nardi circa radicem cuiusdam arboris[678]. / Est autem eligenda, quae in / substantia est plana, in odore suavis, in gustu acuta / et aliquantulum subamara, et aliquid ponticitatis / habens, et quae sit in colore rufa. Cum autem <poni> / debet in medicinis, abiciendum est quoddam album, quod interius / est, et quoddam nigrum, quod exterius est, quasi circa radicem. / Folia eius ponuntur in medicinis, in quantitate, quae ab / auctoribus est determinata. Per decem annos potest servari in loco / sicco et non humido.

Spica Celtica, ut quidam / dicunt, est saliunca; qui mentiuntur. Est enim spica / Celtica similis spicae nardi; sed alba est, et in / septentrionali plaga reperitur; sed tamen pro ea / saliunca ponitur.

Spica nardi, quae nigra est vel / terrea, non debet poni in medicinis.

---

673 valet *E*, ponunt *Rufinus (Thorndike 1949, 277).*
674 superponatur *E*.
675 *Rufinus, fehlt E.*
676 [**105**] *Wölfel.*
677 *In E folgt hier die Liste der Pflanzentitel unter dem Buchstaben S.*
678 *folgt* sed mentiuntur *unlesbar gemacht E.*

Virtutem habet confortandi ex [**93**va] aromaticitate et ponticitate sua, diureticam / ex qualitatibus et amaritudine. – Contra / syncopim et cardiacam passionem lymphetur vinum / patientis ex aqua rosacea decoctionis ipsius; vel ex tali / aqua, addito zuccaro, fiat sirupus. – Contra debilitatem / cerebri applicetur naribus. – Contra frigidum rheuma / pulvis spicae coquatur in oleo muscellino vel saltem communi, / et cum digitis naribus imponatur. Tale electuarium multum / confert et contra surditatem aurium et contra putredinem / earum post apostemata. – Contra frigiditatem stomachi et intestinorum / et indigestionem ex ventositate et oppilationem / splenis et epatis ex frigiditate detur vinum decoctionis eius. – / Contra putredinem gingivarum superponatur pulvis / eius. – Ad matricem mundificandam et provocanda / menstrua et conceptum adiuvandum pulvis eius subtilis / in panno lineo vel sacello ad modum digiti / formato ponatur, et sic in oleo muscellino vel saltem / communi diu bulliat, et postea mulier sibi supponat. / Mulieres Salernitanae bulliunt pulverem eius / in oleo, et cum bombace sibi supponunt. – Contra tenasmon / ex frigida causa pulvis eius cum bombace ano / exterius[679] existente supponatur. –

Fit etiam / **oleum ex spica nardi**, quod optimum est contra paralysim, / epilepsiam, artheticam et podagram, sumptum / per os aut inunctum. Quidam autem pulverem eius / in oleo dimittunt per viginti <dies>, postea bene bulliunt / et bene colant, et colaturam[680] reservant. Alii dicunt, / quod Saraceni faciunt tale oleum ex spica / nardi viridi. Alii dicunt, quod pretiosissime sic fit, / quod et Dioscurides asserit: accipiunt unam libram spicae / nardi, et ponunt in olla, et obturant bene os / eius; aliam etiam ollam terrae infodiunt; et a fundo / superioris ollae descendit calamus ad inferiorem; / et circa superiorem ollam <ignem> faciunt: spica exsolvitur, / oleum inde emanat per calamum[681] ad inferiorem / ollam; et sic ex una libra fiunt tantum quinque vel sex unciae / istius olei.

<205.> De strigno. [**93**vb]

Strignum, solatrum, morella idem est; frigidum / est et siccum in secundo gradu. Est etiam aliquantulum diureticum / et viride et siccum. Frondes et folia et fructus / multae sunt efficaciae.

Habent autem virtutem infrigidandi. – / Contra oppilationem splenis et epatis et maxime contra icteritiam, / quando oppilatus est superior porus cystis / fellis, detur succus eius in potu; vel ex succo eius / et zuccaro fiat sirupus; vel, quod melius est, dentur / unciae duae succi eius cum quinque scrupulis reubarbari. – Contra apostemata / in stomacho et intestinis et in epate detur aqua ordei / cum succo eius: Dioscurides multum approbat. – Contra calefactionem / epatis pecia in succo eius intincta / saepius superponatur. – Idem fiat contra calidam podagram; / vel herba ipsa trita superponatur; vel, quod melius / est, succo eius

679 [**106**] *Wölfel*.
680 *oder* colatum *E*.
681 *W*, calorem *E*.

addatur agresta et acetum et oleum rosaceum. – / Contra calida apostemata in principio ad repercussionem / materiei herba ipsa trita superponatur.[682]

Storax calida est in primo gradu, sicca in secundo. Storax alia calamita, alia rubea, alia liquida, quae <?> dicitur. Quaelibet illarum gummi arboris est in India nascentis. Storax etiam liquida in Calabria invenitur. Nomen dicitur tamen storax calamita a calamo, ut quidam dicunt, scilicet a calo, quod est bene, et mita, quod est gutta; inde calamita quasi bona gutta.

Per decem annos conservatur.

Eligenda est, quae rufa est et unius coloris per totum et aromatica et aliquantulum pontica vel subamara, quae malaxari potest parum minus quam cera.

Sophisticatur autem sic: accipe quaedam f<r>usta parva et radicem ireos; et conficiunt cum melle, et addunt storacem calamitam et decoquunt et formant sic storacem calamitam.

Sic discernitur, quia talem dulcedinem habet, et si recens est, multum est dulce, si vero vetus, non potest malaxari manibus, sed pulverizatur.

Storax vero **rubea** plus accedit ad ruborem. Similes habet effectus storax calamita: virtutem habet confortandi et consumendi.

Contra frigiditatem cerebri et debilitatem stuellum ex storace calamita factum et naribus impositum multum valet. Ad idem fiat decoctio eius et rosae, et cooperto capite patiens fumum recipiat per os. Gargarisma ex vino decoctionis eius valet ad idem. Contra humidam uvam et dentes laxos casula facta ex ea circa dentes, gingivas et <...> confirmat. Contra frigiditatem stomachi et rheuma capitis frigidum <deglutiantur> pillulae ex <ipsa>. Contra frigiditatem cerebri et temporum cum succo absinthii valent. Emplastrum etiam ex storace et cera et ... factum valet ad idem. Contra suffocationem matricis fiat subfumi<gi>um ex storace.

Nota, quod storax **liquida** in emplastris ponitur et unguentis. Diutissime <servatur> storax liquida, diutius vero quam storax calamita.

Squilla calida et sicca est in tertio gradu. Alio nomine cepa vel cepulla marina dicitur. Illa, quae sola reperitur[683], ubi sola sit, pulverizata mortifera est.

Virtutem habet incidendi, solvendi et digerendi.

Cum debet poni in medicinis, exterior pars abcidi debet, interior debet decoqui in pasta et postea poni in medicinis.

Fit autem oxymel squilliticum hoc modo: squilla<m> praeparata<m> ut diximus pone in aceto per tres dies, postea bulliat .. et coletur, colaturae addatur tertia pars mellis despumati, postea coquatur ad mellis spissitudinem; sed melius valet oxymel, quod ex ea cruda fit.

Contra duritiem splenis et epatis decoquatur squilla in vino et oleo et superponatur. Contra eas passiones et iliacam passionem et arteticam ponatur

---

[682] *Die folgenden Kapitel wurden ergänzt aus dem* Codex Mertz 0011, S. 123-126.

[683] *vgl.* Kap. 43: De coloquintida.

squilla per quindecim dies in vino et oleo, ut putrescat; postea fiat decoctio et coletur, et addita cera fiat unguentum; multum valet etiam contra praedictas causas.

Sambucus calidae est complexionis in secundo gradu, siccae in primo. Arbor est, cuius cortex medianus competit praecipue medicinae, secundario folia et flores. Cortex medianus desiccatus per annum scilicet purgat autem principaliter flegma. Contra cottidianam uncia una corticis mediani decoquatur in aqua et digesta materia et illa purgatione praecedente detur patienti.
Cofo dicit, quod cortex eius, folia et flores biduo in aqua dimittantur et … aqua tepida detur patienti. Contra leucoflegmatiam detur sucus medullae corticis eius cum pulvere esulae et masticis. Vel fiat decoctio eius in aqua, ex qua addito zuccaro fiat sirupus. Sucus eius cum melle datus lumbricos occidit, auribus instillatus saniem mundificat. Fomentatio facta ex aqua dulci decoctionis foliorum eius … provocat. Fomentatio facta ex aqua salsa decoctionis foliorum eius tumorem pedis sedat. Folia eius desiccata in vino et oleo et cataplasmata duritiem splenis et epatis solvunt.

Sumac frigidae complexionis est in secundo gradu, siccae in tertio.
Fructus est cuiusdam arboris in in transmarinis partibus nascentis copiosae; et est sumac similis granis, ex quibus tinguntur panni rubei; et etiam ex sumac sophisticantur grana illa.
Sumac per quattuor annos <servatur>, scilicet virtutem habet constringendi, et ex aliquantula unctuositate virtutem habet incitandi appetitum.
Contra vomitum ex calore vel calido humore spongia tincta in aceto, decoctio eius ori stomachi superponatur. Contra dissinteriam factam vitio superiorum detur decoctio eius, et carnes, quas comedit patiens, decoqua<n>tur in aqua decoctionis eius; si fiat vitio inferiorum, aqua ordei, decoctio eius, vel cum aqua conficiatur pulvis eius et iniciatur per clistere. Fiat etiam emplastrum circa pectinem et renes ex pulvere eius, albumine ovi et aceto. Contra fluxum sanguinis e naribus medulla ferulae vel sambuci in suco sanguinariae tincta aspergatur eius pulvere et naribus immittatur. Contra emoptoicam passionem frigidam vitio spiritualium dragagantum et gummi arabicum in aqua ordei per noctem dimittantur et efficietur quiddam glutinosum, cum quo pulvis sumac et masticis conficiatur, et informantur pillulae et teneat patiens in ore sub lingua, et postea transglutiat; si vitio interiorum, fiat sumac, in olla exuratur, et pulvis eius in athasia detur patienti. Suppositorium etiam factum ex eadem confectione valet contra menstruorum, et contra pruritum oculorum ex calido humore laventur cum sumac cocto cum aqua rosacea.

Sandali frigidi sunt in tertio gradu, sicci in secundo. Arbores sunt, quae finduntur, et interiora ligna ad nos ducuntur. Sunt autem tria genera, scilicet albi et rubei et citrini. Constantinus rubeos sandalos vocat nigros, citrini vero plus aliis sunt aromatici.

Diutissime servatur. Habent enim virtutem confortandi, constringendi et alterandi.
Contra debilem dyscrasiam et sitim et epatis caliditatem fiat decoctio eorum pulveris in aqua, et addito zuccaro fiat sirupus. Contra caliditatem epatis pulvis sandali conficiatur cum oleo rosaceo et aceto, et plagellum intinctum calidum superponatur in hieme, in aestate frigidum. Inunguatur etiam suco solatri et agresta, in quibus positus sit pulvis sandali. Contra fluxum sanguinis e naribus, praecipue si fiat ex ebullitione, praecedente minutione fiat cataplasma circa frontem et tempora ex oleo rosaceo et pulvere sandali, plagellis infusis in aqua rosacea. Contra dissinteriam pulvis eorum cum aceto et albumine ovi conficiatur et pectini et renibus cataplasmetur. Contra vomitum colericum fiat decoctio pulveris eorum in aceto et aqua fluviali, et spongia intincta ori[s] stomachi superponatur. Contra calida apostemata pulvis sandali cum suco corri<gi>olae vel alterius herbae frigidae conficiatur, et plagella intincta loco dolenti superponatur; multum valet.

Stafisagria, quae etiam caputpurgium dicitur, calida et sicca est in tertio gradu. Herba est, cuius semen eodem nomine appellatur. Semen collectum per quinque annos servatur. Debet enim poni in medicinis, <ubi> receptio stafisagriae invenitur.
Habet autem virtutem dissolvendi, attrahendi et consumendi; principaliter flegma purgat.
Contra oblivionem, quae fit ex flegmate, et contra litargiam pulvis eius naribus immittatur; sternutationem provocat et caput a gravedine relaxat. Debet etiam masticari. Gargarisma ex ea et aceto et antera simul decocta humiditatem uvae desiccat. Contra scabiem pulvis stafisagriae addito aceto et oleo inunguatur patiens.

<206.> De serapino. /
Serapinum calidum est et siccum in tertio gradu. / Gummi est cuiusdam arboris in ultramarinis / partibus nascentis et in Graecia, de qua humiditas / quaedam effluens induratur circa arborem / ita, ut absque aliqua parte evelli non possit. Diu / servatur in loco sicco.
Virtutem habet attrahendi, dissolvendi, / consumendi et relaxandi. – Fumigium eius positi super / carbones cum cornu caprino valet lethargicis, / sternutationem provocat, cerebrum a superfluitate / flegmatica mundificat. Tres scrupuli eius / mundificati, ut debent, et dati asthmaticis: / laborantibus ex humore valent, praecedentibus / tamen mollificantibus et digerentibus materiam. Aliter: / gentiana in aqua ordei coquatur, in aqua colata / serapinum dissolvatur, et detur patienti. – / Suffumigium vel suppositorium ex eo factum / valet contra praecipitationem matricis. – Suppositorium / ex eo factum menstrua provocat, foetum mortuum et / secundinam educit, ut dicit Dioscurides. – Fumus eius per os et / nares susceptus valet contra suffocationem matricis. – **[94ra]** Contra splenis duritiem fit unguentum vel cerotum / optimum

ex eo per noctem in aceto posito / et mane decocto et colato, et addita cera / et oleo fit unguentum vel cerotum.

<207.> De semperviva. /

Semperviva herba est, quae sic dicitur, quia semperviva / viridis reperitur. Frigida est in tertio gradu, sicca in secundo. / Viridis multae est efficaciae,[684] et in medicinis poni debet / non exsiccata.

Virtutem habet infrigidandi et alterandi. / Plagellae in succo eius intinctae et agresta vel aceto, / et epati cataplasmatae valent multum contra / eius calefactionem et contra dolorem ex calida causa. Herba / etiam ipsa contrita et superposita in principio valet contra calida / apostemata ad repercussionem materiae, licet postmodum, / inspissando materiam, obsit. – Contra usturas ex aqua / calida vel igne fiat unguentum ex succo eius et / oleo rosaceo et cera; sed non debet poni in primis tribus / diebus; sed calida ponantur, ut fumositatum fiat / evaporatio. Unde prius inunguimus sapone / et aliis talibus; post tertium vero diem inunguimus / tali unguento ad leniendum. – Contra / fluxum sanguinis e naribus, qui ex ebullitione sanguinis / in epate et in venis fit, in iuvenibus et in / aestate: plagellae, intinctae in succo eius et in / aqua rosacea, epithimatae fronti, temporibus et gutturi / superponantur Experimento didici, quod multum / valet quandoque etiam sola aqua frigida epithimata.

<208.> De / siseleos.

Siseleos sive **siler montanum** / calidum est et siccum in secundo gradu. Semen eius collectum / per tres annos servatur; quod ponendum est in medicinis, et non / herba.

Virtutem habet diureticam, dissolvendi, consumendi. – Contra asthma / ex frigida causa detur vinum decoctionis eius et ficuum / siccarum; vel detur pulvis eius cum ficubus siccis / assatis. – Contra oppilationem splenis et epatis et renum / et vesicae et contra stranguriam et dysuriam detur vinum / decoctionis ipsius herbae. – Suffumigatio facta ex aqua decoctionis / eius herbae educit menstrua et valet contra stranguriam et dysuriam. / Herba ipsa in vino et oleo cocta et pectini cataplasmata [**94rb**] solvit stranguriam et dysuriam.

<209.> De sulphure. /

Sulphur calidum est et siccum in primo gradu. Terra est actione / caloris excocta: in naturam sulphuream transmutatur / aquosis et terrestribus partibus in igneas / transeuntibus. Est autem aliud **vivum**, quod / tale est, quale a terra producitur; et est aliud **exstinctum** / sive **mortuum**, quod artificiose sic paratur, et in / calamis aeneis vel ferreis funditur. Est autem eligendum / viride, scilicet submissum habens viriditatis / colorem; quod vero album est vel nigrum, colorem habens / obtusum nimis, non est ponendum in medicinis. / Per tres

---

684 [**107**] *Wölfel.*

annos servatur in multa efficacia; postea actione proprii / caloris consumitur, et in cinerem album convertitur. /

Virtutem habet dissolvendi, consumendi, attrahendi. – Contra asthma inveteratum / ex frigido et glutinoso humore, praecedentibus / inunctionibus circa spiritualia digerentibus / aquosis et mollificativis, ut materia praeparetur ad exitum, / dentur scrupuli duo pulveris <eius> cum ovo sorbili mane; / vel accipiat patiens fumum eius per embotum / positi[685] super carbones, inclinato capite[686], ne / flegma dissolutum recurrens ad spiritualia suffocet; / et non sit etiam nimis prope, ne spiritualia desiccentur. / Si autem sit asthma ex siccitate, nullo / modo fiat. – Contra paralysim, podagram, artheticam / et epilepsiam oleum sicyoninum[687], id est cucumeris / agrestis, et cera simul liquefiat, et addito / pulvere sulphuris et ellebori albi fiat unguentum, / et statim deponatur ab igne, pulveribus impositis: / utile[688] est contra praedicta et etiam contra scabiem; epilepticis / a sursum usque deorsum spina inunguatur. – Balneum / sulphureum praedictis omnibus confert. – Contra / scabiem lithargyrum cum aceto conficiatur; et addito / pulvere sulphuris et oleo nucis fiat unguentum. /

<210.> De sanguine draconis.

Sanguis draconis frigidus est et siccus in tertio gradu. / Dicunt quidam, quod sit succus herbae, quod falsum / est. Est autem gummi cuiusdam arboris in India nascentis / et in Persia. Dicitur autem sanguis draconis, quia similis est ei. [**94va**] Eligendus est, qui subrubicundus est et interius / clarus sicut minium.

Sophisticatur autem quandoque ex / pulvere cimini cum aliquo succo indurato. Per viginti / annos servatur.

Virtutem habet constringendi. – Contra fluxum sanguinis / e naribus imponatur pulvis eius, et constringantur / nares, ut pulvis adhaereat rupturis venarum. / Fiat etiam cataplasma ex eo et albumine ovi et aqua rosacea / circa frontem et tempora. – Contra haemoptoicam / passionem vitio spiritualium: pillulas ex pulvere eius et / gummi Arabico confectas[689] cum aqua ordei infusionis dragaganti[690]: / patiens sub lingua teneat, et eas liquefactas / transglutiat; si vero vitio nutritivorum fiat, detur / cum succo plantaginis et aqua ordei; et emplastrum / fiat circa pectinem et renes ex eo et albumine ovi / et aceto. – Suppositorium factum ex eo et succo sanguinariae / valet contra fluxum menstruorum.

[685] positum *E*, positi *Rufinus (Thorndike 1949, 308)*.

[686] *vgl.* 'Circa instans' 69rb4: proicere facit pus in multa quantitate; 94rb20: inclinato capite, ne flegma dissolutum recurrens ad spiritualia suffocet; *vgl. die* 'Curae Platearii', *z. B.* 6va40: inclinato capite aegri, ut saliva possit effluere.

[687] sicioninum *E*.

[688] [**108**] *Wölfel*.

[689] confectis *E, so auch Rufinus (Thorndike 1949, 285)*.

[690] draganti *E*.

<211.> De squinanto. /

Squinantum: palea camelorum dicitur, / quia cameli eam comedunt. Calidum est et siccum in / tertio gradu. In Africa et Arabia reperitur. Per decem annos servatur. / Eligendum est, quod est subalbidum; si autem reperiatur, / quod durum <est> et quasi ligneum circa stipitem, abiciatur. /
Virtutem habet purgandi principaliter flegma. Numquam per se ponitur, sed / cum purgantibus flegma, ut est polypodium et coloquintida; / ad plus debet poni in quantitate unciae semis. Dioscurides dicit, / quod decoctum in vino et cataplasmatum pudendis / menstrua educit, matricem mundificat, stranguriam et dysuriam solvit. /

<212.> De sinapi.

Sinapis calida est et sicca in medio / quarti gradus: non herba, sed semem. Quod collectum per / quinque annos potest servari; et ponitur in medicinis, cum receptio eius invenitur, / scilicet sinapis vel **napei** vel **napeos**.
Virtutem / habet dissolvendi, consumendi, attrahendi et extenuandi. – Contra paralysim / linguae semen eius commasticatum et sub / lingua retentum valet. Contra paralysim aliorum / membrorum ponatur in sacello et decoquatur[691] in / vino, et super locum dolentem ponatur, et in principio aegritudinis. – / Pulvis naribus appositus sternutationem / provocat, cerebrum a flegmaticis superfluitatibus [**94vb**] mundificat. – Vinum decoctionis <eius> et ficuum siccarum / valet contra antiquum asthma ex glutinoso humore. – / Contra oppilationem splenis et epatis et leucoflegmatiam / decoquatur in aqua cum radice feniculi; cui colaturae / addatur mel, et talis confectio detur. – Contra duritiem / splenis herba ipsa in vino decocta cataplasmetur. – / Ad apostemata maturanda et rumpenda[692] herba ipsa / in vino et axungia porcina bene trita superponatur. – / Fomentatio facta ex aqua decoctionis eius menstrua / educit et valet contra stranguriam et dysuriam. Ipsa herba decocta / in vino et cataplasmata solvit stranguriam et dysuriam. – Vinum / decoctionis sinapis et draganti[693] humiditatem uvae et / faucium et cerebri desiccat; dragagantum additur, / ne vehementer exurat et excoriet.

<213.> De sarcocolla. /

Sarcocolla calida est et sicca in secundo gradu. / Gummi arboris est; in transmarinis partibus reperitur. / Eligenda est, quae alba est vel subalbida / et gummosa; quae vero in maiori parte reperitur redacta / in pulverem, non valet. Saepe enim ex alio / pulvere **sophisticari** solet.
Emplastrum factum / ex ea et albumine ovi super tempora valet ad fluxum / sanguinis e naribus. – Pulvis eius cum aqua rosacea conficiatur / et soli exsiccetur, et iterum cum aqua rosacea / oculo imponatur: maculam consumit et

---

691 decoquantur *E.*
692 [**109**] *Wölfel.*
693 draganti *E.*

oculum / clarum reddit. – Pulvis eius vulneri impositus / ipsum consolidat. – Fumus eius per inferiora receptus, / emboto posito, valet contra tenasmon.

<214.> De sticados. /
Sticados calidum est et siccum in secundo gradu.
Virtutem habet diureticam. – / Vinum decoctionis eius et dragaganti spiritualia calefacit / et mundificat. – Item vinum decoctionis eius stomachum et intestina / calefacit, et ad iliacam passionem valet, et / ad oppilationem splenis et epatis, contra stranguriam et dysuriam. /

<215.> De satyrione.
Satyrion calidum est et siccum in tertio gradu. /
Virtutem habet attrahendi a remotis partibus, unde et / coitum adiuvat. – Valet etiam artheticis. – Testiculi / virides cum melle confecti coitum confortant; / melius tamen, si fiat confectio ex illis et dactylis et pastinacis [**95ra**] et melle. – Succus eius cum oxymelle / bibitus prodest artheticis.

<216.> De sponsa solis. /
Sponsa solis frigida est et humida in secundo gradu. Eadem dicitur / **cicorea**, **intuba** et **solsequium**.
Herba comesta / valet contra venenum; si sit ex morsura, trita / superponatur. – Succus eius valet ad oppilationem splenis / ex causa calida et ad calefactionem eiusdem.

<217.> De spodio. /
Spodium frigidum est in tertio gradu, siccum in quarto. / Os est elephantis combustum. Elephas ossa habet / solida, ut sunt dentes[694]; et illa non comburuntur; / sed ad diversam efficaciam[695] servantur. Sed illa, quae medullam / habent, comburuntur; et illa dicuntur spodium.
Sophisticatur / quandoque ex ossibus canis combustis, quandoque ex / marmore combusto; sed id est minus ponderosum. / Unde illud est eligendum, quod est subalbidum et valde / leve et continuum. Si autem leve <valde>[696] sit, habens tamen quasdam / partes subnigras, bonum est; non tamen multae / est efficaciae.
In sirupis ponitur ad infrigidandum. – Pulvis / eius cum succo plantaginis datus valet contra dysenteriam / et haemoptoicam passionem. – Contra profluvium / pulvis eius naribus impositus sanguinem sistit.[697]

<218.> De strutio. /
Strutium[698], id est est **cauliculus agrestis**, calidum est / et siccum in secundo gradu. Semen, succus, folia usui / medicinae competunt. Ubi invenitur receptio

---

694 dentes *E*, ossa dentium *Rufinus (Thorndike 1949, 307)*.
695 diversa artificia *Rufinus*.
696 *Rufinus*.
697 [**110**] *Wölfel*.

cauliculi, semen eius / debet poni; ubi vero receptio <strutii>, **mabathematicus**[699] / **succus** ponitur, qui sic appellatur. Folia ipsius in unguentis / et emplastris debent poni.
Si <sit> paralysis linguae, semen / eius masticatum diu in ore sub lingua teneatur; / si autem in alia parte corporis sit, folia decocta / in vino cataplasmentur, vel semen teratur, et in sacello, / in vino decoctum, cataplasmetur. – Contra lethargiam / pulvis seminis naribus insuffletur; et hoc modo fiat decoctio / seminis triti et succi rutae agrestis in aceto / fortissimo, et inde fricetur posterior pars capitis, ipsâ / tamen prius rasâ. – Fomentatio ex foliis eius in vino / coctis stranguriam et dysuriam solvit et menstrua educit. – Emplastrum / etiam ex foliis in vino et oleo decoctis pectini et virgae **[95rb]** superpositum[700] urinam provocat; virga etiam in eodem oleo / ponatur.
Folia eius terantur, succus exprimatur / et soli exponatur, ut aliquantulum induretur. Sic / servari potest per duos annos.

<219.> De stincis. /

Stinci calidi sunt et sicci in tertio gradu. Pisces sunt, qui in / aquis dulcibus et maxime in fontibus inveniuntur, / et lacertis assimilantur. Saliti per biennium / servantur.
Virtutem habent confortandi coitum. Pulvis / eorum sumptus in quantitate trium vel quattuor scrupulorum cum calido electuario et / maxime cum diasatyrion voluntatem coeundi / maxime augmentat. Cum melle etiam exhibitus ad / idem valet. In multa quantitate datus corpori nocet.

<220.> De / scordeon.

Scordeon calidum est et siccum in tertio gradu. / **Allium** est **agreste**. Solus flos eius usui medicinae / competit.
Aqua vel vinum decoctionis eius spiritualia mundificat / a flegmate. – Contra dolorem stomachi et intestinorum ex ventositate, / et contra oppilationem splenis et epatis ex frigida causa, et contra stranguriam / et dysuriam valet.

<221.> De sapone. /

Sapo calidus est et siccus in tertio gradu. Alius est **Saracenicus**, / alius **Spatarentus** vel **Judaicus**, quo Judaei / sericum lavant, alius **Gallicus**.
Saracenicus / valet contra exustionem ex aqua vel igne, et mox / debet apponi, et moretur per tres vel quattuor horas. Valet / etiam ad scabiem; et ad idem valet Gallicus, / minus tamen. Magis autem dealbat Gallicus carnem / inde lotam. Spatarentus valet contra serpiginem et impetiginem, / parte inde lota. Solus autem superponatur vel cum pulvere / auripigmenti, praecedente lotura aquae calidae. /

---

698 strucium *E*.
699 nabathematicus *E*.
700 suppositum *E*.

<222.> De sparago.

Sparagus calidus est et siccus in tertio gradu. / Fructus eius et semen usui medicinae competunt. / Fructus eius sunt quasi fustes tenerrimi, qui coquinati / cum carnibus sive cum sola aqua valent contra / oppilationem splenis et epatis, et contra stranguriam et dysuriam, et contra dolorem / stomachi et intestinorum, et iliacam passionem. Item vinum vel aqua / decoctionis seminis eius valet contra praedicta.

Semen eius per / annum servatur. In medicinis ponitur, cum receptio / sparagi reperitur.[701]

<223.> De savina. [**95**va]

Savina calida est et sicca in tertio gradu. Sola folia / competunt usui medicinae. Per annum servantur et etiam / per duos.

Vinum decoctionis eius valet contra dolorem stomachi et intestinorum. – / Decocta in vino valet contra stranguriam et dysuriam, / sed cataplasmata. – Valet etiam contra dolorem ilii; est enim / diuretica et diaphoretica. Fomentatio etiam facta / ex aqua decoctionis eius vel vino valet contra praedicta. – Decocta / etiam in oleo menstrua provocat et foetum mortuum / educit; melius operatur idem, si sit supposita. – / Item contra tenasmon ex frigida causa fiat decoctio / eius in aceto et vino, et patiens fumum recipiat. / Herba etiam ipsa natibus[702] cataplasmata ad idem valet. /

<224.> De saxifraga.

Saxifraga calida est et sicca in tertio gradu. / Dicitur sic, quia saxum frangit.

Vinum decoctionis radicis / eius valet contra stranguriam et dysuriam, et vitium lapidis, / et etiam contra iliacum dolorem. Pulvis etiam eius in ovo / sorbili vel in vino exhibitus ad idem valet.

Sola / radix eius medicinae competit. Per tres annos servari potest. /

<225.> De sale.

Sal calidum est et siccum. – Ex ipso et oleo et aceto / potest vomitus provocari, digitis in ore missis / vel penna. – Ad dolorem <stomachi et intestinorum> ex ventositate fiat sacellatio / ex sale hoc modo: sal pulverizetur et in / vase torrescat, et sic calidus[703] in sacello ponatur, / et loco dolenti superponatur. – Ex sale et melle / competens fit suppositorium contra ventris constipationem: / fiat confectio salis puri et sulphuris vivi cum aqua; / et bulliat in testa ovi, abiecta pellicula / illius testae, ne testa uratur[704]. In hac confectione sic calida / intingatur aurum album frequenter, et colorabitur / plurimum. – Hiera logodion potest acui de sale sicut et de / scammonea in quantitate trium vel quattuor scrupulorum; sed mox debet / dari et sine periculo vehementis doloris vel citi. /

---

[701] [**111**] *Wölfel.*

[702] naribus *Rufinus (Thorndike 1949, 285).*

[703] *sic E* (sal *kann auch Maskulinum sein*).

[704] testa uratur *E,* restauretur *Rufinus.*

<226.> De sale Armoniaco.

Sal Armoniacum calidum est et siccum / in quarto gradu. Armoniacum dicitur, quia in Armenia / reperitur. Quidam dicunt, quod ex herba fiat; et potest / esse bene, sicut ex herba fit nitrum.

Interius non / debet poni nisi in compositis medicinis. – Valet ad removendum **[95vb]** pannum faciei in mulieribus / hoc modo: Duae partes ex eo et una de camphora / conficiantur cum aqua rosacea; et sic soli exponantur, / ut illa aqua consumatur; et sic fiat per tres / vel quattuor dies; et inde postea facies inunguatur. Vel / praedicti pulveres conficiantur cum oleo sambucino, / et facies inunguatur. – Pulvis eius etiam conficiatur cum / sapone; et inde fricetur impetigo vel serpigo. – / Contra morpheam locus prius scarificetur; / deinde de eo multa fiat fricatio.

<227.> De sale gemma. /

Sal gemma calidum est et siccum in tertio gradu. Vena / terrae est. Dicitur autem sic, quia adeo clara est ut / gemma. Secundarios habet effectus a sale Armoniaco. / De eo solo fit optimum suppositorium / in acutis febribus.[705]

<228.> De sisymbrio. /

Sisymbrium calidum est et siccum in tertio gradu. Aliud autem / est **domesticum**, aliud **silvestre**. Cum invenitur / receptio sisymbrii per se, domesticum debet poni, teste / Constantino[706].

Virtutem habet diureticam, dissolvendi et consumendi. – Contra / vitium pectoris fiant pultes ex farina ordei / et aqua; et apposito pulvere eius detur patienti. – / Contra frigidum rheuma capitis folia eius calefacta in / vase sine liquore et in sacello posita capiti / superponantur. – Vinum decoctionis eius valet contra dolorem stomachi / et intestinorum ex frigida causa; oppilationem splenis et epatis / et viarum urinalium aperit. – Herba in vino cocta / et cataplasmata solvit stranguriam et dysuriam; valet etiam contra / iliacum dolorem factum ex ventositate; menstrua educit, / conceptum adiuvat, matricem mundificat. – Fomentatio / ex ea sic fit: teneritates eius in oleo / muscellino vel saltem communi decoctae et superpositae idem / operantur.

<229.> De salvia. /

Salvia calida est in primo gradu et sicca in secundo. Sola / folia eius medicinae competunt, et viridia et sicca; sed / viridia magis. Per annum servari potest[707]. Alia est **domestica**, / alia **silvestris**. Cum invenitur receptio salviae, ponantur[708] / folia domesticae; sed cum invenitur receptio **[96ra]** **eupatorii**, silvestris. Domestica magis consumit / et confortat; silvestris est magis diuretica. /

---

705 **[112]** *Wölfel.*

706 'Liber graduum' (Petrus 1536, 359.15): Silvestre sisymbrium dicitur esse calamentum, quod magis ad medicinam pertinent.

707 possunt *Rufinus.*

708 *unklare Rasur vor dem Wort.*

Vinum decoctionis salviae valet paralyticis et epilepticis. / In vino decocta et cataplasmata super partem paralyticam / multum valet. – Fomentatio facta ex aqua / decoctionis valet contra stranguriam et dysuriam, matricem mundificat, / menstrua provocat. – In salsamentis competenter ponitur. /

<230.> De scabiosa.

Scabiosa calida est et sicca in secundo gradu. / Sicca nullius est efficaciae.

Succus eius cum oleo / bulliat in aceto usque ad aliquantulam spissitudinem: / hoc unguentum valet contra scabiem. – Balneum ex / aqua decoctionis eius et tapsi barbasti valet contra alopeciam. / Succus eius etiam bibitus ad idem valet, et lumbricos / necat. – Auribus cum oleo iniectus eas / mundificat. – Fumus vini decoctionis eius valet contra / haemorrhoidas. – Contra condiromata, quae etiam atrici / dicuntur, fiat emplastrum desuper ex ipsa herba, fumo / eius a patiente prius recepto.

<231.> De senacionibus. /

Senaciones sunt calidae et siccae in secundo gradu. Idem est, quod / **nasturtium aquaticum**[709].

Senaciones in aqua / solum vel cum carnibus coquinatae spiritualia mundificant. – / Fomentum ex aqua salsa et oleo decoctionis / valet ad iliacam passionem; valet etiam contra stranguriam et dysuriam. / In vino etiam decoctae et cataplasmatae ad idem / valent.

<232.> De serpentaria. /

Serpentaria et **columbrina** et **draguntea** / idem est; calida est et sicca.

Radix per minima / frusta incidatur; et desiccentur et pulverizentur; / pulvis per pannum cribretur; conficiatur cum aqua / rosacea, et soli exponatur biduo vel triduo; postea / apponatur tertia pars cerusae; et iterum apponatur / aqua[710] rosacea; et iterum soli exponatur, ut desiccetur: / hoc tali cum aqua rosacea vel sine ea facies inunguatur: / ipsam nitentem et claram reddit, pannum / etiam deponit. – Pulvis eius conficiatur cum sapone, / et fistulis imponatur: foramen eius in tantum dilatat, / quod os fractum et putrefactum possit exire. – **[96rb]** Pulvis eius confectus cum calce viva et aceto / fortissimo optimus est ad cancrum, ita quod tertia / pars sit de calce.

<233.> De sene. /

Sene calida est et sicca[711]. Herba est, quae in transmarinis / partibus crescit, et maxime circa Babyloniam / et Arabiam.

Valet contra melancolicas passiones, contra epilepsiam, / contra syncopim, vitium splenis, haemorrhoidas et contra / quartanam. – Sirupus ex aqua decoctionis eius et zuccaro communiter / valet ad hoc; et sirupus ex decoctione

---

[709] *folgt* id est: cerexoni *Rufinus (Thorndike 1949, 294).*

[710] **[113]** *Wölfel.*

[711] *Wölfel Femininum, Rufinus (Thorndike 1949, 297) Neutrum.*

eius et succo boraginis / valet ad eadem, et maxime contra melancolicam passionem, / syncopim, epilepsiam. Sirupus ex aqua decoctionis eius et / radicis feniculi et zuccaro ad idem valet; vel ex succo / feniculi decoctionis eius et zuccaro.
Eligendi sunt eius flores / et frondes; fustes, qui ibi reperiuntur, non sunt ita utiles; / sola folia competunt usui medicinae. Per decem annos servantur. / Dioscurides iubet inde fieri oxymel perutile / ad omnia praedicta ex aceto decoctionis eius et melle in / quantitate unciae unae: ponatur ad plus, vel in quantitate unciae semis vel quattuor / drachmarum, cum aliis laxativis.

<234.> De serpillo. /

Serpillum calidum est et siccum. Idem dicitur **herpetum**[712] a serpendo, / quia super terram serpit. Aliud est **domesticum**, / aliud **silvestre**. **Domesticum** ramos / super terram diffundit; **silvaticum** crescit in longum / et altum. Folia et flores competunt medicinae; quae in / rudi olla calefacta et in sacello posita et capiti / superposita <competunt> contra frigidum rheuma. – Vinum decoctionis eius / et succi liquiritiae valet contra tussim. – Vinum decoctionis / eius et anisi valet contra dolorem stomachi ex ventositate. – Fomentatio / ex aqua decoctionis valet contra stranguriam <et> dysuriam; matricem etiam / calefacit et confortat. – Vinum decoctionis eius stomachum infrigidatum / et epar et splenem calefacit et confortat. /

<235.> De satureia.

Satureia calida est et sicca. Pultes / ex farina et aqua et pulvere eius addito spiritualia / mundificant. Pulvis etiam eius comestus ad / idem valet. [**96**va][713]

<236.> De tartaro. /

Tartarus calidus est et siccus in tertio gradu. / Quod fit de puriori vino, melius / est.
Lithargyrum infundatur / in aceto per noctem; mane / ad ignem[714] resolvatur; et fiat / commixtio super ignem ex eo et oleo nucis et tartaro / in multa quantitate addito; mox ab igne / deponatur: hoc unguentum valet ad scabiem et serpiginem / et impetiginem. – Semen staphisagriae in aqua bulliat / bene diu; et ex illa aqua et tartaro fiat commixtio: / illud furfuricas capitis removet, / capite bis vel ter inde inuncto. – Pulvis eius in cibis / exhibitus pinguedinem attenuat, consumendo / ipsam. – Pulvis eius in quantitate unciae semis vel drachmarum trium datus / cum clareto et cum melle rosaceo vel cum diapenidion / vel diadragaganto[715] vel alio tali: ducit ad plus sex / vel septem sellas, pulvere masticis addito.

[712] erpetum *E.*
[713] *In E folgt hier die Liste der Pflanzentitel unter dem Buchstaben T.*
[714] [**114**] *Wölfel.*
[715] diadraganton *E.*

<237.> De tamarisco. /

Tamariscus calidus est et siccus. Vinum decoctionis eius / valet ad oppilationem splenis et epatis et ad stranguriam / et dysuriam; diureticus[716] enim est. Pulvis eius in cibis / coctus ad idem valet. Frequens etiam bibitio cum tali / ligno ad idem valet.
Cortex maioris est / efficaciae quam folia.

<238.> De terra sigillata. /

Terra sigillata calida est et sicca. Calx est odorifera. – / Emplastrum de pulvere eius et albumine ovi super frontem / et tempora positum sanguinem e naribus <fluentem> sistit. – Valet <etiam> / contra fluxum ventris terra sigillata. – Emplastrum / de pulvere eius et aceto valet ad pedum inflationem / et ad artheticam.
Eadem dicitur **terra argentea**, / **creta Saracenica**. Facile ex terra nostra creta / **sophisticatur**.
Pulvis eius cum succo sanguinariae / sanguinem e naribus <fluentem> sistit. – Emplastrum factum / de pulvere eius et aceto et albumine ovi super os stomachi <positum> / digestionem procurat. Emplastrum de pulvere eius et [**96**^{vb}] aceto decoctionis rosarum super os stomachi <positum> vomitum / ex colera sistit.

<239.> De tetrahit. /

Tetrahit, id est **herba Judaica**, calida est et sicca in / secundo gradu.
Vinum decoctionis eius indigestionem et dolorem / stomachi et intestinorum ex ventositate removet. Zipula[717] / ex ea et farina et aqua calorem naturalem confortant, / urinam provocant. – Emplastrum ex herba ipsa in aqua / cocta stranguriam solvit. – Fomentum ex aqua decoctionis eius / matricem calefacit et mundificat. Suppositorium ex eius / teneritatibus in oleo muscellino decoctis idem facit.
Sicca / parvae est efficaciae.

<240.> De tithymalo. /

Tithymalus[718] calidus est et siccus in tertio gradu. Multas habet / species: de **laureola** et **esula** dictum est superius[719]; / nunc de **<a>nabulla** dicamus: non de illa, quae in / ultramarinis partibus nascitur, unde fit scammonia[720]; / sed de anabulla nostra.
Lac eius in vere / colligi debet, caute tamen; nam ex eius infusione / manus facile excoriatur: quod si contingat, fricetur / pars laesa in succo solatri sive in aliquo / alio succo frigido.

---

716 *bzw.* diureticum.
717 *sic E, lies* zipulae; zapule *W*, crispellae *Rufinus (Thorndike 1949, 314)*.
718 titimallus *E*.
719 80^{ra}7ff.; 73^{rb}20ff.
720 *vgl.* diagridium est succus cuiusdam herbae nascentis in transmarinis partibus, quae species est tithymali (69^{vb}13f.).

Anabulla frangatur, / et guttae inde manantes colligantur: quandoque / tribus scrupulis, quandoque quinque ex lacte, cocto cum gummi Arabico vel / draganto, medicinae acuuntur: pillulae scilicet de quinque generibus / mirobolanorum et pillulae aureae et oxy et benedicta et huiusmodi / sive cum scammonia in quantitate scrupulorum Quattuor; panis etiam / ex eo et aqua et farina confectus optime purgat / aegrotantem.[721]

<241.> De turbith. /

Turbith calidum est et siccum in tertio gradu. Radix est, quae / ultra mare reperitur. Eligendum est interius / concavum. Lignum enim inutile est, quod interius est; / unde etiam abiciendum est. Ex fractura perpenditur, utrum / sit bonum vel non. Per quinque annos servatur.

Virtutem habet dissolvendi, / attrahendi, et praecipue flegma. Valet etiam contra iliacam / passionem, podagram et chiragram. Unde benedicta et hiera logodion ex eo / acuuntur, et quaedam alia ad eadem facientia. Poni / debet in quantitate drachmarum quattuor. Fiat confectio ad eadem / competens de eo confecto cum modico oleo rosaceo ad reprimendam **[97ra]** eius malitiam, addito gummi Arabico / et melle bene despumato. – Mortuam carnem / corrodit et consumit.

<242.> De tapsia. /

Tapsia calida est et sicca in tertio gradu. – Virtutem / habet principaliter purgandi flegmaticos humores, secundario / colericos[722] per inferiora. – In vomicis medicinis a veteribus / inventis ponitur. In vere debet colligi. Invenitur in / Arabia, in India, in Calabria. Cortex in / medicinis ponitur; sed quando in parva quantitate, secure cum / aliis speciebus potest conteri; quando in magna quantitate, / per se teratur vel cum aliis. Caute debet teri, / ita scilicet, quod ille, qui eam conterit, faciem, bracchia, / manus, crura et testiculos optime cooperiat; / quia, nisi ita praeparet, inflatur[723]; quodsi inflationem / contingat fieri, fricetur cum panno, aceto / infuso; vel pars tumens inunguatur cum populeon, / addito aceto.

<243.> De tela aranea. /

Tela aranea virtutem habet constringendi et consolidandi / et consumendi, novis vulneribus imposita. /

<244.> De tapso / barbasto.

Tapsus barbastus frigidus est et siccus. – Fomentatio facta ex [eo et][724] vino decoctionis / eius valet contra haemorrhoidas. Ad idem valet, / si anus patientis ex eo tergatur post assellationem. – / Valet etiam ad tenasmon encathisma / ex aqua decoctionis eius, et contra fluxum ventris.

[721] **[115]** *Wölfel.*
[722] *oder* colorum.
[723] scilicet ille, qui corticem conterit, vel membra illius.
[724] eo et] *interlinear eingefügt.*

<245.> De terebintina. /

Terebintina[725] calida est et sicca. – Patiens / tenasmon recipiat fumum eius, emboto / supposito; mulier eodem modo: propter praecipitationem / matricis inferius, propter eius suffocationem / superius. Fiat etiam suppositorium ex bombace in ea / intincta propter praecipitationem matricis. – Ad / apostema rumpendum fiat emplastrum ex ea et farina / ordei.[726] /[727]

<246.> De viola. /

Viola frigida est in principio / secundi gradus, humida in fine. Per biennium / servatur; melius tamen est, si omni **[97rb]** anno renovetur. De ipsis viridibus fit **zuccarum** / **violaceum**; **sirupus** autem **violaceus** fit et de viridibus et de / siccis; sed qui de siccis, minus est efficax; **zuccarum** / **violaceum** eodem modo fit, quo rosaceum[728].

Sirupus violaceus sic fit: / violae in aqua coquantur, et dimittantur / in aqua per noctem; ex qua colatura[729] et zuccaro fiat / sirupus; sed melius est, si ex ipsarum succo et zuccaro / fit sirupus.

Oleum violaceum fit hoc modo: violae in / oleo decoquantur, et colatura est oleum violaceum; vel fiat / decoctio in duplici vase; vel, quod melius est, / decoquantur, et fiat colatura, et colaturae addantur / violae recentes, et sic dimittantur per viginti dies, / et sic bis vel ter addantur violae recentes ipsi colaturae: / hoc oleum optimum est.

Quodlibet istorum interius / receptum valet contra dyscrasiam caloris totius / corporis. – Olei inunctio facta exterius valet contra / calefactionem epatis; unctio eius facta super frontem / et tempora dolorem ex calore removet.

Viola / virtutem habet leniendi, humectandi, refrigerandi / et laxandi. – Violae contritae sive herba / ipsarum contrita super calida apostemata in principio valet / posita. – Fomentatio facta ex aqua decoctionis ipsius herbae / super pedes et frontem et tempora somnum provocat / in acutis febribus.

Sirupus violaceus magis debet coqui quam rosaceus; / aliter enim citius corrumperetur.

<247.> De virga pastoris. /

Virga pastoris frigida <est> et sicca. Sola folia medicinae / competunt, et viridia et sicca. Per annum servatur. / Viridia tamen maioris sunt efficaciae.

Virtutem habent / constringendi, repellendi calorem, et infrigidandi. – Contra / fluxum ventris fiat emplastrum ex pulvere eius et / aceto et albumine ovi super pectinem et renes; pulvis / eius datus cum ovo sorbili ad idem valet; datus etiam / cum succo plantaginis ad idem et ad profluvium. / Fomentatio ex aqua decoctionis ad idem valet. – Trita / valet ad calidum apostema in principio, ut

---

[725] terebentina *E*.

[726] **[116]** *Wölfel.*

[727] *In E folgt hier die Liste der Pflanzentitel unter dem Buchstaben V.*

[728] *sieh* Kap. 195 (91rb26).

[729] colatura *E,* et ex colatura *Rufinus*.

ad erysipilam / et huiusmodi. – Capite[730] abraso cataplasma ex eo / factum valet freneticis.

<248.> De viticella. [**97**[va]]

Viticella calida est et sicca. Radix eius cum axungia / porcina bene teratur; sic trita ad ignem / resolvatur; resoluta coletur; colaturae addatur / farina seminis lini; et hoc oleum confectum, cum pagella / epati et spleni superpositum, sclerosim tollit. – / Item valet ad apostema maturandum. – Suppositorium factum / ex radice eius menstrua provocat, secundinam et foetum / mortuum educit. – Pallidos colorat: quaedam / pars radicis pistetur et quassetur, ut succus / exeat inde; quaedam pars faciei inunguatur, et fiet / rubea. – Sanie facta[731], ad apostema rumpendum / fiat emplastrum de pulvere adarcis et succo / radicis eius.[732]

<249.> De vitro. /

Vitrum frigidum est in primo gradu, siccum in secundo. – Valet ad / scabiem hoc modo: picula ad ignem in aqua / resolvatur, coletur, colaturae addatur oleum / nucis, deinde tartarus et pulvis vitri; et ex / tali unguento pars inunguatur. – Ad serpiginem / et impetiginem pulvis eius conficiatur cum terebintina; / et pars inde inunguatur. Vel aliter: gummi / prunorum in aqua resolvatur ad ignem, et coletur / cum[733] tribus <partibus> expressionis; et ex illo <et>[734] pulvere / ipsius[735] pars inunguatur. – Contra morpheam / valet sic: pulvis eius conficiatur cum flore muri / et oleo rosaceo et capitello; et locus inde fricetur, / praecedente tamen scarifactione partis, ut sanguis / exeat. – Contra pannum oculorum pulvis subtilis / per pannum cribratus cum succo feniculi conficiatur, / et oculo imponatur; impositus enim pannum / corrodit.

Vitrum fit ex terra; fit etiam ex herba. /[736]

<250.> De zingibere. /

Zingiber[737] calidum est in tertio gradu et humidum / in secundo. Quidam dicunt ipsum esse radicem / arboris, alii ramusculos arboris, sed ipsum revera / est radix herbae nascentis in transmarinis / partibus et etiam in montanis Sclavoniae. /

Vinum decoctionis eius et ficuum siccarum et passulorum [**97**[vb]] valet ad frigidam tussim et ad spiritualium / frigiditatem; si etiam pulvis eius in ficubus / siccis ponatur et sic comedatur, ad idem valet. – / Vinum decoctionis eius et

---

[730] capiti *E.*

[731] *bei Rufinus (Thorndike 1949, 331) gehört* sanie facta *noch zum vorhergegangenen Satz.*

[732] [**117**] *Wölfel.*

[733] cum iii expressione *oder* expressionis *E,* et coletur in expressione *Rufinus (Thorndike 1949, 331).*

[734] et *Rufinus.*

[735] *folgt* confectio *Rufinus.*

[736] *In E folgt hier die Liste der Pflanzentitel unter dem Buchstaben Z.*

[737] zinziber *E.*

cimini valet ad dolorem / stomachi et intestinorum ex ventositate, et digestionem procurat. – / Pulvis eius cum bombace suppositus[738] valet contra / tenasmon. – Pulvis in cibis exhibitus syncopizantibus / confert.
Per biennium servatur; / et cum pipere multo melius servatur. Est autem / **domesticum** et **silvestre**; sed silvestre charopos[739] coloris / est, saporis vehementer acuti, solidae / substantiae; domesticum subalbidum est et acutum habet / saporem, sed non adeo vehementem, nec substantiam / adeo solidam habet, unde, cum frangitur, partes sibi / cohaerent quibusdam ramusculis; in silvestri / raro vel numquam invenitur sic.

<251.> De zedoare. /
Zedoar calidum est in tertio gradu, siccum in quarto. Radix / est cuiusdam herbae. Per decem annos servatur.
Vinum / decoctionis eius valet contra frigidam tussim et contra dolorem / stomachi et intestinorum ex frigiditate vel ventositate. – Suppositorium / ex eo et trifera magna factum matricem calefacit / et mundificat. – Salsamentum ex eo factum et rore / marino et pane asso et aceto appetitum / incitat.[740]

<252.> De zuccaro. /
Zuccarum calidum est et humidum in secundo gradu, temperate.
Virtutem / habet infrigidandi[741] et humectandi, / nutriendi et relaxandi. In sirupis si duae sint / librae zuccari, una sit libra aquae; si etiam multo / plus sit ibi de aqua, non nocet, nisi propter diuturnam / decoctionem.
Zuccarum fit de canna / Melis[742] in ultramarinis partibus; in Sicilia et / in Hispania sic: iuxta festum Beati Johannis / Baptistae incolae accipiunt cannam[743] Melis[744], quae / fere similis est aliis cannis, praeter quod interius / est solida et dulcis – illa, id est canna palustris, / concava et insipida – et scindunt eam in minuta / frustula per medium, et pistant; postmodum [**98ra**] pistatam ponunt in lebete, et faciunt / bullire ad lentum ignem ad spissitudinem, / et spumant.
De qua spuma fit zuccarum / **sophisticatum**: levius est alio et intus multo / magis cavernosum: per hoc discernitur ab illo. / Unde laudo, quod in multa emptione zuccari / tortellus zuccari frangatur et gustetur. / Si enim intra foraminosum est et in gustu / non sentitur valde dulce, quia evanescit / in ore, et non crepitat in commasticando, scias / illud vanum et spumosum.
Bonum zuccarum / faciunt de residente liquore spisso / praefato; quod fere infrigidatum ponitur / in vase rotundo ad solem; et tam per calorem, / quam per longam excoctionem: fit durum et album / zuccarum. Quod per quinquennium

---

[738] superpositus *E.*
[739] caropos *E.*
[740] [**118**] *Wölfel.*
[741] *so auch Rufinus (Thorndike 1949, 349).*
[742] melle *E.*
[743] canna *E.*
[744] mellis *E.*

potest servari in loco / non nimis frigido nec nimis calido. Cuius usus / in multis est necessarius, utpote in confectionibus / medicinarum acute febricitantibus et in / sirupis. Qui qualiter fiant, patet lippis et tonsoribus[745]; / et cum insipientis sit, actum agere: huiusmodi / supersedemus.

Et nota, quod zuccarum multum / valet sitientibus viantibus oblatum, cum / non habeant liquorem in calida regione; / et prodest phthisicis et consumptis, asthmaticis, / positum in cibis et potibus eorum: resumit / enim eorum extenuationem et lubricat siccitatem. – /

Ne vero praesentis operis prolixitas in immensum / diffundatur, hoc laeto fine illud / concludimus. – Explicit. /

[745] Horaz, serm. 1,7,3: Proscripti Regis Rupili pus atque venenum / hybrida quo pacto sit Persius ultus, opinor / omnibus et lippis notum et tonsoribus esse.

III. Übersetzung

Da die Monographien des 'Circa instans' allesamt nach demselben Schema aufgebaut sind, habe ich ihre Binnengliederung durch kursivierte Zwischenüberschriften sichtbar gemacht, die im lateinischen Text natürlich nicht enthalten sind.

Das Salernitanische Kompendium der einfachen Arzneien (‘Circa instans’)

[53ra] Die einfachen (also nicht zusammengesetzten) Arzneien darzustellen: das ist die anstehende Aufgabe, mit der mein Vorhaben sich nun beschäftigt. [10] Eine einfache Arznei aber ist eine solche, die von der Natur selbst hervorgebracht wird, wie Gewürznelken, Muskatnuß und derlei Mittel; zweitens eine Arznei, welche, auch wenn sie kunstfertig verwandelt ist, dennoch mit keiner anderen Arznei vermischt wurde; ein Beispiel sind die Tamarinden (Wilddatteln), kunstfertig gestampft [15] nach Entfernung der Schalen, sowie die Aloe, hergestellt aus dem kunstfertig gekochten Saft der Pflanze.

Man stellt aber hier keine müßige Frage (Quaestio), wenn man sich überlegt, warum denn überhaupt zusammengesetzte Arzneien erfunden worden sind, wenn jede Kraft, die in den zusammengesetzten Mitteln steckt, in den einfachen auch zu finden ist.[1]

Die Arzneimittellehre soll nach der Überlieferung im Zusammenhang mit der Erkenntnis der Krankheitsursachen [20] erfunden worden sein. Jede Krankheit hat aber ihre Ursache

im Überfluß eines Körpersafts,
im Mangel eines Körpersafts,
in einem Ausfluß,
einer Schwächung der Lebenskraft,
einer Änderung von Komplexion und Beschaffenheitszustand,
oder in einer Auflösung von Zusammenhalt und Fortbestand.

Zu finden ist deswegen eine einfache [25] Arznei, welche

Füllung mit Körpersäften auflöst,
Mangel an Körpersäften wiedergutmacht,
Ausflüsse durch Zusammenziehung hemmt,
Schwäche durch Kräftigung behebt,
eine Änderung der Komplexion zurückführt,
und eine Auflösung von Zusammenhalt und Fortbestand beendet und diesen festigt.

Die Antwort (Solutio) auf obige Frage heißt: Für die Zusammensetzung von Arzneien gibt es vielfache Ursachen, das sind

eine Gewaltsamkeit der Krankheit, [30]
eine Gegensätzlichkeit gleichzeitiger Krankheiten,
ein gegensätzlicher Komplexionszustand in Körperteilen oder -gegenden,
ein zusammengesetzter Komplexionszustand in den edlen Hauptorganen,
eine Gewaltsamkeit der Wirkung bei der (einfachen) Arznei.

Gewaltsam wirkende Krankheiten nämlich, wie Aussatz, Schlagfluß oder Fallsucht, sind mit den einfachen Arzneien kaum oder nie erfolgreich zu

[1] *vgl.* ‚Liber iste‘ (Müller 1942): „Da also in diesen einfachen Mitteln eine riesenhafte Arzneikraft zur Verfügung steht, stellt man keine müßige Frage, wenn man sich überlegt, warum sie überhaupt zusammengesetzt werden.“

behandeln. Erforderlich ist demgemäß, daß zusammengesetzte Mittel zur Verfügung stehen, damit durch deren Kraft die Behandlung einer gewaltsamen Krankheit leichter [35] möglich wird.
Treten ferner im Leib desselben Leidenden gegensätzliche Krankheiten im Zusammenhang auf, wie (hitziges) Fieber und dazu noch die (kalte) Weiße Wassersucht, so ist entsprechend eine aus kühlender und wärmender Wirkungskraft zusammengesetzte Arznei [**53rb**] vonnöten, damit man beiden Krankheiten von gegensätzlichen Säfteverfassungen her in den Weg treten kann. Daß nämlich eine und dieselbe einfache Arznei gegensätzliche Komplexionszustände in sich enthielte: eine solche ist nicht zu finden.
Auch wenn die Körperteile oder Glieder von gegensätzlicher Verfassung [5] sind, etwa der Magen kalt, die Leber warm, dürfte eine zusammengesetzte Arznei vonnöten sein, welche den gegensätzlichen Verfassungen ihre jeweils gegensätzliche Komplexion zugute bringen und sie wandeln kann.
Auch für ein Hauptorgan, wie etwa für die Leber, wenn sie Erstarrung leidet und Verhärtung (durch Abkühlung ihrer warmen Natur), ist eine zusammengesetzte Arznei [10] zwangsläufig notwendig, damit vom wärmenden Bestandteil der Arznei her eine Auflösung der überflüssigen und bösen (kalten) Säfte stattfinde, vom herben und zusammenziehenden Bestandteil der Arznei jedoch zugleich (durch Abkühlung aufs ursprüngliche Maß und durch Beendigung der Säfteabfuhr) die Kräftigung dieses edlen Hauptorgans bewirkt werde. Gibt man lediglich eine Arznei, die erwärmt, so löst und führt sie zwar die bösen Säfte ab; doch würde sie (unvermischt ihre Wirkung tun und) alle Säfte restlos abführen, würde sie das Organ ja wieder schwächen.
Gewaltsam wirkende Arzneien schließlich, wie Windensaft[2] und Nieswurz[3] und dergleichen, dürfen einfach und unvermischt [15] überhaupt nicht gegeben werden; sie müssen immer mit anderen Mitteln gemischt sein, die deren Gewaltsamkeit durch Komplexionsverwandlung mäßigen.[4]

In unserer nun folgenden Vorstellung und Besprechung jeder einzelnen einfachen Arznei soll als erster Punkt die Komplexion des Mittels (und seine Wirkung auf die Komplexion des Kranken) dargetan werden; an zweiter Stelle folgt die Unterscheidung, ob es um einen Baum geht oder eine Staude, um eine Frucht oder um eine Wurzel, [20] um eine Blüte oder einen Samen oder um ein Blatt, um einen Stein oder um einen Saft oder um sonst etwas. Hierauf wird angegeben, wie viele Arten es von dieser Pflanze oder von diesem Mittel gibt

---

[2] scammonia: wärmend und trocknend im 3. Grad (69vb12).
[3] elleborus: warm und trocken im 3. Grad (73ra5).
[4] *vgl.* ‚Liber iste' (Müller 1942): „Die Schärfe der Arznei muß zurückgedrängt werden: das kann notwendig sein, weil manche Mittel dermaßen scharf sind und bösartig, daß sie für sich allein nicht eingenommen werden können, es sei denn, weitere Mittel werden [2] beigegeben, welche die Schärfe und Bosheit der ersten Arznei in den Hintergrund drängen, das gilt bei Mastixharz, Purgierwinde, Gewürznelke und Nieswurz; Purgierwinde aber und Nieswurz können für sich allein überhaupt nie gegeben werden."

und wie solche entstehen, wo sie zu finden sind, welche Art besser ist, wie sie gefälscht werden und wie die Fälschung [25] zu erkennen ist, schließlich: wie man das Mittel aufbewahrt, was es für Kraft und Tugenden besitzt und wie es darzureichen ist. Und diese Vorstellung und Besprechung aller (einfachen) Mittel soll nach alphabetischer Ordnung vollständig abgefaßt werden.[5]

1.) Die Aloe [**53va**5]
Primärqualitäten: Die Droge Aloe ist in ihrer Komplexion wärmend und trocknend im zweiten Grad.
Herkunft: Sie wird aus dem Saft einer Pflanze bereitet, mit Namen Herba Aloe. Diese Pflanze ist in Indien, Persien und Griechenland zu finden, jedoch auch in [10] Apulien.
Arten: Es gibt drei Arten: Aloe cicotrina (oder succotrina), Aloe epatica sowie Aloe caballina.
Rezept: Die Droge Aloe stellt man folgendermaßen her: die Pflanze wird gestoßen, der Saft ausgezogen; den stellt man übers Feuer, bis er sprudelnd kocht; danach wird er der Sonne ausgesetzt und getrocknet.
Arten: Einige Autoritäten geben an: [15] was sich vom Saft beim Trocknen an der Oberfläche sammelt, ist besonders rein; es heißt Aloe cicotrina[6]. Was in der Mitte bleibt, ist minder rein; man nennt es (weil es leberfarben ist), Aloe epatica. Der stinkende Satz am Boden heißt Aloe caballina.
Diese Ansicht ist aber falsch! Wir erklären den Unterschied vielmehr daraus, daß die Pflanze (das heißt ihr Saft) nicht wegen ihrer Lage im Gefäß verschieden ist, sondern allein in ihrer Güte. [20] Allein deshalb sind die drei Arten Aloe verschieden gut.
Auswahl: Die beste Droge Aloe ist demgemäß Aloe cicotrina. Man erkennt sie an ihrer gelben oder roten Farbe; vor allem aber daran, daß sie, wenn sie aufgebrochen wird, Pulver zum Vorschein kommen läßt, welches aussieht wie Safranpulver; ferner daran, daß sie aus klarem Stoff besteht, was ganz besonders in Erscheinung tritt, wenn sie in winzige Stückchen [25] zerbrochen wird, so daß sie also reine, feine, gewissermaßen ausgetrocknete Substanz besitzt, deshalb auch leicht zu brechen ist. Ferner daran, daß sie nicht übel riecht, auch nur leicht bitter schmeckt, mitunter gummiartig ist, mitunter brüchig.
Die Aloe epatica ist in ihrer Farbe der Leber vergleichbar[7], die Leber ist aber von gräulicher Farbe; ferner besitzt sie [30] hie und da Öffnungen, die aussehen wie Mündungen von Adern; ihre Substanz ist stumpf, nicht klar und durchscheinend; die anderen Kennzeichen sind den oben genannten ähnlich (also ein wenig bitter und wohlriechend), indessen allesamt etwas zurückgenommen; das gilt besonders für die Farbe.

---

[5] *in der Erlanger Handschrift folgt hier die Liste der Pflanzentitel unter dem Buchstaben A.*
[6] häufig auch succotrina.
[7] die Leber heißt auf Griechisch ἧπαρ.

Aloe caballina ist dagegen schwarz oder jedenfalls dunkel und von schmutziger Stofflichkeit, gibt bitteren und scheußlichen [35] Geruch von sich und stinkt heftig.
Fälschung: Gefälscht wird letztere mitunter, damit sie wie die Aloe epatica oder Aloe cicotrina aussieht.
Exkurs: Was wir hier aber über Fälschungen dieser und anderer **[53vb]** Arzneimittel auf Bitten unserer Berufsgenossen schreiben, das geben wir als Hilfestellung an, damit die Fälschungen und die betrügerischen Täuschungen der Hersteller wie der Verkäufer leicht erkannt und gemieden werden können, nicht also, damit nun die Fälschungskunst von einem andern übernommen, sondern damit Betrug und [5] Täuschung gleich erkannt und gemieden werden kann. Die Tugend nämlich liebt sich selbst und verschmäht alles Entgegengesetzte; und ein Laster kann man nur dann meiden, wenn man es erkannt hat.
Fälschung: Gefälscht wird also die Aloe (caballina) folgendermaßen:
Rezept: Essig wird sprudelnd gekocht unter der Beigabe von orientalischem Safranpulver und ein wenig Pulver von der Muskatnuß oder einer anderen duftenden Spezerei. Dann schneidet man Aloe [10] caballina (also den getrockneten Saft) in Stückchen, zieht diese auf Fäden und steckt sie in den kochenden Essig, nimmt sie sofort wieder heraus und wartet, bis sie mäßig trocken sind. Diesen Vorgang wiederholt man zehnmal und mehr, bis Farbe und Geruch sich so verändert haben, daß die Aloe caballina aussieht, als ob sie Aloe cicotrina oder epatica wäre, und [15] schwer noch unterschieden werden kann, was nun die Wahrheit ist.
Unterscheidung: Man kann sie aber unterscheiden, denn wenn man sie zerbricht und zwischen den Fingern verreibt, merkt man sofort, daß sie fürchterlich stinkt, was ja die Aloe epatica oder cicotrina nicht tun.
Lehrsatz: Und merke dir: alles, was von Natur aus würzig riecht, ist umso besser, je kräftiger es riecht, und alles, was [20] einen bestimmten Geschmack hat, ist umso besser, je kräftiger es schmeckt – ausgenommen die Aloe: da diese von Natur aus bitter ist, ist sie empfehlenswerter, wenn sie weniger bitter schmeckt.
Zur Wirkungskraft: Die Wirkungskraft der Aloe: sie verarbeitet den kalten Weißschleim (flegma) und treibt ihn aus, ferner die warme Gelbgalle (colera) und die [25] kalte Schwarzgalle (melancolia), hat auch die Fähigkeit, die Glieder, welche Sehnen und Nervenstränge enthalten, zu kräftigen. Sie tut daher gut, wenn ein Überfluß an kalten Säften sich im Magen aufhält, und kräftigt auch den Magen selbst; ferner erleichtert sie das Haupt vom Kopfweh, das aus vom Magen aufsteigenden Dämpfen (als Folge ungenügender Verdauung) herrührt; sie macht das Auge klar und schenkt gute Sicht; [30] Verstopfung von Milz und Leber löst sie auf; sie ruft den Monatsfluß hervor; bringt einen Ausfluß in der Schamgegend, wenn er von kalten Säften kommt, zum Trocknen; verhütet Krätze oder Grind; gibt einem blassen Körper wieder gute Farbe, falls die

Entfärbung Folge einer vorhergegangenen Krankheit war; und hilft schließlich gegen [35] räudige Kahlheit und Haarausfall.
Anwendungsformen und Indikationen: Wenn kalte Säfte sich im Magen aufhalten und die Verdauung hindern, gibt man zwei Drachmen Aloe zusammen mit zwei Drachmen Mastixharz: das reinigt den Magen, **[54ra]** macht ihn aus seiner Abkühlung und Schwächung wieder stark.
Lehrsatz: Und merke dir, daß Aloe und Mastixharz gerieben und in Weißwein gekocht werden müssen.
Zum selben Zweck zieht man die Zunge aus dem Mund des Leidenden und gibt zwei Gran [5] Aloe unmittelbar in die Speiseröhre hinab.
Synonyme: Wenngleich nämlich die Aloe für den Mund bitter ist, so ist sie doch dem Magen süß; deswegen nennt man sie auf Griechisch Magensüß (glycóstoma) und Mundbitter (picrostomaticón).
Die Latwerge Heiligbitter nach Galen wie die Latwerge Heilig nach Constantin (von Afrika) machen das Auge klar und schenken gute Sicht, [10] wenn beste Aloe in ihnen angesetzt wird. Die Sicht wird ferner klar durch ungemischte Aloe; oder man reicht mit einer angemachten, entkernten und geriebenen Myrobalane zwei Skrupeln Aloe und eine Drachme Mastixharz oder Bocksdorngummi (dragagantum) unter der Beigabe von Sirup und lauwarmem Wasser: das ist erprobt und vorzüglich bewährt, wenn es um klare Sicht und gute Augen geht. [15]
Gegen Verstopfung der Milz nimmt man Aloe ein mit heißem Eppichsaft[8]; oder man gibt zur Abkochung der Wurzeln von Fenchel, Eppich, Petersilie, Mäusedorn und Spargel zwei bis drei Skrupeln Aloe und anderthalb Unzen Mastixharz und reicht das zwei- bis dreimal in der Woche. [20]
Dieselbe Abkochung führt auch den Monatsfluß herbei. Außerdem bringt ein Zäpfchen aus der Latwerge Tryphera magna oder aus Pulver von Aloe und Mastixharz den Monatsfluß herbei; und hierbei muß zuerst das Zäpfchen aus der Latwerge Tryphera magna geformt und dann mit dem Pulver bestreut werden.
Frauen: *Zaubermittel*: Aloe hilft ferner gegen Entfärbung und Blässe des Körpers, die daher kommt, daß dem Mann (weiblicher) Samen [25] in den Trunk gegeben worden ist – die Frauen nämlich, wenn sie von ihren Liebhabern wirklich geliebt werden wollen, geben diesen ihren Samen zu trinken, wovon der Mann sich allerdings entfärbt und blaß aussieht; hauptsächlich aber hilft die Aloe gegen Blässe aufgrund von Erkältung des Magens oder einer vorhergegangenen Krankheit; und besonders gegen Blässe infolge einer Verstopfung [30] der Leber gibt man eine Drachme Aloe und eine halbe Drachme Mastixharz mit einer halben Unze Wermutsaft frühmorgens zweimal in der Woche: das beschützt nämlich den Körper vor der Wassersucht und heilt den Wassersüchtigen am Anfang seiner Krankheit, wie wir selbst erprobt haben.
Aloepulver, mit Honig gegeben, bringt die Darmwürmer um, [35] mit Saft vom Flohknöterich (persicaria) in die Ohren geträufelt, tötet es auch die Ohrwürmer.

---

[8] Eppich ist Sellerie.

Gegen räudige Kahlheit und Haarausfall kocht man die **[54rb]** Wurzel einer alten Olive in stärkstem Essig, seiht ab und macht in dieser Abseihung zwei Teile Mehl von Feigbohnen (lupinus amarus) und drei Teile Aloe miteinander an, gibt dazu noch Pulver vom Läusekraut (staphisagria): damit salbt man [5] das Haupt vom Scheitel her.
Gegen Gichtkrampf (arthetica) gebraucht man Klettensaft (mit Aloe).
Gegen Krätze und Jucken in der Schamgegend hilft Aloe, mit Essig angemacht und eingerieben.
Gegen Geschwülste an Zahnfleisch und Ohren nimmt man die Aloepflanze, spaltet ein Blatt und legt [10] Kreuzkümmel hinein: dieses brät man anschließend unter glühenden Kohlen, zieht es heraus und legt's heiß auf: das hilft ganz wunderbar[9].

2.) Das Aloeholz (lignum aloes)
Primärqualitäten: Aloeholz ist wärmend und trocknend im zweiten Grad.
Herkunft: Man findet es im großen Fluß im oberen Babylonien, [15] mit welchem sich der Paradiesesfluß vereinigt. Deshalb behaupten einige Gewährsleute, daß es durch die Strömung des Flusses von den Bäumen des irdischen Paradieses[10] herangeführt wird. Und keiner soll jemals das Wachsen dieses Baumes gesehen haben. Andere sagen, dieses Holz wachse auf den Berggipfeln [20] der verlassenen Gegend rund um den vorgenannten Ort; vom Wind gefällt oder vom eigenen Alter falle es in den Fluß; die Menschen aber, die am Fluß leben, weit weg von den vorher genannten Bergen, werfen Netze in diesen Fluß und fangen das [25] Holz ein.
Arten: Es gibt aber drei Arten Aloeholz, wie Constantin angibt: die erste findet man auf einer Insel namens Cume, und sie ist empfehlenswerter als die übrigen. Die zweite findet man auf einer Insel namens Camearum; sie ist weniger empfehlenswert. Die [30] dritte findet man auf einer Insel namens Rame; sie ist noch schlechter als die übrigen.
Auswahl: Die erste Art, welche die beste ist, erkennen wir daran, daß sie sehr schwergewichtig ist, ferner sehr würzig, leicht bitteren Geschmacks, grau oder rötlich und dem Biß der Zähne [35] nicht gänzlich widerstehend; kaut man sie aber, meint man, ihr würziger Duft gelange bis ins Hirn und fülle es vollkommen an. Die zweite Art ist weniger **[54va]** gewichtig, auch nicht so bitter oder duftend, sondern mittelmäßig. Die dritte Art ist weißlich und ganz leicht, nicht bitter, sondern gewissermaßen geschmacklos, auch nicht würzig, es sei denn, sie wird künstlich zubereitet; [5] und man nennt sie feruleum, das heißt: ähnlich dem Pfriemenkraut oder Riesenfenchel.
Fälschung: Gefälscht wird das Aloeholz folgendermaßen:
Rezept: In den Bergen rund um Amalfi gibt es ein Holz, das dem Aloeholz sehr ähnlich ist, knotig und etwas würzig, das bei manchen Autoritäten Waldaloeholz heißt. Dies wird mit Blei oder mit Zinn [10] gerieben, bis es die Farbe ändert,

[9] „wunderbar“ meint im ‘Circa instans’ jeweils: besser als zu erwarten war.
[10] das „irdische Paradies“ ist Armenien!

unter der Beigabe von Ohrenschmalz, damit es bitter wird und ein klein wenig rot; hierauf legt man's in Wein, in dem die Abkochung des Pulvers von der besten Aloe erfolgt ist, und gibt ein bißchen Moschus bei, damit es möglichst würzig wird; so [15] bringt man es dahin, daß es vom allerbesten Aloeholz kaum noch zu unterscheiden ist.

Unterscheidung: Den Unterschied erkennt man nur daran, daß es sehr hart ist und dem Biß der Zähne völlig widersteht; kaut man sein Inneres, schmeckt es nicht bitter.

Zur Wirkungskraft: Aloeholz wirkt magenstärkend, sorgt für gute Verdauung, tut gut gegen Schwäche von Magen, Herz [20] und Hirn wie auch gegen Herzerstickung und Ohnmacht, gegen Zurückhaltung des Monatsflusses, und nützt überhaupt bei allen Leiden und Schwächen des Herzens, die von Abkühlung und kalten Körpersäften kommen.

Anwendungsformen und Indikationen: Ein Wein, in dem Aloeholz abgekocht ist, stärkt die Verdauung und macht den kalt gewordenen Magen warm; [25] und falls dem Kranken solch ein Wein abscheulich schmeckt, legt man ein Stückchen Aloeholz unbearbeitet, wie es ist, nachtsüber in den Wein; und morgens wird dann dieser Wein gereicht. Ähnliche Stärkung bringt die Abkochung von Aloeholz, Gewürznelke und Mastixharz für Verdauung, für Magen und Hirn. Bei Hochempfindlichen [30] wählt man folgende Zubereitung: nimm zwei Skrupel Aloeholz und Gewürznelken und laß sie nachtsüber im Wein liegen; morgens nimmt der Kranke den Wein mit Rosenwasser; und diesen Wein kannst du lang aufbewahren, denn durch das Holz wird der Wein sehr verändert.

Gegen Ohnmacht und Schwäche des [35] Gehirns reicht man einen Sirup, der aus Rosenwasser bereitet ist, in dem Pulver von Aloeholz, Hirschherzbein, Gewürznelken und Rosenblütenblättern unter der Beigabe von [**54vb**] Zucker gekocht worden ist; oder die vorgenannten Pulver werden in Sirup gereicht, der aus Rosenwasser und Zucker gemacht ist.

Den Monatsfluß ruft eine Räucherung mit Aloeholz hervor, die von der Frau vermittels eines Trichters von unten aufgenommen wird; auch die sogenannte Erstickung durch die Gebärmutter[11] läßt sich mit diesem Rauchsitzbad sehr gut behandeln. [5] Allerdings muß die Frau dabei rundum in Tücher gehüllt werden, damit der Rauch ihr nicht in die Nase gerät. Ähnlich ruft man den Monatsfluß mit der Latwerge Tryphera magna hervor, zusammen mit dem Wein, in dem die Abkochung von Aloeholz stattgefunden hat. Und wird der Dampf dieser Abkochung durch die Nase aufgenommen, stärkt er das kaltgewordene und erwärmt das geschwächte Gehirn; und wenn ich sein Lob [10] kurz zusammenfassen will, kann ich sagen: er kräftigt alle Glieder eines geschwächten Körpers sehr.

---

[11] ‚Curae Platearii': „Bei der (sogenannten) Erstickung durch die Gebärmutter handelt es sich um ein Leiden, bei dem die Frau nah am Ersticken zu sein scheint, [35rb20] weil die Gebärmutter ihre Atmungsorgane zusammenpreßt."

Zaubermittel: Mach das Pulver von Aloeholz, Gewürznelkenblättern und Hirschherzbein mit Öl an und salbe den Kopf eines Hahns damit: er wird an jenem Tag und in der nachfolgenden Nacht nicht krähen.

3.) Vom Gold (aurum)

Primärqualitäten: Das Gold wirkt ausgleichender auf die Komplexion als jedes andere Metall: es ist zwar warm; weil aber die Ausprägung seiner Wärme dennoch gemäßigt bleibt, kann sie in der Gradeinteilung nicht festgelegt werden.

Herkunft: Gold gewinnt man aus einer Erdader durch Auskochung; in dieser Auskochung wird das, was überflüssig ist, vom Gold getrennt: man nennt das Goldschaum, Gallmey oder Cadmia (cathimia).

Arten: Wie viele verschiedene Erscheinungsformen des Goldes aber vorkommen und wie diese beschaffen sind und wie man sie erkennt: das wollen wir weglassen, denn es gehört hier nicht zu unserer Aufgabe.

Zur Wirkungskraft: Gold hat die Fähigkeit zu stärken und zu reinigen. Deshalb hilft es gegen die Lepra elephantia (die elefantenartig aufgeschwollene Füße mit sich bringt), gegen Herzerstickung und Ohnmacht, Verstopfung der Milz und Abkühlung des Magens; und es schützt überhaupt den Menschen vor dem Aussatz.

Anwendungsformen und Indikationen: Goldfeilspäne, in Speise oder Trank gegeben, helfen gegen die Lepra elephantia, weil sie den Überfluß der Säfte reinigen und austrocknen. Man kann gegen dieses Leiden die Goldspäne auch mit der Latwerge Heilig, genannt Logodion, reichen oder mit Theodoret aus Anacarden im Getränk, zweimal die Woche; vor allem ist diese Anwendung nützlich zur Vorbeugung.

Goldspäne mit Borretschsaft oder gepulvertem Hirschherzbein und Zucker helfen Ohnmachtsanfälligen. Man kann auch einen Sirup herstellen mit Borretschsaft und Zucker, unter der Beigabe von gepulvertem Hirschherzbein: mit diesem Sirup werden dann die Goldspäne gereicht; und wenn dir dieser Sirup nicht verfügbar ist, gib die Späne in einen anderen Sirup.

Weißglühende **[55ra]** Goldblechstreifen werden in Wein gelöscht, und dieser Wein, gereicht, tut Milzsüchtigen und Melancholiekranken gut. Steht dir kein Goldblech zur Verfügung, kannst du es auch aus Stahl herstellen.

Gegen die Abkühlung des Magens gibt man ebenso Goldblechstreifen in Wein oder Speise.

Wenn übrigens (aus medizinischen Gründen) dem Leidenden Verbrennungen zugefügt werden müssen, sind Geräte aus Gold viel besser als aus jedem anderen Metall, weil so die Brandwunden weder zu Krebs noch zu Wundrose ausarten.

Pulver von Goldschaum oder Gallmey, in einer Augensalbe oder auch, wie es ist, den Augen aufgelegt, trägt sichtstörende Flecken auf der Augenhornhaut ab.

Exkurs zur Wirkungsweise: Man fragt sich allerdings, wie das Gold stärkend wirken kann, wo es doch weder in den Körper aufgenommen wird noch die Glieder ernährt und aufbaut.

Dazu ist festzuhalten, daß die Mittel, die stärkend wirken,

teils die Glieder stärken, indem sie ihnen den schwach gewordenen Lebensgeist wieder zuführen, wie die Gewürze, und teils die Glieder wiederherstellen und aufbauen, wie Speis und Trank dies tun;

andere lösen die (krankhaft) zusammengezogenen Glieder, und andere ziehen die (krankhaft) gelösten Glieder zusammen, [15] wie dies etwa ein Mastixpflaster tut;

wieder andere wirken stärkend, indem sie eine Komplexion, die aus dem Gleichgewicht geraten ist, umwandeln und den geschwächten Körperteil kräftigen, wie Bibergeillatwerge dies vermag oder ein Pflaster aus flüssigem Gummiharz vom Storaxbaum, dem erkälteten und geschwächten Magen aufgelegt;

wieder andere wirken stärkend, indem sie einen Säfteüberfluß beseitigen, der die Komplexion aus dem Gleichgewicht brachte und Körper oder Körperteil belastete und [20] schwächte, wie dies die erweichenden und viele reinigende Mittel ausrichten: und auf die letzte Weise wirkt auch Gold reinigend und stärkend, weil es durch seine Trockenheit[12] einen überflüssig auftretenden Körpersaft zum Stehen bringt.

4.) Vom Teufelsdreck (asa foetida)

Primärqualitäten: Teufelsdreck ist erwärmend und trocknend im vierten Grad.

Herkunft: Teufelsdreck ist der Gummi eines Baums in den Ländern jenseits des Mittelmeers.

Jahreszeit: Man sammelt ihn zur [25] Sommerszeit.

Zur Etymologie: Weil er sehr stark stinkt, heißt er stinkender Teufelsdreck (asa foetida).

Haltbarkeit: Man kann ihn lange aufbewahren, ohne daß er verdirbt; man muß ihn allerdings an einem mäßig trockenen Ort lagern.

Auswahl: Merk dir: je ärger Teufelsdreck stinkt, desto besser ist er.

Zur Wirkungskraft: Er wirkt auf die Körpersäfte auflösend, anziehend und verzehrend.

Anwendungsformen und Indikationen: Fünf Pillen aus Teufelsdreck so, wie sie sind, [30] oder mit einem Schlürf-Ei in Molke gereicht helfen Asthmatikern, die wegen kalten Körpersaftes leiden, sehr; man kann sie auch mit Veilchensirup geben.

Gegen Alltags- und Vierttagsfieber nimmt man eine Reinigungsausleerung vor und kocht sodann fünf Skrupeln Teufelsdreck mit Wein in einer ausgehöhlten Veilchenknolle; dem Durchgeseihten gibt man Zucker bei oder Honig und [35] reicht es dem Leidenden vor der Stunde des Fieberanfalls.

Ein Zäpfchen aus Teufelsdreck und Galbanum-Gummi oder aus Teufelsdreck, Ammoniak-Gummi und Serapinum-Gummi oder aus Teufelsdreck allein, dann

---

12 „asperitas“ meint anscheinend die anorganische Qualität des Materials. Dieselbe Angabe steht in Kap. 139: „die Perlen trocknen durch ihre asperitas die überflüssig auftretenden Körpersäfte ab“ [81^{vb}16].

allerdings mit Öl oder mit Honig [**55rb**] oder Butter eingesalbt, damit es das Innere des Körpers nicht verletzen kann, ruft auf wunderbare Weise den Monatsfluß hervor und führt die Nachgeburt heraus.
Eine Salbe aus Teufelsdreck, Ammoniak-Gummi, Bienenwachs und Öl erweicht die verstopfte, verhärtete Milz und löst die Milch auf, wenn sie in den Brüsten geronnen ist.
Teufelsdreck, in das [5] Loch eines schmerzenden Zahnes gegeben, besänftigt ihn. Ein Gurgelwasser aus Essig und der Abkochung von Teufelsdreck und Rosenblättern zieht aus dem geschwollenen Rachenzäpfchen den bösen Saft.
Gegen Lähmung, Fußgicht, Gichtkrampf und Fallsucht und überhaupt gegen jedes Leiden, das von kalter Natur und Komplexion herrührt, nimm Teufelsdreck und Erdöl, löse sie zusammen [10] am Feuer auf und gib dieser Flüssigkeit Pulver von Bibergeil, Wolfsmilch (euphorbium) und ungelöschtem Schwefel bei, nimm Bienenwachs und mach ein Wachspflaster daraus und leg es der erkrankten Körperstelle auf; du kannst auch eine Salbe daraus machen und den Leidenden einsalben. Kommt die Fallsucht von einem Kopfleiden, salbst du den Kranken um [15] Schulterblätter, Nacken und Haupt, kommt sie von einem Magenleiden, wird dieser Körperteil gesalbt; kommt sie vom Unterleib, so salbt man diesen.
Auch gegen andere Krankheiten werden in ähnlicher Weise die leidenden Stellen gesalbt.

5.) Vom Quecksilber (argentum vivum)
Primärqualitäten: Das Quecksilber ist wärmend und befeuchtend im vierten Grad. In manchen [20] Büchern findet man, es sei im vierten Grad abkühlend; diese Meinung hat folgende Ursache: Quecksilber ist erweislich warm, weil es auflöst, in die Zähklebrigkeit (eines Körpersafts) stückelnd einschneidet und Durchdringungskraft besitzt; doch weil es in seiner Ausübungswirkung stark abkühlend ist, wird es von den Autoritäten als kalt beurteilt.
Herkunft: Einige sagen, das Quecksilber werde aus einer Erdader durch Abkochung [25] gewonnen; doch dies ist falsch, weil es ja durch die Einwirkung des Feuers leicht zu Rauchdampf verdünnt wird. Es entsteht aber in der Erde; und das, was aus der Erde sichtbar wird, kommt wie fließendes Wasser hervor.
Haltbarkeit: Man kann es lange aufbewahren; man muß es allerdings in einem haltbaren Gefäß und an einem kalten Ort lagern.
Zur Wirkungskraft: Es hat die Fähigkeit aufzulösen und durchzudringen. [30]
Anwendungsformen und Indikationen: Das Mehl von Feigbohnen wird in sehr starkem Essig gekocht, bis er eindickt; dann gibt man eine halbe Drachme gelöschtes Quecksilber hinzu und mischt es gut; damit salbt man das Haupt eines Mannes, der an einem Übermaß von Läusen leidet, vom Scheitel her.
Arten: Gelöscht wird Quecksilber mit Speichel [35] und Asche, und zwar indem man eine Mischung aus Asche und Speichel einreibt, oder mit Haaren und Speichel oder mit Pulver vom Tintenfischbein; doch ist Speichel am besten. Und man nennt es gelöscht, wenn es mit etwas anderem [**55va**] vermischt werden

kann; falls es nicht, wie beschrieben, gelöscht wird, kann es auch nicht mit etwas anderem gemischt werden.
Gefahr: Merke dir, daß bei einer Krankheit, die von der Wirkung heißer Säfte kommt, niemals Quecksilber angesetzt werden darf, denn es würde zu Rauchdampf verdünnt werden. Der Dampf des Quecksilbers schadet aber den Dabeistehenden, denn er erweicht die Sehnen und Nervenstränge und bewirkt Lähmung. Und wenn Quecksilber mit dem Munde aufgenommen oder in die Ohren geträufelt wird, zerstört es diese Körpergegenden und bringt den Kranken um. Wenn es aber tatsächlich mit dem Mund genommen worden ist, so reicht man Ziegenmilch in großer Menge, und der Kranke muß in Bewegung bleiben; oder man gibt ihm Wein, in dem die Abkochung von Hysop und Wermut erfolgt ist. Die sind nämlich in diesem Fall die Heilmittel.
Anwendungsformen und Indikationen: Gegen Krätze und Juckreiz mischst du Essig mit etwas warmem Nußöl, anschließend Metallschaum (lithargyrum) und gepulvertes Bleiweiß, wenn es dir zur Verfügung steht, in gleicher Menge; laß sprudelnd kochen, bis das dick ist wie Honig, misch durch und heb es auf, bis du es brauchst.
Kosmetik: Mit Hühnerschmalz mach Quecksilber und Bleiweiß an. Salbst du damit das Angesicht, wird es leuchtend und weiß. Oder du nimmst die Häuser von Perlmuttschnecken mit Rosenöl und Bleiweiß, löst Hühnerschmalz am Feuer auf, seihst ab und gibst es den genannten Bestandteilen bei; zuletzt mischst du gelöschtes Quecksilber mit Asche und Speichel und bewahrst dieses Mittel auf.

6.) Vom Keuschlamm (agnus castus)
Primärqualitäten: Keuschlamm ist erwärmend und trocknend im vierten Grad.
Herkunft: Es ist die Frucht eines Baumes, dessen Blätter in der Arzneikunst gut zu gebrauchen sind, die Wurzel übrigens nicht, die Blüten[13] aber sind sogar noch besser; und diese Blüten nennt man Keuschlamm.
Verordnungsweise: Wenn du also im Rezeptbuch Keuschlamm verordnet findest, mußt du die Blüten nehmen.
Herkunft: Keuschlamm ist grün zu jeder Jahreszeit; man findet es zumeist in wasserreicher Gegend, in trockener Umgebung seltener.
Jahreszeit: Die Blüten sammelt man im Frühling ein.
Haltbarkeit: Man kann sie ein Jahr aufheben bei voller Wirksamkeit, jedoch nicht länger.
Auswahl: Frisches Keuschlamm ist von größerer Wirkungskraft als trockenes.
Zu Etymologie und Wirkungskraft: Es heißt Keuschlamm, weil es die Begierde nach Lust zurückdrängt und den Mann keusch macht wie ein Lamm[14].

---

[13] eigentlich sind das die Blätter.
[14] Eigentlich heißt der Strauch auf Griechisch ἄγνος, das ist eine Art Weide (vitex), wurde dann verwechselt mit ἁγνός, keusch. Schreibt man die griechische Buchstabenkombination αγνος auf Lateinisch, so steht „agnus" da: das ist aber das Lamm. ἁγνός dagegen bedeutet, ins Lateinische übersetzt, castus, keusch. So wurde aus der Worterklärung ein neuer Name:

Anwendungsformen und Indikationen: Ein Bett, das man aus Keuschlammblüten macht, dämpft also die Begierde. Zusätzlich legt man um die Schamteile einen Wickel mit dem Wasser der Keuschlammabkochung und trinkt den Keuschlammsaft. In diesem Saft [35] wird ein wenig Bibergeil abgekocht, und dann wird er zum Trank gereicht.
Gegen unwillkürlichen Samenfluß kocht man die Blüten oder die Blätter in Essig, gibt, wenn man will, etwas Bibergeil bei und legt das Abgeseihte dann als Umschlag **[55vb]** auf die Schamteile.
Lehrsatz: Merke dir, daß gewisse Mittel die Begierde auslöschen, indem sie den Samen eindicken: dies bewirken die Körner von Lattich, Flohsamen (psillium), Zitrulle, Melone, Flaschenkürbis und Gurke, Burzelkraut (portulaca) und Wild-Endivie mit Essig oder Saft unreifer Trauben, Sumach, Kampfer und dergleichen. [5] Andere Mittel führen zum selben Ziel, indem sie den Samen aufzehren und zum Verschwinden bringen: als da sind Raute, Majoran, Keuschlamm, Kreuzkümmel, Bergminze und Dill; denn diese wirken wärmend, öffnen Verstopfungen und lösen eine Windblähung.
Anwendungsformen und Indikationen: In Keuschlammsaft koch Fenchelsamen und drei Drachmen Eselswolfsmilch; die Abseihung reicht man des Morgens Kranken, die an der Weißen Wassersucht leiden. [10] Auch Wein, in dem die Keuschlammblüten abgekocht wurden, hilft hier viel.
Leg Keuschlamm in Ölhefe ein, bis die Fäulnis beginnt, gib Wein hinzu, koch das kräftig ab, seih's durch und mach unter der Beigabe von Bienenwachs und Öl eine Salbe daraus; salbt man damit die Milz, löst sich ihre Verstopfung und Verhärtung, und sie wird weich. [15]
Ein Wickel mit Wasser von der Abkochung des Keuschlamms trocknet einen Säfteüberfluß der Gebärmutter und verengt deren Öffnung.
Um den Monatsfluß hervorzurufen, macht man einen Wickel mit dem Wasser, in dem Keuschlamm und Scharlachkraut abgekocht worden sind.
Gegen Vergessen und Schlafsucht nimm Keuschlamm, Bibergeil, Eppich[15] und Salbei, mach eine Abkochung [20] in Salzwasser und reib damit kräftig den Hinterkopf.

7.) Vom Alaun (alumen)
Primärqualitäten: Alaun ist wärmend und trocknend im vierten Grad.
Herkunft: Alaun ist einigen Autoritäten zufolge eine Erscheinungsform der Erde, nach anderen eine Erdader, die durch übermäßige Auskochung weiße Farbe annimmt und zu Alaun wird. Es kommt in [25] heißen Gegenden zum Vorschein, vorzüglich wo es Schwefel gibt und feurige Vulkantätigkeit.
Arten und Auswahl: Weißes Alaun ist das beste, denn es ist scharf und hat salzige Beimischung. Alaun aber, das stinkt und erdig aussieht, ist unrein.

---

agnus castus, übersetzt: Keusch–lamm – ein possierliches Mißverständnis. Infolgedessen galt die Pflanze dann natürlich als Anaphrodisiakum. Im Mittelalter heißt sie deshalb auch Mönchspfeffer.
[15] Eppich ist Sellerie.

Haltbarkeit: Es kann lange aufbewahrt werden, ohne daß es verdirbt.
Zur Wirkungskraft: Es wirkt säfteverzehrend und trocknend.
Anwendungsformen und Indikationen: Gegen den Krebs hilft Pulver von Alaun [30] und Meerfleisch[?], mit Würmern angemacht, wie man sie in der fetten Erde findet, und aufgelegt.
Ein Wundpfriem, mit der oben genannten Zubereitung gesalbt und in die Öffnung einer Röhrenwunde oder Fistel eingeführt, tut gut; oder man salbt ihn mit Honig, streut Alaunpulver darüber und führt ihn ein; er muß aber vorher mit heißem Essig abgewaschen werden. [35]
Aufschwellungen des Zahnfleisches heilt eine Mundspülung mit Essig; anschließend nimmt man eine Einreibung mit Essig und Alaun vor und setzt Schröpfköpfe mit Hauteinschnitt rund um **[56ra]** Nacken und Schulterblätter an. Oder du gehst folgendermaßen vor: mach zuerst einen Aderlaß mit Hauteinschnitt unter Einsatz von Essig auf dem Hinterkopf; am dritten Tag danach setzt du aufs Zahnfleisch selber Blutegel; danach wäschst du den Mund mit Essig, in dem Alaun und [5] Rosengalläpfel abgekocht worden sind; der Mund wird drei- bis viermal am Tag mit diesem Essig ausgewaschen, und so wäschst du ihn bis an die vier Tage: das hilft viel.
Gegen die Krätze oder den Grind hilft ungelöschter Schwefel, Metallschaum (lithargyrum) und Alaun; du kannst, wenn du willst, den Schwefel auch weglassen; dann koch alles in Essig und Nußöl, salbe den Kranken damit ein und führe ihn ins Bad; wasch [10] die schmerzende Stelle mit Warmwasser ab und salbe sie nochmals.
Ein Bad in Alaunwasser tut Wassersüchtigen gut wie auch den Leidenden an Krätze oder Grind, Gichtkrampf und Fallsucht. Sollte dieses Alaunwasser in der Natur nicht aufzufinden sein, stellt man es künstlich her, und zwar folgendermaßen:
Rezept: Salz und Alaun werden in siedendem Wasser gekocht. Man legt nun glühend heiße Steine auf den Boden der Badkufe, [15] übergießt sie mit diesem heißen Wasser, und der Kranke, der mitten in der Kufe sitzt, muß dementsprechend schwitzen; danach wäscht man ihn noch mit diesem Wasser ab.
Ersatzmittel: Manche Autoritäten behaupten auch, gehacktes Alaun und Natron seien dasselbe.

8.) Vom Eppich oder Sellerie (apium)
Primärqualitäten: Der gewöhnliche Eppich ist warm im Anfang des dritten Grades und trocken in der Mitte desselben.
Herkunft: Er ist eine Pflanze, die allgemein vorkommt; ihr [20] Samen hat die größte Wirkungskraft, an zweiter Stelle steht die Wurzel, an dritter das Kraut.
Verordnungsweise: Wenn du also im Rezeptbuch Eppich verordnet findest, mußt du den einfachen Samen ansetzen, so, wie er ist.
Synonyme: Diesen Samen nennt man auch Selinum.
Zur Wirkungskraft: Eppich wirkt harntreibend.

Anwendungsformen und Indikationen: Eppichsaft, in dem Steinbrech abgekocht worden ist, hilft bei Harnkrampf und Harnzwang; doch muß man die Abseihung des Morgens reichen. Oder du kochst Steinbrech, Meerhirse, Roten Steinbrech und Luchsstein in Eppichsaft, gibst Zucker in die Abseihung und machst so einen Sirup, den du des Morgens reichst mit Warmwasser.
Eppichsaft in der Abkochung von Tamariske löst die Verstopfung und Verhärtung von Milz und Leber auf, hilft aber besonders der Milz.
Gegen Gelbsucht nimmt man die Abkochung der Wurzel von Eppich, Fenchel und Petersilie; oder man macht aus dem Saft von Eppich und Wild-Endivie einen Sirup und reicht ihn mit Warmwasser.
Gegen Wassersucht kocht man Fenchelsamen in dem siedenden Saft des Erdrauchkräutleins. Dem Wasser dieser Abkochung gibt man Zucker bei und macht einen Sirup: der verzehrt wunderbar den bösen Kaltschleim (flegma).
Einen Sirup macht man auch für die Leidenden an Weißer Wassersucht und an Hautwassersucht: Nimm ein Pfund Eppichsaft, ein halbes Pfund Wild-Endivie und eine Unze [**56rb**] Mastixharz; mach eine Abkochung und seih sie ab, gib danach Zucker bei und mach einen Sirup daraus. Um das Ende der Abkochung gibst du zwei Unzen aus der Abkochung von Eselswolfsmilchpulver und eine halbe Unze Medizinal-Rhabarber-Pulver bei. Reich das morgens mit Warmwasser.
Gegen Hirnwut und Schlafsucht mischst du den Saft von Eppich und Feldzypresse und Saft unreifer Trauben oder Essig mit Veilchen- oder Rosenöl, kochst das siedend in einem Glasgefäß am Feuer, und salbst damit das Haupt des Leidenden, das du vorher geschoren haben mußt.
Gegen das alltägige Fieber muß eine Säftereinigung vorhergehen; dann kochst du Stickwurz mit Eppichsaft in einem Wildkürbis oder in einer ausgehöhlten Veilchenknolle, und diese Abkochung gibst du dem Leidenden.
Gefahr: Merk dir, daß Eppich den Schwangeren schadet, weil er durch seine Wirkungskraft die feinen Netze um die Kindesfrucht auflöst. Weil er auflösend wirkt und die Körpersäfte nach oben bewegt und zur Tätigkeit treibt, hilft er gegen die Fallsucht[16]. Er schadet aber den Knaben; denn dieses Lebensalter ist wegen der Fülle seiner Feuchtigkeit, der Schwäche seiner Kraft und der Zusammenziehungsfähigkeit seiner Glieder und Gelenke besonders zur Fallsucht geneigt und geeignet[17].
Arten: Es gibt noch andere Eppicharten, nämlich Froscheppich oder Niereneppich, Lacheppich und Hämorrhoideneppich.
Anwendungsformen und Indikationen: Den Froscheppich kocht man in Wein und Öl und legt die Abseihung als Umschlag auf Nieren und Schambein: das erleichtert die Nieren von Schmerzen und mildert den Harnzwang. Deswegen nennt man ihn auch Niereneppich, weil er den Nieren hilfreich ist. Froscheppich

---

16 „Die Fallsucht ist eine Verstopfung der regierenden Kammern des Gehirns, verbunden mit Einschränkung der Empfindungs- und der Bewegungsfähigkeit.“ (‘Curae Platearii’, 7rh40).

17 vgl. die Behandlung der fallsüchtigen Knaben (pueri caduci) im ‘Macer’, Kap. 40 (Veilchen), 49 (Paeonie) und 67 (Pyrethrum).

nennt man ihn, [25] weil er an Orten, wo die Frösche wohnen, bevorzugt wächst, also in wasserreicher Gegend.
Das vorgenannte Pflaster (oder Umschlag) mildert auch Schmerzen der Gedärme.
Gegen Stuhlzwang kocht man die Abseihung dieses Eppichs in Weizenkleiewasser und führt sie ein mittels eines Klistiers.
Gegen Milzsucht stellt man aus dem Saft dieses Eppichs [30] mit Bienenwachs und Öl ein Wachspflaster her und legt's als Umschlag auf.
Den Lacheppich legt man in Wein und Öl ein, bis er fault, kocht ihn dann ab und preßt ihn durch ein Laken, gibt Bienenwachs bei und macht eine Salbe: sie tut Milzsüchtigen sehr gut. Deswegen nennt man diesen Eppich Lach-Eppich, weil er die Schwarzgalle (melancolia) purgiert, aus [35] deren Überfluß die Traurigkeit entsteht. Durch die Beseitigung der Schwarzgalle erfolgt alsdann die Gegenwirkung, nämlich Fröhlichkeit, und aus ihr folgt das Lachen. Deshalb sagt man: „Milz macht uns lachen, **[56va]** Leber läßt uns lieben“[18], weil Lacheppich den Saft, der in der Milz entsteht, vom Übermaß und vom Hervorrufen der Traurigkeit reinigt.
Lacheppich, in Wein oder in Wasser abgekocht, hilft ferner gegen Harnzwang und Harnkrampf; vor allem gegen Steinleiden gibt man die Abkochung allein; man gibt auch steinbrechende Hirschblutsalbe in derselben Abkochung. [5]
Um den Monatsfluß hervorzurufen, führt man eine Räucherung durch, das heißt: ein Rauchsitzbad; oder der laue Eppichsaft wird von unten her eingeführt.
Hämorrhoideneppich, in Wein gekocht, wird den Hinterbacken als Umschlag aufgelegt: er trocknet die Hämorrhoiden, die vom Kaltschleim (flegma) kommen. Man muß jedoch beachten, daß man den Umschlag nicht auf blutfließende Hämorrhoiden legt. Treten sie aber ohne Fluß, allein mit Anschwellung, mit Schmerz und Ausdehnung der Venen [10] an der Stelle auf, sänftigt dieser Umschlag den Schmerz und löst die Schwellung. Pulver dieses gebrannten Eppichs, in Honig eingemischt und aufgetragen, trocknet die Hämorrhoiden gleichfalls aus.
Zur Etymologie: Deshalb heißt dieser Eppich, wie gesagt, Hämorrhoideneppich.

9.) Vom Stärkmehl (amylum)
Primärqualitäten: Stärkmehl wirkt ausgleichend auf die Komplexion, ist wärmend und befeuchtend.
Es wird [15] folgendermaßen hergestellt:
Rezept: Weizenkörner, in kaltem Wasser eingelegt, läßt man einen Tag und eine Nacht stehen, und jeden Morgen gießt man Wasser nach, bis das Getreide aufgeweicht und faul geworden zu sein scheint; hierauf gießt man das Wasser ab und stößt die gequollenen Körner fein; danach gießt man dasselbe Wasser

[18] „Herz bringt Verstehen, Lunge macht uns reden, Galle schafft Zorn, / Milz macht uns lachen, Leber läßt uns lieben.“ (Regimen Sanitatis Salernitanum: Vers 1783f. bei de Renzi; ferner Isidor von Sevilla, etym. 11,1,127: nam splene ridemus, felle irascimur, corde sapimus, iecore amamus.).

wieder auf und macht das Gestoßene an, drückt es dann durch ein Laken und stellt es an die [20] Sonne, bis das Wasser verdunstet ist; dann gießt man immer wieder kaltes Wasser nach, bis das Mehl weiß geworden ist; zuletzt läßt man, was sich gesetzt hat, austrocknen und fest werden.
Zur Etymologie: Man nennt das Stärkmehl „amylum“, weil es ohne Mühle (mola) gemacht wird.
Arten: Aus gereinigter Gerste kann es ebenso hergestellt werden.
Anwendungsformen und Indikationen: Stärkmehl hilft gegen [25] Eiterknoten in den Atmungsorganen und gegen Husten, wenn man es kocht in Gerstenwasser und mit Mandelmilch anmacht, unter der Beigabe von Zuckerstänglein.

10.) Vom Spießglas (antimonium)
Primärqualitäten: Spießglas ist erwärmend und trocknend im vierten Grad.
Herkunft: Spießglas ist eine Erdader und ähnelt einem Metall, vor allem dem Zinn.
Zur Wirkungskraft: Es hat die Fähigkeit aufzulösen und kräftig [30] zu trocknen.
Unterscheidung: Es unterscheidet sich von Metall, denn Spießglas läßt sich stoßen im Mörser, Metall dagegen nicht. Metall verflüssigt sich im Feuer, Spießglas dagegen brennt.
Auswahl: Je klarer Spießglas ist, desto besser ist es.
Anwendungsformen und Indikationen: Spießglaspulver wird mit Jüdischer[19] oder Französischer Seife angemacht, dann wird ein Wundpfriem in diese Zubereitung getunkt und in die [35] Öffnung einer Röhrenwunde oder Fistel eingeführt.
Dieses Pulver dient auch, wenn man's einem fressenden Krebs auflegt, als bestes Heilmittel für das wilde Fleisch.
Gegen Nasenpolypen hilft ein Röllchen, **[56vb]** aus Apostelsalbe geformt und mit Spießglaspulver bestreut, im Gewicht eines Myrobalanenkerns, unter der Beigabe von Rosenwasser; oder du nimmst anstatt des Spießglaspulvers Hüttenrauch.
Gegen den Blutfluß aus der Nase tunkst du Baumwolle in den Saft [5] vom Hirtentäschel (sanguinaria), streust Spießglaspulver drauf und steckst das in die Nasenlöcher. Spießglaspulver wird auch mit Saft von Königskerze oder Wollkraut (tapsus barbatus) angemacht, und tunkst du Baumwolle hinein und gebrauchst sie als Afterzäpfchen, trocknest du so Hämorrhoiden aus. Andere Möglichkeit: gib erst durch die Klistierspritze Saft vom Haarstrang (peucedanum) ein; sind die Hämorrhoiden außen sichtbar, streust du anschließend Spießglaspulver [10] drauf; sind sie innen und unsichtbar, führst du das Pulver ein mit Hilfe eines Halms, der auf einer aufgeblasenen Schweinsblase sitzt.
Ersatzmittel: *Lehrsatz*: Pulver der schwarzen Nieswurz hilft dem Erfahrungswissen gemäß gegen Hämorrhoiden genauso viel wie Spießglaspulver.

[19] sapo Spatarensis; *sieh* 95rb20.

11.) Vom acacia-Saft

Primärqualitäten: acacia ist kalt und trocken im dritten Grad.

Herkunft: acacia ist der Saft unreifer Pfläumchen. Man gewinnt ihn folgendermaßen: vor der Zeit ihrer Reife werden die Pfläumchen gesammelt, ihr Saft wird ausgepreßt und an der Sonne getrocknet. Diesen getrockneten Saft nennt man acacia.

Haltbarkeit: Er kann ein Jahr lang aufbewahrt werden.

Zur Wirkungskraft: Er hat die Fähigkeit zu kräftigen und zusammenzuziehen.

Anwendungsformen und Indikationen: Gegen Brechreiz infolge von überflüssiger Gelbgalle (colera) oder Schwäche der zusammenhaltenden Kraft nimm acacia-Saft, Mumienpulver, Bocksdorngummi oder Arabischen Gummi, misch das mildernd mit Eiklar, mach ein Pflaster daraus und leg es auf den Brustkorb, wo sich die Rippengabel überm Magen öffnet; oder mach Fladen daraus in einer Pfanne und weich sie im Trank ein; oder misch die genannten Bestandteile mit Rosenwasser oder Regenwasser.

Dasselbe kann man auch tun, um den Monatsfluß abzustellen.

Gegen den Bauchfluß nimm acacia-Saft, Blutstein und Hypocistis-Saft; mach das mit Rosenwasser oder Regenwasser an und reiche es.

Gegen Monatsfluß gibt man gleichfalls acacia-Saft; aus ihm und Saft vom Hirtentäschel (sanguinaria) macht man ein Zäpfchen; auch Rainfarnsaft kann beigegeben werden. Andere Möglichkeit: misch Rainfarnsaft, acacia-Saft, Wegerichsaft und mach ein Zäpfchen.

Gegen Brechreiz und Bauchfluß kann auch ein Pflaster zubereitet werden aus acacia-Saft, Drachenblutharz, Mastixharz, Rosenöl und Eiklar.

Gegen Eiterknoten von heißem Körpersaft hilft acacia-Saft, mildernd gemischt mit Saft von Wegerich oder Vogelknöterich (corrigiola) oder einem der anderen Kühlkräuter, in einem Umschlag aufgelegt zu Beginn der Erkrankung.

12.) Vom Lärchenschwamm (agaricus)

Primarqualitäten: Lärchenschwamm ist wärmend im zweiten, trocknend im dritten Grad.

Herkunft: Der Lärchenschwamm ist eigentlich ein Pilz und wächst rund um die Wurzel **[57ra]** der Lärche[20] und ganz besonders in der Lombardei.

Arten: Es gibt aber zwei Arten: Männlein und Weiblein

Unterscheidung: Die bessere Art ist das Weiblein: es hat runde Gestalt; und trocknet man's, wird es überaus weiß. Das Männlein hat längliche Stofflichkeit und wird nicht derart weiß. Das Weiblein ist also weißer, leichtgewichtig, zerbrechlich; in seinem Innern hat es Höcker, Buckel und Einzelstückchen (wie ein Schwamm). Das Männlein hat sie nicht, sondern besteht aus einem Stück und ist nicht so zerbrechlich und nicht weiß. Wenn's leichtgewichtig ist, so ist es entweder besonders gut oder verdorben. Ist es verdorben, so zerfällt es zu

[20] mit dem lat. Wort „abies“ ist hier offensichtlich die Lärche gemeint.

Pulver, wenn man es mit den Händen drückt, und dieses Pulver haftet an der Hand; ist es besonders gut, bleibt dieses Zeichen aus.

Haltbarkeit: Lärchenschwamm kann [10] fünf Jahre lang bei großer Wirkungskraft aufbewahrt werden.

Zur Wirkungskraft: Es verarbeitet an erster Stelle den Kaltschleim (flegma) und treibt ihn aus, in zweiter Linie die Schwarzgalle (melancolia).

Anwendungsformen und Indikationen: Gegen das alltägige Fieber infolge von natürlichem Kaltschleim (flegma naturale) setzt man Lärchenschwamm in irgendeiner Abkochung an, die man Fiebernden reicht, zusammen mit anderen Arzneimitteln, wie etwa Kamelstroh (squinantum). Andere Möglichkeit: bedroht das Fieber nach durchgeführter Reinigung vom Krankheitsstoff den Leidenden noch immer, [15] nimm eine halbe Unze Lärchenschwamm, zwei Unzen Fenchelsaft und ein Unze Saft vom Erdrauchkräutlein, misch sie und gib das dem Patienten vor der Stunde des Fieberanfalls.

Lehrsatz: Allein durch die Anwendung dieses Erfahrungswissens werden viele von ihrer Krankheit befreit. Auf gleiche Weise hilft der Lärchenschwamm auch noch in anderer Zusammensetzung.

Gegen die Darmgicht erhält der Kranke ein Klistier. Zuvor muß er [20] erweichende und abführende Mittel gebrauchen; dann kriegt er folgendes Klistier: nimm eine Unze Lärchenschwamm, mach sie mit Honig an und Öl und mit einem erweichenden Wasser (das mit Öl versetzt ist): dies erhält er mit der Klistierspritze.

Gegen Harnkrampf nimm Steinbrech, koch ihn in gutem[21] Wein und seih ihn ab; dem Abgeseihten gib eine halbe Unze Lärchenschwamm bei, mach das mit Honig an und [25] Öl und gib's dem Leidenden.

Bei einer Röhrenwunde oder Fistel nimm geröstetes Salz, Weinstein und Lärchenschwamm, reib ein ganz feines Pulver daraus und mach es an mit Honig, tunk einen Wundpfriem drein und steck ihn in die Röhrenwunde: der zieht Knochensplitter heraus und frißt das böse Fleisch weg[22]. Andere Möglichkeit: Gegen so eine Röhrenwunde nimmst du [30] ganz feines Lärchenschwammpulver und machst es an mit Alpenveilchensaft und Öl, erwärmst es am Feuer, tunkst Baumwolle hinein, (formst einen Pfriem) und steckst ihn in den Mund der Röhrenwunde.

Gegen Hämorrhoiden[23] nimm vorgenanntes Pulver, nämlich das aus geröstetem Salz, Lärchenschwamm, Weinstein und Senet, misch es mildernd mit Fenchelsaft, mach einen Hauteinschnitt, so wie beim Aderlaß, [35] streu dann das Pulver auf und reib es kräftig ein.

[21] *nach der alternativen Fassung* 60^{va}19: „koche ihn gut in Wein".

[22] 60^{va}24 *folgt*: „und heilt die Röhrenwunde".

[23] *in der Dublette* 60^{va}24-29 *steht hier ein anderes Rezept*. „Gegen Hämorrhoiden nimm Lärchenschwamm, mach ihn mit Alpenveilchensaft und Öl an und erwärm ihn am Feuer. Darein tunkst du Baumwolle, salbst sie und benutzt sie als Zäpfchen." *Anschließend folgt ein neues Rezept*: „Gegen ein Feuermal"; *dies entspricht der Stelle* 57^{ra}33, *dort aber gegen Hämorrhoiden.*

Gegen Kopfschmerz, der von überflüssigem Weißschleim (flegma) kommt, wie auch zur Magenstärkung tut eine Abkochung aus Lärchenschwamm, Bibergeil, Kamelstroh und **[57rb]** Senet gut; man kann auch Pillen daraus herstellen. Die Abkochung mischt man mit Fenchel- oder Wermutsaft; die Pillen tun dieselbe Wirkung.[24]

13.) Vom Kalmus (acorus)
Primärqualitäten: Kalmus ist erwärmend und trocknend im zweiten Grad.
Herkunft: Kalmus sieht aus wie die Wurzel der Schwertlilie. Er wächst nicht nur in süßwasserreicher Gegend, sondern auch [5] am Meeresstrand.
Jahreszeit: Man muß ihn zum Sommerbeginn sammeln; dann spaltet man ihn in vier Stücke, entfernt die überflüssigen Außenteile mit dem Messerchen und trocknet ihn an der Sonne, damit er nicht mit seiner Feuchtigkeit so liegenbleibt und schnell in Fäulnis übergeht.
Haltbarkeit: Er kann in großer Wirksamkeit drei Jahre lang aufbewahrt werden. [10]
Zur Wirkungskraft: Er hat harntreibende, Verstopfungen öffnende und säfteauflösende Fähigkeit.
Anwendungsformen und Indikationen: Gegen Verstopfung und Verhärtung von Milz und Leber nimm ein Pfund Kalmus, der ein wenig gestoßen sei, weich ihn in Essig ein drei Tage und drei Nächte lang, koch ihn dann, bis vom Essig nur noch die Hälfte übrig ist; seih ab und gib dem Abgeseihten Honig bei; dann wird das [15] noch einmal gekocht, bis der Essig völlig verschwunden ist. Andere Möglichkeit zum gleichen Zweck: Ein Pfund Kalmussaft oder ein halbes, dazu ein halbes Pfund Essig und Öl, eine halbe Unze Ammoniak-Gummi, zwei Unzen Serapinum-Gummi oder nur eine Unze läßt du eine Nacht ruhen; am Morgen [20] kochst du sie, bis nur die Hälfte übrig ist, und gibst zuletzt noch Kalmuspulver bei: diese Salbe trägst du auf Milz und Leber auf, indem du sie mit deinen Händen weichknetest. – Willst du ein Wachspflaster herstellen, so gib der Abkochung Bienenwachs bei, und salbe dann mit dieser Mischung; oder du legst das Wachspflaster nach Art eines gewöhnlichen Pflasters auf. Führst du die Abkochung in Wein durch, [25] so hilft der ebenso; indessen darf er keinem Fiebernden gegeben werden.
Gegen Gelbsucht kocht man Kalmuswurzel in Wasser, seiht ab, kocht in dieser Abseihung rote Kichererbsen und reicht sie dann dem Leidenden: sie ist das allerbeste Heilmittel, wenn er fieberfrei ist. Hat er indessen Fieber, so macht man ihm ein Bad mit [30] Kalmuswurzel, falls das möglich ist; steht die Wurzel nicht zur Verfügung, hängt man Kalmuspulver, in ein Säckchen gefüllt, in das Bad. Andere Möglichkeit: eine große Menge Kalmus wird in Wasser gekocht

---

[24] *in der Dublette* 60^{va}29-33 *steht folgende bessere Fassung*: „Gegen Kopfschmerz mach einen Hauteinschnitt und streu Pulver darauf aus einer Abkochung von Lärchenschwamm, Bibergeil, Kamelstroh und Senet; das beruhigt den Kopfschmerz, der von überflüssigem Weißschleim (flegma) kommt, tut auch zur Magenstärkung gut. Man kann auch Pillen aus denselben Zutaten herstellen mit Wermutsaft oder mit Fenchelsaft: sie tun dieselbe Wirkung.“

und in das Bad getan; über diesem Wasser sitzt dann der Leidende, von allen Seiten gut bedeckt, damit er schwitzt. Dieses [35] Schwitzbad reinigt die Gelbgalle (colera) hervorragend und treibt sie aus.
Gegen Lappenbildung der Augenhornhaut gibt man Kalmussaft und Fenchelsaft in ein Gefäß und setzt es an die Sonne, bis alle Feuchtigkeit verdunstet ist; **[57va]** dann gibt man noch Aloepulver bei und kocht die Mischung kurze Zeit am Feuer, seiht durch ein Laken ab und gießt die Abseihung in eine Kupferkanne. Wenn es nun nötig wird, kann man sie mittels einer Feder in die Augen streichen.
Zur Abkühlung der Raumluft dient Kalmus folgendermaßen: man streut Kalmusblätter [5] über den Estrich aus, und diese Blätter kühlen wunderbar die Luft durch ihre rasch wirkende kalte Komplexion.

14.) Vom Ammoniak-Gummi
Primärqualitäten: Ammoniak-Gummi ist warm im vierten Grad, trocknend im dritten.
Herkunft: Es handelt sich um den Gummi von einem Baum, der gleichen Namen hat.
Jahreszeit: Dessen Ästen bringt man an Sommertagen an ihrer Oberfläche [10] in ganz geringem Abstand Schnitte bei. Den Saft, der daraus auf die Erde tropft, läßt man trocknen und hart werden und nennt ihn Ammoniak-Gummi.
Auswahl: Auswählen muß man aber den, der möglichst weiß und rein ist und sich mit Erde nicht vermischt hat. Daß er gut ist, erkennt man auch daran, daß er gekochtem Eiweiß gleicht.
Zur Wirkungskraft: Er hat die Fähigkeit, den altverstockten Husten [15] aus feuchter Ursache zu lindern und zu lösen sowie das Asthma, die von dickem, zähklebrigem Weißschleim (flegma) verursacht sind.
Anwendungsformen und Indikationen: Verabreiche drei Tropfen oder zwei in einem Schlürf-Ei, oder misch sie mit Honig und reiche sie so. Oder stell Pillen her aus Ammoniak-Gummi und Honig; du mußt jedoch vor ihrer Anwendung die Brust mit Eibischwurzelsalbe oder Butter oder [20] Leinsamen oder Bärenklau erweichen.
Bei Halsdrüsengeschwülsten nimm zu Beginn des Leidens Ammoniak-Gummi, Salzstein und Natron sowie den Saft vom Andorn, löse Bienenwachs dazu auf: daraus mach eine Salbe und gebrauche sie.
Gegen Milzsucht nimm Ammoniak-Gummi und Galbanum-Gummi in gleichem Gewicht, lös sie in Essig auf und laß sie eine Nacht lang stehen, frühmorgens [25] lös Bienenwachs dazu auf, gib Pulver bei von Kostwurz und von Wermutkraut und stell so eine Salbe her oder ein Wachspflaster.
Willst du den Monatsfluß hervorrufen, mach aus Ammoniak-Gummi allein ein Zäpfchen oder ein Rauchsitzbad; oder du stellst das Zäpfchen her aus Ammoniak-Gummi, Galbanum-Gummi und Teufelsdreck.
Gegen Darmwürmer reicht man Ammoniak-Gummi mit Saft vom Wermutkraut [30] oder vom Flohknöterich (persicaria) unter der Beigabe von Honig.

Gefahr: Knaben darf man davon nichts eingeben. Für sie nimmst du Ammoniak-Gummi und Saft vom Wermutkraut und vom Flohknöterich, löst das in Essig auf und machst ein Pflaster, das du über den Nabel legst.

15.) Vom Anis
Primärqualitäten: Anis ist erwärmend und trocknend im dritten Grad.
Synonyme: Mit anderem Namen heißt er Süßkümmel.
Herkunft: Er ist der Samen einer [35] Pflanze, die gleichen Namen trägt.
Zur Wirkungskraft: Er hat die Fähigkeit, Säfte aufzulösen und zu verzehren.
Anwendungsformen und Indikationen: Gegen Windblähung, Unfähigkeit des Magens zur Verdauung, essigsaures Aufrülpsen wird Wein gegeben, in dem die Abkochung der Latwerge aus drei Arten von Sandelpulver, Anis, **[57vb]** Fenchel und Mastixharz erfolgt ist. Oder: Wein, in dem Anis, Kostwurz, Mastixharz – oder auch deren Pulver, unter der Beigabe von Zimt und Mastixpulver – abgekocht worden ist, hilft bei Unfähigkeit des Magens zur Verdauung und Schmerz in Bauchgegend und Gedärmen infolge mangelnder Wärme (von der Leber her). Oder: man gibt irgendeine Latwerge, die [5] für gute Verdauung sorgt, mit der beschriebenen Abkochung. Genannter Wein hilft übrigens gegen Bauchweh und Windblähung auch, wenn man ihn lau mit Glaskraut reicht.
Gegen den Ohrenschmerz, vor allem wenn er von feuchtem Körpersaft kommt, nimmt man eine Anisabkochung in Lauchsaft und Öl und zwar in einer ausgehöhlten Zwiebel vor und [10] träufelt sie den Ohren ein.
Gegen ein Leiden der Gebärmutter gibt man die Latwerge Tryphera magna mit Anisabkochung.
Anisabkochung mit harntreibenden Kräutern löst eine Verstopfung von Milz und Leber auf.
Gegen den Bluterguß als Folge eines erschütternden Schlags, vor allem wenn er im Gesicht ist, rund ums Auge, stößt man Anis mit Kreuzkümmel und legt das Gestoßene [15] mit warmem Bienenwachs auf.
Zur Vermehrung von Milch und Samen tut Anispulver gut, in Wein oder in Speis und Trank genommen; und zwar hilft das, weil es die Körpergänge, da Milch und Samen fließen, durch seine Wärmewirkung öffnet.

16.) Vom Wermutkraut (absinthium) [20]
Primärqualitäten: Wermut ist warm im ersten Grad, trocknend im zweiten.
Arten und Herkunft: *Zur Etymologie*: Vom Wermutkraut gibt es zwei Arten: die eine heißt absinthium Ponticum, Pontisches Wermutkraut, weil es auf der Insel Pontos gefunden wird[25] oder weil es von stechendem, im Munde brennendem Geschmack (sapor ponticus) ist. Die zweite Art findet man bei den Santones (einem gallischen Stamm) in Aquitanien, sie heißt deshalb absinthium Santonicum.

---

[25] in Wirklichkeit kommt der Name vom Schwarzen Meer (Pontus Euxinus), also: das Schwarzmeer-Wermutkraut.

Jahreszeit, Haltbarkeit: Die zweite Art wird im Spätsommer [25] gesammelt und kann ein Jahr lang aufbewahrt werden; sie ist weniger bitter und deshalb von geringerer Wirkungskraft.
Zur Wirkungskraft: Das Wermutkraut soll zwei gegensätzliche Kräfte haben, nämlich eine zusammenziehende und eine lösende, erweichende. Zusammenziehend wirkt es aufgrund seiner Grobstofflichkeit und seines brennend-stechenden Geschmacks, lösend infolge seiner Wärmekraft und Bitterkeit. [30]
Lehrsatz: Bittere Medikamente gelten nämlich als feinstofflich und stechend-brennende als grobstofflich, jeweils infolge ihres Geschmacks.
Gefahr: Da Wermutkraut also, wenn es innerlich eingenommen wird, während der Krankheitsstoff noch unverarbeitet und zusammengeklumpt vorhanden ist, durch seine grobe Stofflichkeit den Krankheitsstoff noch fester klumpen und durch seine Wärmewirkung die anderen (guten) Körpersäfte auflösen und ausführen und so Entgegengesetztes und Grundfalsches bewirken würde, [35] darf es auf keinen Fall gegeben werden, solange der Krankheitsstoff noch nicht verarbeitet und verdaut ist.
Wirkung: Einen verarbeiteten Krankheitsstoff jedoch wird es (durch seine Wärmewirkung) auflösen sowie durch seinen (abkühlenden) brennend-stechenden Geschmack zusammenziehen und hinaustreiben.
Anwendungsformen und Indikationen: Gegen **[58ra]** Darmwürmer, die in den untersten Bereichen leben, gibt man Wermutsaft mit dem Pulver von Heilbatunge oder Tausendgüldenkraut (centaurea) oder Flohknöterich (persicaria) oder Walnüssen (nucleus Persicus).
Gegen Verstopfung der Milz gibt man den Wermutsaft mit [5] Kostwurzpulver: hilft so gut wie die erste Vorschrift.
Gegen Verstopfung der Leber und Gelbsucht gibt man den Wermutsaft mit Saft der Wild-Endivie: daraus fertigt man einen Sirup und reicht ihn mit Warmwasser.
Um den Monatsfluß hervorzurufen, macht man mit Wermutsaft eine Einlage; oder man stellt ein Zäpfchen her aus Wermutkraut und Beifuß, in gewöhnlichem Öl gekocht oder, was am besten ist, in Moschusöl. [10]
Gegen Kopfweh, das aus vom Magen aufsteigenden Dämpfen (als Folge ungenügender Verdauung) herrührt, gibt man den Wermutsaft mit Zucker und Warmwasser.
Gegen die Trunkenheit gibt man den Wermutsaft mit Honig[26] und Warmwasser.
Gegen Erstickung nach dem Genuß von Pilzen gibt man den Wermutsaft mit Essig und Warmwasser.
Gegen Verhärtung der Milz legt man gekochtes Wermutkraut mit [15] Öl als Umschlag auf; oder man macht eine Salbe aus Wermutsaft und Essig,

[26] Kopfweh als Krankheit reicher Leute, die sich ein solches Leiden leisten können, wird mit dem teuren Zucker behandelt, die Trunkenheit der Armen dagegen mit dem billigeren Honig!

Ammoniak-Gummi, Bienenwachs und Öl, und salbt den Kranken an der Sonne ein[27] oder am Feuer, indem man mit den Händen diese Salbe weichknetet.
Gegen Schmerzen und Blutergüsse an den Gliedern als Folge eines erschütternden Schlags bereitet man ein Pflaster aus Wermutsaft, Kümmelpulver und Honig.
Gegen die Ohrwürmer träufelt man Wermutsaft ein.
Getrunken macht der Wermutsaft die trüben Augen klar; und legt man ihn den Augen auf, beseitigt er die Rötung und die Lappenbildung der Augenhornhaut.
Bücher wie Tücher behütet Wermutkraut vor Würmern und vor Mäusen, wie Dioskurides und Macer[28] dies bezeugen.

17.) Von den Anacarden
Primärqualitäten: Die Anacarden sind wärmend und trocknend im vierten Grad.
Herkunft: Sie sind die Früchte eines Baumes, der in Indien wächst. Manche Autoritäten sagen, die Anacarden seien Elefantenläuse; doch dies ist falsch.
Auswahl: Die besten sind, die schwer sind an Gewicht und voller Saft.
Haltbarkeit: Sie können lange Zeit aufbewahrt werden, und zwar dreißig Jahre hindurch, nur darf man sie ja nicht an allzu feuchter oder allzu trockener Stelle lagern.
Gefahr: Anacarden, für sich allein genommen, bringen den Tod oder zumindest den Aussatz.
Anwendungsformen und Indikationen: Gegen Gedächtnisschwäche und Vergessen wird Bibergeil gekocht in starkem Essig; gib anschließend den feuchten Inhalt der Anacardenfrucht hinzu, nach Entfernung der äußeren Teile; damit salbst du den hinteren Teil von Kopf und Hirn, nachdem du einen Hauteinschnitt gemacht hast.
Gegen kriechenden Schorf und Eiterflechte mach Rauschgold mit Anacardensaft an, wasch dann den Leidensort mit Warmwasser und bring die **[58rb]** Salbe auf. Gib aber acht, daß du die Salbe nicht zu lange dort läßt, damit sie nicht zu stark einschneidet, sondern nimm sie rechtzeitig ab und wasch den Ort nochmals mit Warmwasser und bring die Salbe wieder auf, und mach das viele Male so, indem du wäschst und salbst.
Gegen ein Feuermal mach Salbei, Wermutkraut und das gepulverte Innere eines Wildkürbis mit Anacardensaft an und leg das auf; oder andere Möglichkeit: mach die Bestandteile mit Essig an und koch sie ab; daraus bereite dann ein Pflaster.
Das Heilmittel Theodoret aus Anacarden nützt gleichfalls bei Gedächtnisschwäche und Vergessen und heilt den Aussatz.

---

[27] *vgl.* Persiusscholien zu Sat. 4,33: „Wenn sich die Alten an der Sonne salbten, wurde die Sonne durch die winzigfeinen Öffnungen des Menschen, die man Poren nennt, in der Haut festgehalten; und so zog ihre Hitze von außen den schädlichen Schweiß aus dem Körper."
[28] *sieh* 'Macer floridus', *Vers* 105f.: „Dein Tintenpulver löse auf mit Wein, in dem Wermutkraut eingeweicht worden ist: wenn du damit ein Pergament beschreibst, wird keine Maus es je benagen."

18.) Von den Bittermandeln (amygdalae amarae)
Primärqualitäten: Bittermandeln sind erwärmend und trocknend im zweiten Grad.
Auswahl: Die Bittermandeln sind in medizinischer Anwendung nützlich; die süßen Mandeln dienen nur zum Essen.
Anwendungsformen und Indikationen: Gegen Asthma und Husten aus kalter Ursache werden Bittermandeln gestoßen, dann gibt man Zucker bei, um den [15] üblen Geschmack zu verdrängen, und macht ein Mus daraus.

19.) Von der Osterluzei (aristolochia)
Arten: Von der Osterluzei gibt es zwei Arten: die lange und die runde.
Primärqualitäten: Beide sind erwärmend und trocknend im zweiten Grad; manche Autoritäten sagen sogar: trocknend im dritten.
Auswahl: Die runde Osterluzei nützt der Arzneikunst mehr; von ihr wiederum mehr die Wurzel als die [30] Blätter.
Zur Wirkungskraft: Sie hat die Fähigkeit, Gift aufzulösen, zu verarbeiten und aus dem Körper zu treiben.
Haltbarkeit: Sie kann zwei Jahre lang aufbewahrt werden.
Auswahl: Es ist aber die Wurzel, die man sammelt und trocknet.
Anwendungsformen und Indikationen: Osterluzei hilft gegen Schwierigkeiten beim Ausatmen; ferner nimmt sie den Kranken, die an verhärteter Milz und Darmgicht leiden, den Fieberfrost, wenn sie mit Wasser eingenommen wird. [35]
Gegen den Biß giftiger Tiere gibt man Pulver der Osterluzei mit Minzensaft.
Ihr Pulver frißt auch totes Fleisch ganz gelind weg, ob's nun in einer offenen Wunde **[58va]** auftritt oder in einer Röhrenwunde: man formt einen Wundpfriem nach der Tiefe der Röhrenwunde, salbt ihn mit Honig, bestreut ihn mit Pulver der Osterluzei und führt ihn ein.
Um eine tote Leibesfrucht herauszutreiben, beim Menschen wie beim Tier, kocht man die Wurzel der Osterluzei in Wein [5] und Öl und macht einen wärmenden Wickel daraus.
Gegen Asthma aufgrund von Feuchtigkeit macht man zwei Teile Osterluzeipulver und einen Teil Enzianpulver mit Honig an und reicht das als Latwerge.
Gegen die Fallsucht kocht man runde Osterluzei, Wolfsmilch (euphorbium), Bibergeil und ungelöschten Schwefel in Erdöl oder Moschusöl oder mindestens [10] in Olivenöl oder gewöhnlichem Öl; damit salbt man das Rückgrat dann vom Nacken an nach unten.
Kosmetik: Osterluzeipulver allein heilt übrigens die Haut von Eiter wie von Krätze oder Grind.
Nachtrag: Jahreszeit. Merk dir: die Wurzeln mußt du sammeln, solang die Pflanze keine Blüten trägt, die Blüten aber und die Blätter, während die Knospen sprießen, denn dann wird alle Wirkungskraft nach oben gezogen. [15]

20.) Von der Ambra

Primärqualitäten: Ambra ist wärmend und trocknend im zweiten Grad.

Herkunft: Ambra soll der Samen des Walfischs sein. Andere sagen, sie sei die Nachgeburt, die der Walfisch, wenn er geboren hat, auswirft: dies ist indessen falsch; denn jener Auswurf ist unsauber und von blutiger Farbe.

Auswahl: Ambra aber hat weiße Farbe; und wenn man sie in grauer Farbe findet, ist sie am besten. [20]

Fälschung: Gefälscht wird Ambra, indem gepulvertes Aloeholz, Storaxharz und Laudanum-Gummi unter der Beigabe von Moschus in Rosenwasser gelöst werden, wobei noch eine kleine Menge Ambra zugegeben wird.

Unterscheidung: Man erkennt den Betrug daran, daß die gefälschte Ambra geknetet werden kann wie Bienenwachs, die echte aber nicht.

Anwendungsformen und Indikationen: Gegen die Ohnmacht stellt man Pillen her aus einem Skrupel [25] Ambra, einem Skrupel Aloeholz und zwei Skrupeln vom Hirschherzbein: die stößt man im Mörser, löst sie in Rosenwasser auf und fertigt daraus Pillen.

Gegen die Fallsucht legt du Ambra und Hirschherz in ein Glasgefäß und stellst es auf glühende Kohlen; der Kranke nimmt den Rauch durch Mund und Nase auf: das hilft sehr viel.

Gegen die sogenannte Erstickung durch die [30] Gebärmutter, wenn diese die Atmungsorgane zusammenpreßt, legt man ebenso Ambra mit anderen Würzmitteln in ein Glasgefäß oder Ambra allein: die Frau muß dann im Rauchsitzbad den Rauch durch den Mund ihrer Scham aufnehmen; zusätzlich hält man ihr noch Stinkmittel an die Nase, etwa einen in Öl getunkten, entzündeten und wieder ausgelöschten Wundpfriem: den hält man ihr dann an die Nase.

Fallbeispiel: Allein mit einem solchen [35] Wundpfriem, wie beschrieben in Öl getunkt, <entzündet>, ausgelöscht und an die Nase gehalten: damit hat die Mutter des Platearius eine vornehme Dame von ihrem Leiden befreit.

Lehrsatz: Merk dir: bei einem Vorfall der Gebärmutter müssen Stinkmittel innerlich **[58vb]** gegeben werden, Würzmittel oben auf die Nase; bei der Erstickung durch die Gebärmutter verhält sich's umgekehrt.

21.) Vom Beifuß (artemisia)

Primärqualitäten: Beifuß ist erwärmend und trocknend im dritten Grad.

Anwendungsformen und Indikationen: Er hilft bei Empfängnisunfähigkeit, die von zu großer Feuchtigkeit des Körpers kommt.

Gefahr: Käme sie von zu großer [5] Trockenheit des Körpers, so würde Beifuß schaden. Ablesen kann man dies an der körperlichen Verfassung der Frau: ob sie nämlich fettsüchtig (also feucht) oder magersüchtig (also trocken) ist.

Anwendungsformen und Indikationen: Der Beifuß wird also gepulvert, zusammen mit einem Kraut, welches Natternwurz heißt (bistorta), und mit Muskatnuß, beide in gleicher Menge; das Pulver wird mit Honig oder einfachem, ungemischtem Sirup angemacht und dann nach [10] Art einer

Latwerge morgens und abends mit Wein, in dem Beifuß abgekocht worden ist, gereicht. Noch mehr nutzt allerdings ein Bad in einem Wasser, in dem Beifuß und Lorbeerblätter gekocht worden sind; oder man legt der weiblichen Scham einen Wickel mit diesem Wasser auf. Hilfreich ist Beifuß auch, wenn er in Olivenöl oder Nußöl gekocht und zu einem Zäpfchen verarbeitet wird.
Um den Monatsfluß hervorzurufen, fertigt man eine [15] Einlage aus Beifuß oder aus seiner Abkochung.
Gegen Stuhlzwang infolge zu geringer Körperwärme nehme der Leidende im Rauchsitzbad den Rauch von Griechisch Pech über glühenden Kohlen durch seinen After auf; dann erhitzt man Beifuß in einem Schälchen und legt ihn heiß auf einen Mühlstein; darauf setzt sich der [20] Leidende: das ist bewährt.
Gegen geschwollene Drüsen, wie sie im After wachsen, macht man zunächst einen Hauteinschnitt um sie herum; dann streut man Pulver von Beifuß und Andorn darauf.
Gegen Halbseitenkopfschmerz und Stirnkopfschmerz reicht man eine erwärmende, mit Opium versetzte Medizin mit Wein, in dem Beifuß abgekocht worden ist.

22.) Vom Essig (acetum) [25]
Primärqualitäten: Essig ist abkühlend und trocknend im zweiten Grad.
Wirkungskraft: Essig ist feinstofflich; seine Wirkungskraft ist durchdringend, kleinteilend und (seiner Kälte wegen) zusammenziehend.
Essig kann folgendermaßen hergestellt werden:
Rezept: Gieß guten Wein in ein Gefäß, doch so, daß es nur halbvoll ist, und laß es ohne Deckel: so kann Essig entstehen. Wenn du den Essig [30] schneller machen willst, erhitze Stahl und Steine, leg sie in Wein, doch laß das Gefäß ohne Deckel. Oder du stellst das Weingefäß zwei Tage oder auch vier Tage an die Sonne.
Prüfung: Prüfen mußt du den Essig so: gieß etwas davon auf die Erde oder auf kaltes Eisen: wenn er schäumt, ist er gut; [35] schäumt er nicht, ist er schlecht.
Anwendungsformen und Indikationen: Gegen Brechreiz und Bauchfluß kocht man in siedendem Essig Eichenrinde und Galläpfel, tunkt Wolle oder einen Schwamm drein und **[59ra]** legt ihn auf den Magen: so bei Brechreiz, bei Bauchfluß auf die Nieren und den Nabel.
Essigsirup hilft gegen Drittagsfieber und Doppel-Drittagsfieber, gegen alltägiges Fieber infolge salzigen Weißschleims (flegma salsum) und gegen alle starken Fieber, wenn man ihn morgens reicht [5] mit Warmwasser. Der Essigsirup teilt nämlich den Krankheitsstoff und stückelt ihn.
Er wird folgendermaßen hergestellt:
Rezept: Zucker wird in Essig gelöst und gekocht, bis er am Topf anhaftet.

Lehrsatz: Wenn du aus Essigsirup einen harntreibenden Sirup (sirupus diureticus) machen willst, mußt du ihn stärker und auf besondere Weise kochen, wie du dies im 'Compendium Salernitanum' findest[29].
Zur Wirkungskraft: Essigsirup hilft gegen Krankheitsstoff aus heißem Körpersaft. Essig hilft aber auch gegen den kalten [10] Krankheitsstoff, wenn aus Essig und Honig Essigmet zubereitet wird: der kann einfach sein oder bereichert.
Einfacher Essigmet entsteht aus zwei Dritteln Essig und einem Drittel Honig: das kocht man, bis der Honig eindickt. Den bereicherten Essigmet stellt man folgendermaßen her:
Rezept: Nimm die Wurzel von Fenchel, Eppich, das ist Sellerie, und Petersilie, zerstoße sie ein wenig und laß sie einen [15] Tag und eine Nacht in Essig liegen; am zweiten Tag kochst du alles zusammen, seihst danach ab und gibst zu diesem abgeseihten Essig ein Drittel Honig bei; dann kochst du noch einmal wie oben.
Es gibt auch Essigmet, bereichert mit Meerzwiebelsaft; den macht man so:
Rezept: Nimm eine Zwiebel, leg sie ohne weiteren Zusatz einen Tag und eine Nacht in Essig ein, koch ihn dann [20] und seih ab; du mußt aber die Schalen und den Innenkern der Zwiebel entfernen und nur das, was dazwischen ist, dem Essig beimischen. Gib anschließend noch Honig bei wie oben; und wenn du keine Zwiebel hast, nimm einen Rettich: mach alles andere, wie oben dargestellt.
Lehrsatz: Essigsirup wird gegen Krankheitsstoff aus heißem Körpersaft gegeben. Einfacher Essigmet oder bereicherter dagegen muß gegen kalten Krankheitsstoff eingesetzt werden, weil er diesen verarbeitet und ausführt.
Weitere Anwendungen und Indikationen: Essig als Appetitstärker: nimm Salbei, Petersilie, Pfeffer und Minze; zerstoße sie und mische sie zu ihrer Milderung mit Essig: dies nennt man dann Sauce à la Poitevine[30] (salsamentum Pictaviensium)[31]. Auch wenn der Kranke Fleisch allein mit Essig ißt, stärkt das den Appetit. [30]
Lehrsatz: Wenn der Essig den Magen voll vorfindet, erweicht er ihn und führt ihn ab; findet er ihn indessen leer, so zieht er ihn zusammen und macht ihn starr.
Essig als Hilfsmittel für Leidende, die von einer Krankheit geschwächt sind: nimm Essig, leg gebratenes Brot hinein: mit diesem gut getränkten Brot salbe Mund, Lippen und Nase des Kranken [35] sowie seine Pulsadern an den Armen; binde dort ferner an den Venen dieses gebratene, essiggetränkte Brot fest: das stärkt den Leidenden ganz ungemein. **[59rb]**

---

[29] *vgl.* 82^{vb}23 (Kap. 144): „der Essigsirup wird aus denselben Kühlkräutern gemacht, wie sie im 'Antidotarius' zu finden sind."
[30] also wie die Einwohnerin von Poitiers sie macht.
[31] *vgl.* 'Curae Platearii': „Hält sich der Krankheitsstoff im Magenmunde auf, purgiert man mit der Abseihung des Vomitus Scarpellae oder Patriarchae; hierauf reicht man Sauce à la Poitevine, welche bereitet wird aus Petersilie, ein wenig Salbei, weißem Pfeffer, Bertramwurzel (piretrum) nach einigen Autoren und etwas Knoblauch; allesamt durch Mischung mit Essig entschärft [22^{rb}14]."

Essig hilft weiters gegen Vergessen und Schlafsucht sowie gegen Hirnwut, wenn man die Handflächen und Fußsohlen mit Essig und Salz abreibt. Gegen dieselben Leiden nützt es auch, wenn man das Haupt rasiert und es mit einer Abkochung aus Essig und Bibergeil wäscht. [5]
Exkurs: Gegen die Hirnwut nützt ein Hündchen, das man aufschneidet wie ein Schwein, die Eingeweide herausnimmt und es dann auf den Kopf des Kranken tut, doch so, daß Herz, Leber und Lunge in dem Hündchen bleiben.[32]
Lehrsatz: Ein Brot, in Minzensaft getunkt, hilft übrigens zur Stärkung besser als in Essig getunkt.

23.) Vom Hennastrauch (alcanna) [10]
Primärqualitäten: Der Hennastrauch ist kalt im ersten Grad und trocken im Beginn des zweiten.
Herkunft: Er ist ein Kraut, das in den Ländern jenseits des Mittelmeers gefunden wird und mengenmäßig in Sizilien. Da es aber nicht überall zu finden ist, pulverisieren es die Völker, die es haben; und als Pulver wird es durch verschiedene Länder transportiert. Dies Pulver ist von schwärzlicher [15] Farbe.
Zur Wirkungskraft: Es hat kräftigende und austrocknende Kraft.
Anwendungsformen und Indikationen: *Kosmetik*: Es hilft zum Reinigen der Haut, folgendermaßen: wer seine Haut rein machen und von Schwielen befreien will, sei es am Arm oder am ganzen Leib, gehe ins Bad; dort wasche er die betreffenden Körperteile mit warmem Wasser ab; dann mische er Henna mit Eiklar [20] und Essig und salbe seine Körperteile damit ein; nach einer kleinen Weile wasche er sich ab mit warmem Wasser. Am zweiten Tag wasche er sich wieder mit warmem Wasser, so auch am dritten und am vierten Tag: am ersten Tag werden die eingesalbten Körperteile ungestalt aussehen, am zweiten weniger, am dritten sind sie strahlend schön und rein.
Auf gleiche Weise behandelt man körnige Kriechbläschen (herpes granulosus). [25]
Zur Festigung und Heilung einer Wunde nützt es, wenn Hennakraut so, wie es ist, auf Ohr, Nase und anderswo aufgelegt wird.
Ersatzmittel: Hast du kein Hennakraut zur Festigung der Wunde, nützt Zimtpulver genauso viel.
Kosmetik: Willst du Fingernägel oder Haare oder andere Körperstellen [30] rot färben, mischst du Henna mit Essig oder Wasser; willst du aber schwarze Farbe erzielen, mischst du Henna mit Öl; dann laß die eingesalbte Körperstelle trocknen; die hergestellte Färbung wird sich in der Folgezeit kaum

[32] *vgl.* 'Curae Platearii': „Ist bei Hirnwut der Eiterknoten (im Gehirn) beständig geworden, müssen wir uns auf andere Hilfsmittel verlegen: Ein Hündchen, das noch Milch an seiner Mutter trinkt, wird mittendurch gespalten, das Eingeweide rausgeholt und weggeworfen, und das Hündchen wird warm auf den Kopf des Patienten getan; und wenn du mehrere von solchen Hündchen hast, kommen sie hintereinander zum Einsatz. Dasselbe kann man mit Ziegen- und Schweinslungen machen, die warm und frisch aus den Tieren genommen sind, [6ra20] oder mit einem Hahn, dem man den Bürzel abgeschnitten hat."

verflüchtigen; du kannst sie allenfalls mit Pomeranzensaft oder mit Weizenkleie [35] und Essig entfernen.

24.) Vom Rauschgold (auripigmentum)
Primärqualitäten: Rauschgold ist erwärmend und trocknend im vierten Grad.
Wirkungskraft: Es wirkt lösend, säfteanziehend und reinigend.
Arten: Rauschgold hat zwei Arten [**59va**]: rot und gelb. Die gelbe Art ist der Arzneikunde vonnutzen.
Anwendungsformen und Indikationen: Gegen Asthma aufgrund von Feuchtigkeit wird Rauschgold auf glühende Kohlen gelegt; dann streckt der Leidende mit gespreizten Beinen die Füße aus, neigt seinen Kopf[33] und nimmt den Rauch durch einen Trichter auf. [5] Dieser Trichter muß unten weit, oben dagegen eng sein. Auch drei Skrupel vom Rauschgold, mit einem Schlürf-Ei eingenommen, befreien den Asthmatiker nicht minder gut von seinem Leiden.
Aus Rauschgold und ungelöschtem Kalk kannst du ein Haarentfernungsmittel herstellen; das geht so:
Rezept: Nimm ungelöschten Kalk, vier Unzen, löse sie auf in Wasser und laß es sprudeln; dann gib diesen drei Vierteln Kalk ein [10] Viertel Rauschgold bei, und seih das ab. Zeichen einer gelungenen „Abkochung“ ist es, wenn eine Feder, die du reinsteckst und gleich wieder herausziehst, leicht mit der Hand kahlgezupft werden kann. Wenn du damit Körperhaare entfernen willst, mußt du an einem warmen Ort sein, dann salbst du die betreffende Stelle mit dem so hergestellten Haarentfernungsmittel ein; wasch sie danach mit warmem Wasser ab; und gib acht: wenn du dich mit kaltem oder mit allzu heißem Wasser wäschst, wird dich das Mittel abhäuten. [15] Andere Autoritäten geben Kreuzkümmel und Aloesaft bei, um die Abhäutung zu vermeiden.
Gegen Eiterflechte und kriechenden Schorf nimm zwei Drittel von sapo Spatarensis, das ist Judenseife[34], und den dritten Teil Rauschgold, misch das, mach eine Salbe und streich sie auf; doch vor der Salbung mußt du den Körperteil mit warmem Wasser abwaschen [20] und nachher noch einmal; denn wenn die Salbe allzu lange bliebe, so würde sie nicht nur das böse, sondern anschließend auch das gute Fleisch wegfressen.
Salbe also und wasche (hier wie beim Haarentfernungsmittel) drei- bis viermal auf diese Art, zieh dann die Haare samt der Wurzel aus, und salbe abschließend mit einem Öl, das du aus Bilsenkrautsamen und Rauschgold anmachst, die Körperstellen ein: die Haare werden niemals wieder wachsen. [25]
Dies Bilsensamenöl stellt man folgendermaßen her:
Rezept: Du stößt Bilsenkrautsamen im Mörser, packst sie in Blätter ein und legst sie unter heißglühende Kohlen, bis sie kochen; dann drück sie mit den Händen

---

[33] *vgl.* 69rb4 (Kap. 69): „so macht er, daß sein Eiter in großer Menge austritt“; 94rb20 (Kap. 209): „er beugt das Haupt nach vorn, damit der aufgelöste Weißschleim nicht in seine Atmungsorgane zurückfließt und ihn so erstickt.“ (*vgl. auch die* ‘Curae Platearii’, *z. B.* 6[va]40: „Der Kranke beugt das Haupt nach vorn, damit der Speichel ausfließen kann“).
[34] *sieh* 95rb20 (Kap. 221).

aus: das so gewonnene Öl ist äußerst gut. Andere Möglichkeit: du kochst Bilsenkrautsamen in gewöhnlichem Öl, seihst ab und hebst das auf, bis es benötigt wird. [30]
Um Fingernägel wiederherzustellen, nimm Serapinum-Gummi und misch mit ihm Rauschgoldpulver. Daraus stellst du ein Pflaster her und legst es auf den Nagel.
Nimm Ameiseneier, Efeugummi und rotes Rauschgold in gleichem Gewicht und misch sie zusammen: welche behaarte Körperstelle du damit abreibst, [35] dort wird nie wieder ein Haar wachsen.

25.) Vom Erdpech (asphaltum)
Synonyme: Erdpech heißt auch bitumen Judaicum, das ist Judenleim.
Primärqualitäten: Ist erwärmend und trocknend im vierten Grad
Herkunft: Es handelt sich um eine Erde, die aus den Ländern jenseits des Mittelmeeres, **[59vb]** aus Judaea, kommt. Sie ist schwarz und schwer von Gewicht. Andere Autoritäten sagen, sie entstehe wie hartgewordene Kreide aus dem Schaum eines bestimmten Sees, und zwar des Sees, in dem bekanntlich Sodom und Gomorrha untergegangen sind.
Zur Wirkungskraft: Es hat [5] festigende und heilende sowie säfteverzehrende Kraft und Eigenschaft.
Anwendungsformen und Indikationen: Woher immer das Erdpech kommen mag, es trägt jedenfalls viel zur Festigung und Heilung von Wunden bei, gepulvert und der trockenen Wunde aufgestreut, auch wenn die Wunde schon alt ist und breit.
Ferner hilft es bei Leiden der Gebärmutter, von unten eingeführt wie auch von oben her, [10] wenn man's nämlich über glühende Kohlen legt und die Frau diesen Rauch durch den Mund aufnimmt. Dies gilt, wenn die Gebärmutter ihre Atmungsorgane zusammenpreßt (also bei der sogenannten Erstickung durch die Gebärmutter); bei Vorfall der Gebärmutter dagegen muß die Frau dann im Rauchsitzbad den Rauch vermittels eines Trichters durch die Scham aufnehmen[35]. Der Rauch erschreckt durch seine Scheußlichkeit, und deshalb hilft er.
Erdpech hilft auch, den Weißschleim (flegma), den die Schlafwandler [15] und Schlafsüchtigen im Haupt haben, zu purgieren und auszutreiben: aus gepulvertem Erdpech und Bibergeil stell mit dem Saft der Wilden Raute (ruta agrestis) Pillen her; und wenn es nötig wird, löse sie auf im Saft desselben Krautes oder auch in Wein und träufle dieses Mittel durch ein Röhrchen in die Nase ein, während der Kranke auf dem Rücken liegt.
Gegen Darmgicht nimm eine [20] Unze Erdpech und leg sein Pulver über Nacht in Essigmet, bereichert mit Meerzwiebelsaft, ein. Des Morgens seihst du ab und

[35] *vgl.* Kap. 20 (Ambra): „Merk dir: bei einem Vorfall der Gebärmutter müssen Stinkmittel innerlich [58vb] gegeben werden, Würzmittel oben auf die Nase; bei der Erstickung durch die Gebärmutter verhält sich's umgekehrt."

gibst das als Klistier. Willst du's noch besser machen, kannst du das in derselben Stunde als Trank reichen und als Klistier.

26.) Vom Dill (anetum)
Primärqualitäten: Dill ist wärmend und trocknend im zweiten Grad.
Auswahl: Dill ist eine Pflanze, [25] deren Samen hauptsächlich in der Arzneikunst gut zu brauchen ist, an zweiter Stelle die Wurzel, an dritter erst das Kraut.
Verordnungsweise: Wenn du also im Rezeptbuch Dill verordnet findest, hast du den Samen zu verstehen.
Jahreszeit: Er wird im Herbst gesammelt; den Samen läßt man an der Pflanze selbst trocknen.
Haltbarkeit: Er kann drei Jahre lang aufbewahrt werden und behält große Wirkungskraft; [30] besser ist es jedoch, seinen Bestand im Lager jährlich zu erneuern.
Auswahl und Wirkungskraft: Die getrocknete Wurzel übrigens hat keine oder nur mäßige Wirkungskraft. Das Kraut aber wirkt harntreibend.
Anwendungsformen und Indikationen: Seine Abkochung hilft bei Harnzwang und Harnkrampf; mit steinbrechender Hirschblutsalbe gegeben, hilft sie ebenso. Hochempfindlichen reicht man des Morgens einen Sirup [35] aus dieser Abkochung mit Zucker zusammen mit Anisabkochung. Knaben legt man einen Umschlag aufs Schambein aus Dill, in Öl [**60ra**] und Wein gekocht (und abgeseiht).
Gegen Schmerz der Gebärmutter siedet man zwei Büschel Dill in Wein und legt sie als Umschlag auf. Oder man siedet Dilldolden in Wein und bereitet ein Zäpfchen: wird dies von unten eingeführt, trocknet es überflüssige kalte Körpersäfte und treibt die Nachgeburt hinaus, führt auch den Monatsfluß herbei. [5]
Gegen ein Brustleiden aus kalter Ursache setzt man vier Pfund Dörrfeigen die ganze Nacht in Dillsaft an, gibt morgens eine mäßige Menge Wein dazu, kocht das siedend und reicht die Abseihung.
Gegen Hämorrhoiden nimm Pulver von Brennesselsamen und Dillsamen, [10] mach es mit Honig an und salbe die Hämorrhoiden damit ein. Andere Möglichkeit: mach aus Dillsamen und Akanthus, das bedeutet hier: Brennesselsamen, ein Pulver, stell dann damit ein Pflaster her und leg es auf. Wenn die Hämorrhoiden bluten, leg nur das Pulver auf, denn das wirkt stark zusammenziehend. Wenn nur [15] die Venen aufgeblasen sind, aber kein Blutfluß stattfindet, mach Dillpulver mit Honig und Eiklar an und streich das auf. Gegen eine Warze an diesem Ort, die innerhalb des Afters sitzt, hilft ein Dillzäpfchen.
Gegen Brechreiz infolge kalten Körpersafts nützt eine Abkochung aus Dill und Mastixharz.
Gegen Schluckauf nützt Dill, wenn man ihn an die [20] Nase hält oder gut kaut oder mit Suppenfleisch kocht oder trinkt; er stärkt nämlich Magen und Hirn.

27.) Von Affodilwurz oder Asphodelus

Synonyme: Affodilus, centum capita oder albutium sind drei Namen für eine Pflanze.

Primärqualitäten: Affodilwurz ist warm und trocken im dritten Grad.

Herkunft: Ihre Blätter [20] sind Lauchspitzen ähnlich; ihre Wurzel ist in medizinischer Anwendung nützlich, weit mehr als die Blätter.

Zur Wirkungskraft: Sie wirkt verzehrend, anziehend und trocknend auf die Körpersäfte.

Auswahl: Die frische Affodilwurz ist besser als die trockene.

Anwendungsformen und Indikationen: Sie wirkt harntreibend, wie oben schon gesagt. Außerdem hilft sie bei einem Feuermal und bei räudigem Haarausfall, [30] und zwar folgendermaßen:

Rezept: Nimm geröstete Bienen und misch deren Pulver mit Affodilsaft; so erhältst du eine bekömmliche Salbe gegen die vorgenannten Leiden.

Gegen Harnzwang löse in drei Unzen Affodilsaft eine Unze gepulverten Steinbrech und eine Unze Meerhirse, koch das, bis [35] zwei Drittel verdunstet sind, und reich's dem Leidenden mit Zucker.

Gegen Hautwassersucht siedest du die Mittelschicht der Rinde von Holunderstrauch[36] und Rotem Steinbrech, **[60rb]** je drei Unzen, in vier Unzen Affodilsaft. Das kannst du auch gegen die Weiße Wassersucht verabreichen.

Gegen sichtbehindernde Flecken auf der Augenhornhaut und jedes andere Augenleiden nimmst du fünf Unzen Safran und eine Unze Myrrhe, siedest sie in einem Pfund guten [5] Rotweins und einem halben Pfund Affodilsaft, bis die Hälfte verdunstet ist, oder du stellst sie mehrere Tage an die Sonne, bis nur noch die Hälfte vorhanden ist, und zwar in einer Kupferkanne: dieses Mittel hilft wunderbar, wenn es als Augensalbe aufgestrichen wird.

Es ist aber auch gut gegen die Eiterflechte und gegen den oben genannten [10] räudigen Haarausfall.

28.) Vom Knoblauch (allium)

Primärqualitäten: Knoblauch ist wärmend und trocknend in der Mitte des vierten Grads.

Arten: Man unterscheidet Hausknoblauch (allium domesticum) und Feld- bzw. Waldknoblauch (allium silvestre)[37], welcher auch scordeon[38] genannt wird: dieser ist weniger trocknend und wärmend als der Hausknoblauch; über den Grad [15] seiner Ausprägung haben wir aber keine Festlegung bei den Autoritäten. Jedenfalls wirkt er mittelmäßig stark, so daß in den Rezepten Waldknoblauch angesetzt werden muß und nicht Hausknoblauch; denn der Hausknoblauch wirkt mit Ungestüm, der Waldknoblauch dagegen nicht.

Auswahl: Vom Waldknoblauch gebrauchen wir die Blüten.

---

[36] *vgl.* 'Curae Platearii' (2^{rb}40): Mittelschicht der Holunderrinde.

[37] das ist vermutlich Bärlauch. In Kap. 220 wird scordeon mit allium agreste gleichgesetzt.

[38] *gemeint ist* σκόροδον.

Jahreszeit: Man muß sie sammeln, wenn der Frühling endet, und dann im Schatten aufhängen und trocknen.
Haltbarkeit: Sie können zwei Jahre lang bei voller Wirkungskraft aufbewahrt werden; doch besser ist's, wenn man sie jedes Jahr erneuert.
Auswahl: Vom Hausknoblauch gebrauchen wir die Knollen oder Zehen.
Zur Wirkungskraft: Der Hausknoblauch wirkt säfteauflösend, säfteverzehrend und gifteaustreibend.
Anwendungsformen und Indikationen: Gegen Vergiftungen nimm Knoblauchknollen, reibe sie und lege sie als Umschlag auf. Auch ihr Saft, innerlich genossen, zerteilt das Gift und verarbeitet es; deswegen nennt man diesen Knoblauchsaft auch Bauerntheriak. Andere Möglichkeit:
Rezept: Nimm Knoblauchknollen, Pfeffer, etwas Petersilie, dazu noch Minzensaft und Essig; bereite daraus eine Sauce oder Tunke: damit netzt der Leidende seine Speise, bevor er sie genießt.
Zum Eröffnen der Leber- und Harngänge bereitet man die gleiche Tunke, mischt sie mit Wein und dem Saft harntreibender Kräuter und reicht sie gegen Harnzwang, Harnkrampf und Darmgicht.
Gegen den Blasenstein stoß Knoblauchknollen, koch sie in Öl und stell ein Pflaster her; das legst du Schambein, Mannesglied und Schmerzensort auf: es hilft gut.
<Um den Monatsfluß zu erregen, gehst du folgendermaßen vor:> Von einer Knoblauchzehe zupfst du die Schale ab, reinigst sie gut und legst sie auf den Mund der Gebärmutter: sie führt den Monatsfluß herbei, wie Constantin (von Afrika) angibt. Andere Möglichkeit: du kochst Knoblauchzehen in Wasser, und in dieses Wasser setzt sich die Frau **[60va]** bis an den Nabel. Weitere Möglichkeit: du kochst Knoblauchzehen in Öl und bereitest ein Scheidenzäpfchen.
Gegen ein Feuermal nimmst du einen Aderlaß mit Hauteinschnitt vor, dann reibst du die Stelle mit gestoßenen Knoblauchzehen ein und legst folgendes Pflaster auf: nimm Knoblauchknollen und Knoblauchblätter, dazu Pfeffer, reib alles und stell ein Pflaster her: dieses verzehrt den Krankheitsstoff.
Gefahr: Knoblauch schadet dem Augenlicht, weil er stark trocknend wirkt; er schadet auch dem ganzen Körper, wenn er über das Maß genossen wird, denn er führt Aussatz herbei, Schlagfluß, Wahnwitz und viele andere schlimme Krankheiten.
Unterscheidung der Arten: Beim Waldknoblauch wirken die Blüten harntreibend; in Sirup oder Wein oder in einem anderen Getränk genommen helfen sie gegen Harnkrampf und Harnzwang.
Den Hausknoblauch findet man selten oder nie im 'Antidotarius', dem Buch der Gegenmittel[39], unter den Arzneikräutern, den Waldknoblauch aber sehr oft.
Zaubermittel: Knoblauchknollen, gestampft und nahe an der Faust über die Schlagader gebunden, vermindern den Zahnschmerz.[40] **[60vb]**

[39] *damit dürfte der* 'Liber iste' *gemeint sein*; *vgl.* Müller 1942, 1, Z. 8: „liber hic dictus est Antidotarius".

29.) Von Balsamholz und Balsamsaft (balsamus)

Herkunft: Balsamholz ist ein [5] Baum, wie manche Gewährsleute sagen, oder eine Staude, was der Wahrheit schon näher kommt und was auch Dioskurides bezeugt sowie jene, die mit eigenen Augen gesehen haben, daß er nie höher wächst als bestenfalls zwei Ellen.

Gefunden wird er rund um Babylon [10] auf einer Ebene, wo sieben Quellen sind. Unternähme man es, ihn woandershin zu übertragen, würde er weder Blüte noch Frucht hervorbringen.

Herstellung, Jahreszeit: Um den Balsamsaft zu gewinnen, werden zur Sommerszeit die Zweige mit dem Messerchen ein wenig eingeschnitten; man darf jedoch nicht tief schneiden. Der Saft, der daraufhin tropfenweise erscheint, wird in einem Glasgefäß aufgefangen, das man unterhalb jedes Einschnitts aufhängt. [15]

Unterscheidung: Alljährlich werden dort neun Pfund von diesem Balsamsaft (opobalsamum) gesammelt. Die eingeschnittenen Zweige der Balsamstaude werden später gesammelt und getrocknet; diese nennt man dann Balsamholz (xylobalsamum). Die Frucht, die an der Balsamstaude gefunden wird, heißt Balsamfrucht (carpobalsamum).

Auswahl und Haltbarkeit: Die Balsamfrucht (carpobalsamum) [20] kann nicht länger als höchstens vier Jahre aufbewahrt werden, dann beginnt sie zu faulen. Gut ist also die Balsamfrucht, die frisch und frei von Löchern ist, selbst wenn sie schon alt ist; falls sie aber durchlöchert ist, so zeigt das unumgänglich an, daß sie verbraucht und kraftlos ist.

Balsamholz (xylobalsamum) wird zwei Jahre lang aufbewahrt, danach fault es. Man muß also das Holz auswählen, [25] das, wenn man's bricht, ein bißchen Klebrigkeit im Inneren enthält und dennoch innen fest ist, aber nicht allzu fest und auch nicht zu viel Flüssigkeit enthält, so daß es nicht pulverisiert werden kann; ist das indessen möglich, so zeigt dies unumgänglich an, daß es verbraucht und kraftlos ist.

Wirkungskraft und Primärqualitäten: Beide Drogen, das feuchte Balsamholz (xylobalsamum) sowie die Balsamfrucht (carpobalsamum), haben wärmende, kräftigende Wirkung; [30] Balsamsaft (opobalsamum) hat die stärkste Kraft, weil er wärmend und trocknend ist im zweiten Grad.

Fälschung: Weil aber Balsamsaft überaus teuer ist, wird er auf vielerlei Weise gefälscht: Einige bieten Terpentin anstatt des opobalsamum zum Kauf an. Andere mischen etwas Balsamsaft mit Terpentin: dies bekommt so echten Geruch [35] und Ähnlichkeit mit opobalsamum. Andere nehmen Saft von einer Pomeranze (limuscellus) oder von Zitrusblättern und mischen sie mit Terpentin, unter der Beigabe von orientalischem Safran. Wieder andere **[61ra]** mischen Nardenöl mit Terpentin.

Unterscheidung: Manche Autoritäten sagen, man unterscheide den echten vom gefälschten Balsamsaft (opobalsamum), indem man einen Tropfen auf die Spitze

---

[40] *in der Erlanger Handschrift folgt hier eine Dublette des Indikationenteils des Kalmus/acorus-Kapitels (13) sowie die Liste der Pflanzentitel unter dem Buchstaben B.*

eines Stiftes setzt und anzündet: der echte brennt ähnlich wie Terpentin. Dioskurides sagt: gibt man einen Tropfen vom echten Balsamsaft in Ziegenmilch, gerinnt die Milch, und der Tropfen sinkt auf den Boden. Andere geben an: wenn ein ganz feines Laken mit Balsamsaft getränkt und dann gewaschen wird, und an gar keiner Stelle bleibt eine Spur vom Balsamsaft zurück, dann war er reines opobalsamum.

Auswahl: Man muß also den hellgelben und möglichst klaren Balsamsaft (opobalsamum) auswählen.

Weitere Fälschungen und ihre Unterscheidung: Weitere Unterscheidungsmöglichkeit des echten opobalsamum von einem falschen: setzt man es auf die Spitze eines Stifts und tunkt es ganz langsam in Wasser ein und bleibt es dann im oberen, im mittleren und im unteren Teil des Wassers unverändert, so ist es echt.

Weitere Prüfungsmöglichkeit: gib Wasser in ein Gefäß und tu in dieses Wasser opobalsamum, dann rühre um mit einem Holz: ist es gefälscht oder ist's Terpentin, wird das Wasser getrübt; war das opobalsamum echt, so bleibt das Wasser ungetrübt.

Weitere Prüfung: wasch deine Hände sehr gut ab, gib dann sauberes Wasser in ein Silbergefäß oder ein anderes, leg opobalsamum in ein feines und ganz reines Laken, nachdem du's vorher abgewogen hast; dann steck das Tuch in das Wassergefäß und wasch es sauber ab: das reine opobalsamum wird sich auf einer Seite sammeln, als ob's Quecksilber wäre; hat es etwas Gummi enthalten, wird der auf der anderen Seite bleiben. Die Gummibeimischung ist nämlich eine weitere Fälschungsmöglichkeit. War das Tuch vorher rein, wird es, wenn das opobalsamum echt ist, keine Flecken bekommen; letzteres aber wird das gleiche Gewicht behalten, das es vor seiner Prüfung hatte.

Noch eine Prüfungsmöglichkeit: du tust das opobalsamum in ein Gefäß und stellst sein Gewicht fest, danach entfernst du's von der Waage und nimmst nun im gleichen Gewicht Terpentin: war das opobalsamum rein, brauchst du zweimal bis dreimal so viel Terpentin; brauchst du aber nicht mehr oder nur wenig mehr, steht fest, daß es gefälscht war.

Manche Autoritäten sagen, daß echtes opobalsamum, wenn du es auf die Handfläche legst, die Handfläche durchdringt; doch das stimmt nicht.

Doch wenn du etwas (echtes) opobalsamum auf deinen Gaumen legst, wird dein Hirn so erhitzt, daß du den Eindruck hast, es geht in Flammen auf.

Zur Wirkungskraft: opobalsamum (Balsamsaft) wirkt auf die Körpersäfte auflösend, verzehrend und anziehend.

Anwendungsformen und Indikationen: Ein halber Skrupel opobalsamum, mit Wein genossen, hilft gegen den Ausfluß aus der Gebärmutter oder nach der Geburt, treibt eine tote Leibesfrucht sowie die Nachgeburt [**61rb**] heraus; tunkt man Baumwolle in opobalsamum und gebraucht sie als Scheidenzäpfchen, ruft das den Monatsfluß hervor.

Gegen Harnkrampf und Harnzwang oder gegen den Blasenstein, wenn auch noch eine Säfteverstopfung infolge kalter Körpersäfte vorliegt, gibt man

Balsamsaft (opobalsamum) mit Wein. Oder man wäscht das Mannesglied mit Warmwasser, macht, daß es sich prall aufrichtet und [5] führt so opobalsamum mit Moschusöl hinein, dann salbst man's außen noch mit opobalsamum oder mit Moschusöl oder mit Nardenöl.
Gegen Darmgicht und Magenschmerz, wenn sie von Abkühlung und kalten Körpersäften kommen, gibt man eine mäßige Menge opobalsamum mit lauem Wein.
Gegen alle eingewurzelten Kopfschmerzen reicht man opobalsamum, vermischt mit einer opiumhaltigen Medizin, die zu dem jeweiligen Leiden [10] paßt.
Sämtliche Narben lassen sich entfernen, wenn man wachsweiches opobalsamum befeuchtet und zehn Tage lang auf die Narbe legt; denn in Gestalt des Wachses kann es so durch neun Tage hin erhalten werden, wenn es nötig wird.
Gegen Zahnweh und Ohrenschmerz legt man dem Leidensort [15] etwas opobalsamum auf und führt es ein.
Opobalsamum erhält die Körper der Verstorbenen unzerstört, denn soviel es auflöst, soviel verzehrt es auch[41].

30.) Vom Bolus (bolus Armenicus)
Primärqualitäten: Bolus oder Heilerde ist kalt und trocken im zweiten Grad.
Herkunft und Etymologie: Bolus ist eine Erdader; er findet sich vorzüglich in Armenien, [20] deshalb heißt er Armenischer Bolus (bolus Armenicus oder Armenus).
Fälschung: Weil er in großer Menge aufzufinden ist, fälscht man ihn nicht.
Haltbarkeit: Er kann hundert Jahre lang aufbewahrt werden.
Zur Wirkungskraft: Er wirkt zusammenziehend.
Auswahl: Zu wählen ist die Art, die durchgehend rötlich ist, keinerlei anderen Farben aufweist und mäßig leicht zerbrochen werden kann.
Anwendungsformen und Indikationen: Man macht vom Bolus folgenden Gebrauch: Gegen das Blutspeien, das heißt: wenn Blut aus dem Mund [25] fließt oder erbrochen wird und wenn ein Schaden an den Atmungsorganen die Ursache ist, mußt du Pillen herstellen aus dem Pulver von Bolus, Arabisch Gummi und Zuckerstänglein mit Gerstenwasser, in dem Bocksdorngummi (dragagantum) eingelegt war. Dies nimmt man folgendermaßen vor:
Rezept: Leg Bocksdorngummi über Nacht in Gerstenwasser und laß eine halbfeste Masse entstehen[42]; daraus [30] stellst du dann Pillen her, die der Leidende unter der Zunge hält, damit sie sich ganz langsam auflösen und ihre Wirkung zu den Atmungsorganen gelangt.
Ist für das Blutspeien ein Schaden der Verdauungsorgane verantwortlich, macht man Boluspulver und Pulver von verbranntem Arabischem Gummi mit Wegerichsaft an und reicht das dem Kranken als Trank.

---

[41] dies bezieht sich wohl auf Schadstoffe wie Schimmel.
[42] *vgl.* 'Curae Platearii' (1^{vb}35): „und halte fest. der Bocksdorngummi muß die ganze Nacht im Rosenwasser eingelegt werden; der entstehende Schleim wird den vorher genannten Drogen beigegeben."

Gegen Blutstuhl und blutigen [35] Bauchfluß mischst du Boluspulver mit Eiklar oder mit einem ganzen Ei, machst Fladen draus und reichst sie morgens. Andere Möglichkeit: mach Boluspulver mit Wegerichsaft an und treibe das dem Leidenden **[61va]** durch seinen Schlund oder führ's ihm durch die Klistierspritze in seinen Leib, nachdem du vorher freilich eine Abführung vorgenommen hast.
Du mußt dabei folgendermaßen unterscheiden: entsteht das Leiden in den oberen Gedärmen, treibst du ihm dieses Mittel durch den Mund, kommt es dagegen aus dem unteren Gedärmen, gibst du's ihm durch den After ein. Weitere Möglichkeit: du stellst ein Pflaster her: mach Boluspulver mit Eiklar und ein wenig Essig an. Befindet sich der Krankheitsstoff im oberen Darmbereich, [5] leg das laue Pflaster über den Nabel, ist er im unteren Darmbereich, so leg es auf Nieren und Schambein.
Um den Monatsfluß abzustellen, misch Bolus mit Wegerichsaft, tunk ein Scheidenzäpfchen aus Baumwolle darein und führ es ein.
Gegen den Blutfluß aus der Nase geh so vor: mach [10] Armenischen Bolus mit Saft vom Hirtentäschel (sanguinaria) an, tunk einen Pfriem darein und führ ihn in die Nase. Andere Möglichkeit: mach aus Bolus und Saft vom Hirtentäschel eine Flüssigkeit und laß sie den Leidenden in die Nase saugen. Du kannst auch folgendes Pflaster herstellen: mach Boluspulver [15] mit Eiklar und Saft vom Hirtentäschel an, bereite ein Pflaster und leg es auf die Schläfen.

31.) Von der Granatapfelblüte (balaustia)
Primärqualitäten: Die balaustia ist kalt und trocken im zweiten Grad.
Herkunft: Balaustia nennt man die abgefallene Blüte des Granatapfels. Wenn für den Baum die Zeit da ist, Früchte hervorzubringen, leimen sich seine Blüten zu Knollen [20] zusammen und fallen irgendwann vom Baum.
Haltbarkeit: Wenn man sie eingesammelt hat, muß man sie aufbewahren; und sie können zwei Jahre lang bei großer Wirksamkeit aufbewahrt werden.
Zur Wirkungskraft: Sie haben stärkende, zusammenziehende und festigende, heilende Wirkung.
Unterscheidung: Die Rinde des Granatapfels heißt psidia. Man muß die Rinde nehmen, wenn die Frucht reif ist und ihre Samen ausgefallen sind. [25]
Anwendungsformen und Indikationen: Granatapfelblüte (balaustia) und Granatapfelrinde (psidia) helfen bei allen Leiden, wo auch Bolus hilft, besonders aber gegen Brechreiz infolge von überflüssiger Gelbgalle (colera) und gegen Bauchfluß wegen Schwäche der zusammenhaltenden Kraft.
Gegen Brechreiz infolge von überflüssiger Gelbgalle mußt du Granatapfelrinde und Granatapfelblüte miteinander im Mörser stoßen, in Essig kochen, dann einen dreingetauchten Schwamm dem Brustkorb auflegen, wo sich die Rippengabel überm Magen öffnet. [30]
Gegen Bauchfluß wegen Schwäche der zusammenhaltenden Kraft kochst du Granatapfelrinde und Granatapfelblüte in Regenwasser und machst einen Wickel.

Das Pulver der Granatapfelblüte (balaustia) wirkt auf Wunden festigend und heilend.
Ersatzmittel: Granatapfelblüte kann anstelle von Bolus eingesetzt werden.
Lehrsatz: Merke dir aber allgemein: wenn du im Rezeptbuch eine Zutat verordnet findest, solltest du kein Ersatzmittel einsetzen, solang du das angeordnete Mittel haben kannst.

32.) Vom Borretsch (borago)
Primärqualitäten: Borretsch ist warm und feucht im ersten Grad.
Herkunft: Borretsch ist ein sehr gebräuchliches Kraut, das rauhe Blätter hat. Sind diese Blätter frisch, **[61vb]** werden sie in medizinischer Anwendung besonders nützlich, getrocknet nicht. An zweiter Stelle kommt der Samen.
Zur Wirkungskraft: Borretsch hat die Fähigkeit, gutes Blut zu erzeugen.
Anwendungsformen und Indikationen: Deshalb hilft er Genesenden von einer Krankheit gut, weiters Ohnmachtsanfälligen und Kranken, die an Herzerstickung leiden, sowie bei einem Übermaß an Schwarzgalle (melancolia) und seinen Folgen. Man nimmt ihn zu sich entweder mit Fleisch oder unter der Beigabe von Schmalz.
Gegen Ohnmacht stellt man üblicherweise aus Borretschsaft und Zucker einen Sirup her.
Gegen Herzerstickung und Fallsucht stellt man ebenfalls aus Borretschsaft und Zucker einen Sirup her, dem man noch gepulvertes Hirschherzbein beigibt.
Gegen ein Leiden aus Übermaß an Schwarzgalle nimmt man in Borretschsaft eine Senetabkochung vor, seiht ab und bereitet abermals einen Sirup. Fehlt dir das Kraut, kochst du den Samen in Wasser, seihst ab und machst den Sirup.
Haltbarkeit: Merk dir: der Samen kann zwei Jahre lang bei großer Wirkungsfähigkeit aufbewahrt werden.
Auswahl: Die Wurzel nützt für die Arzneikunst nichts. Das Kraut, roh, wie es ist, gegessen, erzeugt gutes Blut.
Anwendungsformen und Indikationen: Gegen die Gelbsucht kocht man das Borretschkraut mit Fleisch und ißt immer wieder davon; ferner nimmt der Leidende Saft von Borretsch und Wild-Endivie im Trank zu sich.

33.) Von der Möhre (baucia)
Primärqualitäten: Die Möhre ist erwärmend in der Mitte des zweiten Grades, befeuchtend im Anfang desselben.
Arten: Es gibt zwei Erscheinungsformen: die Hausmöhre und die Waldmöhre oder die zahme und die wilde Möhre.
Synonyme: Mit anderem Namen nennt man sie auch die Pastinake.
Auswahl: Sie ist mehr für die Mahlzeit zu gebrauchen als für medizinische Anwendung.
Zur Wirkungskraft: Sie hat die Fähigkeit, reichliches, dickes Blut zu erzeugen. Deshalb vermehrt sie die Begierde nach Lust.

Anwendungsformen und Indikationen: Genesenden und an Schwarzgalle (melancolia) Leidenden hilft sie roh und gekocht; [25] man kann sie auch frisch essen, aber nicht getrocknet.
Um den Beischlaf anzuregen und die Verdauungskraft zu stärken, wird Ingwer angemacht; dazu gehst du folgendermaßen vor:
Rezept: Nimm Möhrenwurzeln, koch sie gut, bring den gekochten dann in ganz geringem Abstand Schnitte bei und drück das Wasser aus; dann formst du Röllchen unter der Beigabe von abgefeimtem Honig [30] und kochst sie, bis der Honig ganz verdunstet ist: dabei mußt du beständig umrühren, damit nichts an der Wand des Kessels kleben bleibt. In der Mitte der Kochung gibst du Mandeln bei, wenn du sie hast, am Ende gereinigte Pinienzapfensamen, und schließlich Gewürze: Ingwer, Galgant, Pfeffer, Muskatnuß und andere Würzmittel.

34.) Vom [35] Boraxgummi oder Krötenstein
Primärqualitäten: Borax ist erwärmend und trocknend im vierten Grad.
Herkunft: Er ist der Gummi eines Baumes, der in den Ländern jenseits des Mittelmeers wächst.
Jahreszeit: Im Sommer fließt aus ihm eine reine, [**62ra**] klebrige Flüssigkeit, die durch die Einwirkung der Wärme dick und hart wird. Es fließt indes auch Unreines und Weiches, Stinkendes und Erdartiges aus.
Auswahl: Man muß den Borax auswählen, der weiß ist, hart [5] und leuchtend; wenn aber Überflüssiges aus ihm herausläuft, ist er wegzuwerfen.
Zur Wirkungskraft: Er hat die Fähigkeit, Säfte zum Stehen bringen und an sich zu ziehen.
Anwendungsformen und Indikationen: *Frauen*: *Kosmetik*: Um das Angesicht leuchtend zu machen und störende Hautflecken dort zu beseitigen, wie sie vor allem nach der Niederkunft entstehen oder auch wenn sie von der Sonnenhitze kommen, macht man Boraxpulver mit Rosenwasser an und bestreicht das Gesicht. Um ihr Angesicht [10] rein und weiß und makellos zu machen, mischen die Frauen Boraxpulver mit weißem, reinem Honig und machen es mit Gelber Salbe an; ferner machen sie eine Salbe an aus zerlassenem Hühnerfett und Boraxpulver; damit bestreichen sie dann ihr Gesicht.
Lehrsatz: In zwei Unzen Rosenwasser können drei Skrupel Boraxpulver [15] angesetzt werden, in einem Pfund Honig eine Unze Boraxpulver.
Weitere Anwendungsformen und Indikationen: Um den Monatsfluß zu erregen und eine tote Leibesfrucht sowie die Nachgeburt herauszutreiben, stellt man ein Zäpfchen her aus Boraxpulver und dem Saft des Scharlachkrauts (centrum galli).

35.) Von der Heilbatunge (betonica)
Primärqualitäten: Heilziest oder Heilbatunge ist erwärmend und trocknend im dritten Grad.
Auswahl: Vor allem ihre Blätter [20] sind in der Arzneikunst gut zu gebrauchen, besonders die frischen; doch auch getrocknet sind sie von großer Wirkungskraft.

Verordnungsweise: Wenn du also im Rezeptbuch Heilbatunge verordnet findest, mußt du die Blätter nehmen.
Anwendungsformen und Indikationen: Bei Kopfschmerz, der aus kalter Ursache entstanden ist, gurgelt der Kranke mit der abgeseihten Abkochung der Heilbatunge, mit Läusekraut (staphisagria) in Essig eingelegt. Kommt der Kopfschmerz aus vom Magen aufsteigenden Dämpfen (als Folge ungenügender Verdauung), reicht man Wein, in dem Heilbatunge abgekocht worden ist: das tut gut.
Gegen Magenschmerz führt man die Abkochung der Heilbatunge in Wermutsaft und Warmwasser durch und gibt die Abseihung dem Kranken. Tritt heftige Verstopfung auf, wie bei der Darmgicht, muß ein Klistier vorhergehen.
Dasselbe Mittel wendet man auch zur Reinigung der Gebärmutter an. Um die Empfängnisfähigkeit zu fördern, stellt man einen wärmenden Wickel mit dem Wasser der Abkochung der Heilbatunge her, macht auch ein Zäpfchen daraus; schließlich kann man auch eine Latwerge aus Heilbatungenpulver und Honig anmachen und reichen.

36.) Vom Firnis (bernix)
Primärqualitäten: Der Bernix-Gummi oder Firnis ist kalt und trocken im zweiten Grad.
Herstellung: Er ist der Gummi eines Baums, der in den Ländern jenseits des Mittelmeers wächst.
Jahreszeit: Zur Sommerszeit schwitzt er eine Gummiflüssigkeit aus, die durch die Einwirkung der Wärme trocken wird und hart und Firnis heißt.
Arten: Es gibt drei Arten: eine gelbliche, **[62rb]** eine rötliche und eine weißliche.
Auswahl: Welche Art es auch immer sei, du mußt die auswählen, die leuchtend und klar ist.
Zur Wirkungskraft: Der Firnis wirkt infolge seiner Gummiartigkeit zusammenleimend, bildet eine klare Oberfläche und hilft aufbewahren, was ja ganz offensichtlich ist. Die Maler legen ihn den Farben ihrer Bilder auf, damit er sie leuchtend macht und die gemalten Farbtöne bewahrt.
Haltbarkeit: Er kann lange Zeit aufbewahrt werden.
Anwendungsformen und Indikationen: Seine Anwendung ist von Nutzen gegen den Blutfluß aus der Nase. Firnispulver, mit Eiklar angemacht, wird auf Schläfen und Stirn gelegt und heißt dann Sympasma, das ist: Backpulver, weil es aus klebenden, zusammenbackenden Bestandteilen besteht.
Firnispulver wird auch in die Nase gebracht gegen Brechreiz infolge von überflüssiger Gelbgalle (colera). Gegen diesen Brechreiz fertigt man auch ein Pflaster an aus Firnispulver, Weihrauch und Eiklar und legt dies auf den Brustkorb, wo sich die Rippengabel überm Magen öffnet.
Dasselbe Pflaster wendet man gegen Blutstuhl an, nur gibt man hier noch Essig bei, und legt's dem Schambein auf; man kann hier auch das Firnispulver in einem Schlürf-Ei reichen.

Firnispulver hilft ferner gegen Auflösungserscheinungen der Organe im Inneren und der Glieder außen.
Frauen: *Kosmetik*: Firnispulver legen die Frauen ihrem Angesicht auf.
Synonyme: Der Firnis (bernix oder vernix) heißt auch cacabra oder vetonica[43]: das ist alles dasselbe.

37.) Vom Bärenklau (branca ursina)
Primärqualitäten: Der Bärenklau ist warm und feucht im ersten Grad.
Zur Wirkungskraft: Er hat die Fähigkeit, [20] Verhärtungen zu erweichen, die Körpersäfte ihrer Reifung zuzuführen und zu sänftigen.
Anwendungsformen und Indikationen: Gegen Eiterknoten aus kalter Ursache wendet man Bärenklau äußerlich an: seine Blätter werden mit altem Schweineschmalz gestampft, dann legt man sie auf.
Gegen Eiterknoten in den Atmungsorganen kocht man die gestampften Blätter in Wasser ab und legt sie auf.
Gegen [25] Milzsucht (also Verstopfung und Verhärtung) und brennende Trockenheit der Muskeln mit ihren Sehnen und Nervensträngen macht man eine Salbe aus gestampftem und lang in Öl geknetetem Bärenklau; man seiht das ab, gibt Warmwasser hinzu und bereitet die Salbe.
Lehrsatz: In Salben sind stets frische Blätter anzusetzen.

38.) Vom Sauerdorn (berberis) [30]
Primärqualitäten: Sauerdorn oder Berberitze ist kühlend und trocknend im zweiten Grad.
Herkunft: Es handelt sich um die Früchte eines Baums. Sie sind schwärzlich, rund und ein bißchen länglich.
Auswahl: Auswählen muß man die mit glatter Oberfläche, die nicht durchlöchert sind.
Anwendungsformen und Indikationen: Sie helfen gegen ungesunde Säftemischungen, die mit Fieber verbunden sind, und zwar in der Anwendungsform eines Sirups: man macht von ihnen eine Abkochung in Wasser, gibt der [35] Abseihung Zucker bei und bereitet den Sirup.
Gegen Erhitzung der Leber macht man Berberitzenpulver mit Saft des Nachtschatt (solatrum) an und legt das dann der Leber auf.
Gegen Kopfschmerz infolge großer Hitze **[62va]** weicht man Sauerdornbeeren in Wasser ein und läßt sie die ganze Nacht stehen; am Morgen reicht man das zum Trinken.
Haltbarkeit: Sauerdornbeeren können sechs Jahre lang aufbewahrt werden.

39.) Von Meermuschelschalen (belliculi marini)
Primärqualitäten: Meermuschelschalen sind kühlend und trocknend; doch der Grad dieser Ausprägung wird [5] von den Autoritäten nicht festgelegt.

---
[43] Mißverständnis! Dies dürfte sich auf das Betonica-Kapitel (35) beziehen.

Herkunft: Sie sind wie Wasserschnecken; man findet sie am Gestade des Meeres.
Anwendungsformen und Indikationen: *Kosmetik*: Man fügt sie Salben bei, die das Angesicht leuchtend und hell machen sollen, beispielsweise der Gelben Salbe. Die wird folgendermaßen zubereitet:
Rezept: Das Muschelschalenpulver wird feinstens aufgelöst in Hühnerschmalz, das vorher [10] am Feuer schon zerlassen worden ist; daraus stellt man die Salbe her.
Haltbarkeit: Muschelschalen können lang aufbewahrt werden.

40.) Von der Natternwurz (bistorta)
Primärqualitäten: Die Natternwurz ist kühlend und trocknend. Der Grad dieser Ausprägung wird von den Autoritäten nicht festgelegt; aus ihrem stechenden Geschmack kann jedoch hergeleitet werden, daß sie im dritten Grad kühlend und trocknend ist.
Zur Wirkungskraft: Die Natternwurz wirkt zusammenziehend, festigend und heilend, und sie stärkt die [15] Empfängnisfähigkeit.
Anwendungsformen und Indikationen: Gegen Brechreiz aus Schwäche oder infolge heißer Gelbgalle (colera) macht man Natternwurzpulver mit Eiklar an, kocht das dann über einem Ziegelstein und gibt's dem Leidenden.
Gegen Blutstuhl reicht man Natternwurzpulver mit Wegerichsaft.
Um den Monatsfluß zu erregen, macht man einen [20] Wickel mit Wasser, in dem Natternwurzpulver abgekocht worden ist.
Um die Empfängnisfähigkeit zu fördern, stellt man ein Pflaster her aus einem halben Pfund Natternwurzpulver sowie aus Gewürzen im selben Gewicht, die man mit Rosenwasser anmacht. Mit den gleichen Bestandteilen bereitet man auch einen Wickel.
Lehrsatz: Natternwurz fördert die Empfängnisfähigkeit, weil sie die zurückhaltende Kraft der Gebärmutter stärkt. [25]
Weitere Anwendungsformen und Indikationen: Natternwurzpulver wirkt auf Wunden festigend und heilend, weil es zusammenleimt und schließt.
Verordnungsweise: Natternwurz ist ein Kraut, bei welchem auch die Wurzel Natternwurz genannt wird; die ist gewunden und ähnelt dem Galgant, hat aber keine Schärfe.[44] **[62vb]**

41.) Vom Alpenveilchen (cyclamen)
Primärqualitäten: Das Alpenveilchen ist erwärmend und trocknend im dritten Grad.
Synonyme: Das Alpenveilchen (cyclamen) heißt auch [10] Waldrübe (cassamus), Saubrot (panis porcinus) oder Erdapfel (malum terrae).

[44] *in der Erlanger Handschrift folgt hier die Liste der Pflanzentitel unter dem Buchstaben C.*

Auswahl: Mit dem Wort „cyclamen" wird insbesondere die Wurzel bezeichnet. Diese hat Knollen: je größer diese sind, desto besser ist auch die Wurzel. Frisch [15] wie getrocknet ist sie von großer Wirksamkeit, doch frisch von größerer.
Jahreszeit: Man muß sie ums Herbstende sammeln, in vier Teile spalten, auf einen Faden ziehen und an einem schattigen Ort oder kurze Zeit an der Sonne aufhängen.
Haltbarkeit: Man kann diese Wurzel drei Jahre lang bei großer Wirkungskraft aufheben.
Zur Wirkungskraft: Sie wirkt säfteauflösend und -anziehend. [20]
Anwendungsformen und Indikationen: Man wendet sie folgendermaßen an: bei aufgeblasenen, aber nicht blutenden Hämorrhoiden, die außen sichtbar sind, wird das Pulver der Wurzel aufgestreut oder der Saft der Wurzel aufgestrichen; danach wird noch Pulver der Schwarzen Nieswurz und Rosenpulver daraufgestreut. Befinden sie sich innerlich und sind verborgen, bereitet man ein Zäpfchen; danach führt man das [25] vorgenannte Pulver folgendermaßen ein: man gibt es in eine Klistierspritze und bläst es in den After mit Hilfe einer Schweinsblase oder dergleichen, die mit Luft aufgeblasen wird[45].
Fallbeispiel: *Frauen*: Eine der <u>Frauen</u> von Salerno hat erprobt, daß diese Wurzel so bei allen Feigwarzen und Hämorrhoiden hilft.
Um den Monatsfluß zu erregen und die Gebärmutter zu reinigen, löst du die Latwerge Tryphera magna [30] in Moschusöl oder gewöhnlichem Öl auf, siedest sie am Feuer in der ausgehöhlten Veilchenknolle, tunkst Baumwolle hinein und bereitest ein Zäpfchen.
Gegen Stuhlzwang infolge von glasigem Weißschleim (flegma vitreum) siedest du den Wurzelsaft mit gewöhnlichem Öl in der ausgehöhlten Knolle, tunkst Baumwolle hinein und gebrauchst sie als Zäpfchen.
Gegen Milzsucht weicht man Erdapfel-Knollen in großer Menge, gereinigt und gestoßen, fünfzehn Tage lang in Wein und Öl ein; der Abseihung gibt man etwas **[63ra]** Essig und Bienenwachs bei und führt eine Abkochung durch bis zum Eindicken. Bevor man sie dem Kranken reicht, müssen aber andere erweichende Mittel vorangegangen sein. Besonders wirksam ist die Anwendung, wenn der Leidende anschließend noch mit Wurzelsaft oder mit Wurzelpulver gesalbt wird. Wenn du keinen Wurzelsaft hast, nimm Öl, Wurzelpulver und Bienenwachs und mach das an, wie wenn du eine [5] Salbe herstellst. Die Wirkung einer Salbung der erkrankten Körperstelle ist sehr oft erprobt worden.
Gegen Eiterknoten aus kalter Ursache, die nicht aufbrechen können, weil die Haut an der Stelle zu dick ist, stößt man die Wurzelknolle, siedet sie dann in Öl und legt das warm darüber: so wird der Krankheitsstoff innerlich oder äußerlich gereinigt und entfernt werden.
Bei einer Röhrenwunde oder Fistel [10] mach aus der Wurzel einen Wundpfriem und führ ihn in die Wundöffnung: er macht sie weit und zieht, was

[45] *vgl.* 56vb10 (Kap. 10).

etwa in der Wunde war, an sich; oder, was am besten ist, der Gegenstand kann dann mit einem Zänglein herausgezogen werden[46].
Das Wurzelpulver frißt wildes Fleisch weg.
Gegen Nasenpolypen streust du Wurzelpulver auf einen Pfriem oder Wundmeißel und steckst ihn in die Nase.
Frauen: *Zaubermittel*: Die Frauen [15] von Salern nehmen am letzten Donnerstag des abnehmenden Mondes eine Veilchenknolle, legen sie auf die Milz des Leidenden (oder der Leidenden) und schneiden sie mit einer Küchenaxt in drei Teile, indem sie dreimal fragen: „Worein schneidest du?" Und der oder die Kranke antwortet: „In die Milz." Dann hängen sie die Wurzelstücke auf zum Trocknen, indem sie sprechen: „Wie diese Veilchenknollenteile [20] austrocknen und schwinden, so gehe es auch der entzündeten Milz!" – Dann folgt noch eine Einsalbung mit der oben beschriebenen Salbe.

42.) Vom Kampfer (camphora)
Primärqualitäten: Der Kampfer ist kühlend und trocknend im dritten Grad.
Herkunft: Manche Autoritäten sagen, der Kampfer sei das Gummiharz eines Baumes; doch das ist falsch. Er ist vielmehr [25] der Saft eines Krautes, nach dem Zeugnis des Dioskurides und vieler anderer, das Kampfer heißt. Dieses Kraut ist unserem Kampfer sehr ähnlich, doch ist es würziger.[47]
Jahreszeit, *Herstellung*: Dieses Kraut wird zum Frühlingsende gesammelt und gestoßen, und der Saft wird herausgepreßt; was stinkend ist, setzt sich und kann weggetan werden; was [30] flüssig ist und rein, behält man, stellt es an die Sonne und trocknet es; ausgetrocknet wird es zu einem Stoff, der Kampfer heißt.
Fälschung: Am meisten fälscht man es bei seiner Herstellung durch Beimischung von Pulver oder von einem Saft; man gewinnt nämlich so die doppelte oder dreifache Menge des richtigen [35] Kampfers.
Auswahl: Auszuwählen ist der weiße und leuchtende Kampfer; der trübe ist nicht so gut, auch der sich safrangelber Farbe annähert, ist nicht so gut.
Fälschung: Was aber beigemischt wird bei der Fälschung, [63rb] ist cacabra[48], das heißt Firnis: diesen mischt man den kleinen Kampferstückchen unter. Der Firnis besteht nämlich aus ähnlichem Stoff, und mischt man ihn dem Kampfer unter, hat er auch ähnlichen Geruch.

---

[46] *vgl.* 'Curae Platearii': „Dann formt man einen Pfriem aus einer Veilchenknolle nach dem Maß der Wunde; und je nachdem die Wunde sich erweitert, wird ein immer dickerer Pfriem hineingesteckt und täglich erneuert; man dehnt die Wunde aber deshalb aus, [38rb30] damit der Knochen, welcher unter der Wunde liegt, falls er zerbrochen ist, mit einem Zänglein leicht herausgezogen werden kann."
[47] Es geht hier um den Unterschied zwischen Kampferkraut oder Ampfer (Rumex acetosa) und Kampferbaum (Cinnanomum camphora). Letzterer ist das eigentliche medizinische Mittel.
[48] *vgl* Kap. 36: „Der Firnis (bernix oder vernix) heißt auch cacabra oder vetonica: das ist alles dasselbe."

Unterscheidung: Man kann die Fälschung aber unterscheiden und daran erkennen, daß der Firnis aus festem [5] Stoff besteht und schwer zu brechen ist, der Kampfer aber schnell; und wenn man ihn mit den Händen bearbeitet, wird er ganz leicht zu Pulver.
Haltbarkeit: Wenn man Kampfer nicht kunstfertig aufbewahrt, verflüchtigt er sich schnell. Er ist ja ein Gewürz.[49]
Lehrsatz: Und jedes Würzmittel ist dampfartig oder rauchähnlich, und löst sich schnell in Rauchdampf auf und verflüchtigt sich schnell. [10]
Haltbarkeit: Man kann ihn aber aufbewahren in einem Topf aus Marmor oder besser aus Alabaster. In voller Wirkungskraft wird er neun Jahre lang dort aufbewahrt.
Anwendungsformen und Indikationen: Gegen unwillkürlichen Samenfluß, also die unwillentliche Ausstoßung des männlichen Samens, mischt man Kampferpulver mit Flohsamenschleim oder Saft unreifer Weintrauben [15] oder dem Saft des Nachtschatt (solatrum), tunkt eine Semmel drein und legt sie dann auf Schambein, Schamteile und Nieren.
Gegen den unmäßigen Fluß des Harns tut man dasselbe, legt aber anschließend einen Streifen aus Bleiblech darüber.
Gegen Erhitzung der Leber macht man Kampferpulver mit Flohsamenschleim an, [20] tunkt Semmeln drein und legt sie wiederholt der Leber auf.
Gegen den Blutfluß aus der Nase fertigt man ein Röllchen aus Kampferpulver und dem Pulver von gebrannten Brennesselsamen, macht's mit dem Saft vom Hirtentäschel (sanguinaria) an und steckt es in die Nase. Kommt dieser Blutfluß aber von einer Aufsiedung [25] des Blutes oder durch große Erhitzung der Leber, macht man Kampferpulver mit Kaltwasser an, tunkt Semmeln drein und legt sie Stirn, Schläfen und Kehle sowie der Leber auf.
Gegen einen sichtbehindernden Flecken auf der Augenhornhaut geht man folgendermaßen vor: man macht Kampferpulver mit Rosenwasser an, unter der Beigabe von [30] Fenchelsaft, gibt das in eine Kupferkanne und bestreicht damit dann die Augen.
Kosmetik: Gegen störende Hautflecken im Gesicht und überhaupt zur Reinigung des Angesichts macht man Kampferpulver mit Rosenwasser an, unter der Beigabe von weißem und ganz reinem Honig.
Gegen die Begierde nach Lust zieht man den Duft des Kampfers mit der Nase ein: durch die Wirkung seines Geruchs führt Kampfer nämlich die vom Einfluß allzu großer [35] Hitze verwirrten und aufgelösten Lebensgeister wieder zur Ordnung zurück, verdickt den Samen, indem er den Leib kühlt, und dämpft die Begierde nach Lust.
Lehrsatz: Daher kommt der berühmte Vers: „Kaum hat er Kampferduft in seinen Leib gesogen, ist jeder Mann um seine Kraft betrogen."[50] **[63va]**

---

[49] *vgl.* Kap. 181. Vom Flohsamenkraut (psillium): Flohsamen hilft [89va10] den Kampfer aufbewahren kraft seiner kühlenden und befeuchtenden Wirkungskraft; denn Kampfer ist von allzu feiner Stofflichkeit.

Ferner wird Kampfer sehr nutzbringend in Sirupen gegen hitzige Fieberleiden angesetzt.
Bei der Hirnwut ruft man nutzbringend ein Niesen hervor, wenn man Kampferpulver mit Öl vermischt, eine Feder eintunkt und damit die Nase benetzt.
Kampfer hilft auch in anderen hitzigen Fiebern, [5] weil er ja weder Hitze noch Krankheitsstoff vermehrt, wie dies aber geschieht, wenn das Niesen mit Weißer Nieswurz oder Pfeffer oder Bertramwurzel erregt wird.
Ebenso hilft er bei Rötung, Brennen und Schmerzen der Augen.

43.) Vom Wildkürbis (coloquintida)
Primärqualitäten: Der Wildkürbis oder die Koloquinte ist wärmend im dritten Grad, trocknend im zweiten.
Herkunft: Der Wildkürbis ist die Frucht einer Staude, die in den [10] Gegenden rund um Jerusalem wächst.
Synonyme: Er wird auch Alexandrinischer Kürbis genannt oder heißt gelela. Letztere Frucht ist aber todbringend, so wie die Meerzwiebel, die nach der Angabe von Dioskurides und Constantin[51] nur alleinstehend zu finden ist.
Herkunft: Der Wildkürbis hat Mark, Samen und Schale.
Verordnungsweise: Das Mark ist in der Arzneikunst am besten zu gebrauchen, an zweiter Stelle der Samenkern; die Schale hat nur [15] mäßige Wirkungskraft. Wenn du also im Rezeptbuch Wildkürbis oder Koloquinte verordnet findest, mußt du die Samenkerne und das Mark nehmen.
Auswahl: Auswählen mußt du den Kürbis, der ein zusammenhängendes, sehr weißes Mark besitzt und dessen Samenkerne gut im Mark gebettet sind. Einen, [20] der, wenn du ihn zusammenpreßt, laut pfeift, mußt du wegwerfen. Wenn du ferner feststellst, daß dies innere Mark, ob es nun Samen enthält oder nicht, ganz leicht zu Pulver wird, wenn du es mit den Händen drückst, mußt du es wegwerfen.
Haltbarkeit: Das Mark kann sechs Jahre lang aufbewahrt werden, und zwar am besten in der ganzen Frucht.

---

50 *vgl. dazu* Platearius, ‚Curae': „Bleibt nach alldem die Wirkung aus, muß man sich halt auf abkühlende Mittel verlegen: Kampfer, mit irgendeiner Flüssigkeit genommen, bringt viel Erfolg, desgleichen wenn man an ihm riecht, entsprechend dem bekannten Vers (den einige gar dem Hippokrates zuschreiben): ‚Kaum hat er Kampferduft in seinen Leib gesogen, ist jeder Mann um seine Kraft betrogen.' Ferner nützt Sirup, aus Teichrose (nenufar) bereitet, viel; weiters bestreut man den [33va40] Estrich des Hauses mit Blättern von Kühlkräutern; auch Nachtwachen und Fasten nützen in diesem Krankheitsfall." (Aus dem 58. Kapitel der 'Curae Platearii': Vom unmäßig strotzenden Glied - de satyriasi vel immoderata virgae erectione).

51 'Liber graduum' (Petrus 1536, 362.15): „Hüten muß man sich aber vor der Meerzwiebel, die alleinstehend auf den Feldern wächst, in deren Umkreis keine zweite steht: die bringt nämlich den Tod. Wir müssen uns vor ihr in acht nehmen, daß wir sie keiner anderen Arznei beimischen."

Zur Wirkungskraft: Es hat die Fähigkeit, Säfte aufzulösen und zu verzehren; infolge seiner Bitterkeit hat es auch harntreibende Kraft. Es purgiert an erster Stelle den Weißschleim (flegma), in zweiter Linie die Schwarzgalle (melancolia).

Anwendungsformen und Indikationen: Die Anwendung geht folgendermaßen:
Rezept: Gegen das alltägige Fieber kocht man eine Unze vom Inneren der Koloquinte mit zwei oder drei Unzen Holundersaft in einer Kürbisfrucht, gibt der Abseihung Zucker bei und reicht sie dem Leidenden abends vor der Stunde des Fieberanfalls, nachdem allerdings Verdauungs- und Abführmittel (nach oben und unten) verabreicht worden sind. Damit fährst du so lange fort, bis nach der Reinigung kein Fieberanfall mehr zurückbleibt.

Gegen das Vierttagsfieber setzt man Wasser, in dem Senet abgekocht worden ist, in einer Koloquintenfrucht an, indem man eine halbe Unze vom Inneren der Koloquinte mit dazugibt, führt eine Abkochung durch, gibt der Abseihung Zucker bei und reicht das vor der Stunde des Fieberanfalls dem Leidenden, nachdem allerdings die oben dargestellte Behandlung vorausgegangen ist. So handelst du auch allgemein, wenn nach der Reinigung noch ein Fieber zurückbleibt.

Dies hilft übrigens nicht nur gegen das Vierttagsfieber, sondern auch gegen die alteingewurzelte Krätze. [**63vb**]

Gegen Zahnschmerz gurgelt der Kranke mit Essig, in dem das Innere der Koloquinte abgekocht worden ist.

Gegen Darmwürmer wird Koloquintenpulver, mit Honig angemacht, dem Kranken angeboten. Knaben legt man ein Pflaster auf, rund um den Nabel, aus Koloquintenpulver und Wermutsaft.

Gegen Ohrwürmer führt man Koloquintenpulver mit Saft vom Flohknöterich (persicaria) ins Ohr ein.

Gegen Verhärtung von Milz und Leber gibt man dem Kranken abgekochten Fenchelsaft, das Innere der Koloquinte oder Koloquintenpulver mit Koloquintensaft.

Um die Gebärmutter zu reinigen und den Monatsfluß zu erregen, macht man einen Wickel mit Wasser, in dem eine Koloquinte gekocht worden ist; man kocht auch Koloquintenpulver mit irgendeinem Öl in der Kürbisfrucht selbst, tunkt dann Baumwolle drein und stellt ein Zäpfchen her.

Gegen Hämorrhoiden kocht man Nußöl in einer Kürbisfrucht, tunkt Baumwolle darein und wendet die so hergestellten Zäpfchen immer wieder an.

44.) Von der Röhrenkassie (cassia fistula)

Primärqualitäten: Die Röhrenkassie ist wärmend und befeuchtend unterhalb jedes meßbaren Grades; denn ihre Ausprägung weicht nur in ganz geringem Maß vom besten ausgeglichenen Komplexionszustand ab.

Herkunft: Sie ist die Frucht eines Baumes mit gleichem Namen, der lange Samenschoten hervorbringt; im Lauf der Zeit werden sie immer länger und dicker. Die äußeren Schichten der Schale werden durch die Einwirkung der

Hitze fest, während das Mark im Inneren bestehen bleibt. An [20] einem Bund finden sich dreißig oder vierzig zusammenhängende Samenschoten.
Auswahl: Die Röhrenkassie ist auszuwählen, die zeigt, daß sie viel Feuchtigkeit enthält, ferner sehr schwarz ist, weil das ihre Reife erkennen läßt, und die, wenn man sie schüttelt, inwendig nicht klappert. Denn klappert sie, hat sie nur wenig Feuchtigkeit, und ihre Samen haben sich bereits [25] vom Mark getrennt.
Haltbarkeit: Sie kann zwei Jahre lang aufbewahrt werden.
Verordnungsweise: Wenn du im Rezeptbuch von den Autoritäten Röhrenkassie im Gewicht von zwei oder drei Unzen zum Anmachen verordnet findest, mußt du das Mark ohne die Samen wiegen, sofern es möglich ist. Die (betrügerischen) Apotheker freilich lassen das nicht zu und geben die Samen mit bei.
Lehrsatz: Wenn also irgendeine Arznei mit [30] Sirup angemacht werden muß, in dem Röhrenkassie aufzulösen ist, darf die nicht mit dem Sirup sprudelnd kochen, sondern sie muß eigens in siedendem oder sehr heißem Wasser samt ihrem Inneren aufgelöst werden, bis letzteres vollkommen aufgelöst ist, danach werden die Samen vermittels eines Siebgefäßes ausgeworfen; und so wird also nun diese jeweilige Arznei mit Röhrenkassie richtig zubereitet.
Verordnungsweise: Wenn du demzufolge im Rezeptbuch Röhrenkassie im Gewicht von zwei oder drei Unzen verordnet findest, müssen diese Unzen samt der [35] Schale gewogen werden; danach löst du allein das Mark in aufkochendem Wasser auf, die Samen aber wirfst du weg. Danach gibst du noch das verordnete Medizinal-Rhabarber- oder Myrobalanenpulver bei oder ein anderes, mit dem grade die Reinigung erfolgen soll.
Zur Wirkungskraft: Röhrenkassie hat die **[64ra]** Fähigkeit, Körpersäfte zu sänftigen und zu reinigen; sie mildert eine Aufkochung des Blutes wunderbar und reinigt dabei auch das Blut von zuviel Gelbgalle (colera).
Anwendungsformen und Indikationen: Deshalb hilft bei hitzigen Fieberleiden Röhrenkassie, mit Wasser gereicht oder für sich allein. Vor der Säftereinigung erweicht sie [5] den Magen und macht ihn für die Reinigung geeignet.

45.) Von der Flachsseide (cuscuta)
Primärqualitäten: Die Flachsseide ist warm im ersten Grad, trocken im zweiten.
Synonym und Herkunft: Die Flachsseide heißt auch podagra lini, das ist: Leinenfußgicht, weil sie sich um den Flachs unten herumhängt. Sie muß mit den Blüten gesammelt werden.
Haltbarkeit: Sie kann zwei Jahre lang aufbewahrt werden.
Zur Wirkungskraft: Sie hat die Fähigkeit, an erster Stelle die Schwarzgalle (melancolia) zu reinigen, in zweiter Linie den Weißschleim (flegma). Deswegen wird sie nutzbringend [10] in Abkochungen angesetzt, die Schwarzgalle und Weißschleim reinigen und ausführen.
Anwendungsformen und Indikationen: Das Wasser, in dem Flachsseide abgekocht worden ist, hilft gegen Harnzwang und Harnkrampf. Und wenn du dieses Kraut in großer Menge haben kannst, legst du es, gut in Wein und Öl

gekocht (und abgeseiht), Nieren und Schambein und den anderen schmerzenden Körperstellen als Umschlag auf.

46.) Vom Kardamom (cardamomum) [15]
Primärqualitäten: Der Kardamom ist wärmend und trocknend im zweiten Grad.
Herkunft: Er ist die Frucht eines Baumes, besser gesagt: sein Samen. Der Baum, wenn er zur Frühlingszeit seine Früchte erzeugt, bildet Knollen oder Beeren, wie die Raute dies tut, die ähnlich aussehen wie Weinbeeren; darin sind Kerne eingeschlossen.
Arten: Es gibt vom Kardamom zwei [20] Arten: den Großen und den Kleinen.
Auswahl: Der Große Kardamom ist besser, denn dieser ist das stärkere Gewürz; dabei ist wieder der zu wählen, der größer ist und ein bißchen Schärfe und Süßigkeit in sich gemischt enthält.
Verordnungsweise: Wird er indessen als Bestandteil in Arzneien angesetzt, müssen die steinchenartigen Kerne herausgenommen und dann mitsamt den Häuten oder Fruchtschalen [25] gerieben werden, zur Gewinnung des Pulvers. Die Schalen wirft man weg.
Haltbarkeit: Kardamom kann zehn Jahre lang aufbewahrt werden.
Zur Wirkungskraft: Er hat infolge seiner Würzigkeit die Fähigkeit zu kräftigen, wegen der Eigenschaft seiner Komplexion wirkt er säfteauflösend und – verzehrend.
Anwendungsformen und Indikationen: Gegen Ohnmacht und Herzerstickung aufgrund von Abkühlung und kalten Körpersäften mach eine Abkochung von Kardamom in Würzwein, gib Rosenwasser bei und laß den Leidenden das trinken.
Zur [30] Stärkung einer Magen- und Verdauungsschwäche reicht man Kardamompulver mit Anispulver in den Speisen.
Um die Eßlust hervorzurufen und bei Brechreiz aus kalten Ursachen macht man Kardamompulver mit Minzensaft an und tunkt die Speisen, bevor man sie anbietet, darein. Man kann dazu noch Kardamompulver mit frischer [35] oder getrockneter Minze in Essig und Salzwasser kochen; dann tunkt man einen Schwamm darein und legt ihn auf den Magenmund.
Gegen Schwäche von Magen und Hirn gibt man Kardamompulver auf die Nasenlöcher. [**64rb**]
Gegen den Fluß kalter Säfte vom Haupt herab zu einem Leidensort setzt man Kardamompulver mit Moschusöl in einer Eierschale auf heiße Asche, bis das sprudelnd kocht; anschließend wird das Haupt damit gesalbt.

47.) Vom Bleiweiß (cerusa)
Primärqualitäten: Bleiweiß ist kalt und trocken im zweiten Grad.
Synonyme: Bleiweiß heißt auch Bleiblüte [5] oder Bleiblau.
Man gewinnt Bleiweiß folgendermaßen:
Rezept: Nimm Streifen von Bleiblech im Umfang eines Pfundes und gib sie in ein irdenes Gefäß, besser gesagt: eine Kanne, die oben mäßig eng ist, etwa einen

Fuß weit, die du vorher mit stärkstem Essig angefüllt hast; hierauf leg auf die Öffnung dieses [10] Gefäßes Stäbe, von einem Rand zum anderen, und häng daran die Bleibleche, die du durchlöchert hast, im Abstand von vier Fingern überm Essig, mit Hilfe von Fäden. Dann bedeckst du die Öffnung des Gefäßes und das ganze Gefäß sehr gut, stellst es an einen dunklen Ort und läßt es dort [15] vier Monate lang stehen. Am Ende des vierten Monats öffnest du die Mündung, damit der Essig seine Kraft ausdünsten kann. Du findest dann Knollen und Schleim auf dem Blei, das selbst geschrumpft und weniger geworden ist. Die schabst du mit dem Messer ab und gibst sie in ein großes Schaff, gießt Wasser auf und knetest sie mit deinen [20] Füßen weich. Schütte danach das Wasser weg und tu die Masse, die zurückbleibt, in ein anderes, leicht gewölbtes Faß, gieß wieder Wasser auf und stell es an die Sonne. Wenn das Wasser verdunstet ist, gieß neues auf, und mach das so lange, bis die Masse ganz weiß geworden ist. Nimm sie danach aus dem [25] gewölbten Faß – und so hast du Bleiweiß, das rund ist.
Gefahr: Merk dir, daß die Menschen, die Bleiweiß herstellen, sehr oft von Schlagfluß, Fallsucht, Ohnmacht und Gichtkrampf heimgesucht werden: das kommt von der säfteauflösenden, die Glieder absterben machenden Kälte des Essigs.
Zur Wirkungskraft: Das Bleiweiß hat die Fähigkeit, die Körpersäfte zu reinigen und Überflüssigkeiten auszuziehen.
Anwendungsformen und Indikationen: *Frauen*: *Kosmetik*: Deshalb gebrauchen es gewisse Frauen [30] folgendermaßen: erst waschen sie ihr Angesicht, dann tragen sie ganz feines Bleiweißpulver auf. Andere gehen besser vor: weil das Bleiweiß ein bißchen stinkt, machen sie es mit Rosenwasser an und setzen es der Sonne aus, ganz besonders im Sommer. Ist das Rosenwasser verdunstet, gießen sie neues auf; das [35] machen sie so lange, bis das Bleiweiß ganz weiß geworden ist und auch ein bißchen würzig riecht. Dann formen sie Pillen daraus und verreiben sie sich im Angesicht. Andere geben Pulver von Boraxgummi oder Kampfer bei **[64va]** oder beides zusammen und gepulverte Häuser von Perlmuttschnecken – und machen's so noch besser.
Gefahr: Frauen, die lange Zeit ihr Angesicht mit Bleiweiß waschen, werden von Zahnschmerz heimgesucht oder von Mundgestank und Mundfäulnis.

48.) Von der Kaper (capparis vel capparus) [5]
Primärqualitäten: Die Kaper ist erwärmend und abtrocknend im zweiten Grad.
Herkunft: Die Kaper ist, wie manche Gewährsleute angeben, ein Kraut. Andere sagen, sie sei eine Staude, die in den Ländern jenseits des Mittelmeers gefunden wird und in Apulien.
Auswahl: Die Wurzelrinde und die Blüten sind in medizinischer Anwendung nützlich, vor allem die Rinde.
Jahreszeit, Herstellung: Die Rinde muß [10] bei Frühlingsanfang gesammelt werden, wird dann im Schatten aufgehängt und getrocknet, oder auch an der Sonne.

Haltbarkeit: Sie kann sechs Jahre lang bei voller Wirksamkeit aufbewahrt werden.
Auswahl: Man muß aber die Rinde auswählen, die, wenn man sie zerbricht, nicht zu Pulver zerfällt, und die ein bißchen rötlich ist und zartbitter.
Die Blüten aber muß man [15] sammeln, wenn sie noch knospig sind und noch nicht aufgegangen; denn wenn die Blüten aufgegangen sind, haben sie keine Wirkung mehr.
Herstellung: Sie werden eingemacht mit Salz und Essig.
Haltbarkeit: Sie können ein oder zwei Jahre aufbewahrt werden.
Zur Wirkungskraft: Kapern haben die Fähigkeit, die Eßlust anzuregen und einen Körpersaft, der sich im Magenmund befindet, zu verdauen; ferner wirken sie magenstärkend und geben einem ausgekühlten Magen Wärme. Sie nützen so als [20] Speise und Arznei.
Anwendungsformen und Indikationen: Gegen Milzsucht und Leberverhärtung hilft eine Abkochung von Kapern. Man kann auch eine Salbe herstellen, die sehr wirkungsvoll ist, nicht weniger als die Agrippasalbe; das geht so:
Rezept: Kapernpulver in großer Menge wird mit Fenchelsaft angemacht; dann gibt man [25] Wein und Öl hinzu und kocht, bis die Abkochung eindickt; am Ende tut man noch ein wenig Bienenwachs dazu und stellt die Salbe her. Zu gleichem Zweck nützt auch eine Latwerge, die Diacapparis, das heißt Kapernlatwerge, genannt wird. Nicht minder gut wirkt auch die folgende Latwerge:
Rezept: Nimm drei Unzen Kapern sowie das Pulver von zwei Unzen Wurzelrinde von der Tamariske; [30] das wird mit Honig und der Abkochung der Rinde von der Tamariskenwurzel angemacht.
Träufelt man Saft der Kapernblätter in die Ohren ein, so tötet er die Ohrwürmer. Man kann auch Pulver von der Kapernwurzelrinde in Öl kochen und die Abseihung in die Ohren träufeln: das tötet nicht allein die Würmer, sondern [35] hilft auch bei Taubheit und Ohrenfisteln.
Gegen die Darmwürmer wird das Pulver mit Honig angemacht und dem Kranken gegeben.
Gegen frische Halsdrüsengeschwülste gibt man **[64vb]** Wasser, in dem die Abkochung von Kapern, Mäusedorn (bruscus) und Spargel erfolgt ist.
Ferner wendet man folgende Salbe an[52]:

---

[52] *zur folgenden Anweisung vgl.* Platearius, ‘Curae’: „Nimm eine rote Schlange oder mehrere, haue Köpfe und Schwänze ab, vier [9rb20] Finger breit, entnimm die Eingeweide, und gib den Schlangenleib in einen Topf, dessen Boden durchlöchert ist; darunter sei ein zweiter Topf, so hergerichtet, daß der Boden des oberen Topfes in die Mündung des unteren paßt und von ihr ganz umschlossen ist; diese Mündung wird gut versiegelt mit Kreide oder Teig, damit da kein Wasser hineinkann; ähnlich wird auch des oberen Topfes Öffnung gut verschlossen. Die beiden so behandelten verbundenen Töpfe werden in einen Kessel gesetzt, der mit sprudelnd kochendem Wasser gefüllt ist. Durch dessen Hitze werden die Töpfe erhitzt, und das Fett wird vom Schlangenleib gelöst und tropft nun durch die vorgenannten Bodenöffnungen vom oberen in den unteren Topf hinab, wird aber dank der Feuchtigkeit des Wassers nicht (durch

Rezept: Nimm eine Schlange, haue Kopf und Schwanz ab, drei Finger breit; dann gib den Schlangenleib in einen Topf, dessen Boden in ganz geringem Abstand kleine Löcher hat. Dieser Topf wird in einen anderen, der keine Löcher hat, so eingesetzt, daß der Boden des durchlöcherten auf der oberen Öffnung des zweiten sitzt; dann werden die beiden (so verbundenen) Töpfe in einen Kessel gesetzt, der mit Wasser gefüllt ist, und so lange sprudelnd gekocht, bis durch die Hitze des kochenden Wassers die Schlange sich auflöst. Ihr Fett fließt in den unteren Topf hinab und wird dort durch die Feuchtigkeit des Wassers vorm Verdunsten bewahrt. Aus diesem Fett und dem Pulver von Schwarzer Nieswurz und Kapernwurzelrinde stell eine Salbe her, mit der die frischen Halsdrüsengeschwülste einzusalben sind. Der Leidende kann auch oben genanntes Wasser anwenden.
Gegen Darmgicht und Gichtkrampf gehst du folgendermaßen vor:
Rezept: Nimm ein Pfund Kapernrinde, mach eine Abkochung damit im Saft der Wurzelrinde der Holunderstaude, gib Zucker bei, stell einen Sirup her und gib ihn zweimal in der Woche, morgens oder abends, mit Warmwasser.
Verordnungsweise: Wenn du im Rezeptbuch Kapern verordnet findest, muß die Wurzelrinde genommen werden.

49.) Von der Bergminze (calamentum)
Primärqualitäten: Die Bergminze ist erwärmend und trocknend im dritten Grad.
Synonyme: Sie ist ein Kraut, das mit anderem Namen Katzenminze (nepita) genannt wird.
Auswahl: Die Bergminze, die vom Gebirge kommt (calamentum montanum), ist besser; denn sie wirkt stärker trocknend. Man muß sie sammeln, wenn sie Blüten treibt.
Haltbarkeit: Sie kann ein Jahr lang aufbewahrt werden. Man muß sie zum Trocknen an einem schattigen Ort aufhängen.
Zur Wirkungskraft: Sie wirkt säfteauflösend und -verzehrend.
Anwendungsformen und Indikationen: Gegen Husten und Asthma aus kalter Ursache, auch wenn sie schon alteingewurzelt sind, gibt man Wein, in dem die Abkochung von Bergminze und Süßholz stattgefunden hat oder von Bergminze und Rosinen oder von Bergminzenpulver und Dörrfeigenpulver.
Hilfreich ist auch eine Latwerge, die diacalamentum oder Bergminzenlatwerge heißt; die macht man so:
Rezept: Nimm Bergminzenpulver in großer Menge, dazu Pulver von Enzianwurzel oder Süßholz im dritten oder vierten Teil; mach das mit Honig an. Das wirkt hervorragend gegen oben genannte Leiden.
Man kann das Bergminzenpulver auch in einem Schlürf-Ei reichen; oder man macht Fladen aus Gerstenmehl mit Bergminzenpulver.

Verdunstung) verzehrt. Aus diesem Fett bereite unter Beigabe des Pulvers der Wurzeln von Kapern (capparis) und Tausendgüldenkraut (centaurea) eine Salbe."

Gegen Magenschmerzen und Kälte (mit Verdauungsunfähigkeit) der Därme nimmt der Leidende Bergminzenpulver in seinen [35] Speisen zu sich, dazu in Wein, worin es abgekocht worden ist.
Gegen den Fluß kalter Säfte vom Haupt herab zu einem Leidensort salbt man den Hinterkopf mit Honig, in dem Bergminze abgekocht worden ist; dann wird ein Säcklein aufgelegt, gefüllt mit Bergminzenpulver, das man in einem rohen (unglasierten) Topf erhitzt hat, [**65ra**] oder mit dem Kraut selbst: das hilft viel.
Gegen Erschlaffung der weiblichen Scham bereitet man ein Gurgelwasser aus Essig, wo die Abkochung von Bergminzenpulver und Rosenblätterpulver stattgefunden hat; danach mußt du die Scham mit diesen Pulvern unmittelbar behandeln und sie (das heißt: die Gebärmutter) wieder leicht machen: das hilft ausreichend.
Gegen Stuhlzwang [5] infolge von glasigem Weißschleim (flegma vitreum) oder einem anderen kalten Saft salbt man die Nieren mit Honig allein oder mit Honig, in dem Bergminzenpulver abgekocht worden ist; anschließend streut man Pulver von Geigenharz (Kolophonium) darauf und wickelt diese Leidenden ganz fest mit einem Leintuch ein. Wenn dann der Mensch wieder zu Stuhle gehen kann, gibt man dieses Pulver auf seinen After.
Fallbeispiel: *Frauen*: So hat die Mutter[53] [10] des Platearius eine Dame von ihrem Leiden befreit.[54]
Um überfließende Feuchtigkeit der Gebärmutter auszutrocknen, macht man einen wärmenden Wickel mit Wasser, in dem Bergminze abgekocht worden ist.
Die Frauen von Salern bezeugen: das hilft ausreichend.

50.) Vom Tausendgüldenkraut (centaurea)
Primärqualitäten: Das Tausendgüldenkraut ist erwärmend und trocknend im dritten Grad.
Synonyme: Es ist ein sehr bitteres [15] Kraut und heißt deshalb auch Erdgalle (fel terrae).
Arten: Es gibt das Große Tausendgüldenkraut, von größerer Wirkungskraft, sowie das Kleine Tausendgüldenkraut, von geringerer Wirkungskraft.
Constantin von Afrika gibt an[55], daß die Wurzel des Großen Tausendgüldenkrauts warm sei im zweiten Grad und daß sie bitter sei und zugleich etwas [20] süß; zugleich schmeckt sie auch stechend[56], woher ihre

[53] vgl. 58va36 (Kap. 20)
[54] so nach der Wiener Handschrift bei Wölfel. Nach der Erlanger Handschrift wurde die Mutter des Platearius selbst von diesem Leiden befreit.
[55] ‘Liber graduum’ (Petrus 1536, 362.29-30): „Das Tausendgüldenkraut kommt doppelt vor: als Großes und als Kleines. Es gibt Autoritäten, die sagen, es sei warm und trocken im zweiten Grad. Galen gibt an, die Wurzel des Großen Tausendgüldenkrauts habe verschiedene Primärqualitäten entsprechend ihrem Geschmack; infolgedessen übt sie auch verschiedene Wirkungstätigkeiten aus. Sie schmeckt nämlich scharf (warm) und stechend (kalt) und zugleich etwas süß (warm).“
[56] süß gehört der erwärmenden Komplexion an, stechend der kalten. Vgl. hier das Kolophonium-Kapitel.

zusammenleimende und wundschließende Wirkung kommt; infolge ihrer Bitterkeit ist sie harntreibend.

Das Kleine Tausendgüldenkraut hat große Wirkungskraft in seinen Blättern und Blüten.

Auswahl: Deshalb muß es gesammelt werden, wenn es seine Blüten zu treiben beginnt, und an einem schattigen Ort aufgehängt [25] und getrocknet werden.

Haltbarkeit: Es kann ein Jahr bei voller Wirksamkeit aufbewahrt werden.

Verordnungsweise: Wenn man im Rezeptbuch Tausendgüldenkraut ohne weitere Angabe verordnet findet, muß man das Große Tausendgüldenkraut nehmen.

Anwendungsformen und Indikationen: Wein, in dem Tausendgüldenkraut unter der Beigabe von Zucker abgekocht worden ist, hilft gegen Verstopfung von Milz und Leber, Nieren und Blase, auch gegen Harnzwang und Harnkrampf. Das Kraut, in Wein und [30] Öl gekocht (und abgeseiht) und auf Nieren und Schambein rund um die Schamteile und den Unterbauch als Umschlag aufgelegt sowie auch auf die Milz, tut gut.

Deswegen hilft auch eine Salbe, aus Tausendgüldenkrautpulver oder -saft mit Öl und Bienenwachs bereitet, gegen Milzsucht.

Gegen Verstopfung und Verhärtung von Milz und Leber macht man folgenden Sirup:

Rezepte: Im Saft vom [35] Tausendgüldenkraut koch die Wurzeln von Fenchel, Petersilie und Eppich, das ist Sellerie; sind sie abgekocht, seihe sie durch; dem Abgeseihten gibst du Zucker bei und machst einen Sirup: er hilft sehr gut bei langwieriger Gelbsucht. **[65rb]** Wenn dir der Saft von Fenchel, Petersilie und Eppich fehlt, gib Pulver dieser Kräuter in die Abkochung, gib Zucker bei und mach den Sirup.

Gegen die Darmgicht führt man Tausendgüldenkrautpulver mit Meerwasser, Salzwasser und Öl mittels eines Klistiers ein, dem freilich ein [5] erweichendes Klistier vorhergegangen sein muß. Dazu reicht man zum Einnehmen zwei Drachmen Tausendgüldenkrautpulver mit einfacher Benediktenlatwerge und Warmwasser.

Gleichermaßen geht man bei einer Lähmung vor.

Gegen die Ohrwürmer wird Saft vom Tausendgüldenkraut mit Lauchsaft eingegeben.

Gegen die Darmwürmer wird Saft oder Pulver vom Tausendgüldenkraut mit Honig gereicht.

Um trübe [10] Augen klar zu machen wird Saft der Wurzel des Großen Tausendgüldenkrauts mit Rosenwasser gemischt und in die Ohren geträufelt.

Zur Festigung und Heilung von Wunden reibt man die Wurzel und legt das Geriebene auf: das bringt Heilung. Legt man die Wurzel zusammen mit etwas

geschnittenem Fleisch auf, bringt sie Heilung, wie Constantin (von Afrika) angibt[57]. [15]
Gegen sichtbehindernde Flecken auf der Augenhornhaut wird eine Augensalbe angemacht aus Tausendgüldenkrautpulver und Rosenwasser. Das nützt viel, wenn der Flecken groß ist.
Gefahr: Ist er indessen klein, darf das Tausendgüldenkrautpulver nicht aufgebracht werden, denn es würde die Substanz des Auges selbst verzehren.
Gegen Hämorrhoiden führ ein Zäpfchen aus Baumwolle ein, in Moschusöl getunkt, dem [20] Tausendgüldenkrautpulver beigemischt sei.
Gegen ein Brustleiden nimm Saft vom Tausendgüldenkraut sowie drei Gran von reinstem Ammoniak-Gummi und Pfeffer, mach das an und gebrauch es als Salbe. Kommt dieses Brustleiden von Abkühlung und kalten Körpersäften, müssen erwärmende Einsalbungen vorhergehen.
Um den Monatsfluß zu erregen, nimm Sagapenum-Gummi [25] und erhitze ihn, gib Tausendgüldenkrautpulver bei, das so im Gummi gut zusammenklebt, und tauch den dann in Saft vom Tausendgüldenkraut: dieses Zäpfchen führ ein. Oder man macht Tausendgüldenkrautpulver mit Ölhefe an und gebraucht dies als Zäpfchen.

51.) Von der Holzkassie (cassia lignea)
Primärqualitäten: Die Holzkassie ist wärmend und trocknend im dritten Grad.
Herkunft: Die [30] Holzkassie ist die Rinde einer Staude, die an den Grenzen Babyloniens wächst.
Arten: Von der Cassia gibt es zwei Arten: die Röhrenkassie (cassia fistula) und die Holzkassie (cassia lignea).
Verordnungsweise: Wenn du aber im Rezeptbuch einfach nur Cassia verordnet findest, mußt du Holzkassie nehmen. Die Röhrenkassie findest du nämlich nie ohne nähere Angabe. [35]
Synonyme: Cassia lignea und Xylocassia sind dasselbe, nämlich Holzkassie.
Arten: Von der Holzkassie gibt es wieder zwei Arten: Die eine ist ähnlich wie Zimt, ganz und gar rötlich und fest in ihrer [**65va**] Stofflichkeit; wenn man sie faltet oder rollt, zerbricht sie nicht, sondern leistet dem Widerstand; sie hat scharfen Geschmack, worin Süße und Würzigkeit gemischt sind. Diese Art ist die bessere, doch machen wir von ihr keinen Gebrauch in der Arzneikunst. Die zweite Art ist auch rötlich, hat aber stellenweise [5] andere Farben.
Auswahl: Auszuwählen ist hier die Art, die leicht zerbricht, wenn man sie faltet oder rollt, und die, wenn sie zerbricht, unterschiedliche weißliche und mehrere rötliche Farben aufweist.
Haltbarkeit: Sie kann zehn Jahre lang aufbewahrt werden.
Fälschung: Gefälscht wird die Holzkassie mittels der Beimischung von Kapernwurzelrinde.

[57] 'Liber graduum' (Petrus 1536, 362.35): „Dioskurides sagt: die Wurzel des Großen Tausendgüldenkrauts gekocht und mit etwas geschnittenem Fleisch aufgelegt, bringt dem Fleisch Heilung.“

Unterscheidung: Man kann das aber unterscheiden, denn [10] Kapernwurzelrinde ist von leicht bitterem Geschmack.
Zur Wirkungskraft: Holzkassie wirkt wegen ihrer feinen Stofflichkeit harntreibend, wegen der Eigenschaften ihrer Komplexion säfteverzehrend und wegen ihrer Würzigkeit stärkend.
Anwendungsformen und Indikationen: Gegen den Fluß von kalten Körpersäften vom Haupt herab zu einem Leidensort oder gegen andere Leiden des Hauptes und Fallsucht gibt man drei Pillen aus dem Pulver der Holzkassie, mit Laudanum-Gummi angemacht: sie stärken wunderbar das Hirn. Oder man führt ein [15] Rauchbad durch, auf die folgende Weise: Pulver der Holzkassie wird über Natron auf Kohlen gelegt und mit Rosenwasser besprengt: und der Leidende atmet den Rauchdampf ein.
Gegen Harnzwang, Harnkrampf und Leiden von Nieren und Blase reicht man dem Kranken Wein, in dem Holzkassie abgekocht worden ist; ferner wird Pulver der Holzkassie in Moschusöl oder [20] gewöhnlichem Öl abgekocht und damit dann das Mannesglied, der Unterbauch und jeder Schmerzensort gesalbt.
Gegen Verstopfung von Milz und Leber, Nieren und Blase hilft es, wenn Pulver der Holzkassie den Wässern und Sirupen, die man diesen Leidenden reicht, beigesetzt wird.
Gegen Kälte des Magens und gegen die vorher genannten Leiden hilft Wein, in dem Holzkassie und Mastixharz abgekocht worden sind, nüchtern [25] genommen. Auch ein Würzwein, aus Wein und Honig angemacht, in dem Holzkassie gekocht wurde, erwärmt den Magen.
Gegen Mundgestank stellt man Pillen her aus dem Pulver der Holzkassie und Storaxharz; denn gutes Storaxharz kann mit den Händen weichgeknetet werden.
Diese Pillen helfen auch gegen jeden Schmerz der Därme, der von Abkühlung und kalten Körpersäften kommt.
Bei Gestank unter den Achseln [30] rasiert man erst die Haare ab und wäscht die Stelle dann mit Wein und Rosenwasser, worin Holzkassienpulver abgekocht worden ist.
Gegen Zerstörung des Zahnfleisches macht man ein Gurgelwasser.
Gegen Mundgestank hilft Holzkassie auch, wenn man sie kaut, indem sie ihn entweder ganz behebt oder wenigstens überdeckt.
Um den [35] Monatsfluß zu erregen und die Gebärmutter zu stärken, stellt man ein Zäpfchen her aus Baumwolle, in Moschusöl oder gemeines Öl getunkt, worin Holzkassienpulver abgekocht worden ist. Auch die Rinde der Holzkassie, in Moschusöl gekocht und dann so, wie sie ist, **[65vb]** als Zäpfchen eingeführt, erregt den Monatsfluß.
Gegen Herzerstickung und Ohnmacht hilft Sirup, aus Holzkassienpulver und Rosenblättern hergestellt.

52.) Vom Bibergeil (castoreum)
Primärqualitäten: Bibergeil ist erwärmend im dritten Grad, trocknend im zweiten.

Herkunft: Bibergeil ist der Hoden eines Tieres, das [5] Biber genannt wird. Manche Gewährsleute sagen: der Biber weiß vorher, wenn ihn Jäger verfolgen, und trennt dann seine Hoden mit den Zähnen ab und legt sie auf den Weg, weil er glaubt, daß die Jäger nur seine Hoden haben wollen. Doch dies ist falsch. Ihm selber fehlt nämlich große Denk- oder Unterscheidungsfähigkeit; und die Jäger verfolgen ihn mehr wegen seines Fells [10] als wegen seiner Hoden.
Die abgeschnittenen Hoden werden an einem schattigen Ort aufgehängt und getrocknet.
Auswahl: Der Hoden des jungen Bibers ist von geringerer Wirksamkeit als der des alten; der aber ist, wenn man ihn trocknet, weiß und weich. Wenn man indessen einen Hoden nimmt von einem Biber, der ein Jüngling war [15] oder das Jünglingsalter kaum verlassen hatte, ist dies ein gutes Bibergeil. Kommt der Hoden aber von einem, Biber, der schon in hinfälligem Alter war, ist das Bibergeil von geringerer Wirksamkeit.
Fälschung: Gefälscht wird Bibergeil von manchen Leuten so:
Rezept: Sie nehmen eine behaarte Tierhaut, in der Bibergeil war oder irgendein anderer [20] frischer Hoden, und füllen sie mit Blut sowie Sehnen und Nervensträngen, indem sie Bibergeilpulver beigeben, um so den Duft des Bibergeils zu erhalten. Andere nehmen Blut und Erde. Wieder andere fälschen besser: sie geben Blut, Sagapenum-Gummi, Pfeffer sowie Sehnen und Nervenstränge in die Tierhaut. Den Pfeffer nehmen sie, um den scharfen Geschmack herzustellen. [25]
Unterscheidung und Auswahl: Auswählen muß man Bibergeil von mittelmäßig scharfem Geschmack; denn wenn es sehr scharf schmeckt und sozusagen erdig, ist es gefälscht, desgleichen wenn es keine gewickelten Sehnen und Nervenstränge besitzt. Das gute Bibergeil hat einen mittelmäßig scharfen Geschmack und ist klebrig, dazu ist sein Geschmack ganz [30] schauderhaft, und es hat gewickelte oder geflochtene Nervenstränge, die außerdem den Häuten anhaften und von der einen Seite zur anderen reichen.
Haltbarkeit: Es kann sechs Jahre lang bei großer Wirkungskraft aufbewahrt werden. Doch ist's umso besser, je frischer es ist.
Verordnungsweise: In Arzneien muß es angesetzt werden nach Entfernung der Häute.
Zur Wirkungskraft: Es hat die Wirkung, [35] Säfte aufzulösen, zu verzehren und zu verdünnen; vor allem kräftigt es Körpergegenden, die reich sind an Sehnen und Nervensträngen.
Anwendungsformen und Indikationen: Gegen Fallsucht und andere Kopfleiden aus kalter Ursache gib Bibergeil in der Menge von einer halben Drachme oder von drei bis vier Skrupeln mit [**66ra**] Rautensaft im Trunk; du kannst auch Wein reichen, in dem Bibergeil abgekocht worden ist.
Gegen Lähmung der Zunge legt man Bibergeil unter die Zunge, bis es sich selbst auflöst und verzehrt wird.
Gegen Lähmung des ganzen Körpers gibt man Wein, in dem Bibergeil abgekocht worden ist neben Raute [5] und Salbei.

Gegen Lähmung des Mannesglieds leg immer wieder einen wärmenden Wickel aus Wein, in dem Bibergeil abgekocht worden ist, auf die Gegend ums Schambein und erneuere diesen Umschlag wiederholt.
Gegen unwillkürlichen Samenfluß mach eine Abkochung von Bibergeil in Keuschlammsaft, gib etwas Essig bei und leg das später (wenn's nicht mehr so heiß ist) als Umschlag auf Nieren, Mannesglied und [10] Schambein.
Gegen Vergessen und Schlafsucht erregt man Niesanfälle mit der Hilfe von Bibergeil: das bringt das Hirn in Bewegung und stärkt es[58]. Oder man macht eine Abkochung von Bibergeil mit Minze, Rautensaft und etwas Essig, rasiert das Hinterhaupt des Leidenden, reibt es gut mit den Händen und legt die Abkochung als Umschlag auf[59]. Oder er atmet das als Räucherung durch seine Nase ein. [15]

53.) Von der Kubebe (cubeba)

Primärqualitäten: Kubeben sind wärmend und trocknend, dennoch wirken sie ausgleichend auf die Komplexion.
Herkunft: Sie sind die Früchte eines Baums aus den Ländern jenseits des Mittelmeers.
Haltbarkeit: Sie können zehn Jahre lang aufbewahrt werden.
Auswahl: Auswählen muß man die Kubebe, die einen mäßig scharfen Geschmack mit viel Würzigkeit hat.
Anwendungsformen und Indikationen: Sie [20] hilft daher gegen die Ohnmacht auf folgende Weise: vier Skrupeln ihres Pulvers gibt man gegen die Ohnmacht. Mit Saft des Borretsch oder der Pastinakenwurzel oder auch ihrer Blätter nützt es noch mehr.
Gegen den Fluß kalter Säfte vom Haupt herab zu einem Leidensort muß man zur Stärkung des Gehirns Kubebenduft einatmen; dazu muß man sie häufig an die Nase halten.
Gegen Kälte im Magen und [25] Gesichtsblässe macht man einen Würzwein aus Wein und Honig und anderen Spezereien, die mit einer großen Menge Kubeben angesetzt werden.
Die Abkochung von Kubebenpulver mit Wein und Kubebenwasser hilft allen, die an Herzerstickung leiden.

54.) Vom Frauenhaar (capillus Veneris)

[58] *vgl.* 'Curae Platearii': „Als weitere Maßnahme verursacht man Niesanfälle mit dem Pulver von Bibergeil, weißer und schwarzer Nieswurz, [6^{va}20] weißem und schwarzem Pfeffer, Wolfsmilch (euforbium), Bertramwurzel (piretrum) und dergleichen. Dieses Pulver schnürt man in ein ganz feines Laken ein und nähert dies der Nase (wobei man dieses Säckchen schüttelt). Niest der Leidende nicht, bläst man das Pulver in die Nase ein; oder man löst es auf in Rosenöl, tunkt eine Feder drein und führt diese so tief wie möglich in die Nase. Niest er dann, ist's ein gutes Zeichen; niest er jedoch auch so noch nicht, steht's schlimm um ihn."

[59] *vgl.* 'Curae Platearii' [6^{va}1-9]: „man legt folgenden Umschlag auf das geschorene Haupt, aufs ganze Haupt oder nur auf das Hinterhaupt ... das gebraucht man einerseits für den Umschlag, zum anderen reibt man damit heftig das Hinterhaupt."

Primärqualitäten: Das Frauenhaar ist kühlend und trocknend und wirkt ausgleichend auf die Komplexion; dennoch ist es feinstofflich[60]. [30]
Zur Wirkungskraft: Es hat harntreibende Wirkung.
Auswahl: In frischem Zustand ist es von großer Wirkungskraft.
Haltbarkeit: Es kann nur kurz aufbewahrt werden; denn dieses Kraut ist feinstofflich.
Anwendungsformen und Indikationen: Gegen Erhitzung der Leber reicht man das Wasser seiner Abkochung; oder man macht aus dem Wasser seiner Abkochung und Zucker einen Sirup. Wenn das Leberleiden mit einem Milzleiden verbunden ist, muß noch ein weiteres harntreibendes, aber erwärmendes Mittel gegeben werden. Man kann auch Semmeln, [35] in Saft vom Frauenhaar getunkt, auflegen, oder das gestoßene Kraut selbst.

55.) Von der Zypresse (cypressus)
Primärqualitäten: Die Zypresse ist warm im ersten Grad, trocken im zweiten.
Herkunft: Sie ist ein Baum, dessen Früchte, Holz und Blätter in medizinischer Anwendung [**66rb**] vonnutzen sind.
Zur Wirkungskraft: Die Früchte wirken zusammenziehend sowie festigend und heilend, Holz und Blätter sind harntreibend[61].
Anwendungsformen und Indikationen: Gegen Bauchfluß wegen Schwäche der zusammenhaltenden Kraft muß der Leidende die frischen Früchte genießen; oder man reicht das Pulver der [5] getrockneten Frucht in den Speisen, dazu trinkt er das Wasser seiner Abkochung. Man kann die Abkochung auch in Wasser vornehmen, mit dem alsdann der Wein verdünnt wird.
Gegen Blutstuhl werden die in Regenwasser gekochten Früchte auf Nieren, Magen und Schambein als Umschlag aufgelegt.
Gegen Harnzwang und Harnkrampf gibt man Zypressenpulver, das heißt: Pulver vom Holz oder auch von den [10] Blättern der Zypresse, in den Speisen.
Gegen Darmgicht wird dieses Pulver vom Holz oder von den Blättern in einem Faß zusammen mit Wein, am besten mit Most, angesetzt; und diesen Wein bewahrst du auf. Bei Eintritt des Fieberanfalls gereicht, hilft ein Wein, in dem dieses Pulver vom Holz und von den Blättern abgekocht worden ist, auf wunderbare Weise gegen Darmgicht.

56.) Vom Zimt (cinnamomum) [15]
Primärqualitäten: Der Zimt ist warm im dritten Grad, trocken im zweiten.
Arten: Es gibt vom Zimt zwei Arten: den groben, dicken und wenig gewölbten (das heißt hier: gerollten), der die Rinde eines Baumes ist, sowie den feinen, nicht dicken, der die Rinde der Frucht ist.
Herkunft: Beide Arten werden in Indien und in Europa gefunden.
Verordnungsweise: Der [20] grobe Zimt ist in Brechmitteln anzusetzen, der feine in den anderen Arzneien.

---

[60] eine feinstoffliche Substanz ist normalerweise von warmer Primärqualität.
[61] die Früchte wirken kühlend, Holz und Blätter erwärmend. Daher die Widersprüche.

Auswahl: Ausgewählt werden muß der Zimt, der fein ist und einen scharfen Geschmack besitzt, mit Süßigkeit vermischt zusammen mit viel Würzigkeit. Der heißt alicimum und ist rötlich. Zimt aber, welcher weißlich oder schwarz ist, muß weggeworfen werden. [25] Dies ist die vorrangige Auswahlmethode. Wenn aber nach dem Geschmack ausgewählt wird, läßt sich der gute Zimt leicht unterscheiden; allerdings muß die Zunge hier mit Speichel oder Wasser abgewaschen werden, denn das Gute am Zimt beider Arten bläht sich in der Geschmackswahrnehmung derart auf, daß ein schlechter Geschmack dem Sinn als gut erscheinen kann.
Haltbarkeit: Er kann zehn Jahre lang aufbewahrt werden.
Zur Wirkungskraft: Infolge seiner Würzigkeit hat er die Kraft, das Hirn zu stärken, infolge seiner zusammenleimenden Wirkung kann er allgemein festigen und heilen.
Anwendungsformen und Indikationen: Gegen [30] Magenschwäche und Verdauungsunfähigkeit aufgrund von Abkühlung und kalten Körpersäften gibt man Pulver des feinen Zimt mit Kümmelpulver in den Speisen; besonders nutzbringend tut man's in Saucen oder Tunken.
Um die Eßlust hervorzurufen, die von überflüssigen Körpersäften behindert ist, bereitet man aus Petersilie, Salbei, ein wenig Essig und den genannten Pulvern (aus Zimt und Kümmel) wie eben angegeben eine [35] Sauce.
Für einen würzigen Geruch des Mundes kaut man Zimt.
Lehrsatz: Wenngleich der Genuß mancher Gewürze beim Essen den Mund für eine Zeitlang würzig und wohlriechend macht, so wird doch dieser angenehme Mundgeruch auf die **[66va]** Länge verdorben, vor allem nach dem Genuß mancher stark erwärmender Spezereien, wie Gewürznelken und dergleichen, weil sie sich durch die Wärme auflösen, so daß Fäulnis entsteht[62]. Auch der Zimt ist so stark erwärmend, daß er sich auflöst; er ist aber zusammenleimend und klebrig[63]. [5]
Weitere Anwendungsformen und Indikationen: Gegen frische Risse in den Lippen oder anderen Gliedern und Körperteilen gibt man Zimtpulver in die Risse, dann näht man den Riß und umwickelt ihn gut.
Bei Verderbnis des Zahnfleisches wird es mit Salzwasser gewaschen und gut abgerieben, bis Blut austritt und somit auch die faulen [10] Körpersäfte austreten; dann wird der Mund mit Abkochung von Zimtpulver gewaschen;

---

[62] vgl. dazu das Nelkenkapitel 98 (75^{ra}11): „Gewürznelken können zehn Jahre lang aufbewahrt werden, ohne daß sie verderben, an einem Ort, der nicht sehr feucht und nicht sehr trocken ist. An einem sehr feuchten Ort beginnen sie nämlich zu faulen." Sie neigen also im feuchten Milieu des Mundes zur Fäulnis.

[63] „zusammenleimend und klebrig" gehört zu den Eigenschaften der trocknenden Primärqualität, ohne von ihr abhängig zu sein. - Avicenna (den das damalige Salerno noch nicht kannte) schreibt im 'Canon', Liber 2 (85^{ra}5): „Von einer austrocknend wirkenden Arznei kann man sagen: sie ist auspressend, zusammenziehend und verstopfend, gefäßverstopfend, zusammenleimend, festigend und heilend, fleischbildend, wundversiegelnd."

schließlich legt man ein Pulver aus zwei Teilen Beinwell (symphytum) und einem Teil Zimt auf: das hilft ganz wunderbar.
Gegen Ohnmacht und Herzerstickung gibt man Zimtpulver mit Pulver von Gewürznelkenblättern.
Auswahl: Der grobe Zimt wird, wie gesagt, in Brechmitteln angesetzt: manchmal so, wie er ist; denn er ruft keinen solchen Abscheu hervor, daß er nicht auch allein gegeben werden könnte; man setzt ihn aber meist mit anderen Mitteln ein, um die Gewaltsamkeit der Wirkung der Purgierdolde (tapsia) und solcher Mittel zurückzudrängen und zu mildern. Ferner stärkt er den Magen. So ist sein Nutzen also doppelt.

57.) Von Zwergeiche (und Zwergföhre) (camedreos <et camepitheos>)
Primärqualitäten: Die Zwergeiche ist wärmend und trocknend im dritten Grad, die Zwergföhre verhält sich ganz ähnlich.
Synonyme: Man nennt die Zwergeiche auch Große Zwergeiche.
Zur Wirkungskraft: Sie wirkt harntreibend und säftereinigend.
Doch weil die Wirkungskraft von Zwergeiche und Zwergföhre ganz ähnlich ist, soll von hier an die Abhandlung beide Kräuter betreffen.
Jahreszeit, Auswahl: Am Frühlingsende, wenn sie Blüten treiben, sollen die Kräuter mit Blüten und Blättern gesammelt werden. Man trocknet sie im Schatten; die Wurzeln wirft man weg.
Haltbarkeit: Sie können ein Jahr lang aufbewahrt werden.
Anwendungsformen und Indikationen: Gegen Harnkrampf, Harnzwang, Darmgicht und Verstopfung von Milz und Leber werden die Kräuter oder nur eines der beiden in Wein und Öl unter der Beigabe von Salzwasser gekocht und dann den Schamteilen, dem Schambein und den Nieren als Umschlag aufgelegt; man reicht dazu auch Wein, in dem sie abgekocht wurden.
Gegen Darmgicht führt man ihr Pulver mit Salzwasser, Honig und Öl mittels eines Klistiers ein.
Gegen Verstopfung von Milz und Leber sowie der Harnwege werden die Kräuter in Wein und Öl gekocht und dann dem Schmerzensort als Umschlag aufgelegt. Man gibt auch folgende Latwerge:
Rezept: Sie wird hergestellt aus Honig, zwei Teilen des Pulvers beider Kräuter oder nur eines der beiden und aus einem Teil Luchssteinpulver (lapis lyncis) und Steinbrech (saxifraga).
Ersatzmittel: Wenn du diese Latwerge hast, mußt du bei Harnkrampf und Harnzwang nicht nach der steinbrechenden Hirschblutsalbe (lithontribon) **[66vb]** oder nach der Herzogslatwerge (electuarium Ducis) fragen; denn sie ist gradezu ein Wundermittel gegen Harnkrampf, Harnzwang, Harnverhaltung und Nierenstein.
Weitere Anwendungsformen und Indikationen: Gegen Erstarrung, das heißt: Verstopfung und Verhärtung von Milz und Leber (durch Abkühlung ihrer warmen Natur) geht man folgendermaßen vor:

Rezepte: Man kocht das Pulver beider Kräuter oder nur eines der beiden [5] in Öl ab und legt es dann als Umschlag auf Milz und Leber. Wenn du die frischen Kräuter hast, setzt du sie, wie sie sind, zwei Tage in Wein an, bis sie in Fäulnis übergehen (das heißt: zu gären beginnen); dann kochst du sie, bis der Wein beinahe ganz verdunstet ist; anschließend preßt du allen Saft, der übrig ist, durch ein festes Tuch, um ihn zu reinigen. [10] Aus diesem Saft bereitest du mit Öl und Bienenwachs eine Salbe, die erprobt und bewährt ist bei allen Krankheiten von Milz und Leber.

Gegen Brechreiz, weil sich der Magen umdreht (ex anatropa), oder aus kalter Ursache, kocht man die Kräuter oder ihr Pulver sehr lange in Salzwasser oder in Meerwasser, und unter Beigabe von etwas Essig stellt man ein Pflaster her und legt es [15] auf die Brust: das ist das beste Heilmittel gegen Brechreiz aus kalter Ursache.

Die Darmwürmer tötet das Pulver, mit Honig gereicht.

Gegen Schnupfen oder Katarrh tut man warmes Zwergeichenpulver in ein Säckchen und legt's aufs Haupt: dies ist das beste Heilmittel.

Bei Schuppen oder Kleie auf dem Haupt oder auch im Bart [20] kocht man das Mehl von Feigbohnen in Salzwasser unter der Beigabe von Essig; im Abgeseihten setzt man Zwergeichenpulver oder Zwergfichtenpulver an; damit behandelt man das Haupt; anschließend wäscht man es.

Gegen Lähmung legt man die Kräuter, in Wein gekocht, dem Schmerzensort auf.

Fressende Geschwüre und Wunden festigen und heilen die aufgestreuten Pulver beider Kräuter. [25]

Zur Reinigung der Gebärmutter und um den Monatsfluß hervorzurufen, auch um eine durch überflüssigen Kaltschleim (flegma) ausgekühlte Gebärmutter wieder zu erwärmen, werden die beiden Kräuter lange in Wasser gekocht und den Frauen als erwärmender Wickel verabfolgt; man kann sie auch den Schamteilen als Umschlag auflegen. Oder man kocht das Pulver [30] dieser beiden Kräuter in Öl ab, tunkt Baumwolle hinein und bereitet ein Zäpfchen, das man unten einführt; oder man macht dieses Pulver mit dem Saft einer Veilchenknolle an und führt's mit einem Zäpfchen unten ein.

58.) Vom Kreuzkümmel (ciminum)

Primärqualitäten: Der Kreuzkümmel ist erwärmend und trocknend im dritten Grad.

Herkunft: Er ist der Samen eines Krauts, das in riesigen Mengen wächst.

Fälschung: Weil [35] so viel von ihm da ist, wird er nicht gefälscht.

Haltbarkeit: Er kann fünf Jahre lang aufbewahrt werden.

Zur Wirkungskraft: Er wirkt harntreibend und kann daher den Dunst von kalten Körpersäften (der die Verdauung hindert) feinstofflich machen und beseitigen.

Anwendungsformen und Indikationen: Deshalb stärkt er, in Speisen, Getränken und Saucen gereicht, **[67ra]** die Verdauung. Der Wein, in dem Kreuzkümmel

und Fenchelsamen abgekocht worden ist, sänftigt Magenschmerzen und Darmgrimmen, woran Windblähung schuld ist.
Gegen Husten aus kalter Ursache gibt man Wein, in dem Kreuzkümmel und Dörrfeigen abgekocht worden sind. [5] Ferner hilft eine Latwerge aus Kreuzkümmel, Fenchelsamen, Mäusedorn (bruscus) und Honig gegen Husten aus kalter Ursache.
Ersatzmittel: Wenn du diese Latwerge hast, mußt du nach Blaulilienlatwerge (diayris) oder Kümmellatwerge (diaciminum) nicht mehr fragen.
Weitere Anwendungsformen und Indikationen: Gegen Schmerzen und Geschwülste im Rachen kocht man Kreuzkümmel und gut gestoßene Dörrfeigen in Wein ab, macht ein Pflaster daraus und legt es dem [10] Schmerzensort auf.
Gegen den Fluß kalter Säfte vom Haupt herab zu einem Leidensort stößt man Kreuzkümmel und Lorbeeren zu Pulver, erhitzt das in einem Schälchen, tut es in ein Säcklein und legt dieses aufs Haupt.
Gegen Harnzwang und Harnkrampf und andere Schmerzen aus kalter Ursache wird Kreuzkümmel in Wein gekocht und dann als Umschlag aufgelegt.
Gegen Blut aus verletzten [15] Augen macht man – nicht am Anfang, solang das Blut noch fließt, sondern danach – Kreuzkümmelpulver mit Eidotter an, tut das in ein heißes Schälchen und kocht es; dann teilt man's in zwei Teile und legt's wiederholt auf. Andere Autoritäten gehen noch anders vor: sie kauen Kreuzkümmel zwischen den Zähnen und beschränken sich dann darauf, allein die Kümmelluft [20] in das Auge zu blasen.
Gegen blaugeschlagene Augen, infolge einer Quetschung oder anders entstanden, ist bei frischer Verletzung feines Kreuzkümmelpulver, mit Bienenwachs am Feuer angemacht und immer wieder aufgelegt, ein zuverlässiges Heilmittel.

59.) Vom Wegkümmel (carvi)
Primärqualitäten: Der Wegkümmel ist erwärmend und trocknend im dritten Grad.
Synonyme: Der Samen und das Kraut [25] selbst heißen beide „Wegkümmel"; ein anderer Name lautet: Brennkraut (herba cancreos)[64].
Herkunft: Man findet den Wegkümmel in den Ländern jenseits des Mittelmeers und auf Sizilien.
Haltbarkeit: Er kann fünf Jahre lang bei großer Wirksamkeit aufbewahrt werden.
Zur Wirkungskraft: Er wirkt harntreibend.
Anwendungsformen und Indikationen: Wein, in dem Wegkümmel abgekocht worden ist, behebt Harnzwang, Harnkrampf und bricht den Stein.

---

64 Kommt wahrscheinlich von ή καγχρύς (von καίω), also: Brennkraut (aus der Primärqualität zu erklären). Die herba cancri, die Krebsblume (Lonitzer 1962, 505: Solsequium), hat damit nichts zu tun.

Das Kümmelpulver, in Speisen gereicht, stärkt die Verdauungskraft [30] und löst Windblähung auf. In Saucen angesetzt, regt es die Eßlust an. Ferner verbessert es die Sehkraft und sichert eine gute Säfteverdauung.
Verordnungsweise: Im ärztlichen Gebrauch wenden wir nur den Samen an.

60.) Vom Schierling (cicuta)
Primärqualitäten: Der Schierling ist erwärmend und trocknend im dritten Grad[65].
Zur Wirkungskraft: Er hat die Fähigkeit, Säfte aufzulösen, an sich zu ziehen und zu verzehren.
Gefahr: Wir wenden Schierling innerlich [35] nicht an; denn er ist giftig in seiner Stofflichkeit und in den Eigenschaften seiner Komplexion: er löst nämlich die Säfte so sehr auf, daß die Lebensgeister entschwinden; doch ihr Entschwinden führt zum **[67rb]** Absterben der Körperglieder.
Exkurs: Die Alten setzten Schierling in ihren Arzneien an; das konnten sie, weil damals noch die Körper stärker waren[66].
Zur Wirkungskraft: Seine Wirkungskraft steckt vorzüglich in der Wurzel, an zweiter Stelle in den Blättern, kleiner ist sie im Samen: der wird mitunter in Arzneien angesetzt, weil er nicht so [5] gewaltsam wirkt[67].
Anwendungsformen und Indikationen: Gegen die Milzsucht kann man Schierling folgendermaßen anwenden: *Rezept*: Die ganze Pflanze wird neun Tage lang in Essig angesetzt, mit einem halben Pfund Ammoniak-Gummi. Am neunten Tag muß man das sprudelnd kochen, bis der Ammoniak-Gummi aufgelöst ist; dann wird durch ein festes Tuch abgeseiht. Die Flüssigkeit, die übrig bleibt, kocht man ein zweites Mal am Feuer [10] gut, gibt Wachs und Öl bei und macht eine Salbe: das ist die sogenannte <u>Schierlingssalbe</u>.
Sie ist das beste Mittel gegen Milzleiden und verhärtete Eiterknoten, Gichtkrampf und Fallsucht, wenn man, wie Constantin bezeugt, das Rückgrat damit salbt.

---

[65] Diese paradoxe Angabe stammt aus dem 'Liber graduum' des Constantinus (Petrus 1536, 376.20). Der Schierling wird sonst überall als sehr kalt (und trocknend) bezeichnet:
Serapion, 'Liber aggregatus' (Goehl o. D.): Et melior istarum medicinarum ... est illa, quae est desiccativa, non habens multam humiditatem frigidam; sicut est [8^{va}5] sucaram id est cicuta et mandragora et iusquiamus. – „Die beste Arznei ist hier eine, die austrocknend wirkt und in geringer Menge kalte Feuchtigkeit enthält, wie Schierling, Alraune und Bilsenkraut."
Sunt medicinae, quae infrigidant sine stipticitate. Et ideo devenerunt mandragora [8^{va}15] et sucharam id est cicuta et iusquiamus et papaver. – „Es gibt Arzneien, die abkühlen, ohne zusammenziehend zu wirken. Dazu gehören Alraune, Schierling, Bilsenkraut und Mohn."
<u>Galienus</u>: est frigida valde. <u>Dioscurides</u>: haec radix occidit sua frigiditate. [92^{rb}15] – „Galen sagt: Schierling ist sehr kalt. Dioskurides sagt: Die Schierlingwurzel wirkt tödlich, weil sie so stark abkühlt."
'Macer': „Die Kraft des todbringenden Schierlings ist von Natur aus kaltmachend. [2030] Deshalb tötet er, die ihn trinken, wie jedes andere kalte Gift."
[66] *vgl.* 73^{ra}14 (Kap. 85, Nieswurz)
[67] die Wiener Fassung schreibt hier: der Samen, weil er kalt und trocken ist, wird niemals in Arzneien angesetzt. (Offenbar eine spätere Korrektur in Rückgriff auf Galen.)

Rezepte: Gegen Gichtkrampf und Fußgicht kocht man Schierlingwurzeln in Teig, dann [15] spaltet man sie in der Mitte und legt sie den schmerzenden Stellen auf: das ist das schnellstwirkende Heilmittel.
Gegen Darmgicht, Harnzwang und Harnkrampf kocht man Schierling in Starkwein und Öl ab und legt ihn dann als Umschlag auf die Schmerzensstellen.
Um die Gebärmutter von kalten und klebrigen Körpersäften[68] zu reinigen [20] und den Monatsfluß zu erregen, macht man einen Wickel mit Wein und Salzwasser[69], in dem Schierling abgekocht worden ist.
Gegen trockene Halsdrüsengeschwülste legt man, nachdem der Kranke harntreibende Mittel genommen hat, einen Umschlag aus zwei Teilen Schierling und einem Teil Skabiose oder Grindkraut auf.

61.) Vom Safran oder Krokus (crocus) [25]
Primärqualitäten: Der Safran oder Krokus ist erwärmend und trocknend im ersten Grad.
Arten: Es gibt zwei Arten: den Gartensafran (crocus hortensis vel hortulanus), der in den Gärten ohne jede Züchtung und Pflege wächst, und den Orientalischen Safran, der in den östlichen Ländern wächst. Letzterer gedeiht nicht ohne Pflege.
Auswahl: Der Gartensafran darf nur in Arzneien angesetzt werden, die nicht als Brechmittel dienen sollen. Man sammelt ihn, sobald er [30] Blüten treibt: er bringt drei oder vier kleine Blüten mitten unter den anderen Blumen hervor. Auszuwählen sind nur die roten oder rötlichen; die etwas Hellgelb aufweisen, sind wegzuwerfen.
Haltbarkeit: Sie müssen in einem zugeschnürten Säckchen aus Leder aufbewahrt werden; das geht acht Jahre lang.
Zur Wirkungskraft: Safran wirkt [35] kräftigend wegen der ausgleichenden Eigenschaften seiner Komplexion und wegen seiner Würzigkeit.
Anwendungsformen und Indikationen: Deshalb setzt man ihn gegen Magenschwäche und Ohnmacht folgendermaßen ein:
Rezept: Man macht ein Schälchen heiß, legt **[67va]** Orientalischen Safran [richtig: Gartensafran] hinein, trocknet ihn so und macht ein Pulver daraus; dieses mischt man mit Suppenbrühe, welche gekochtes Fleisch enthält, oder mit Wasser oder Wein oder Essig: dort wird der Safran also beigemischt, und zwar gegen Ende der Abkochung, denn so wirkt eine Unze Safran stärker [5] als zwei Unzen auf andere Art.
Gefahr: Merk dir: Wenn du viel Gartensafran nimmst, verursacht er Abscheu. Einem Leidenden, der überflüssige Gelbgalle (colera) hat, darf er nicht angeboten werden, weil er bei ihm Brechreiz erzeugt. –

[68] gemeint ist offenbar das flegma viscosum, der klebrige Weißschleim. Hier ist ein Widerspruch zum 'Macer' festzustellen: dort heißt es: „Die Kraft des todbringenden Schierlings ist von Natur aus kaltmachend. [2039] ... Du kannst jeden schädlichen warmen Körpersaft zur Ordnung rufen: durch die Auflegung von gestampftem Schierling. [2054f.]"
[69] oder Salmiakwasser?

Anwendungsformen und Indikationen für die andere Safranart: Gegen Rötung der Augen, Blut aus verletzten Augen und Flecken auf der Hornhaut stellt man ein feines Pulver her aus Orientalischem Safran, trocknet es, wie wir oben beschrieben haben, und macht es [10] mit Eidotter an. Dann tunkt man Baumwolle hinein und legt sie auf die Augen.
Der Orientalische Safran wird nicht allein für sich gereicht, sondern nutzbringend nur in Brechmitteln angesetzt. Gegen Darmgicht, Harnzwang und Harnkrampf kocht man ihn ab in Öl und Honig und legt ihn dann dem Schmerzensort als Umschlag auf.

62.) Vom Zypergras (cyperus) [15]
Primärqualitäten: Zypergras ist erwärmend und trocknend im zweiten Grad.
Herkunft: Es ist eine mäßig große, in einem Stück zusammenhängende und knotige Substanz: und zwar ist das die Wurzel der Dreiecksminze, die in den Ländern jenseits des Mittelmeers wächst.
Auswahl: Das größere Stück ist besser.
Haltbarkeit: Es kann zwei Jahre lang aufbewahrt werden.
Unterscheidung: Das Zypergras aber, das in unseren Landen[70] wächst, ist kleiner und [20] von geringerer Wirkungskraft.
Haltbarkeit: Es kann nur ein Jahr lang aufbewahrt werden.
Auswahl: Auszuwählen ist Zypergras mit vielen Würzelchen, dessen Wurzelstock, wenn man ihn zerbricht, im Inneren eine gelbe Farbe zeigt und nicht leicht zu Pulver zerfällt.
Zur Wirkungskraft: Der Wurzelstock hat harntreibende Wirkung infolge seiner feinen Stofflichkeit.
Jahreszeit, Herstellung: Er kann zu jeder Jahreszeit gefunden und gesammelt werden, besonders aber gegen Frühlingsende. Er [25] muß dann drei Tage hindurch der Sonne ausgesetzt werden, damit er nicht infolge seiner Feuchtigkeit in Fäulnis übergeht; danach wird er an einem schattigen Ort aufbewahrt.
Anwendungsformen und Indikationen: Gegen Harnzwang und Harnkrampf wird der Wurzelstock in großer Menge ein Weilchen gestampft und in Öl gut gekocht, dann auf Schambein und Unterbauch als Umschlag aufgelegt. das ruft den Harn hervor und [30] löst die bösen Körpersäfte auf. Zum gleichen Zweck kocht man fünf gut gestoßene Wurzelstücke ziemlich lange mit Moschusöl; die entstehende Flüssigkeit wird abgeseiht und mittels eines Röhrchens eingeführt: das bricht den Stein.
Gegen Schmerzen in Magen und Gedärm aus kalter Ursache oder infolge von Windblähung hilft vorgenannter Umschlag, wie man ihn gegen Harnzwang und Harnkrampf bereitet. Man kann [35] auch folgendes unternehmen, was ganz hervorragend ist: man reicht dem Kranken Wein, in dem Zypergraswurzel und Mastixharz abgekocht worden sind; oder man verdünnt den Wein des Kranken

[70] gemeint ist Süditalien!

mit Wasser, in dem Zypergraswurzel abgekocht worden ist: das hilft der Verdauung. Auch Wurzelsaft, mit Wein gereicht, behebt den Magenschmerz [**67vb**] infolge von Windblähung oder Kälte der Därme.
Gegen Vergessen und Schlafsucht kocht man gut gestoßene Wurzelstücke in Öl, bis sie fast ganz vergangen sind; was bleibt, legt man auf heiße Kohlen, und der Leidende atmet den Rauchdampf ein [5] durch Mund und Nase: dies ist das Beste, was man machen kann.
Wurzelpulver, auf Wunden aufgetragen, nimmt die Fäulnis weg. Wenn die Fäulnis behoben ist, darf es aber nicht wieder aufgetragen werden, weil es zerfressend wirkt, vielmehr müssen alsdann zusammenleimende und wundschließende Mittel aufgelegt werden.
Unterscheidung: Zypergraswurzel, die erdfarben ist oder weiß oder blaß, muß weggeworfen werden.

63.) Vom Wohlriechenden Kalmus (calamus aromaticus) [10]
Primärqualitäten: Der Wohlriechende Kalmus ist erwärmend und trocknend im zweiten Grad.
Herkunft: Er ist die Wurzel einer Staude, sieht aus wie unser einheimischer Kalmus, ist aber sehr würzig und innerlich hohl; sammelt man ihn, zieht man ein Holz heraus, das in der Wurzel steckt.
Verordnungsweise: Gesucht wird er aber in einem Stück, damit er mehr Gewicht auf die Waage bringt. [15]
Arten: Es gibt zwei Arten: die eine wird in Persien gefunden und ist gelb: die gebrauchen wir nicht. Die andere kommt aus Indien und ist weißlich: die verwenden wir.
Auswahl: Auszuwählen ist also die weißliche Art, die der Länge nach offen ist und nicht der Breite nach und die, wenn man sie bricht, nicht zu Pulver zerfällt.
Haltbarkeit: Sie kann drei Jahre lang aufbewahrt werden.
Zur Wirkungskraft: Der Wohlriechende Kalmus [20] wirkt kräftigend.
Anwendungsformen und Indikationen: Gegen Schmerzen in Magen und Gedärm aus kalter Ursache oder infolge von Windblähung hilft folgendes Heilmittel zuverlässig:
Rezept: Pulver des Wohlriechenden Kalmus im Gewicht von vier Skrupeln wird mit Wermutsaft angemacht, dann gibt man warmen Wein dazu und reicht das dem Leidenden.
Zur Stärkung der Verdauung gibt man dieses Pulver mit Zimtpulver.
Gegen Herzerstickung hilft [25] folgendes Mittel: man kocht den Wohlriechenden Kalmus so, wie er ist, in Rosenwasser: damit verdünnt man dann den Wein des Leidenden.
Gegen Stuhlzwang aus kalter Ursache wird Baumwolle mit Kalmuspulver auf den After gelegt, solang der noch ins Freie tritt.

64.) Von der Koralle (corallus)
Primärqualitäten: Die Koralle ist kalt und trocken im zweiten Grad.

Herkunft: Die [30] Koralle ist sozusagen eine irdene Stofflichkeit, die man in Meerlandschaften findet, und besonders in höhlenreichen Bergen, die sich im Meer befinden. Eine klebrige Feuchtigkeit, die an den Steinen haftet, verwandelt sich, durch ihre eigene Trockenheit sowie durch die Wärme und trocknende Wirkung des Meeres verdichtet, zu der steinernen [35] Stofflichkeit einer Koralle.

Arten: Die Koralle mit dem größeren Teil an Feuer wird zur roten Koralle, die mit dem größeren Teil an Wäßrigkeit wird zur weißen Koralle.

Primärqualitäten: Die weiße Koralle ist kühlend und weniger trocknend; **[68ra]** die rote Koralle ist trocknend und weniger kühlend.

Verordnungsweise: Beide Korallen werden in Arzneimitteln angesetzt; die weiße Koralle allerdings darf nur verwendet werden, wenn deutlich angegeben ist: „weiße Koralle". Wenn du im Rezeptbuch einfach „Koralle" verordnet findest, mußt du die rote nehmen. Manche Autoritäten setzen beide Korallen an [5] und tun damit sehr übel. Wenn tatsächlich beide angesetzt werden sollen, findet sich im Rezeptbuch die Vorschrift: „Nimm weiße und rote Koralle."

Auswahl: Von der roten Koralle ist auszuwählen, die dick ist, klar und glatt; und je röter sie ist, desto besser ist sie; auch soll sie wenige oder gar keine Löcher aufweisen.

Von der weißen Koralle ist [10] auszuwählen, die klar und glatt ist; und je weißer sie ist, desto besser ist sie; durchlöchert ist sie ausschließlich mit kleinen Löchlein. Auf ihre Färbung hat man zu achtzugeben, wenn sie in Arzneimitteln angesetzt wird, die zur Gesichtskosmetik gedacht sind; wird sie in Mitteln angesetzt, die durch den Mund genommen werden, muß man sich nicht bekümmern, wenn sie nicht so sehr weiß ist.

Haltbarkeit: Sie kann vierzig Jahre lang aufbewahrt werden.

Zur Wirkungskraft: Sie wirkt stärkend, reinigend und [15] zusammenziehend. Außerdem hat sie eine geheime Kraft gegen die Fallsucht. Manche Autoritäten sagen, daß die rote Koralle das Haus vor dem Blitz schützt.

Anwendungsformen und Indikationen: Gegen den Blutfluß aus der Nase gibt man Pulver der roten Koralle mit Baumwolle ein; oder man macht den Saft vom Pulver der roten Koralle mit Saft vom Hirtentäschel an, [20] formt eine Pille draus und steckt sie in die Nase.

Gegen die passio haemoptoica, das ist das Blutspucken, das durch ein Leiden der Atmungsorgane entsteht, macht man zwei Teile der roten Koralle, aufs feinste gepulvert, mit Gerstenwasser an, in dem Bocksdorngummi (dragagantum) eingelegt war. Daraus stellt man dann Pillen her[71], die der Leidende lange im Mund behalten muß; [25] erst wenn sie aufgelöst sind, darf er sie verschlucken.

Lehrsatz: Es ist nämlich allgemeingültige Regel, daß alle Mittel, die gegen ein Leiden der Atmungsorgane gereicht werden, lange im Mund behalten werden

---

[71] *vgl.* ‘Curae Platearii’: „Weiters fertigt man Pillen an ... mit Rosenwasser, in dem [15^{va}1] Bocksdorngummi eingelegt ist, damit aufgrund der Schleimigkeit des Bocksdorngummis die Pulverchen besser zusammenkleben und die Pillen leichter geformt werden können."

müssen, damit sie mit dem Speichelfluß zu den Atmungsorganen geführt werden.
Kommt das Blutspucken von einem Leiden der Verdauungsorgane, reicht man Korallenpulver mit Saft vom Wegerich oder vom Hirtentäschel. [30]
Auf gleiche Weise geht man gegen den Blutstuhl vor, der durch ein Leiden in den oberen Gedärmen verursacht ist. Ferner reicht man Korallenpulver mit Schlürf-Ei. Kommt der Blutstuhl von einem Leiden in den unteren Gedärmen, führt man das Pulver mit Wegerichsaft mittels eines Klistiers ein.
Um den Monatsfluß abzustellen, macht man Korallenpulver mit der Latwerge Athanasia und mit [35] Wegerichsaft an und bereitet ein Zäpfchen; oder man führt ein Zäpfchen aus Baumwolle allein mit Wegerichsaft oder Korallenpulver unten ein: das wirkt auch schnell zusammenziehend.
Gegen zerfressenen Mund und zerfressenes **[68rb]** Zahnfleisch unternimmt man zuerst eine Waschung von Mund und Zahnfleisch mit Salzwasser und Alaunwasser; danach stellt man ein Pulver her aus zwei Teilen Korallenpulver und dem dritten Teil Rosenpulver und trägt es auf das Zahnfleisch auf.
Gegen Blutfluß [5] aus dem Zahnfleisch streut man Korallenpulver und Rosenpulver (und zwar vom Inneren der Rosenblüte) auf; oder man macht's mit Honig an und streicht es auf das Zahnfleisch.
Fressenden Geschwüren legt man Korallenpulver auf: das leimt sie zusammen und schließt sie.

65.) Vom Springkorn (cataputia <minor>)
Primärqualitäten: Das Springkorn ist erwärmend im dritten Grad, befeuchtend im zweiten.
Herkunft: Es ist die Frucht oder der Same [10] eines Krautes, das gleichen Namen trägt.
Verordnungsweise: Wenn du also im Rezeptbuch Springkorn verordnet findest, mußt du die Frucht nehmen und nicht das Kraut. Und zwar mußt du die äußere Schale entfernen und erst hierauf die Menge ansetzen, die du verordnet findest.
Haltbarkeit: Es kann ein Jahr bei voller Wirksamkeit aufbewahrt werden.
Auswahl: Ausgewählt werden muß das Springkorn, das nicht durchlöchert ist und nicht gelb, sondern weiß.
Zur Wirkungskraft: Es [15] reinigt an erster Stelle den Weißschleim (flegma), in zweiter Linie Schwarzgalle (melancolia) und Gelbgalle (colera), hat außerdem die Fähigkeit, nach oben abzuführen, aufgrund der Seifigkeit und Glätte, die es besitzt.
Lehrsatz: Man gibt das Springkorn deshalb manchmal den Gesunden zur Bewahrung ihrer Gesundheit sehr nutzbringend, manchmal den Kranken zur Beseitigung ihrer Krankheit.
Anwendungsformen und Indikationen: Gegen alltägiges Fieber, das vom salzigen Weißschleim (flegma salsum) kommt, [20] und gegen Krätze oder Grind geht man folgendermaßen vor:

Rezept: Man zerstößt Springkörner in großer Menge, packt sie in Kohlblätter und legt sie lange unter heiße Asche, bis sie gut durchgekocht sind; dann zieht man sie hervor und drückt sie aus: das Öl, das ausfließt, hebt man auf; und wenn es nötig wird, tut man's dem Leidenden in seine Speisen. Man kann es auch auf andre Weise [25] reichen; jedenfalls kann man so sehr viele Kranke täuschen[72].
Zum gleichen Zweck bereitet man auch einen Lautertrank; das geht so:
Rezept: Springkörner, gut gestoßen mit anderen Spezereien, werden mit Honig abgekocht. Mit diesem Honig und mit Wein macht man den Lautertrank.
Verordnungsweise: Merk dir, daß für zwanzig Pfund Wein ein Pfund Springkörner reicht. Aus einer halben Unze Springkörner [30] kann eine Phiole oder ein Viertelchen Lautertrank hergestellt werden.
Auch in Fleisch- oder Fischbrühe oder die Brühe von anderen Speisen können gestoßene Springkörner gemischt werden: mitgegessen helfen sie Kranken wie Gesunden viel. Sie tun auch Gichtbrüchigen gut, wenn sie, wie dargestellt, genommen werden.
Anwendungsformen und Indikationen: Gegen alltägiges Fieber, das vom salzigen Weißschleim (flegma salsum) kommt, kann man auch folgendermaßen vorgehen:
Rezept: Samen der Melde (atriplex) und [35] Runkelrüben (rapa) werden in siedendem Wasser heiß abgeschreckt, unter der Beigabe einer Drittelunze von Springkörnern, dann mit Essigsirup gereicht.
Gegen alltägiges Fieber, das vom glasigen Weißschleim (flegma vitreum) kommt, gibt man zunächst säfteverteilende Mittel, kocht dann **[68va]** drei Skrupeln oder eine Drachme Bibergeil in stärkstem Wein, gibt eine Drittelunze Springkörner dazu und führt dies mittels eines Klistiers ein. Vorhergegangen sein muß allerdings schon ein erweichendes Klistier.
Gegen Gichtkrampf und Lähmung reicht man die übliche Gabe einfacher Benediktenlatwerge mit Wein, in dem [5] Herbstzeitlosen (hermodactylus) abgekocht worden sind, mit einer Drittelunze Springkörner.
Um die Gesundheit zu bewahren, reicht man frische Springkörner, wenn man sie haben kann. Hat man nur trockene, müssen sie wenigstens gereinigt und gut gestoßen sein; dann mischt man sie mit einem Ei oder in eine Tunke oder Suppenbrühe – sie müssen vorher gut gestoßen sein! – und reicht sie so: sie [10] reinigen den Leib ohne Belastung noch Belästigung. Man kann auch folgendermaßen vorgehen:
Rezept: Gut gereinigte und gestoßene Springkörner werden mit Eselswolfsmilch in Wein angesetzt und gereicht, unter der Beigabe von Zimt und anderen Gewürzspezereien.
Um Brechreiz zu erregen, und zwar bei Kranken, in deren Magenmund kalter Krankheitsstoff sitzt, und bei Gesunden, werden gut gereinigte und gestoßene Springkörner mit Feldgurkenöl [15] angemacht und auf den Magenmund gelegt: so erregen sie Brechreiz.

[72] das Springkraut schmeckt offenbar fürchterlich, heißt deswegen auch Speikraut (oder Scheißkraut). Vgl. Kap. 182: Vom Engelsüß (polypodium): 89va36.

Haltbarkeit: Merk dir, daß man das oben genannte Öl, das aus den Springkörnern gewonnen wird, ein Jahr lang aufbewahren kann.

66.) Vom Meerfenchel (cretanus)
Primärqualitäten: Der Meerfenchel ist erwärmend und trocknend im zweiten Grad.
Herkunft: Er ist ein Kraut, das man in Meerlandschaften findet.
Zur Wirkungskraft: Er wirkt harntreibend infolge seiner [20] feinen Stofflichkeit.
Anwendungsformen und Indikationen: Gegen Harnzwang, Harnkrampf, Steinleiden und Darmgicht wird Meerfenchel in großer Menge in Salzwasser, Wein und Öl sprudelnd gekocht: in diesem Wasser sitzt der Leidende bis an den Nabel. Kann man Meerfenchel nicht in solcher Menge haben, wird er den Schmerzensstellen nur in Form eines Umschlags aufgelegt. [25]
Ißt man das Kraut oder trinkt man den Wein, worin es abgekocht wurde, regt es das Harnlassen an.
Gegen die Darmgicht wird das Kraut in Salzwasser abgekocht; daraus bereitet man, unter der Beigabe von Honig und Öl, ein Klistier. Vorhergegangen sein muß allerdings ein anderes erweichendes Klistier.

67.) Von der Kostwurz (costus) [30]
Primärqualitäten: Die Kostwurz ist erwärmend und trocknend im dritten Grad.
Herkunft: Sie ist die Wurzel eines Krauts, das in Indien wächst und wie die Wurzel Kostwurz heißt.
Arten: Es gibt zwei Arten Kostwurz: die Indische, die rötlich ist und äußerst heftig wirkt, die wir nicht haben; daneben die Arabische, die weiß ist und ausgleichender auf die Komplexion wirkt: von dieser machen wir Gebrauch.
Auswahl: Zu wählen [35] ist die Kostwurz, die, wenn man sie zerbricht, nicht leicht zu Pulver zerfällt, die innen keine Löcher hat und bitter schmeckt, wobei sie auch im Munde stechend brennt. Die Kostwurz aber, **[68vb]** die, auf die Zunge gelegt, ihr stechendes Brennen vermissen läßt und ihre Bitterkeit und die dazu im Inneren winzige Löchlein hat: die muß man wegwerfen.
Haltbarkeit: Sie kann zehn Jahre lang aufbewahrt werden.
Zur Wirkungskraft: Sie hat infolge ihres stechenden Brennens (ponticitas) die Fähigkeit zu kräftigen[73], aufgrund [5] der Eigenschaften ihrer Komplexion wirkt sie harntreibend. Infolge ihrer Bitterkeit löst sie klebenbleibende Körpersäfte auf

[73] die Qualität der ponticitas, des stechenden Brennens, ist kalt, die Bitterkeit dagegen warm. Die ponticitas wirkt aber zusammenziehend und wundheilend (conglutinativa), vgl. dazu das Centaurea-Kapitel (65ra20). Die konglutinative Wirkung wird andererseits stets der trocknenden Qualität zugeschrieben, ohne Wärme- und Kälteangabe. So scheint es möglich zu sein, daß hier eine kalte Eigenschaft stärkende Wirkung haben kann. Auch der folgende Satz hat in der Überlieferung Verständnisschwierigkeiten verursacht. Das Problem besteht einfach darin, daß die ponticitas eine kalte Eigenschaft ist, die Kostwurz aber stark erwärmende Qualität besitzt.

und führt sie, ungeachtet dessen, daß sie durch ihr stechendes Brennen zusammenziehend wirkt, hinaus[74].

Anwendungsformen und Indikationen: Gegen Verhärtung von Milz und Leber aus kalter Ursache gibt man Wein, in dem Kostwurz abgekocht worden ist. Auch die Latwerge, die man diacostum, also Kostwurzlatwerge, nennt, hilft besonders der Milz. Dies war die innerliche Anwendung. Äußerlich aber geht man folgendermaßen vor: [10] ein Wachspflaster oder eine Salbe wird nutzbringend aus Öl und Bienenwachs bereitet, dazu stellt man ein Kostwurzpulver her, und zwar so:

Rezept: Weißer Andorn wird in Wein und Öl gelegt und so fünfzehn Tage lang eingeweicht; dann macht man eine Abkochung und seiht ab, bis nur noch die Hälfte übrig ist. Dem Abgeseihten gibt man Bienenwachs und Kostwurzpulver bei und stellt so eine [15] Salbe her.

Zur Förderung der Empfängnisfähigkeit macht man Kostwurzpulver mit Moschusöl oder gewöhnlichem Öl an, tunkt Baumwolle hinein und bereitet ein Zäpfchen, das man unten einführt. Auch muß die Frau im Rauchsitzbad den Rauch vermittels eines Trichters von unten her aufnehmen: er reinigt die Gebärmutter und wärmt sie.

Gegen Magenschmerzen aus kalter Ursache stellt man ein Pflaster her und legt's dem Magen auf.

Rezept: Man macht es aus dem Pulver von [20] Mastixharz, Weihrauch und Kostwurz, gibt Rosenöl und Moschusöl, wenn's möglich ist, hinzu, so viel wie von den anderen Bestandteilen, und Bienenwachs. Sind es drei Unzen Öl und Wachs, mußt du zwei Unzen Pulver nehmen. Mitunter fügen wir noch Narde bei und Muskatnuß und Nelken und dergleichen.

Gegen Kopfschmerz aus kalter Ursache, wie Stirnkopfschmerz, gibt man Wein, in dem Kostwurz [25] abgekocht worden ist.

Gegen Darmwürmer gibt man Kostwurzpulver mit Honig.

68.) Von der Weizenkleie (cantabrum)

Primärqualitäten: Weizenkleie ist wärmend und wirkt, weil sie auch trocknend ist, ausgleichend auf die Komplexion.

Synonyme: Sie heißt cantabrum oder furfur tritici.

Zur Wirkungskraft: Sie ist ein Mittel, das den Krankheitsstoff in Brodem und Dünste auflöst (ein Diaphoreticum).

---

[74] Avicenna (den das damalige Salerno noch nicht kannte) schreibt im 'Canon', Liber 2 ($83^{va}45$): „Der Reihenfolge nach ist Scharf (acutum) am wärmsten, hierauf folgt (in der Antiklimax) Bitter (amarum), schließlich Salzig (salsum), denn Scharf wirkt in stärkerem Maß auflösend, (in die Zähklebrigkeit) einschneidend und abfegend als Bitter; zuletzt steht Salzig. Auf der anderen Seite ist der Reihenfolge nach Stechend (ponticum) am kältesten, hierauf folgt Herb (stipticum), schließlich Sauer (acetosum)." (Bei acetosus und stipticus ist hier die Reihenfolge vertauscht).

Lehrsatz: Löst man Weizenkleie in Warmwasser auf, macht sie das Wasser mildernd [30] und befeuchtend; deshalb beurteilt man dieses Wasser als diaphoretisch.
Anwendungsformen und Indikationen: Gegen Darmgicht, Harnzwang und Harnkrampf geht man folgendermaßen vor:
Rezept: Weizenkleie wird angemacht mit feinem, mäßig sauerem Weißwein, so, daß sie weder allzu dick noch allzu dünn ausfällt; danach wird lange abgekocht. Was übrig bleibt, wird über einem Laken [35] auf die schmerzende Stelle gelegt. Wenn man das häufig wiederholt, heilt es vollkommen.
Ebenso hilft das gegen den Magenschmerz aus kalter Ursache oder wegen der Windblähung.
Fallbeispiel: Auf diese Weise hat **[69ra]** Platearius einen Mann behandelt, der an einem derart stechenden Schmerz im Unterbauch litt, daß er sich nicht mehr aufrichten konnte. Die Ursache war Windblähung; und Platearius erkannte das daran, daß der Puls des Kranken ganz ausgeglichen war.
Lehrsatz: Im gleichen Fall wirkt Weizenkleie, mit Glaskraut (parietaria) [5] in Wein abgekocht und nach Art eines Pflasters aufgelegt, noch besser.
Gegen die Darmgicht wird durch ein Klistier die Abseihung von Weizenkleie eingeführt; denn sie erweicht recht gut.
Lehrsatz: Dieses erweichende Wasser wenden wir überhaupt nutzbringend an, wenn wir über keine anderen erweichenden Mittel verfügen können.
Gegen Husten aus kalter [10] und trockener Ursache[75] sowie Entzündung der Lungengegend und Rippenfellentzündung geht man folgendermaßen vor:
Rezept: In Wasser, worin gut gereinigte und gestoßene Gerste abgekocht und geseiht worden ist, wird Weizenkleie aufgelöst; die wird ebenfalls abgeseiht und dieses Wasser dann noch einmal überm Feuer ein kleines Weilchen sprudelnd aufgekocht. Dieses Wasser wird lau oder ein bißchen heiß dem Leidenden gereicht.

69.) Vom Geigenharz oder Kolophonium (colophonia) [15]
Primärqualitäten: Das Kolophonium ist warm im zweiten Grad, trocken im ersten.
Herkunft: Es ist der Gummi eines Baums, welcher in Griechenland in großer Menge wächst.
Synonyme: Deshalb heißt es auch Griechisch Pech. – Aber auch andernorts kann man es ausreichend finden.
Auswahl: Auszuwählen ist nur, was innen leuchtend ist und außen schwarz; bisweilen hat es noch eine erdige Beimischung. [20]
Zur Wirkungskraft: Es wirkt erwärmend und infolge seiner Gummiartigkeit auch zusammenleimend und wundschließend.
Anwendungsformen und Indikationen: Gegen den Blutstuhl bereitet man ein Rauchsitzbad aus dem Pulver des Kolophoniums, über Kohlen gestreut.

[75] also infolge der Schwarzgalle (melancolia).

Gegen Stuhlzwang aus kalter Ursache streut man Pulver des Kolophoniums, gemischt mit dem der Kresse (nasturtium), auf die Nieren; [25] dann salbt man sie mit heißem Honig und bindet eine Windel über sie. Aus Kolophonium bereitet man auch noch ein Rauchsitzbad, in dem der Leidende den Rauch von unten her aufnimmt.
Kosmetik: Um Haare, die im Angesicht wachsen, zu entfernen und das Angesicht hell zu machen, geht man folgendermaßen vor:
Rezept: Nimm drei Unzen Kolophonium, eine Unze Mastixharz und etwas Ammoniak-Gummi, ganz rein; [30] davon löst du in einem völlig sauberen und neuen irdenen Gefäß zuerst das Kolophonium und das Mastixharz auf, zuletzt gibst du die Tropfen des Ammoniak-Gummi bei; dann seihst du über kaltem Wasser ab, sammelst, was nun geblieben ist, und knetest es zwischen den Händen: vorher war diese Masse schwarz, nach der Behandlung mit den Händen wird sie weiß. Wenn du sie [35] dann anwenden willst, löst du etwas davon am Feuer auf, läßt es ein kleines Weilchen abkühlen und gibst es aufs Gesicht für eine Stunde oder zwei; danach nimmst du es ab: so entfernst du die Haare, **[69rb]** und das Gesicht wird rein. Diese Auftragung kannst du zehnmal hintereinander durchführen.
Haltbarkeit: Und dieses Pflaster kann zwei Jahre lang aufbewahrt werden.
Gegen Asthma aus kalter Ursache, wenn der Krankheitsstoff bereits aufgelöst und verarbeitet ist, atmet der Leidende Kolophoniumrauch durch den Mund ein, indem er seinen Kopf vorbeugt[76]: [5] so macht er, daß sein Eiter in großer Menge austritt.

70.) Vom Flaschenkürbis und von den Zitrullen (cucurbita et citrulli)
Primärqualitäten: Flaschenkürbis und Zitrullen sind abkühlend und befeuchtend und wirken wegen ihrer Eigenschaften ausgleichend auf die Komplexion.
Herkunft, Jahreszeit: Man findet sie in warmen Gegenden. Die Samen werden in der Frühlingszeit kunstfertig in die Erde gesteckt und lassen dann ein Kraut wachsen, das Früchte hervorbringt; und diese Früchte [10] werden nutzbringend in Speisen und Arzneien eingesetzt, davon wieder besonders die Samen oder Kerne.
Auswahl: Flaschenkürbis und Zitrullen werden vor ihrer Reife gesammelt. Zitrullen können roh gegessen werden, und zwar vor ihrer Reife und danach; den Kürbis kann man nicht roh essen, nur gesotten oder gebraten.
Zur Wirkungskraft: Die Samenkerne wirken harntreibend infolge ihrer feinen Stofflichkeit; sie sind [15] vor allem nutzbringend in den Arzneien.
Anwendungsformen und Indikationen: Sie helfen bei Verstopfungen von Leber, Nieren, Blase und bei Eiterknoten in der Brust.

---

76 *vgl.* 59^{va}3 (Kap. 24); 94^{rb}20 (Kap. 209): „er beugt das Haupt nach vorn, damit der aufgelöste Weißschleim nicht in seine Atmungsorgane zurückfließt und ihn so erstickt." (*vgl. auch die* 'Curae Platearii', *z. B.* 6^{va}40: „Der Kranke beugt das Haupt nach vorn, damit der Speichel ausfließen kann").

Rezept: Die Samen, von den äußeren Schalen gut gereinigt, werden gut gestoßen und in Gerstenwasser ein kleines Weilchen gekocht oder abgeschreckt; das abgeseihte Wasser gibt man dem Leidenden. Wenn der jedoch dieses Wasser [20] nicht trinken kann, bereitet man aus diesem Wasser einen Sirup und reicht den.
Verordnungsweisen: Merk dir, daß die Samen größere Wirkungskraft besitzen, wenn sie nicht sprudelnd durchgekocht werden. Ferner müssen sie in den Arzneien in der Menge angesetzt werden, in welcher sie gefordert und verordnet wurden, nachdem sie von den Schalen gereinigt sind; anderenfalls muß ihre Menge mindestens verdoppelt werden.
Anwendungsformen und Indikationen: Auch in sehr hitzigen [25] Fiebern gibt man das Wasser ihrer Abkochung oder einen Sirup, der aus diesem Wasser bereitet ist.
Flaschenkürbis, mit Fleisch gekocht, hilft vor allem im Sommer gesunden Mensch mit überflüssiger Gelbgalle (colera).
Einem Kranken, der sehr hitziges Fieber leidet, dienen gesottene Kürbisse ohne irgendeine Zubereitung oder auch gebraten und mit Saft unreifer Trauben gereicht als Speise und Arznei. [30]
Rezepte: Koch einen Flaschenkürbis, wie er ist, in Teig gut, bis er durchgekocht ist, entferne dann den Teig, durchbohre ihn und drück so das Wasser heraus. Oder geh folgendermaßen vor: Einen Flaschenkürbis, in Stückchen geschnitten, bedeckst du mit Teig und kochst ihn im Backofen; ist er durchgekocht, nimmst du ihn aus den Teig und drückst [35] durch eine saubere Serviette alles Wasser aus ihm.
Anwendung und weitere Indikationen: Mit diesem Wasser und mit Zucker kannst du einen sehr guten Sirup herstellen für hitzig Fiebernde, Leberleidende und Schwindsüchtige; und er kann vom Beginn der Krankheit an gegeben werden: er verdaut und verarbeitet **[69va]** den Krankheitsstoff, reinigt den Körper durch den Harn und führt auch noch ein bißchen ab.
Gegen Erhitzung der Leber wird geschabter Flaschenkürbis gestoßen und der Saft ausgepreßt; dann gibt man Essig bei oder den Saft unreifer Trauben, tunkt ein Laken hinein und legt es auf.
Aufbewahrung: Nach ihrer Reife [5] müssen die Flaschenkürbisse gesammelt und samt ihren Samen aufgehängt werden, damit sie so austrocknen; danach soll man sie wegen ihrer Klebrigkeit und Gummiartigkeit mit Wasser abwaschen und an der Sonne trocknen. Dann werden sie an einem trockenen Ort aufbewahrt, damit sie nicht wegen ihrer großen Feuchtigkeit verderben.
Haltbarkeit: Sie können drei Jahre lang aufbewahrt werden.
Ersatzmittel: Merk dir: [10] in Ländern, wo wir diese Samen oder Kerne nicht haben können, nehmen wir die von süßen Äpfeln und trocknen sie; sie verrichten die Wirkung der Kürbiskerne an zweiter Stelle.

71.) Vom Schöllkraut (chelidonia)
Primärqualitäten: Das Schöllkraut ist erwärmend und trocknend im vierten Grad.
Arten: Es gibt zwei Arten Schöllkraut: das Indische, das von [15] größerer Wirkungskraft ist und eine gelbe Wurzel hat, und das gewöhnliche Schöllkraut, das man in unserer Weltgegend[77] findet, von geringerer Wirkungskraft. Dennoch kann die eine Art für die andere eingesetzt werden, wie Constantin bezeugt[78].
Verordnungsweise: Wenn du im Rezeptbuch Schöllkraut verordnet findest, mußt du die Wurzel nehmen, nicht das Kraut.
Haltbarkeit: Die Wurzel kann bei großer Wirkungsfähigkeit drei Jahre lang aufbewahrt werden. [20]
Zur Wirkungskraft: Schöllkraut hat infolge der Eigenschaften seiner Komplexion und wegen seiner Stofflichkeit die Fähigkeit, die Körpersäfte aufzulösen, zu verzehren und an sich zu ziehen.
Anwendungsformen und Indikationen: Gegen Zahnschmerz aus kalter Ursache steckt man die leicht gestoßene Wurzel zwischen den schmerzenden Zahn und den nächsten und hält sie dort fest.
Um das Haupt (vom Kaltschleim oder Flegma) zu reinigen sowie das Rachenzäpfchen, wenn es mit kalten Säften angefüllt ist, [25] kocht man die gut gestoßene Wurzel in Wein, wobei der Leidende den Dampf durch seinen Mund aufnimmt; anschließend nimmt man diesen Wein zu einem Gurgelmittel, welches das Rachenzäpfchen trocknet und das Haupt reinigt.
Gegen das Bauchgrimmen kocht man das gestoßene Kraut in Wein und legt es auf; man kann auch einen Schwamm mit Wein tränken, in dem das Wurzelpulver abgekocht worden ist, und immer wieder auflegen. [30]
Um den Monatsfluß zu erregen und die Gebärmutter zu reinigen, macht man einen wärmenden Wickel mit dem Wasser der Abkochung.
Bei Krebs des Mundes oder einer äußeren Zerfressung des Mundes macht man Pulver der Schöllkrautwurzel und getrockneter Rosenblätter mit Essig an, kocht das ab, bis es mittelmäßig dick ist, wie man bei einem [35] Senfumschlag vorgeht[79], und salbt die krebsbefallenen Stellen damit ein: das hilft viel.
Bei einer Röhrenwunde oder Fistel wird das Wurzelpulver mit Seifenlauge angemacht und dann mit Hilfe eines Pfriems in die Öffnung der Wunde eingeführt. **[69vb]**

72.) Vom Koriander (coriandrum)

---

[77] gemeint ist Süditalien.
[78] im 'Liber graduum' (Petrus 1536, 381.25): „Anstelle des Indischen Schöllkrauts kann das gewöhnliche eingesetzt werden."
[79] *vgl.* 'Curae Platearii': „Ferner bereitet man einen Senfumschlag aus dem Pulver von Senfkörnern, aus Eppichsaft und Essig und legt ihn auf das Haupt des Leidenden; den Umschlag fertigt man so an: das Senfkornpulver wird mit Essig und Eppichsaft sprudelnd gekocht, bis es ein bißchen dick geworden ist; dann wird der Umschlag übers Haupt in voller Fläche ausgelegt. Festzuhalten ist noch: der Senfumschlag muß vorher sprudelnd kochen; das Senfkraut selbst, in Öl und Essig geröstet, wird dann draufgelegt."

Primärqualitäten: Der Koriander ist warm und trocken im zweiten Grad.
Herkunft: Er ist eine Pflanze, die allgemein vorkommt.
Verordnungsweise: Wenn du im Rezeptbuch Korianderwurzel verordnet findest, mußt du in der Arznei den Samen ansetzen.
Haltbarkeit: Er kann zwei Jahre lang aufbewahrt werden.
Zur Wirkungskraft: Der Koriandersamen wirkt wegen der Eigenschaften seiner Komplexion [5] und einer beträchtlichen Würzigkeit kräftigend.
Anwendungsformen und Indikationen: Zur Stärkung der Verdauung und bei Magenschmerz infolge von Windblähung gibt man den Koriandersamen mit den Speisen; dazu reicht man den Wein, in dem er abgekocht worden ist.
Der gepulverte Koriandersamen, auf Fleischspeisen gestreut, macht sie schmackhaft.[80]

73.) Vom getrockneten Windensaft (diagridium), <dem Saft der Purgierwinde (scammonia)>
Primärqualitäten: Der getrocknete Windensaft ist erwärmend und trocknend im dritten Grad.
Herkunft: Er wird aus dem Saft einer Pflanze bereitet, die in den Ländern jenseits des Mittelmeers wächst und eine Wolfsmilchart ist (species tithymali)[81]. [15]
Herstellung: An den Hundstagen werden die Spitzen der Purgierwinde aufgebrochen, die ausfließende Milch wird gesammelt, in kleinen Gefäßen der Sonne ausgesetzt und getrocknet. So wandelt sie sich um zum Diagridium. Manche Autoritäten geben an, dies geschehe durch Abkochung.
Fälschung und Unterscheidung: Während das Diagridium entsteht, wird es manchmal gefälscht durch [20] Beimischung des Safts einer anderen Wolfsmilchart. Dann wirkt es allzu heftig; denn gutes Diagridium führt ganz sanft ab. Manchmal wird's auch gefälscht durch Beimischung von fein gepulvertem Kolophonium, während es entsteht. Bisweilen werden auch Kolophoniumstückchen, die unters Diagridium geraten sind, als Diagridium verkauft.
Auswahl, Fälschung und Unterscheidung: Ausgewählt werden muß das Diagridium, [25] das schwärzlich oder weißlich ist, in seiner Stofflichkeit durchgehend klar und durchscheinend und schnell zerbrechlich – auch Kolophonium zerbricht zwar schnell, aber nicht derart schnell –, auch muß es einen ausgeprägten leicht bitteren Geschmack haben, jedoch keinen abscheulichen. Ist es gefälscht durch Beimischung einer anderen Pflanzenmilch

[80] *in der Erlanger Handschrift folgt hier die Liste der Pflanzentitel unter dem Buchstaben D.*
[81] *vgl.* Kap. 240 (96^{vb}12-16): „Die Wolfsmilch (tithymalus) hat mehrere Arten: die Spatzenzunge (laureola) und die Eselswolfsmilch (esula). Jetzt sprechen wir von dem Kraut anabulla, dem Basilikum, und zwar hier nicht von dem, das in den Ländern jenseits des Mittelmeers wächst, woraus der purgierende Windensaft (scammonia) hergestellt wird, sondern von unserem Basilikum."

oder von [30] Kolophonium, so daß es dann teilweise klar und durchscheinend, teilweise dunkel ist, muß man es wegwerfen.

Auszuwählen ist auch das Diagridium, das, wenn man es mit Speichel fortwährend benetzt, weiße Farbe annimmt; denn dann kehrt es zu seiner Milchnatur zurück. Auch das grobstoffliche ist auszuwählen und in Arzneien anzusetzen. Das kleinteilige ist [35] nicht so gut; das feinstoffliche kann jedoch durch Beimischung von Kolophonium leicht gefälscht werden.

Haltbarkeit: Das feine läßt sich nicht so lange aufbewahren wie das grobe. Das grobe Diagridium jedoch kann fünfzehn bis zwanzig Jahre lang **[70ra]** aufbewahrt werden.

Zur Wirkungskraft: In den Arzneien wird es angesetzt zu ihrer Schärfung; denn in geringer Menge schon kann es ausreichend schärfen, erstens weil es nicht allzu heftig abführt, zweitens weil es nicht allzu viel Abscheulichkeit besitzt.

Gefahr: Dennoch reicht man es nie für sich allein.

Verordnungsweise: Merk dir, daß in der üblichen Gabe zwei oder höchstens drei Skrupeln [5] genügen, in einem Pfund anderthalb Unzen.

Gefahr: Obgleich nämlich das Diagridium nicht heftig wirkt, drängen wir dennoch seine Heftigkeit zurück.

Verordnungsweise: Wenn du deine Arzneien schärfen willst, gehst du folgendermaßen vor:

Rezept: Nimm getrockneten Purgierwindensaft, zwei Skrupeln oder drei, und mach ihn zu Pulver – du darfst ihn niemals durch ein Sieb drücken oder im Mörser stoßen wie die [10] anderen Arzneimittel, weil er wegen seiner Feinstofflichkeit und Klebrigkeit an den Zotten des Magens haften bliebe –, dann gib Pulver vom Mastixharz in großer Menge, doch in kleinen Portionen bei; und solang die Latwerge noch heiß ist, fährst du fort, dieses Pulver in kleinen Portionen nach und nach beizugeben. Dabei mußt du ununterbrochen rühren, damit es nicht [15] klumpt; denn wenn du alles Pulver zugleich hineinschütten wolltest, würde es einen Klumpen bilden.

Gefahr: Man gibt die Purgierwinde der Latwerge bei, solang sie noch heiß ist, weil ihre Bosheit und Schärfe durch die Hitze zurückgedrängt wird, dennoch kann diese Latwerge nicht gereicht werden, bevor nicht fünfzehn oder zwanzig Tage vergangen sind.

Du kannst auch folgendermaßen vorgehen:

Rezept: Nimm getrockneten Purgierwindensaft, zwei Skrupeln oder drei oder auch vier – ich sage das bewußt, weil ein Skrupel [20] in warmer Gegend und bei warmer Jahreszeit mehr ausrichtet als zwei oder drei Skrupeln in kalter Gegend und zu kalter Jahreszeit –; die werden zu sehr feinem Pulver gemacht und dann die ganze Nacht in Gerstenwasser angesetzt.

Mit diesem Wasser schärft man die Arznei oder mit der Abseihung dieses Wassers, wenn der Leidende schwach ist; in dieser Form nämlich kann es geschwächten Leidenden [25] ohne Belastung noch Belästigung und ohne Furcht gegeben werden; auch hitzig Fiebernden gibt man es so.

Verordnungsweise: Doch merk dir, daß bei dieser Vorgangsweise der Purgierwindensaft in geringerer Menge anzusetzen ist als anderwärts; außerdem muß das Wasser lau sein oder kalt.
Gefahr: Und auch diese Latwerge darf nicht gereicht werden, bevor nicht acht oder zehn Tage vergangen sind.
Doch weil wir ja oftmals [30] gezwungen sind, auf der Stelle Arznei zu reichen und wir diese Arznei also am gleichen Tag zu schärfen haben, müssen wir folgendermaßen vorgehen:
Rezept: Mach zwei oder drei Skrupeln Diagridium zu Pulver, aber nicht ganz fein, setz Mastixharz, eine größere Menge, dazu an und schärfe die Arznei.
Du kannst auch auf andere Art eine Arznei schärfen, die noch am selben Tag gereicht werden kann:
Rezept: Nimm getrockneten Windensaft, [35] wie er ist, gib ihn in Teig oder in eine Quitte oder einen Granatapfel, und koch diesen Apfel, in Teig gehüllt, gut durch, um die Gewaltsamkeit seiner Wirkung zurückzudrängen; anschließend wird er zu Pulver gemacht, **[70rb]** eine mäßige Menge Mastixharz wird beigegeben, und so kann die Arznei geschärft werden.
Verordnungsweise: Und merk dir, daß dem Diagridium hauptsächlich Mastixharz beigemischt werden muß, an zweiter Stelle Bdellium-Gummi, an dritter Arabischer Gummi.
Zur Wirkungskraft: Der purgierende Windensaft reinigt an erster Stelle die Gelbgalle (colera), in zweiter Linie den Weißschleim (flegma), in dritter die Schwarzgalle (melancolia). [5]
Gefahr: Merk dir, daß nie eine durch Windensaft bereicherte Arznei mit Kaltwasser gegeben werden darf, ungeachtet der Tatsache, daß manche kühlende Latwerge im Sommer mit Kaltwasser gereicht wird; denn infolge der Kälte des Wassers kann der Windensaft an den Zotten des Magens kleben bleiben.
Man kann mit Windensaft indessen einen Abführtrank, ein Abführbrot und eine Abführfrucht herstellen, und zwar folgendermaßen: [10]
Rezepte: Während du einen Lautertrank bereitest oder Honigseim, brauchst du zu den anderen Spezerei nur Windensaft hinzuzufügen: du erhältst einen Abführtrank.
Machst du getrockneten Windensaft zu Pulver, gibst Mastixharz dazu, tust das in einen Teig und bäckst ihn, erhältst du Abführbrot.
Tust du schließlich getrockneten Windensaft, so, wie er ist, in einen gespaltenen Baumstamm [15] – nicht nahe an der Erde, sondern in mittlerer Höhe –, in der Menge von einem Pfund oder von zwei, schlingst ein Laken darum und gibst Erde darauf und umwickelst die Stelle gut, dann trägt die Feuchtigkeit des Baums, die ja nach oben strebt, die Wirkungskraft der Purgierwinde mit sich bis in die Äste: und so erhältst du eine [20] Abführfrucht.
Zusatz zur Wirkungskraft: Merk dir: wie gerade gesagt, purgiert der Windensaft an erster Stelle die Gelbgalle (colera), in zweiter Linie den Weißschleim (flegma), in dritter die Schwarzgalle (melancolia). Wird er nun in verschiedenen

Arzneien angesetzt, purgiert er die verschiedenen Körpersäfte ganz speziell: setzt man ihn an mit abführender Essiglatwerge (oxy laxativum) oder mit Kühllatwerge (electuarium frigidum) oder mit der Latwerge Tryphera Saracenica, so reinigt er besonders gut die Gelbgalle; mit der Latwerge Blanca oder mit Benediktenlatwerge purgiert er besonders den Weißschleim; und mit [25] Theodoret aus Anacarden oder Sennesblätterlatwerge (diasene) purgiert er besonders die Schwarzgalle.

Haltbarkeit: Merk dir ferner: man kann Windensaft länger aufbewahren, wenn man ihn in einer Latwerge ansetzt, die mit Honig bereitet wird; so hält er zwei Jahre oder bestenfalls drei – im Gegensatz zu einer Latwerge, die mit Sirup gemacht ist.

Nachtrag zur Gefahr: Merk dir: Wenn du den getrockneten Windensaft in Veilchenöl einreibst und tüchtig Mastixharz beigibst und die [30] Arzneien so geschärft werden, kannst du ihn noch am gleichen Tag oder am nächsten einsetzen.

74.) Vom Bocksdorngummi (dragagantum)

Primärqualitäten: Der Bocksdorngummi ist kühlend im zweiten Grad und befeuchtend im ersten.

Herkunft: Er ist der Gummi eines Baums, der in den Ländern jenseits des Mittelmeers wächst. Fließt dessen Feuchtigkeit aus, dickt sie durch die Wirkung der Hitze ein und verwandelt sich in die Stofflichkeit von Gummi. [35]

Arten: Davon gibt es zwei Arten: den weißen, welcher besser ist, falls er klar und durchscheinend ist und rein, daneben den rötlich gelben, der nicht so gut ist.

Auswahl: Auszuwählen ist der, welcher nicht dunkel, **[70va]** sondern klar und durchscheinend und frei von Erdbeimischung ist.

Verordnungsweise: Und merk dir, daß der weiße Bocksdorngummi in den kühlenden Arzneien, der rötlich gelbe in den wärmenden angesetzt werden muß.

Haltbarkeit: Er kann zehn Jahre lang aufbewahrt werden.

Zur Wirkungskraft: Infolge seiner abkühlenden Eigenschaft hat er die Fähigkeit zu kühlen und zu reinigen, [5] infolge seiner Feuchtigkeit befeuchtet er die Komplexion, infolge seiner Klebrigkeit und Gummisaftigkeit leimt er Wunden zusammen und schließt sie.

Anwendungsformen und Indikationen: Gegen die Austrocknung der Brust (und der Atmungsorgane) gibt man dem Kranken Gerstenwasser, in dem Bocksdorngummi und Arabischer Gummi abgekocht worden sind.

Gegen Husten aus heißer und trockener Ursache[82] gibt man Gerstenwasser, in dem Süßholzsaft abgekocht und dann eine [10] Nacht lang Bocksdorngummi aufgelöst worden ist. Zum gleichen Zweck kann man auch folgendermaßen vorgehen:

Rezept: Man löst Bocksdorngummi in Gerstenwasser die Nacht über auf, drückt es dann durch ein Laken und macht mit der Zähklebrigkeit des

[82] also infolge der Gelbgalle (colera).

Bocksdorngummis selbst Pulver vom Bocksdorngummi an; daraus formt man dann Pillen[83], die der Leidende unter der Zunge zu halten hat; erst wenn sie aufgelöst sind, darf er sie verschlucken. Sie tun [15] auch gut gegen den Durst aufgrund von Erhitzung der Atmungsorgane.

Auch eine Latwerge, die aus zwei Teilen Bocksdorngummi und dem dritten Teil Süßholz mit einfachem Sirup bereitet ist, hilft viel gegen den vorgenannten Husten.

Gegen Durst gibt man Gerstenwasser, in dem Bocksdorngummi die Nacht über aufgelöst worden ist. Man kann auch einen Sirup herstellen aus Gerstenwasser, [20] in welchem Bocksdorngummi abgekocht oder aufgelöst worden ist: den reicht man nutzbringend gegen den Durst, der bei hitzigen Fiebern auftritt. Auch Bocksdorngummi, unter der Zunge gehalten, hilft hier viel.

Gegen Risse in Lippen und Mund, auch gegen fressende Geschwüre und Abhäutung des Gaumens geht man folgendermaßen vor:

Rezept: Man löst Bocksdorngummi in [25] Rosenwasser auf, drückt es dann durch ein Tuch und macht mit seiner Klebrigkeit Pulver von Stärkmehl an, tunkt eine Feder drein und bestreicht Zunge oder Lippen immer einmal wieder: sie werden schnell geheilt.

Gegen körnige Kriechbläschen (herpes granulosus) geht man ebenso vor.

Frauen: *Kosmetik*: Um das Angesicht hell zu machen und [30] störende Hautflecken zu beseitigen, setzen die Frauen Bocksdorngummi für eine Nacht in Rosenwasser an; am Morgen geben sie Boraxgummi oder auch Kampfer bei, in kleiner Menge, und bestreichen ihr Angesicht häufig damit.

Gegen Eiterknoten infolge heißer Körpersäfte preßt man im Anbeginn des Leidens Mauerpfeffersaft (succus vermicularis) aus und [35] löst in ihm dann Bocksdorngummi eine Nacht lang auf, tunkt ein Laken darein und legt es zu Beginn des Leidens über die heißen Eiterknoten.

Auf gleiche Art geht man gegen den Gichtkrampfschmerz infolge warmer Körpersäfte vor.

Auf gleiche Art verfährt man auch **[70vb]** bei Brandwunden, freilich am zweiten Tag oder am dritten, nicht am ersten. Bei Brandwunden müssen nämlich zunächst Mittel eingesetzt werden, die selber warm sind und erhitzend wirken, das heißt: am ersten Tag, und also keine kalten, abkühlenden Mittel, damit Rauch und Dampf ausdünsten können (was durch kalte Mittel verhindert würde). Aus diesem Grund salben wir sie mitunter auch [5] zunächst mit Seife ein.

Gegen Blutstuhl löst man Bocksdorngummi in Regenwasser auf und kocht in diesem Wasser ein Hühnchen, das man dem Leidenden als Speise reicht. Dasselbe Wasser wird, einigermaßen lau, durch die Klistierspritze eingeführt, falls das Leiden von einem Übel in den unteren Gedärmen kommt; rührt der Blutstuhl von einem Leiden in den oberen Gedärmen, gibt man [10]

[83] *vgl.* 'Curae Platearii': „Weiters fertigt man Pillen an ... mit Rosenwasser, in dem [15va] Bocksdorngummi eingelegt ist, damit aufgrund der Schleimigkeit des Bocksdorngummis die Pulverchen besser zusammenkleben und die Pillen leichter geformt werden können."

Wegerichsaft[84], in dem nachtsüber Bocksdorngummi gelegen und sich aufgelöst hat.
Verordnungsweise: Und merke dir: Wenn Bocksdorngummi in Arzneien angesetzt wird, muß er für sich allein gestoßen werden, da er sich im Verein mit anderen Bestandteilen nicht stoßen läßt, sondern sich widersetzt. Würde er nämlich mit anderen Arzneimitteln gemeinsam gestoßen, würden die anderen Bestandteile sich eher in Rauchdampf auflösen, bevor der Bocksdorngummi sich zerstoßen ließe. [15] Deshalb werden beim Bereiten des Diadragagantum, der Bocksdornlatwerge, die anderen Bestandteile für sich gestoßen und der Bocksdorngummi getrennt für sich.

75.) Von der Möhre (daucus)
Primärqualitäten: Die Möhre ist erwärmend und trocknend im dritten Grad.
Arten, Etymologie: Es gibt von ihr zwei Arten: die Kretische Möhre, die von größerer Wirkungskraft ist und Kretermöhre heißt, weil man sie vorzüglich auf Kreta findet; zweitens gibt es die [20] Eselsmöhre, so genannt, weil sie hauptsächlich Eselsfutter ist: die setzt man statt der Kretermöhre ein, weil es von der nur wenig gibt.
Auswahl: Die größte Wirkungskraft der Möhre sitzt übrigens in Samen, Kraut und Blüten; in ihren Wurzeln hat sie gar keine oder geringe Kraft. Gesammelt werden muß das Kraut samt seinen Blüten; man sammelt es, sobald es Blüten [25] treibt; die Wurzeln wirft man weg; dann trocknet man's an einem beschatteten Ort.
Haltbarkeit: Das Kraut kann nur ein Jahr lang aufbewahrt werden; sein Vorrat muß deshalb jährlich erneuert werden.
Zur Wirkungskraft: Es hat die Fähigkeit, Säfte aufzulösen, zu verzehren und an sich zu ziehen, wegen der Eigenschaften seiner Komplexion; und wegen seiner feinen Stofflichkeit wirkt es harntreibend.
Anwendungsformen und Indikationen: Gegen Asthma aus kalter Ursache sowie Husten aus kalter und feuchter Ursache[85] gibt man Wein, in dem Möhrenkraut und [30] Dörrfeigen abgekocht worden sind.
Gegen den Fluß von kalten Säften vom Haupt herab zu einem Leidensort legt man dem Haupt ein Säcklein auf, gefüllt mit gut gewärmtem Pulver aus dem Kraut.
Gegen Magenschmerzen wegen Windblähung oder aus kalter Ursache, Harnkrampf, Harnzwang, Bauchgrimmen und Darmgicht gibt man Wein, in dem Möhrenkraut abgekocht worden ist. Auch das Kraut selbst, gekocht [35] in Wein und Öl in großer Menge, wird dem Schmerzensort aufgelegt.

---

[84] *vgl.* 68^{ra}30 (Kap. 64): Auf gleiche Weise geht man gegen den Blutstuhl vor, der durch ein Leiden in den oberen Gedärmen verursacht ist. Ferner reicht man Korallenpulver mit Schlürf-Ei. Kommt der Blutstuhl von einem Leiden in den unteren Gedärmen, führt man das Pulver mit Wegerichsaft mittels eines Klistiers ein.
[85] also infolge des Weißschleims (flegma).

Gegen Harnzwang, Harnkrampf und Steinleiden gibt man Wein, in dem Möhrenkraut und Steinbrech abgekocht worden sind.
Gegen Verstopfung von **[71ra]** Milz und Leber aus kalter Ursache und gegen Wassersucht bereitet man einen Sirup aus Fenchelsaft, in dem Möhrenkraut abgekocht worden ist.
Gegen Verhärtung von Milz und Leber geht man folgendermaßen vor:
Rezept: Man legt in großer Menge Möhrenkraut in Wein und Öl und weicht es zehn Tage lang ein; am zehnten [5] Tag wird abgekocht, bis (aller Wein verdunstet und) nur das Öl übriggeblieben ist; dann drückt man das Kraut aus, seiht gut ab, stellt die Abseihung ans Feuer und gibt Bienenwachs drauf: so bekommt man ein Wachspflaster gegen Verhärtungen und deshalb dort entstehende Eiterknoten; es ist sehr nutzbringend.

76.) Vom Kupfervitriol (dragantum) [10]
Primärqualitäten: Der Dragant ist erwärmend und trocknend im vierten Grad.
Synonyme: Er heißt auch Kupfervitriol (vitreolum) oder Kupferblüte (chalcanthum).
Arten: Es gibt vier Arten Kupfervitriol: das Indische: es kommt aus Indien und ist weiß; das Arabische: findet sich in Arabien und ist gelb; das Cyprische, das auf der Insel Zypern gefunden wird und grüne [15] Farbe hat; zuletzt die Französische Erde, das ist Schusterschwärze oder Tintenpulver, wie es in Frankreich gefunden wird.
Auswahl: Auszuwählen ist der Dragant, der grüne Farbe hat und klar und durchscheinend ist, dazu ein wenig feucht und trüb.
Verordnungsweise: Er muß zerbrochen werden: der grüne Tropfen, der im Inneren erscheint, ist dann in den Arzneien anzusetzen. [20] Merk dir: es handelt sich um eine Erdader.
Haltbarkeit: Er kann zehn Jahre lang aufbewahrt werden.
Zur Wirkungskraft: Er hat auflösende, verzehrende und zerfressende Fähigkeit.
Anwendungsformen und Indikationen: Bei einer Röhrenwunde oder Fistel geht man folgendermaßen vor:
Rezept: Pulverisiertes Kupfervitriol wird mit zwei Teilen Mehl von gestampften Bohnen in Seifenlauge oder Franzosenseife angemacht. Dann tunkt man einen Wundpfriem drein und [25] steckt ihn in die Röhrenwunde: er erweitert die Wundöffnung, so daß selbst Knochensplitter nach einem Bruch nutzbringend rausgezogen werden können; ferner zerfrißt er wildes Fleisch sehr gut und verbessert die Wundheilung.
Gegen Nasenpolypen wird ein Pfriem aus Apostelsalbe (apostolicon) und Baumwolle geformt, mit Salzwasser getränkt, mit Kupfervitriolpulver bestreut und in die Nase [30] gesteckt.
Damit das wilde Fleisch zerfressen wird, wird einfach nur das Pulver aufgestreut.
Außerdem hilft es gegen Blutfluß, ob der nun durch Hämorrhoiden oder Nasenbluten oder durch Monatsfluß vonstatten geht.

Exkurs: Hier scheint sich ein Widerspruch aufzutun: denn es ist Eigenschaft wärmender Mittel, daß sie auflösen, nicht zusammenziehen. Als Erklärung sagen wir folgendes: Wenn man Kupfervitriolpulver kunstfertig brennt, [35] wirkt es zusammenziehend. Man muß es aber so lang brennen, bis es die Farbe wechselt und schwarz wird[86], so daß man sieht, daß es infolge der Verbrennung abgekühlt ist: in diesem Zustand wird es pulverisiert (und wirkt zusammenziehend).
Rezept: Gegen den **[71rb]** Blutfluß aus der Nase wird also Pulver von verbranntem Kupfervitriol mit Pulver von verbranntem Pergament und gepulvertem Mastixharz mit Saft vom Hirtentäschel (sanguinaria) angemacht, unter dessen Beigabe Blutstein (lapis haematites) auf einem Wetzstein[87] geschabt wurde; mach daraus einen Pfriem und steck den in die Nase. [5]
Verordnungsweise: Die Verbrennung des Dragant oder Kupfervitriols nimmt man in einem trockenen Schälchen ohne Flüssigkeit vor, über Kohlen, und zwar so lange, bis es seine Farbe wechselt und schwarz wird.
Rezept: Gegen den Blutfluß der Weiber stellt man ein Zäpfchen her aus denselben Bestandteilen, mit Wegerichsaft angemacht, in welchen Blutstein geschabt ist. [10]
Aus denselben Bestandteilen macht man ein Zäpfchen auch gegen Hämorrhoiden: blutfließende Hämorrhoiden zieht es nämlich zusammen, und aufgeblähte trocknet es. Man kann diese Bestandteile auch mit dem Saft von Königskerze oder Wollkraut (tapsus barbatus) anmachen und auflegen.
Exkurs: Komplexionswechsel: Und merk dir: brennt man Kupfervitriol, erstickt man seine Wärme und löscht seine erwärmende Eigenschaft und macht es kalt und abkühlend[88], so daß es nun zusammenziehend wirkt [15] und trocknend. Und mischt man es mit anderen Arzneien, schwärzt es sie.

77.) Vom Diptam (diptamnus)
Primärqualitäten: Diptam ist erwärmend und trocknend im dritten Grad.
Herkunft: Er ist die Wurzel eines Krauts, das man mit gleichem Namen nennt und welches sich an warmen wie an kalten Orten findet und vorzüglich an steinigen. [20]
Verordnungsweise: Wenn du im Rezeptbuch Diptam verordnet findest, mußt du die Wurzel ansetzen.
Haltbarkeit: Es kann zwei Jahre lang bei großer Wirkungskraft aufbewahrt werden.
Auswahl: Man muß den Diptam auswählen, der innerlich von fester Stofflichkeit ist, ohne Löcher, und der, wenn man ihn bricht, nicht zu Pulver zerfällt.
Zur Wirkungskraft: Er hat die Fähigkeit, Säfte aufzulösen und zu verzehren, sowie Gifte an sich zu ziehen.

---

86 die Farbe schwarz gehört im Viererschema zur kalten und trockenen melancolia.
87 *vgl.* 72^{va}25 (Kap. 100).
88 *vgl.* 72^{va}22: gebranntes Kupfer, Kupferstein, Sinter gewinnt durchs Brennen an Erdbestandteilen, bleibt aber warm und trocken im vierten Grad.

Anwendungsformen und Indikationen: Gegen den Biß giftiger [25] Tiere und gegen Gift, das jemand eingenommen hat, wird Diptam, wie er ist, gestoßen und aufgelegt; außerdem wird sein Saft in Wein gereicht. Man kann auch Diptampulver mit Minzensaft anmachen und dies auflegen und zum Trank reichen.
Rezept: Man kann auch die Latwerge Mithridat, welche die Wirkungskraft des Theriaks besitzt und ebenso erprobt ist, neu bereiten, indem man Pulver von [30] Diptam, Kostwurz, Enzianwurzel, Osterluzei und dazu noch von Kupfervitriol beigibt, damit sie schwarz wird.[89]
Haltbarkeit: Man kann diese Latwerge Mithridat aber höchstens zwei Jahre aufbewahren; und man reicht sie mit Wein, in dem Diptam abgekocht wurde.
Weitere Anwendungsformen und Indikationen: Um den Monatsfluß zu erregen und eine tote Leibesfrucht sowie die Nachgeburt herauszutreiben, führt man Diptampulver mit Saft vom Diptamkraut oder vom Beifuß (artemisia) ein; oder man stellt ein Zäpfchen her aus Diptampulver, mit Saft vom Beifuß angemacht.
Gegen Harnzwang und Harnkrampf gibt man Wein, in dem Diptam abgekocht wurde.
Gegen Magenschmerzen **[71va]** sowie gegen Erstickung nach dem Genuß von Pilzen hilft Diptampulver, mit Wermutsaft genossen.
Gegen Asthma aus kalter Ursache nimm eine Abkochung von Palmfeigen (carica) in Wein vor, drück sie aus und reich dann mit diesem Wein drei Drachmen Diptampulver. [5]
Gegen die Fallsucht gibt man Diptampulver mit Bibergeilpulver oder mit Rautensaft durch den Mund ein, oder man seiht das ab und gießt's dann in die Nase.
Mit gleicher Zubereitung salbt man einen Gelähmten und reibt ihn ab.[90]

78.) Von der Endivie (endivia)
Primärqualitäten: Die Endivie ist kalt und trocken im ersten Grad.
Synonym: Mit anderem Namen heißt sie Wild-Endivie (scariola).
Auswahl: Samen und Blätter sind in medizinischer Anwendung nützlich; die Blätter dienen aber auch als Speise. [20] In ihrer Wurzel hat die Endivie geringe oder keine Wirkungskraft. Die frischen Blätter sind von großer Wirkungskraft, die trockenen von keiner; die frischen enthalten ein bißchen Bitterkeit und stechenden Geschmack, weswegen sie harntreibend sind.
Zur Wirkungskraft: Die Endivie wirkt kräftigend und kann infolge ihrer abkühlenden Eigenschaft eine Komplexion, die aus dem Gleichgewicht geraten ist, wieder umwandeln.
Anwendungsformen und Indikationen: Deshalb hilft sie gegen Verstopfung von [25] Milz und Leber aus kalter Ursache.
Gegen Gelbsucht, doppeltes und einfaches Drittagsfieber, Erhitzung der Leber und Eiterknoten, die von heißem Körpersaft kommen, hilft die Endivie

[89] *vgl.* das Ende des vorherigen Kapitels.
[90] *in der Erlanger Handschrift folgt hier die Liste der Pflanzentitel unter dem Buchstaben E.*

(scariola), gesotten oder roh genossen, viel; und auch ihr Saft, mit Warmwasser gereicht, ist hilfreich.
Gegen die [30] vorgenannten Verstopfungen sowie gegen einfaches und doppeltes Drittagsfieber gibt man Endiviensaft mit der Latwerge Tryphera Saracenica in Warmwasser, nachdem der Krankheitsstoff verdaut und verarbeitet ist, ferner gegen Erhitzung der Leber und vor allem gegen die safrangelbe Gelbsucht.
Man stellt auch einen Sirup her aus dem Endiviensaft für Hochempfindliche. Doch weil der Saft trüb ist, muß man ihn klar und durchscheinend machen – so gilt das auch für [35] alle anderen Säfte – und zwar folgendermaßen:
Rezept: Der Endiviensaft wird ein Weilchen gekocht, dann läßt man ihn sich setzen – es setzt sich nämlich ab, was stinkend ist; was klar ist und durchscheinend, das schwimmt oben. Dann seihst du sanft ab durch ein Laken, drückst es aber nicht aus, damit der Saft nicht wieder trübe wird, und bereitest aus dieser **[71vb]** Abseihung, die wie Wasser aussieht, unter der Beigabe von Zucker einen klaren, durchscheinenden Sirup. Willst du, daß er noch durchscheinender wird, gib Eiklar bei.
Dieser Sirup hilft gegen die genannten Fieber, Gelbsucht und Erhitzung der Leber.
Willst du, daß er zu einem Abführsirup wird, mußt du [5] am Ende seiner Abkochung feinstes Medizinal-Rhabarber-Pulver beigeben. Du kannst ihn wegen seiner Bitterkeit, wenn du willst, durch ein Laken abseihen; doch wird dann seine Wirksamkeit geringer sein, als sie beim ungeseihten Sirup ist.
Man reicht ihn gegen Fieber, die von Gelbgalle (colera) kommen, am vierten oder fünften Tag; doch muß der Krankheitsstoff schon verdaut und verarbeitet sein.
Zu gleichem Zweck nützt es, wenn der Endiviensaft mit Medizinal-Rhabarber [10] in Warmwasser gereicht wird.
Bei Fiebern, die von Eiterknoten kommen, und wenn Eiter gereinigt werden muß, hilft der genannte Sirup ebenfalls; auch der Endiviensaft und die Latwerge Tryphera Saracenica mit Warmwasser nützt hier.
Gegen Erhitzung der Leber und Eiterknoten, die von heißem Körpersaftkommen, hilft das Endivienkraut, wenn man es stoßt und auflegt. Ebenso hilft der Saft, in einem Umschlag aufgelegt. [15]
Auswahl: Merk dir: Wenn uns die Blätter der Endivie nicht zur Verfügung stehen, kochen wir ihren Samen in Wasser, den wir aber zuvor gut stoßen müssen. Bisweilen setzen wir den Samen auch mit Säften an, die für die jeweils zu behandelnde Krankheit nötig sind.

79.) Vom Alant (enula)
Primarqualitäten: Alant ist erwärmend am Ende des dritten Grads, befeuchtend im ersten.

Arten: Es gibt zwei Arten: Gartenalant (enula hortulana) [20] und Feldalant (enula campana). Der letztere ist von größerer Wirkungskraft, und zwar in seiner Wurzel.
Auswahl: Deshalb muß man die Wurzel in den Arzneien ansetzen, und nicht die Blätter.
Herkunft, Jahreszeit: Gesammelt wird die Wurzel zu Beginn des Sommers. Dann setzt man sie aber der Sonne aus, damit sie nicht infolge ihrer Feuchtigkeit in Fäulnis übergeht.
Haltbarkeit: Sie kann zwei oder drei Jahre lang aufbewahrt werden.
Zur Wirkungskraft: Der Alant wirkt besänftigend, reinigend und befeuchtend.
Anwendungsformen und Indikationen: Deswegen hilft er, wenn die Nerven und Stränge aus kalter Ursache [25] zusammengezogen sind und ihren Dienst verweigern.
Gegen Magenschmerzen aus kalter Ursache oder wegen der Windblähung gibt man Wein, in dem Alantwurzel oder das Pulver der Wurzel abgekocht worden ist.
Gegen Schmerzen der Atmungsorgane aus kalter Ursache oder wegen der Windblähung reicht man denselben Wein, entsprechend dem bekannten Vers[91]: „Nimmst du stets Alantwurzel ein, muß Herz und Brust gesund dir sein."
Gegen Husten aus kalter Ursache hilft [30] der nämliche Wein.
Bei Hochempfindlichen löst Alantpulver mit Zimtpulver den Bauch und führt ihn ab und hilft gegen den Schmerz in den Atmungsorganen.
Aber auch das Kraut selbst ist hilfreich: Wenn man es haben kann, kocht man's mit seinen Blättern ab in Wein und Öl und legt's als Umschlag auf: das löst Darmgicht und Bauchgrimmen, Nierenschmerz und Harnzwang.
Gegen Asthma aus kalter Ursache kocht man Gerste sehr gut, [35] bis sie zu dickem Wasser wird wie Gerstengrütztrank: in diesem Wasser kocht man Alantwurzelpulver sehr gut ab und reicht's dem Leidenden.

80.) Von der Thymseide (epithymum)
Primärqualitäten: Die Thymseide ist erwärmend und trocknend im dritten Grad.
Herkunft: Sie ist ein Kraut, das hauptsächlich an warmen Orten wächst. **[72ra]** Dies Kraut hält sich rund um den Thymian (thymus), also ein anderes Kraut, und ist gewissermaßen dessen Blüte.
Etymologie: Deswegen heißt dieses Kraut epithymum, das bedeutet: „auf dem Thymian wachsend".
Verordnungsweise: Diese Blüte aber und nicht das Kraut wird in Arzneien angesetzt.
Ersatzmittel: Anstatt der Thymseide wird manchesmal die Flachsseide (cuscuta) verwendet.
Herkunft: Wenn die Thymseide ihre [5] Blüten treibt, sammelt man sie, doch nur die Blüten.

---
[91] Regimen Sanitatis Salernitanum: Vers 974.

Zur Wirkungskraft: Sie verarbeitet und purgiert an erster Stelle die Schwarzgalle (melancolia), in zweiter Linie den Weißschleim (flegma).
Verordnungsweise: Man gibt sie nie für sich allein, sondern setzt sie nutzbringend in Arzneien an, die Schwarzgalle purgieren.
Anwendungsformen und Indikationen: Gegen das Vierttagsfieber geht man folgendermaßen vor:
Rezept: Man kocht man anderthalb Unzen Thymseide in Wasser ab und stellt viel von der Abkochung her. In dieser Abkochung setzt man zwei Drachmen [10] Lapislazuli oder Lapis Armenicus an. Ist der Krankheitsstoff durchgearbeitet und verdaut, reicht man diese Arznei dem Kranken. So werden viele gesund.
Dieselbe Abkochung hilft Kranken, die an Hämorrhoiden leiden, weil ihr Blut zuviel Schwarzgalle enthält.
Gegen jedes Leiden, das von Schwarzgalle kommt, gibt man Wein, in dem Thymseide abgekocht wurde.
Gegen die Ohnmacht, die vom Brodem der Schwarzgalle kommt, bereitet man einen Sirup [15] aus Wasser, in dem Senet und Thymseide abgekocht worden sind.
Gegen die Herzerstickung kocht man Thymseide sprudelnd in Wein und reicht ihn mit Pulver vom Hirschherzbein.
Zur Auswahl: Auch die Blätter der Thymseide können eingesetzt werden, wie Constantin sagt: der Milz als Umschlag aufgelegt, nehmen sie jede Schwellung von ihr weg.
Die Wurzel der Thymseide, in Wein und Öl gekocht und deren Abkochung als Umschlag aufgelegt, löst [20] den Harnzwang.

81.) Von der Wolfsmilch (euphorbium)[92]
Primärqualitäten: Euphorbium ist erwärmend und trocknend im vierten Grad.
Herkunft: Es ist der Gummi eines Baums, welcher in Indien wächst.
Jahreszeit: Zur Sommerszeit gibt dieser eine Gummiflüssigkeit von sich, die sich rund um den Stamm zusammenleimt und in die Stofflichkeit des Wolfsmilch-Gummi übergeht. Ein Teil davon fällt auf die [25] Erde und enthält deshalb Erdbeimischungen.
Auswahl: Was kleinteilig ist, ist nicht gut, denn es enthält Erdbeimischungen. Auszuwählen ist, was in großen Stücken vorkommt, klar und durchscheinend, rein und leuchtend ist in seiner Stofflichkeit und der Farbe nach rötlich oder gelb. Was weißlich ist, muß man wegwerfen.
Haltbarkeit: Euphorbium kann zwölf [30] Jahre lang aufbewahrt werden.
Fälschung: Das kleinteilige Euphorbium wird mitunter gefälscht durch Beimischung von rotem Bocksdorngummi (dragagantum).
Zur Wirkungskraft: Euphorbium hat die Fähigkeit, die Körpersäfte aufzulösen, an sich zu ziehen, abzuführen und zu verzehren. An erster Stelle reinigt es den

[92] *vgl.* Kap. 240.

(kalten) Weißschleim (flegma), in zweiter Linie die Schwarzgalle (melancolia), und zwar wirkt es auch an entlegenen Stellen, wie am Haupt oder anderen außenliegenden Körpergegenden.
Anwendungsformen und Indikationen: Gegen alle Arten von Gicht, wie Gichtkrampf (arthetica), Hüftgicht (sciatica), Fußgicht (podagra), Handgicht (chiragra) [35] sowie gegen die Darmgicht (iliaca passio), wenn sie kalte Ursache haben, geht man folgendermaßen vor:
Rezept: Man schärft Benediktenlatwerge mit zwei Skrupeln Euphorbium und zwei Skrupeln Bdellium-Gummi oder Mastixharz. Dann reicht man diese Benediktenlatwerge mit Wasser, in dem **[72rb]** Fenchelsamen oder Fenchelwurzel abgekocht worden ist.
Gegen die Darmgicht, die vom Weißschleim (flegma) verursacht ist, führt man diese Latwerge durch die Klistierspritze mit irgendeiner Flüssigkeit ein.
Gegen Stirnkopfschmerz, Fallsucht und Schlagfluß, die vom Weißschleim verursacht sind, schärft man mit der vorgenannten Benediktenlatwerge die Latwergen Heilig, genannt [5] Logodion, oder die Latwerge Blanca und reicht sie dann dem Leidenden zur Vorsorge oder auch nach dem Fieberanfall.
Gegen Vergessen und Schlafsucht (lethargia) erregt man einen Niesanfall, indem man Wolfsmilchpulver in die Nase einführt. Man kann auch Wolfsmilchpulver in ein feines und dünnes Laken geben und dieses vor der Nase mit den Fingern klopfen und schütteln. Läßt sich der Leidende so nicht [10] erwecken, macht man Wolfsmilchpulver mit Rosenöl an, tunkt eine Feder drein und salbt das Innere der Nase gut bis in die Tiefe.[93]
Auf gleiche Art erregt man auch bei Fallsüchtigen und bei Schlagflüssigen während des Anfalls selbst das Niesen.
Exkurs: Gegen Schlafsucht stellt man auch eine Salbe her aus dem Pulver von Bibergeil, [15] Bienenwachs und Moschusöl oder gemeinem Öl: damit salbt man den Fallsüchtigen vom Hinterhaupt hinunter über das ganze Rückgrat; den Schlafsüchtigen schert man das Hinterhaupt[94] und salbt es gut, indem man kräftig reibt.
Um das Gedächtnis wiederzugewinnen, stellt man eine Latwerge her, und zwar folgendermaßen:

[93] *vgl.* 'Curae Platearii': „Als weitere Maßnahme verursacht man Niesanfälle mit dem Pulver von Bibergeil (castoreum), weißer und schwarzer Nieswurz (elleborus albus et niger), [66ra20] weißem und schwarzem Pfeffer, Wolfsmilch (euforbium), Bertramwurzel (piretrum) und dergleichen. Dieses Pulver schnürt man in ein ganz feines Laken ein und nähert dies der Nase (wobei man dieses Säckchen schüttelt). Niest der Leidende nicht, bläst man das Pulver in die Nase ein; oder man löst es auf in Rosenöl, tunkt eine Feder drein und führt diese so tief wie möglich in die Nase. Niest er dann, ist's ein gutes Zeichen; niest er jedoch auch so noch nicht, steht's schlimm um ihn."
[94] *vgl.* 'Curae Platearii': „man legt folgenden Umschlag auf das geschorene Haupt, aufs ganze Haupt oder nur auf das Hinterhaupt ... das gebraucht man einerseits für den Umschlag, zum anderen reibt man damit heftig das Hinterhaupt." [6va1-9]

Rezept: Man nimmt zwei Teile [20] Aloeholz und Holzkassie, den dritten Teil von Euphorbium und Anacarden[95], macht das mit Honig an und reicht's in kleiner Menge, also ungefähr eine Drachme.
Zum gleichen Zweck kann man auch so vorgehen: Man schert das Hinterhaupt, wäscht es mit warmen Wein, macht danach einen Hauteinschnitt und reibt sofort die Stelle ein mit Rautensaft (succus pigani), in dem [25] Euphorbium und das Innere von Anacarden abgekocht worden ist.
Gegen Asthma aus Ursache von kaltem Weißschleim (flegma) reicht man zwei Skrupel Euphorbium mit etwas Mastixharz mit einem Schlürf-Ei.
Gegen alteingewurzelte Gelbsucht, die aus einer Verstopfung der Leber und einem Milzleiden entstanden ist, gibt man drei Drachmen Euphorbium in einem Schlürf-Ei. [30]
Gegen die Milzsucht schärft man Sennesblätterlatwerge (diasene) mit Euphorbium unter Beimischung von Mastixharz und reicht sie, nachdem freilich verdauungsfördernde Arzneien vorhergegangen sind.
Wildes Fleisch frißt das Wolfsmilchpulver weg.
Bei einer Röhrenwunde oder Fistel geht man folgendermaßen vor:
Rezept: Man reibt Wolfsmilch-Gummi und Mastixharz zu Pulver und macht das mit [35] Franzosenseife an, formt einen Wundpfriem draus und steckt ihn in den Mund der Röhrenwunde: er verzehrt alle Feuchtigkeit, die aus der Wunde fließt.

82.) Vom Leberblümchen (epatica)
Primärqualitäten: Das Leberblümchen ist kühlend und trocknend im ersten Grad.
Herkunft: Es ist ein Kraut, welches **[72va]** in wasserreicher und vor allem in steiniger Gegend wächst. Es hat winzige Blätter, die an Erde und Steinen haften.
Auswahl: Je größere Blätter es hat, desto besser ist es.
Zur Etymologie: Es wird Leberblümchen genannt, weil's vor allem den Leberkranken Hilfe bringt. [5]
Zur Wirkungskraft: Es hat die Fähigkeit zur Abkühlung; daher ist es harntreibend wegen der Feinheit seiner Stofflichkeit.
Anwendungsformen und Indikationen: Deshalb hilft auch gegen Verstopfung von Milz und Leber infolge heißen Krankheitsstoffs sowie bei Erhitzung der Leber und Gelbsucht stets das Wasser, in dem Leberblümchen abgekocht worden sind. Der Sirup aber, der aus diesem Wasser, unter der Beigabe von Medizinal-Rhabarber gegen Ende der Abkochung, hergestellt worden ist, stellt [10] gegen Gelbsucht überhaupt das beste Mittel dar.
Lehrsatz: Merke dir, daß in allen Wässern, aus denen Sirup gegen Erhitzung der Leber bereitet wird, Leberblümchen angesetzt werden müssen; denn sie helfen viel.

[95] *vgl.* 58^{rb}10 (Kap. 17).

Auch gegen Eiterknoten, die von heißem Körpersaft kommen, müssen Leberblümchen von Anfang an eingesetzt werden, denn sie bewirken die Zurücktreibung der Säfte.

83.) Vom gebrannten Erz (aes ustum)
Primärqualitäten: Gebranntes Erz ist erwärmend und trocknend im vierten Grad.
Synonyme: Mit anderem Namen heißt es calcucecumenon [richtig: chalkucaeomenon[96]] oder [15] calcitis[97]: gebranntes Kupfer oder Kupferstein.
Herstellung: Es wird durch kunstfertige Arbeit zusammengebacken und verbrannt, bis es zu Pulver gemacht werden kann; das geht so: in einen Topf aus Steingut wird rotes Erz getan, wie es gerade von den Schmieden im Kessel hergestellt worden ist, und wird fünfzehn Tage lang in den Ofen gelegt, wo ein [20] ständiges großes Feuer brennt; danach wird es gut pulverisiert. Durch dieses Auskochen und Brennen werden nämlich die Erdbestandteile vermehrt und die Wasserbestandteile vermindert.[98]
Zur Wirkungskraft: Es hat die Fähigkeit, die Körpersäfte aufzulösen und zu verzehren, und wirkt besonders auf die Schwarzgalle (melancolia) reinigend und verdünnend.
Anwendungsformen und Indikationen: Deshalb wird es nutzbringend angesetzt in [25] Pflastern, die von Schwielen befreien, wie dem Zwölfbotenpflaster, und in Pflastern gegen die Milzsucht.
Wildes Fleisch frißt es weg.
Gegen die Röhrenwunde oder Fistel wird das gepulverte gebrannte Erz mit Honig oder Judenseife[99] oder Franzosenseife angemacht, dann wird ein Wundpfriem eingetunkt und in die Wunde eingeführt: sie erweitert den Mund der Röhrenwunde und heilt sie auch.
Gegen Nasenpolypen [30] fertigt man einen Pfriem an aus Zwölfbotensalbe oder aus Wachspflaster, streut das gepulverte gebrannte Erz darauf und führt ihn in die Nase ein.
Kosmetik: Gegen Blässe des Angesichts infolge eines Überflusses von Schwarzgalle in der Milz oder weil unverdaute, rohe Säfte im Magen liegengeblieben sind und viel Zeit schon darüber vergangen ist, geht man folgendermaßen vor:

---

96 χαλκοῦ καιόμενον.
97 calcitoys *Erlangen; zu lesen ist wohl*: calcitis *bzw.* chalcitis (*so im* 2. 'Canon'-Buch Avicennas, 82^{rb}5A): *also*: χαλκιτής. *Dazu* Diefenbach, Gloss. S. 89b: calciton, calchiton: id est quod resultat de ferro, quando purgatur in fornace; Sinter.
98 *vgl.* 71^{rb}13 (Kap. 76): „brennt man Kupfervitriol, erstickt man seine Wärme und löscht seine erwärmende Eigenschaft und macht es kalt und abkühlend." Das gebrannte Kupfer, der Kupferstein, Sinter, bleibt aber hier stark erwärmend.
99 sapo Spatarensis; *sieh* 95^{rb}20 (Kap. 221).

Rezept: Gepulvertes gebranntes Erz wird zehnmal oder öfter gewaschen, wie man [35] Lapis Lazuli wäscht[100]; dann reicht man es mit Fenchelsaft oder mit Essigmet (oxymel) in Warmwasser: es führt die Schwarzgalle nach oben ab, allerdings mit Beklemmung.

84.) Vom Elacterium, dem Saft der Feldgurke **[72vb]**
Primärqualitäten: Das Elacterium ist erwärmend und trocknend im vierten Grad.
Unterscheidung: Es gibt ein Elacterium: das ist die Feldgurke. Daneben gibt es die Lacterides (damit ist Lathyris oder Cataputia gemeint): das sind die Springkörner. Das Elacterium aber, das wir hier besprechen, ist der Saft der Feldgurke.
Herkunft: An den [5] Hundstagen nämlich werden die Früchte der Feldgurke gesammelt und gestoßen, der Saft wird ausgepreßt, an die Sonne gestellt und getrocknet. Manche Autoritäten kochen ihn am Feuer: dann führt er schwächer ab, wirkt weniger gewaltsam und ist besser; andere kochen den Saft mit Honig ab, bis er völlig verdunstet [10] ist: reicht man ihn dann nach Art einer Latwerge, führt er reichlich nach unten und nach oben ab.
Haltbarkeit: Er kann zwei Jahre lang bei großer Wirkungskraft aufbewahrt werden; danach verschwindet seine Kraft und Tugend.
Zur Wirkungskraft: Das Elacterium purgiert an erster Stelle den Weißschleim (flegma), in zweiter Linie die Schwarzgalle (melancolia).
Anwendungsformen und Indikationen: Gegen Gichtkrampf und Fußgicht, Handgicht und Darmgicht geht man folgendermaßen vor:
Rezept: Man macht Elacterium [15] und Myrrhe, je drei Skrupeln, zu Pulver, gibt Rosenöl beim Reiben bei und reicht das anschließend mit warmem Fenchelsaft.
Bei Darmgicht muß allerdings ein erweichendes Klistier vorhergehen und nach der Darreichung des Elacteriums das folgende:
Rezept: Aus Malvenwasser, Öl, Honig und fünf oder sechs Skrupeln Elacterium bereitet man ein Klistier und führt es ein: [20] das ist das Beste, was man machen kann.
Gegen die vorgenannten Leiden gibt man ferner zwei Skrupeln Elacterium mit Mastixharz und Warmwasser.
Auch das Kraut selbst, wenn man es haben kann, stößt man ein kleines Weilchen, kocht es dann ab in Wein und Öl und legt es dem Schmerzensort auf: das hilft den Leidenden bei Harnzwang, Darmgicht wie auch Fußgicht.

---

[100] *sieh* 'Curae Platearii': „Drei Drachmen Lapislazuli werden fein [3^{vb}10] gerieben und in einem festen Gefäß mit Wasser übergossen und bewegt, hierauf läßt man den Steingrieß stehn, bis er sich setzt, dann schüttet man das Wasser weg und gießt neues darüber, und das macht man so gute zwanzig Mal. Zeichen einer vollendeten Waschung ist, daß das Wasser kaum oder gar nicht mehr getrübt abfließt."

Um den Monatsfluß zu erregen, macht man Pulver vom Elacterium [25] mit Moschusöl oder gemeinem Öl an, tunkt Baumwolle darein und gebraucht sie als Zäpfchen.
Um Eiterknoten, die von kalten Körpersäften kommen, zur Reifung zu bringen, macht man fünf oder sechs Skrupeln Elacterium und Gerstengrieß mit Eigelb an und legt das auf. Das hilft auch gegen Eiterknoten, die von heißem Körpersaft kommen; gib aber acht, daß sie nicht allzu heiß geworden sind; auch darfst du das nicht zu [30] Beginn der Krankheit auflegen. Um Eiterknoten aufzubrechen, stellt man das beste Mittel her aus Elacterium und Terpentin.
Bei Ohrwürmern wird Elacterium, in einer Menge von fünf Gran, mit etwas Essig angemacht und lau ins Ohr geträufelt.
Gegen jeglichen Magenschmerz aus kalter Ursache salbt man den Magen ein [35] mit einem Saft aus Kolophonium, Elacterium und Essig.
Kosmetik: Gegen Leberflecken im Angesicht und zur Beseitigung aller überflüssigen unstatthaften Körpersäfte geht man folgendermaßen vor:
Rezept: Nimm Bleiweiß und Kampfer [**73ra**] und dazu Elacterium in der Menge der beiden ersten Bestandteile; das machst du an mit mäßig Essig, wie man eine Salbe bereitet, und zwar in einem Mörser aus Blei und mit einem Stößel aus Blei, und gibst es in ein Glasgefäß für vierzehn Tage; danach wird der Inhalt ein zweites Mal im vorgenanntem Mörser aus Blei [5] mit dem Stößel aus Blei bearbeitet, unter der Beigabe von Essig, falls die Masse hart ist: damit salbt man das Angesicht: es fegt Hautstörungen und Leberflecken weg.

85.) Von der Nieswurz (elleborus)
Primärqualitäten: Nieswurz ist erwärmend und trocknend im dritten Grad[101].
Arten: Es gibt von ihr zwei Arten: die Weiße Nieswurz und die Schwarze.
Zur Etymologie: Die Weiße Nieswurz heißt so, weil sie weiße [10] Wurzeln besitzt oder weil sie den weißen Körpersaft, nämlich das flegma, purgiert.
Die Schwarze Nieswurz heißt so, weil sie schwarze Wurzeln besitzt und außerdem den schwarzen Körpersaft purgiert, nämlich die melancolia.
Verordnungsweise: Wenn du im Rezeptbuch Nieswurz verordnet findest, mußt du die Wurzel nehmen.
Exkurs: Die Alten machten von der Nieswurz so Gebrauch wie wir heute vom Windensaft (scammonia); das konnten sie, weil damals noch [15] die Körper stärker waren[102] und daher die gewaltsame Wirkung der Nieswurz ertragen konnten, ohne Schaden zu nehmen. Heute aber sind unsere Körper schwächer und können eine derart starke Wirkungskraft nicht mehr ertragen.
Lehrsatz: Deshalb ist jede Arznei, welche Nieswurz enthält, mit der äußersten Vorsicht zu verabreichen.
Zur Wirkungskraft: Eine Arznei, die Weiße Nieswurz enthält, purgiert den Weißschleim (flegma); wenn sie Schwarze Nieswurz enthält, purgiert sie die

[101] Das ‘Circa instans’ folgt hier offensichtlich dem ‘Liber graduum’ Constantins, bei dem beide Nieswurzarten gleiche Qualitäten besitzen.
[102] *vgl.* 67^{rb}1 (Schierling).

Schwarzgalle (melancolia); enthält sie beide Nieswurzarten, [20] tut sie bei beiden Körpersäften diese Wirkung.
Gefahr: Und merke dir, daß einem Schwachen und einem Leidenden, dem es die Brust zusammenzieht, und einem Magersüchtigen auf keinen Fall Nieswurz verabreicht werden darf, weil sie Brechreiz erzeugt und zusätzlich nach unten abführt. Einem Starken jedoch, dem eine Ausleerung nach oben leicht fällt, kann man sie geben.
Anwendungsformen und Indikationen: Gegen das alltägige Fieber, das vom natürlichen Weißschleim und vom glasigen Weißschleim (flegma naturale, flegma vitreum) kommt, sowie gegen Gichtkrampf, Fußgicht und Handgicht [25] hilft Essigmet, aus der Wurzel der Weißen Nieswurz bereitet. Den Essigmet stellst du folgendermaßen her:
Rezept:[103] Du bohrst ein Loch durch eine (im Boden wachsende) Fenchelwurzel oder einen Rettich oder durch eine Eppich-, also Selleriewurzel, und steckst dort eine Wurzel der Weißen Nieswurz hinein. Die Erde, die du weggegraben hast, mußt du wieder über die Wurzel decken; gib aber acht, daß du die Wurzel, wenn du sie durchbohrst, nicht spaltest und zerreißt. So präparierst du zehn oder zwölf [30] Wurzeln. Wenn du die Wurzeln aus der Erde ziehst, nimmst du die Nieswurz wieder heraus und wirst sie weg. Die Wurzeln werden dann gestoßen und in Essig gelegt für drei oder vier Tage; anschließend machst du eine Abkochung: aus dieser Abkochung entsteht der Essigmet, der in den vorgenannten Krankheitsfällen nützlich ist.
Ein Essigmet, mit den Wurzeln der Schwarzen Nieswurz, gleichfalls, wie hier beschrieben, hergestellt, hilft, um die Schwarzgalle (melancolia) sowie das [35] Vierttagsfieber zu purgieren. Er darf indessen nicht gegeben werden, bevor der Krankheitsstoff nicht verdaut und verarbeitet ist.
Gefahr: Und merke dir: die Weiße Nieswurz reinigt gewaltsamer und stärker als die Schwarze.
Weitere Anwendungsformen und Indikationen, äußerlich: Gegen Gichtkrampf, Fußgicht und Handgicht kann man auch eine Abkochung des **[73rb]** Nieswurzkrautes in Salzwasser durchführen und damit einen Wickel auf den schmerzenden Körperstellen vornehmen; auch das Kraut selber wird als Umschlag aufgelegt.
Gegen Ohrwürmer macht man eine mäßige Menge Nieswurzpulver mit Saft vom Flohknöterich (persicaria) an und legt's den Ohren auf: und die Würmer kommen sofort heraus. [5]

---

[103] *vgl.* 'Curae Platearii': „Du machst folgenden Essigmet aus Rettich (raphanus): man zieht vier oder fünf Rettichwurzeln aus der Erde, spickt ihre untere Hälfte mit den Wurzeln der weißen oder schwarzen Nieswurz (elleborus albus vel niger), pflanzt dann die Wurzeln wieder ein und begießt sie mit Wasser, damit sie aus der Erde ihre gewohnte Nahrung ziehen; zwölf Tage lang werden sie so in der Erde gelassen; dann zieht man sie heraus, tut die Nieswurz hinweg und verkocht diese Rettichwurzeln in Essig, dabei gibt man noch weiteren Essig und Honig hinzu; und so entsteht Essigmet; doch dieser Essigmet darf vor dem sechsten oder fünften Fieberanfall nicht verabreicht werden.“ [3rb31-41].

Das aufgelegte Pulver frißt auch wildes Fleisch weg.
Gegen Schuppen und Kleie auf dem Kopf und gegen Läuse kocht man das Mehl von Feigbohnen in Essig; dann seiht man ab; dem Abgeseihten gibt man Nieswurzpulver bei, indem man's untermischt, wie wenn man ein Senfumschlag herstellt[104]; [10] das Haupt wird dann damit vom Scheitel her gesalbt und hinterher mit Warmwasser gewaschen.
Gegen Krätze geht man folgendermaßen vor:
Rezept: Man nimmt Pulver der Weißen Nieswurz, eine Unze, gut gestoßen, dazu gut gestoßenen Metallschaum (lithargyrum), zwei Unzen, kocht dann Nußöl in einer flachen Schüssel, macht den Metallschaum gut mit Essig an und gibt ihn in das Öl, [15] zuletzt das Pulver: mit diesem Öl salbt man den Leidenden; und das hilft viel.
Gegen Schlafsucht und Fallsucht erregt man einen Niesanfall, indem man Nieswurzpulver in die Nase tut.
Dioskurides sagt: rührt man Nieswurzpulver mit Mehl und Wasser an und macht ein Küchlein draus, wird das die Mäuse töten, wenn sie davon fressen. [20]

86.) Von der Eselswolfsmilch (esula)
Primärqualitäten: Die Eselswolfsmilch ist wärmend und trocknend im dritten Grad.
Herkunft, Jahreszeit: Sie ist ein Kraut, dessen Wurzeln in der Arzneikunst nützlich sind; die werden im Frühling gesammelt.
Haltbarkeit: Die Eselswolfsmilch kann zwei Jahre lang in großer Wirkungskraft aufbewahrt werden; besser ist es jedoch, sie jährlich zu erneuern.
Zur Wirkungskraft: Sie hat die Fähigkeit, an erster Stelle die Körpersäfte zu purgieren, die mit dem kalten Weißschleim (flegma) zu tun haben, weshalb sie gegen die Krankheiten gut ist, die vom Weißschleim verursacht sind. [25]
Lehrsatz: Merk dir, daß unter den Arzneien, die durch ihre Schärfe purgieren, nach der Purgierwinde (scammonia) von der Nutzwirkung her sogleich die Eselswolfsmilch kommt; und diese kann noch sicherer gegeben werden und schmeckt nur in geringem Maß abscheulich.
Anwendungsformen und Indikationen: Gegen alltägiges Fieber, wie es vom natürlichen Weißschleim (flegma naturale) verursacht wird, ferner gegen Gichtkrampf, Fußgicht, Handgicht, Lähmung, Darmgicht und Weiße Wassersucht (leucoflegmatia) gibt man das wohlbekannte Pulver nach Petroncellus[105], [30] das bereitet wird aus fünf Skrupeln Eselswolfsmilch und mäßig viel Zimt sowie Fenchelsamen, Anis und Mastixharz. Es tut Gesunden gut, die zuviel Weißschleim haben, zur Vorbeugung. Gegen die vorgenannten Leiden hilft es, mit warmem Wein gereicht oder mit warmem Wasser, oder man gibt's mit einem Schlürf-Ei oder mit Suppenbrühe. Gut tut auch

[104] *vgl.* $69^{va}35$ (Kap. 71).
[105] *vgl.* 'Curae Platearii': „Pulver nach Petroncellus, bereitet aus vier Skrupeln Eselswolfsmilch und mäßig viel Zimt sowie Fenchelsamen und Mastixharz, mit Wein gereicht, tut gut bei Gichtkrampf".

Benediktenlatwerge, geschärft [35] mit Eselswolfsmilch: man führt sie gegen die genannten Leiden mittels eines Klistiers in Salzwasser mit Öl und Honig ein: das ist das beste Heilmittel.

Gegen die Weiße Wassersucht geht man vor allem folgendermaßen vor:

Rezept: Ein wenig [**73va**] Fenchelsaft wird sprudelnd durchgekocht, dann läßt man ihn sich setzen; das klare, durchscheinende Wasser, das dann zuoberst schwimmt, nimmst du, gibst Eselswolfsmilchpulver und Zucker bei und reichst es; oder du machst einen Sirup daraus: der nützt sehr viel.

Bei Hochempfindlichen, die vor Arzneien schaudern, kocht man das Eselswolfsmilchpulver in Fleischgerichten mit; oder sie essen die Wurzelrinde der Eselswolfsmilch und nehmen dazu Suppenbrühe ein: das hilft bei all den vorgenannten Krankheiten. Man kann auch einen Lautertrank bereiten aus Eselswolfsmilchpulver, Wein, Honig und anderen Spezereien; der schmeckt dann nämlich nicht sehr scheußlich.

Verordnungsweise: Das Heilmittel Theodoret aus Anacarden und die Latwerge Heilig, genannt Logodion, werden, wenn sie gegen die aufgezählten Krankheiten einzusetzen sind, mit Eselswolfsmilch nutzbringend geschärft. [10]

87.) Von der Rauke (eruca)

Primärqualitäten. Die Rauke ist erwärmend und trocknend im dritten Grad.

Arten: Die Hausrauke (eruca domestica) ist von größerer Wirkungskraft, und die Waldrauke (eruca silvestris) von geringerer.

Auswahl: Für medizinische Anwendung sind die Samen vonnutzen, in zweiter Linie die Blätter.

Zur Wirkungskraft: Sie wirkt säfteverzehrend und regt den Beischlaf an.

Anwendungsformen und Indikationen: Als Anregung zum Beischlaf sowie bei Harnzwang, Harnkrampf und Lähmung reicht man die Abkochung der Rauke zu den Fleischgerichten. [15]

Legt man die Abkochung der genannten Pflanze in einem Umschlag auf die Nieren[106], erregt sie Begierde nach Lust; dem Schambein aufgelegt, treibt sie das Harnlassen an.

Das Pulver des Samens, mit Wein angemacht und als Umschlag den Nieren aufgelegt, bringt den Stein in Bewegung.

88.) Vom Blutstein (haematites)

Primärqualitäten: Der Blutstein ist von kühlender und trocknender Komplexion.

Herkunft: Er ist ein Stein, der in den östlichen [20] wie in den westlichen Weltgegenden gefunden wird.

Haltbarkeit: Er kann sehr lange aufbewahrt werden.

106 Die Nieren werden (wegen ihrer Form und ihrer Doppeltheit) oftmals den Hoden gleichgesetzt. Vgl. das Gebet, das früher vor der Messe vom Priester gesprochen wurde: „Ure igne Sancti Spiritus renes nostros et cor nostrum, Domine, ut tibi casto corpore serviamus et mundo corde placeamus.“ (Herr, durchglühe uns Nieren und Herz mit dem Feuer des Hl. Geistes, daß wir dir keuschen Leibes dienen und reinen Herzens gefallen!).

Zur Wirkungskraft: Er hat die Fähigkeit, einen Blutfluß durch Zusammenziehung zum Stehen zu bringen.
Etymologie: Daher heißt er Blutstein (haematites), von „emas“[107], das ist: Blut, und „tites“[108], das heißt: stehen machend.
Anwendungsformen und Indikationen: Gegen den Blutfluß aus der Nase schabt man Blutstein mit Saft vom Hirtentäschel (sanguinaria) auf einem [25] Wetzstein[109], tunkt Baumwolle darein und steckt sie in die Nase.
Gegen das Blutspeien infolge eines Schadens an den Atmungsorganen geht man folgendermaßen vor:
Rezept: Man schabt Blutstein mit Rosenwasser, in dem Bocksdorngummi (dragagantum) eingelegt war, auf einer Marmorplatte und macht in dieser Zubereitung gepulverten Arabischen Gummi an. Daraus stellt man dann Pillen her, die der Leidende unter der Zunge zu halten hat; [30] erst wenn sie aufgelöst sind, darf er sie verschlucken.
Kommt das Blutspeien von einem Schaden an den Verdauungsorganen, schabt man den Blutstein mit Wegerichsaft, gibt Beinwellpulver (symphytum) bei und reicht’s dann so dem Leidenden.
Gegen Blutstuhl macht man dieselbe Zubereitung und führt sie, wenn es möglich ist, durch die Klistierspritze ein. Man stellt auch außerdem ein Pflaster her aus Eiklar, Rosenöl und Essig mit Blutsteinpulver; [35] dieses legt man Schambein und Nieren auf; es dient als zusammenziehendes Heilpflaster wie auch als Sitzbad.
Gegen den Monatsfluß (der nicht aufhören will) schabt man Blutstein mit Wegerichsaft, gibt Natternwurzpulver (bistorta) bei und macht ein Scheidenzäpfchen draus. **[73vb]**

89.) Vom Attich oder der Holunderstaude (ebulus)
Primärqualitäten: Attich ist erwärmend und trocknend.
Auswahl: Wurzeln, Rinden und Dolden sind für die Arzneikunst von besonderem Nutzen.
Jahreszeit: Die Rinden und Wurzeln werden im Frühling gesammelt.
Haltbarkeit: Sie können ein Jahr lang aufbewahrt werden.
Zur Wirkungskraft: Der Attich hat die Fähigkeit, [5] Säfte aufzulösen und zu verzehren; besonders wirkt er reinigend auf den Weißschleim (flegma) ein.
Anwendungsformen und Indikationen: Gegen das alltägige Fieber als Folge natürlichen Weißschleims (flegma naturale), ferner gegen Gichtkrampf, Fußgicht und Handgicht reicht man Attichsaft mit Eselswolfsmilchpulver unter der Beigabe von Zucker; oder man reicht den Saft der Dolden mit den genannten Beigaben; oder man reicht das Attichwurzelpulver mit Fenchelsaft; und das wirkt ganz besonders vorzüglich.

---

[107] richtig: αἶμα, αἵματος.
[108] αἱματίτης voṇ τίθημι.
[109] *vgl.* 71rb3 (Kap. 76).

Gegen die Weiße Wassersucht (leucoflegmatia) hilft ein Bad, [10] aus Salzwasser mit Attich bereitet.

90.) Vom Brennkraut oder Hahnenfuß (flammula)
Primärqualitäten: Brennkraut ist erwärmend und trocknend im vierten Grad.
Zur Etymologie: Man nennt es Brennkraut, weil es brennende Kraft und Eigenschaft besitzt.
Auswahl: Die frische Pflanze ist von großer Wirkungskraft, die trockene von gar keiner.
Zur Wirkungskraft: Will man die Wirkung eines Brenneisens ohne Feuer herbeiführen, stößt man Brennkraut (im Mörser) [15] und legt's auf die zu behandelnde Körperstelle; dort läßt man's einen Tag hindurch; danach wird man die Haut verbrannt vorfinden und kann sie nun behandeln, wie es nötig ist.
Anwendungsformen und Indikationen: Um einen Eiterknoten aufzubrechen, wenn der sich in Eiter verwandelt hat und seine Oberfläche, sein Köpfchen, hart geworden ist, stößt man Brennkraut und legt es auf mit Öl; das Öl wirkt auflösend, damit das Brennkraut den Eiterknoten nicht [20] ausdörrt, ohne ihn zu öffnen.
Gegen Vierttagsfieber und Gichtkrampf gehen manche Autoritäten durch innere Anwendung vor.
Rezept: Gegen den Schmerz der Darmgicht nehmen sie Rosenöl, geben es in ein Glasgefäß und legen gestoßenes Brennkraut hinein. Dies setzen sie dreißig Tage der Sonne aus, und zwar während der Hundstage. Diese Latwerge reichen sie gegen die vorgenannten Leiden, [25] in den Speisen oder auf andere Art, in einer Menge von drei Drachmen.
Lehrsatz: Was mich betrifft, so weiß ich jedenfalls, daß diese Latwerge, äußerlich angewendet und als Salbe benutzt, gegen den Schmerz von Gichtkrampf und Darmgicht hilft, auch gegen Harnzwang und Harnkrampf; und gegen Steinleiden hilft sie, wenn sie eingeführt wird (von hinten) mit der Klistierspritze oder (von vorne) mit einem Röhrchen.

91.) Vom Eisen (ferrum)
Eisen (ferrum) oder Eisenrost (ferrugo) oder Eisenfeilspäne (squama ferri) haben dieselbe [30] Wirkungskraft.
Primärqualitäten: Eisenrost ist erwärmend und trocknend im dritten Grad.
Unterscheidung: Eisenrost ist nicht das gleiche wie Eisenfeilspäne: Eisenfeilspäne sind breit und dünn und fliegen weg, wenn man dem Eisen erschütternde Schläge versetzt; Eisenrost fließt durch Befeuchtung am Eisen herunter.
Zur Wirkungskraft: Es hat die Fähigkeit, Säfte zu trocknen und zu verdünnen.

Anwendungsformen und Indikationen: Zur [35] Abschwellung der Milz hilft Wein, in dem weißglühendes Eisen gelöscht worden ist; der ist nämlich in hohem Maße feinstofflich[110].
Gegen Verstopfung von Milz und Leber, die schon lange [**74ra**] Zeit anhält, gibt man feinstes Pulver vom Eisenrost in einer Menge von fünf Skrupeln mit warmem Wein.
Gefahr: Eisenrost erregt umfangreichen Brechreiz; das kann so weit gehen, daß der Leidende dermaßen erbricht, daß dies zum Tode führt. Deshalb muß nach dem Brechanfall oder während des Brechanfalls [5] Wasser gereicht werden, in dem die ganze Nacht ein Magnetstein gelegen hat; auch Pulver des Magnetsteins muß mit dem Wasser gereicht werden: das drängt die gewaltsame Wirkung des Eisenrosts zurück und bringt das Erbrechen zum Stillstand, wie Dioskurides bezeugt.
Lehrsatz: Doch dieses Erbrechen ist eben gefährlich; deshalb empfehle ich seine Erregung durch den Eisenrost nicht.
Gegen Hämorrhoiden macht man feines Pulver vom Eisenrost [10] oder von Eisenfeilspänen mit Saft der Königskerze an, tunkt Baumwolle darein, und dann führt sie der Leidende sich selbst als Zäpfchen ein: das ist ein vorzügliches Mittel.
Gegen Stuhlzwang aus warmer Ursache[111] und gegen Blutstuhl wird Eisenrost sehr gut erhitzt, bis zur Weißglut; dann wird er mit Essig besprengt; den [15] Rauchdampf nimmt der Leidende von unten in sich auf.

92.) Vom Erdrauchkräutlein (fumus terrae)
Primärqualitäten: Erdrauchkräutlein ist wärmend und trocknend im zweiten Grad.
Zur Etymologie: Es ist ein Kraut, das, wie manche Autoritäten sagen, Erdrauchkräutlein genannt wird, weil es wie Rauch in großer Menge hervorkommt. In Wirklichkeit heißt es indessen Erdrauchkräutlein, weil es entsteht, wenn eine dicke Dampfwolke [20] sich von der Erde löst und über der Erdoberfläche hängt: wird sie dann durch die Sonne erwärmt, entsteht das Erdrauchkräutlein.
Auswahl: Wird Erdrauchkräutlein in Arzneien angesetzt, ist es, je frischer, desto besser; getrocknet hat es keine Wirkungskraft.
Zur Wirkungskraft: An erster Stelle purgiert es die Schwarzgalle (melancolia), in zweiter Linie den Weißschleim (flegma) oder die angesengte Gelbgalle (colera adusta). Außerdem wirkt es harntreibend und purgiert den salzigen [25] Weißschleim (flegma salsum).
Anwendungsformen und Indikationen: Gegen Krätze geht man folgendermaßen vor: man reicht zwei Unzen Saft vom Erdrauchkräutlein unter der Beigabe von Zucker mit Warmwasser. Oder: man kocht in einer Unze Saft vom

---

[110] in der Milz entsteht die kalte melancolia; Wein, in dem glühendes Eisen gelöscht worden ist, wirkt noch erwärmender.
[111] also wegen der Gelbgalle (colera).

Erdrauchkräutlein anderthalb Unzen Fenchelsamen ab und reicht sie so. Man kann auch folgende Salbe herstellen:
Rezept: In Nußöl tut man feinstes Kaminrußpulver und macht das an unter der Beigabe von Essig und Saft des Erdrauchkräutleins, vom letzteren mehr als von den anderen Bestandteilen: damit wird dann der Leidende im Bad gesalbt: das ist sehr gut.
Und merk dir, daß der Saft, angemacht, wie wir oben[112] gesagt haben, dreimal in der Woche gereicht werden muß: er reinigt ausgezeichnet den Körpersaft, der die Krätze hervorruft.
Weitere Anwendungsformen und Indikationen: Gegen die Wassersucht und vor allem die Weiße Wassersucht reicht man den Saft des Erdrauchkräutleins unter der Beigabe von zwei Skrupeln Eselswolfsmilchpulver mit Warmwasser.
Gegen Gichtkrampf geht man folgendermaßen vor:
Rezept: Man stellt einen Sirup her aus Saft vom Erdrauchkräutlein, Eppich, Fenchel und aus der Abkochung von Eselswolfsmilchpulver [**74rb**] unter der Beigabe von Zucker: das ist das beste Mittel gegen Gichtkrampf.
Ferner reicht man gegen den Gichtkrampf zwei Skrupeln Herbstzeitlose (hermodactylus) mit Saft vom Erdrauchkräutlein. Auch das Kraut selbst, in Wein gekocht und als Umschlag über die Gichtstelle gelegt, hilft viel.
Wenn Schwarzgalle (melancolia) oder Weißschleim (flegma) sich im Magenmund aufhalten oder im Magen selbst, woraus manchmal Übelkeit folgt, ferner gegen Verstopfung von Milz und Leber aus kalter Ursache reicht man den Saft des Erdrauchkräutleins, unter der Beigabe von Zucker, mit Warmwasser.
Gefahr: Und merk dir, daß das Erdrauchkräutlein mit einer Beigabe verbunden gereicht werden kann oder einfach oder des Morgens oder des Abends. Gibt man es aber abends, muß es immer verbunden sein mit einem Mittel, das die Windblähung auflöst (und ihre Entstehung verhindert), also mit Fenchelsamen oder Mastixharz; denn Erdrauchkräutlein löst Windblähung auf, so daß es Bauchgrimmen herbeiführt.

93.) Vom Baldrian (fu)
Primärqualitäten: Baldrian ist erwärmend und trocknend im zweiten Grad.
Synonyme: Er hat die Namen Phu oder Valeriana.
Auswahl, Jahreszeit: Im Sommer werden seine Wurzeln gesammelt; die werden an der Sonne getrocknet.
Haltbarkeit: Er kann drei Jahre in großer Wirksamkeit aufbewahrt werden.
Auswahl: Es wird aber allein die Wurzel in den Arzneien angesetzt; und die Wurzel ist auszuwählen, die innen feste Stofflichkeit besitzt, die nicht durchlöchert ist und die, wenn man sie bricht, nicht zu Pulver zerfällt.
Zur Wirkungskraft: Der Baldrian wirkt harntreibend.

[112] Zeile 25 und 27.

Anwendungsformen und Indikationen: Gegen Harnzwang und Harnkrampf gibt man Wein, in dem Baldrian abgekocht worden ist. Auch das Kraut selbst, in [20] Wein gekocht und aufgelegt, regt das Harnlassen an.
Um für gute Verdauung zu sorgen und gegen Magenschmerz aus kalter Ursache oder infolge von Windblähung gibt man Wein, in dem Baldrian abgekocht worden ist samt Fenchelsamen oder Mastixharz, mit dem Saft irgendeines harntreibenden Krautes.
Gegen einen Schaden an Brust und Atmungsorganen aus kalter Ursache gibt man Wein, in dem Baldrian abgekocht worden ist und Arabischer Gummi oder [25] Palmfeigen (carica) oder etwas anderes, das besänftigend wirkt.
Um einen Ausfluß aus der Gebärmutter zum Trocknen zu bringen, macht man einen wärmenden Wickel mit Wasser, in dem Baldrian abgekocht worden ist; oder man stellt ein Zäpfchen her aus Baumwolle, die man in eine Zubereitung aus Baldrianpulver und Moschusöl oder gemeinem Öl getunkt hat.
Gegen Verstopfung von Milz und Leber aus kalter Ursache gibt man [30] Wein oder Wasser, in dem Baldrian abgekocht worden ist.

94.) Vom Roten Steinbrech (filipendula)
Primärqualitäten: filipendula ist erwärmend und trocknend im dritten Grad.
Synonyme: Mit anderem Namen heißt sie fisalidos[113].
Herkunft: Man findet sie in den Ländern jenseits des Mittelmeers und in Apulien und überhaupt in bergigen und warmen Gegenden.
Auswahl: Vor allem die Wurzel ist [35] in medizinischer Anwendung nützlich.
Jahreszeit: Sie wird zum Herbstende gesammelt.
Haltbarkeit: Sie kann zehn Jahre lang bei großer Wirksamkeit aufbewahrt werden.
Zur Wirkungskraft: filipendula wirkt harntreibend infolge ihrer feinen Stofflichkeit wie auch der Eigenschaften ihrer Komplexion
Anwendungsformen und Indikationen: Gegen Steinleiden, Harnzwang,[114] **[74va]** Harnkrampf und Darmgicht hilft besonders eine Latwerge, die aus filipendula hergestellt wird oder aus Klebkraut. Ebenso hilft auch Wein, in dem filipendula-Pulver abgekocht worden ist. Am besten aber hilft eine Latwerge gegen diese Leiden, die aus zwei Teilen filipendula-Pulver und dem [5] dritten Teil Steinbrech bereitet ist.
Gegen die Darmgicht macht man ferner ein Klistier aus filipendula-Pulver, Salzwasser, Öl und Honig. Man reicht auch Benediktenlatwerge, durch filipendula-Pulver geschärft, mit Wein, in dem filipendula-Pulver abgekocht worden ist.
Gegen Magenschmerzen aus kalter Ursache oder infolge von Windblähung gibt man filipendula-Pulver mit Fenchelpulver.

---

[113] φυσαλίς.
[114] *In der Erlanger Handschrift folgt hier am unteren Rand die Liste der Pflanzentitel unter dem Buchstaben F.*

Gegen [10] die Fallsucht hilft filipendula-Pulver, in den Speisen gereicht, wie Dioskurides angibt.
Gegen Magenschmerzen aus kalter Ursache oder infolge von Windblähung, verursacht durch einen Schaden an den Verdauungsorganen, sowie gegen Harnzwang, Harnkrampf und Darmgicht tut man filipendula-Pulver in großer Menge in ein Säcklein, kocht es in Öl und Wein und legt es auf den Schmerzensort.
Gegen Asthma aus kalter Ursache [15] reicht man filipendula-Pulver mit Enzianpulver in Speisen und Tränken. Ebenso nützlich ist filipendula-Pulver mit Rauschgoldpulver, auf Kohlen gelegt: der Leidende nimmt dann den Rauch durch einen Trichter auf: das ist das beste Mittel.

95.) Von der Esche (fraxinus)
Primärqualitäten: Die Esche ist von kalter und trockener Komplexion, und zwar im zweiten Grad.
Auswahl: Ihre Rinde [20] sowie eine gewisse Klebrigkeit, die wie ein Pilz auf dieser Rinde wächst, ist in medizinischer Anwendung nützlich.
Anwendungsformen und Indikationen: Gegen Bauchfluß, Durchgang unverdauter Speisen und Blutstuhl macht man nach der vorhergegangenen Säftereinigung einen Wickel mit Regenwasser, in dem Eschenrinde oder der genannte Rindenpilz abgekocht worden ist. Auch das Pulver davon, mit Regenwasser gegeben, tut gut.
Gegen Brechreiz [25] aus Schwäche der zusammenhaltenden Kraft oder wegen der Schärfe der Körpersäfte kocht man Eschenrinde oder den Rindenpilz in Essig, tunkt einen Schwamm darein und legt ihn übern Magen.

96.) Vom Fenchel (feniculum)
Primärqualitäten: Fenchel ist erwärmend und trocknend im zweiten Grad.
Zur Wirkungskraft: Infolge seiner feinen Stofflichkeit und wegen der Eigenschaften seiner Komplexion besitzt er harntreibende Kraft.
Auswahl: Samen, [30] Blätter und Wurzelrinde sind in medizinischer Anwendung nützlich.
<*Synonym*: feniculum heißt mit zweitem Namen maratrum.>
Verordnungsweise: Wenn du in den Rezeptbüchern „maratrum“ angegeben findest, mußt du den Samen nehmen. In Augensalben aber muß der Saft der Wurzel oder der Blätter verwendet werden. Die Wurzelrinde selbst wird niemals angesetzt ohne besondere Anweisung.
Jahreszeit, Haltbarkeit: Der Fenchelsamen wird im Herbst [35] gesammelt. Er kann drei Jahre lang bei großer Wirksamkeit aufbewahrt werden. – Die Wurzelrinde wird zu Frühlingsbeginn gesammelt. Sie kann ein halbes Jahre aufbewahrt werden.
Anwendungsformen und Indikationen: Gegen Verstopfung von Milz und Leber, Harnzwang, **[74vb]** Harnkrampf und Steinleiden aus Ursache von warmen Körpersäften gibt man Wasser, in dem Fenchelwurzelrinde abgekocht worden

ist; hat dieses Leiden kalte Ursache, kocht man sie statt des Wassers in Wein ab. Fenchel, gekocht verzehrt, hilft gegen vorgenannte Leiden ebenfalls und gegen manches andere.
Wasser oder Wein, in dem Fenchel abgekocht worden ist, hilft [5] gegen Magenschmerz aus kalter Ursache oder wegen der Windblähung und stärkt die Verdauung. Die gleiche Wirkung tut das Fenchelsamenpulver.
Gegen die Weiße Wassersucht geht man folgendermaßen vor:
Rezept: Man nimmt eine Abkochung von Eselswolfsmilch vor mit Fenchelwurzelsaft und zwei Skrupeln Herbstzeitlose, seiht das anschließend ab und reicht es dem Leidenden abends, während sein Magen nicht gesättigt oder ganz nüchtern ist.
Gegen Lappenbildung der [10] Augenhornhaut und Juckreiz wird Fenchelwurzelsaft in einer Kupferkanne fünfzehn Tage lang an die Sonne gestellt und dann wie eine Augensalbe in die Augen gegeben.
Lehrsatz: Hier noch ein zuverlässiges Erfahrungswissen: gegen Juckreiz der Augen geht man folgendermaßen vor:
Rezept: Von bester Aloe eine mäßige Menge wird mit Fenchelsaft angemacht und dann in einer [15] Kupferkanne fünfzehn Tage lang an die Sonne gestellt; dann gibt man das wie eine Augensalbe in die Augen.

97.) Vom Bockshornklee (fenugraecum)
Primärqualitäten: Der Bockshornklee ist erwärmend und trocknend, trocknend indes in geringerem Maß[115].
Er hat klebrige Stofflichkeit.
Zur Wirkungskraft: Er hat die Fähigkeit, die Körpersäfte ihrer Reifung und Verarbeitung zuzuführen und Verstopfungen aufzulösen.
Anwendungsformen und Indikationen: Um Eiterknoten an der Außenseite des Körpers zur Reifung zu bringen, macht man [20] Bockshornkleemehl mit Eigelb an und legt es auf: das führt zur Reifung und wirkt auflösend. Auch das Kraut selbst, in Wein und Öl gekocht und aufgelegt, führt die Reifung herbei.
Gegen Verhärtung der Milz geht man folgendermaßen vor:
Rezept: Das Kraut wird fünfzehn Tage lang in Wein und Öl geweicht und dann sehr gut gekocht; dem Abgeseihten [25] gibt man Bienenwachs und Bockshornkleemehl bei und macht eine Salbe daraus: sie hilft hervorragend, um die Eiterknoten zur Reifung zu bringen.
Gegen Eiterknoten der Atmungsorgane tut man Bockshornkleemehl in ein Säcklein, gibt dies in Wasser mit Eibischwurz und legt's dann auf.
Gegen Eiterknoten des Magens oder der Gedärme bereitet man aus Bockshornkleemehl und dem genannten Wasser [30] ein Mus und legt dies auf.
Gefahr: Gegen Eiterknoten der Atmungsorgane hilft dieses aber nicht: die sind zu warm.[116]

---

[115] Lonitzer 1962, 253: Der Same ist hitzig im Ende des ersten Grads und trocken im ersten.
[116] *In der Erlanger Handschrift folgt hier die Liste der Pflanzentitel unter dem Buchstaben G.*

98.) Von den Gewürznelken (gariofili) [**75ra**]

Primärqualitäten: Gewürznelken sind erwärmend und trocknend im dritten Grad. Manche Arzneibücher[117] geben an: im zweiten.

Lehrsatz: Wir sagen also, daß die Gewürznelken zum einen Teil von Ursprung an vollkommenen scharfen Geschmack besitzen [5] und deshalb wärmend sind und trocknend im dritten Grad; andere haben zurückgenommenere Eigenschaften ihrer Komplexion, und also, wie es scheint, im zweiten Grad.

Herkunft: Gewürznelken sind Früchte eines Baumes, der in Indien wächst.

Jahreszeit: Sie werden zur Sommerszeit gesammelt, wenn sie reif sind.

Haltbarkeit: Sie können fünf Jahre lang in großer Wirkungskraft aufbewahrt werden. Es geht sogar zehn Jahre lang, ohne daß sie [10] verderben, an einem Ort, der weder sehr feucht noch sehr trocken ist; wenn sie aber an einen reichlich feuchten Ort gelegt werden, verfaulen sie[118], an einem trockenen dörren sie aus und werden runzelig.

Auswahl: Auszuwählen sind die Gewürznelken, die an der Oberfläche einigermaßen glatt und eben sind: die zeigen nämlich an, daß sie eine ganz feine Feuchtigkeit besitzen. Aber auch wenn sie etwas [15] buckeliger oder knollig sind: falls sie einen scharfen Geschmack haben und durch Drücken mit dem Fingernagel ein bißchen Feuchtigkeit ausscheiden, gehören sie den guten an.

Fälschung: Gefälscht werden sie folgendermaßen:

Rezept: Man legt die frischen Gewürznelken in ein befeuchtetes Gefäß, dann wickelt man sie in ein Tuch und bedeckt sie die [20] Nacht über mit Sand: am Morgen sind sie trocken, dergestalt, daß ihre äußere Feuchtigkeit für den Augenblick verzehrt ist.

Unterscheidung: Man kann sie aber unterscheiden (von den echten) am Geschmack und weil sie größere (innerliche) Feuchtigkeit besitzen und daher wenig glatt und eben sind.

Fälschung: Anders und feiner fälscht man sie, indem man sie zu Pulver macht:

Rezept: Ausgewählte Gewürznelken werden aufs feinste gepulvert und mit dem stärksten Essig [25] angemacht unter der Beigabe von etwas Würzwein. Dann schlägt man schlechte, nutzlose Gewürznelken in ein Tuch und legt sie in die beschriebene Zubereitung über Nacht ein: die hat von Wein und Essig ihre befeuchtende Wirkung, von den guten Gewürznelken die Schärfe.

Unterscheidung: So können die gefälschten Gewürznelken kaum unterschieden werden, jedenfalls am Anfang. Man unterscheidet sie [30] indessen doch, weil ihre Schärfe außen stärker ist als innen: führt man die Zunge an ihr Inneres, spürt sie nur mäßige oder gar keine Schärfe. Außerdem können Gewürznelken, die so gefälscht wurden, nicht länger als zwanzig Tage aufbewahrt werden.

Zur Wirkungskraft: Gewürznelken wirken stärkend infolge ihrer Würzigkeit; wegen der Eigenschaften ihrer Komplexion [35] lösen sie Säfte und verzehren sie.

---

[117] Constantinus Africanus im 'Liber graduum' (Petrus 1536, 357.15).

[118] *vgl.* 66^{va}2 (Kap. 56).

Anwendungsformen und Indikationen: Zur Stärkung der Verdauung gibt man Wein, in dem Gewürznelken und Mastixharz abgekocht worden sind: das hilft ganz wunderbar.

Gegen Magenschmerz aus kalter Ursache oder infolge von Windblähung gibt man Wein, in dem Gewürznelken und Fenchelsamen **[75rb]** abgekocht worden sind.

Gegen Asthma aus kalter Ursache legt man Bocksdorngummi in Gerstenwasser über Nacht ein; mit der entstehenden Klebrigkeit macht man Gewürznelkenpulver und Arabischen Gummi an: daraus stellt man dann Pillen her, die der Leidende lange unter der [5] Zunge zu halten hat; erst wenn sie aufgelöst sind, darf er sie verschlucken.

Um die Gebärmutter zu reinigen, macht man Gewürznelkenpulver mit Würzwein an und führt das in Form eines Zäpfchens ein oder mit einer Einlage; auch der Rauchdampf, von unten aufgenommen, hilft.

Bei Vorfall der Gebärmutter atmet die Kranke diesen Rauchduft ein; auch [10] Wein, in dem Gewürznelkenpulver abgekocht worden ist, kann gereicht werden.

Um das Gehirn zu stärken, nähert man diesen Duft der Nase.

Gegen Bauchfluß als Folge des Gebrauchs scharfer Arznei, wenn Windensaft an den Zotten des Magens kleben bleibt, und gegen Brechreiz infolge von überflüssiger Gelbgalle (colera) geht man folgendermaßen vor:

Rezept: In einem Glasgefäß, gefüllt mit Rosenwasser, werden sieben oder acht Gewürznelken [15] mit Mastixharz sprudelnd gekocht; dann reicht man dieses Wasser, mäßig lau, dem Leidenden.

Gegen Herzerstickung und Ohnmacht gibt man Nelkenpulver mit Borretschsaft.

99.) Vom Enzian (gentiana)

Primärqualitäten: Enzian ist erwärmend und trocknend im zweiten Grad.

Herkunft: Enzian ist ein Kraut, dessen Wurzel den gleichen Namen trägt. [20] Diese Wurzel aber ist in medizinischer Anwendung nützlich.

Verordnungsweise: Deshalb muß in Arzneien die Wurzel angesetzt werden.

Jahreszeit: Sie wird zum Ende des Frühlings gesammelt und getrocknet.

Haltbarkeit: Sie kann vier Jahre lang bei großer Wirkungskraft aufbewahrt werden.

Auswahl: Ausgewählt werden muß die Wurzel, die in ihrem Inneren fest und zusammenhaltend ist, dazu von gelber Farbe, die nicht durchlöchert ist und nicht leicht in [25] Pulver zerfällt, wenn man sie bricht. Die aber innen feucht und schwarz und voller Löcher ist, muß weggeworfen werden. Mit all den schlechten Eigenschaften ist sie indessen dennoch auszuwählen, wenn sie viel Bitterkeit enthält.

Zur Wirkungskraft: Enzianwurzel hat die Fähigkeit, Säfte aufzulösen, zu verzehren und an sich zu ziehen, ferner Verstopfungen zu öffnen; sie wirkt ferner harntreibend.

Anwendungsformen und Indikationen: Gegen alteingewurzeltes [30] Asthma reicht man Enzianpulver mit Wein, unter der Beigabe von Gerstenwasser. Den gleichen Zweck erfüllt eine Latwerge aus Enzianpulver mit ebenso viel Süßholzsaft und Honig. Zum selben Zweck salbt man zunächst die Atmungsorgane und gibt dann, wenn der Krankheitsstoff verdaut und verarbeitet ist, Enzianpulver, mit Eibischwurzelsalbe angemacht, mit [35] Wein, und das in der Woche zweimal, wobei der Leidende nicht wissen darf, was er da nimmt, damit er keinen Schauder vor der Eibischwurzelsalbe empfindet – denn du mußt wissen: falls er überhaupt geheilt wird, wird er so geheilt; oder man reicht's ihm in den Speisen oder mit warmem Brot. **[75va]**

Gegen Fallsucht gibt man Enzianpulver mit Rautensaft (succus pigani).

Gegen den Schlangenbiß streut man Enzianpulver auf die Wunde oder legt Stücke der Wurzel auf; dazu reicht man Minzensaft mit Enzianpulver im Getränk.

Um den [5] Monatsfluß zu erregen und eine tote Leibesfrucht oder die Nachgeburt herauszutreiben, macht man Enzianpulver mit Beifußsaft an und führt das in Form eines Zäpfchens ein oder mit einer Einlage; oder man macht Enzianpulver mit Wein und Terpentin an und stellt ein Zäpfchen her.

100.) Vom Galgant (galanga)

Primärqualitäten: Galgant ist erwärmend und trocknend im dritten Grad.

Herkunft: Manche Autoritäten sagen, [10] er sei ein Baum; andere meinen, er sei eine Staude; Dioskurides[119] gibt an, er sei eine Wurzel, die rund um den Fuß eines Baumes in Persien gefunden werde; daß dies zutrifft, geht aus der Tatsache hervor, daß der Galgant aus Wurzelstücken besteht[120], an welchen Erde haftet.

Haltbarkeit: Er kann fünf Jahre in großer Wirkungskraft aufbewahrt werden, ohne zu verderben.

Auswahl: Auszuwählen ist der Galgant, der [15] rötlich ist und knotig und im Verhältnis zu seiner Stofflichkeit schwer von Gewicht und von scharfem Geschmack. Ist er indessen weißlich und sehr leicht und fast ohne Geschmack, so taugt er nichts. Auch wenn er löcherig ist und sich leicht in Pulver auflöst: dann muß man ihn wegwerfen.

Zur Wirkungskraft: Er wirkt stärkend infolge seiner Würzigkeit; wegen der Eigenschaften [20] seiner Komplexion löst er Säfte auf und verzehrt sie.

Fälschung: Gefälscht wird er durch Beimischung des Wilden Galgant oder Zypergrases (iuncus), das eine gewundene Wurzel hat, oder der Natternwurz.

Unterscheidung: Man erkennt das freilich daran, daß die Wurzel des Zypergrases geschmacklos oder salzig ist, die Natternwurz dagegen im Mund stechend brennt, der Galgant aber würzig und scharf schmeckt.

Fälschung: Andere fälschen ihn folgendermaßen: Sie machen [25] Galgantpulver und Pfeffer mit Essig an und legen die Wurzel des Zypergrases eine Nacht lang hinein: dann schmeckt sie außen scharf.

---

[119] Lonitzer 1962, 538: „ist von Dioscoride und den alten Griechen nicht beschrieben."

[120] der lateinische Text ist hier entstellt.

Unterscheidung: Man erkennt sie freilich daran, daß sie innen geschmacklos ist, der Galgant aber scharf.
Anwendungsformen und Indikationen: Bei Magenschmerz aus kalter Ursache oder wegen der Windblähung und zur Verdauungsstärkung gibt man [30] Wein, in dem Galgant abgekocht worden ist.
Zur Stärkung des Gehirns führt man das Galgantpulver an die Nase.
Bei Herzerstickung und Ohnmacht reicht man Galgantpulver mit Borretschsaft.
Ersatzmittel: Merk dir, daß Gewürznelken und Gewürznelkenblätter in ihrer Wirkung ähnlich sind, desgleichen Gewürznelken und Galgant: infolgedessen können schließlich statt der Gewürznelken die Gewürznelkenblätter [35] angesetzt werden und für Galgant Gewürznelken.

101.) Vom Galbanum-Gummi (galbanum)
Primärqualitäten: Galbanum ist erwärmend im dritten Grad und befeuchtend im ersten.
Herkunft: Manche Autoritäten geben an, es sei Arabischer Gummi. Dioskurides sagt: es ist **[75vb]** die Träne einer Staude, welche dem Riesenfenchel ähnelt.
Herstellung: Aus ihr tritt im Sommer eine Flüssigkeit aus, die um die Staude herum eindickt; und manche Leute spalten auch die Rinde, damit mehr herausläuft.
Fälschung: Manche fälschen das Galbanum durch Beimischung von [5] Holzspänchen. Andere lösen Galbanum auf und mischen dann gepulvertes Kolophonium in großer Menge hinein sowie gestampfte Bohnen ohne ihre Schalen.
Auswahl: Auszuwählen ist Galbanum, das sehr weiß ist und durchscheinend und das ganz reine Tropfen bildet.
Haltbarkeit: Es kann sehr lange Zeit aufbewahrt werden.
Zur Wirkungskraft: Es hat die Fähigkeit, die Körpersäfte aufzulösen, an sich zu ziehen, zu besänftigen, [10] sie ihrer Reifung und Verarbeitung zuzuführen und Verstopfungen aufzulösen
Anwendungsformen und Indikationen: Gegen Asthma aus kalter Ursache gibt man drei Skrupeln Galbanum mit einem Schlürf-Ei oder in Gerstenwasser.
Gegen Vergessen und Schlafsucht legt man Galbanum über (glühende) Kohlen, und der Leidende atmet den Rauchdampf ein.
Gegen die sogenannte Erstickung durch die Gebärmutter nimmt man dasselbe vor; dann nimmt die Leidende den Rauchdampf vermittels eines Trichters von unten her durch ihre Scheide auf.
Gegen Verhärtung der [15] Milz geht man folgendermaßen vor:
Rezept: Galbanum wird drei Tage lang in Essig eingelegt, danach kocht man das ab, seiht ab und setzt das Abgeseihte wiederum in einem anderen reinen Gefäß an, unter der Beigabe von Bienenwachs, Öl und flüssigem Pech. Daraus kannst du drei Anwendungsformen herstellen: überwiegt Galbanum, wird es ein Pflaster; überwiegt Bienenwachs, wird es ein Wachspflaster; überwiegt Öl,

wird's eine Salbe. Am besten [20] ist es aber, wenn man ein Pflaster so bereitet, daß es sich einem Wachspflaster annähert.
Um den Monatsfluß zu erregen und eine tote Leibesfrucht sowie die Nachgeburt herauszutreiben, stellt man eine Einlage her, besonders ein Zäpfchen für Frauen, in Öl getunkt.
Um Eiterknoten aufzubrechen und ihrer Reifung zuzuführen, legt man Galbanum auf.
Gegen Zahnschmerzen stellt man ein Häubchen aus Galbanum her und tut es über den Zahn. [25]
Verordnungsweise und Rezept: Und merke dir: Wenn Galbanum in Arzneien angesetzt werden soll, mußt du alles, was überflüssig ist, entfernen; das geht so: Du machst den Galbanum-Gummi flüssig in einem Schälchen und gießt ihn dann in Wasser, damit Krusten und Steinchen von ihm getrennt werden. Oder, wenn er noch reiner werden soll, seihst du ihn durch ein Laken. Dioskurides sagt: er muß in kochendheißes Wasser gelegt werden. Was dann auf den Grund sinkt, wird gesammelt, [30] was oben schwimmt, wird weggeworfen. Oder: tu den Galbanum-Gummi in ein Leintuch, leg dies in ein Gefäß und stell so das Gefäß in kochendes Wasser überm Feuer: der erhitzte Galbanum-Gummi löst sich auf, und was an ihm rein ist, läuft dann durchs Tuch in das Gefäß.
Weitere Anwendungsformen und Indikationen: Um die [35] Darmwürmer abzutöten, gibt man Galbanumpillen, in Honig eingetunkt.

102.) Vom Arabischen Gummi (gummi Arabicum)
Primärqualitäten: Arabischer Gummi ist erwärmend[121] und befeuchtend im ersten Grad, ähnlich wie Bocksdorngummi (dragagantum)[122]; **[76ra]** doch wird der Grad dieser Ausprägung von den Autoritäten nicht festgelegt.
Zur Etymologie: Er heißt Arabischer Gummi, weil er in Arabien gefunden wird oder weil er dort in besonders großer Menge gefunden wird.
Herkunft und Arten: Er ist der Gummi eines Baumes und kommt in dreifacher Form vor: Erstens: der weiße Arabische Gummi ist der beste.
Auswahl: Man muß den auswählen, [5] der klar und durchscheinend ist: der wird in kühlenden Arzneien angesetzt, besonders in der Bocksdornlatwerge (diadragagantum).
Zweitens gibt es den gelben Arabischen Gummi, und drittens den rötlichen.
Auswahl: Auch hier muß man jeweils den auswählen, der durchscheinend klar ist: der muß in kühlenden Arzneien angesetzt werden.
Synonym: Der Arabische Gummi ist dasselbe wie der Sarazenische Gummi.
Haltbarkeit: Er kann lange Zeit aufbewahrt werden.
Verordnungsweise: Wenn du im Rezeptbuch Gummi ohne nähere Angabe verordnet findest, mußt du den Arabischen Gummi nehmen.

[121] so auch bei Rufinus. Richtig wäre aber: kuhlend.
[122] sieh Kap. 74: „Der Bocksdorngummi ist kühlend im zweiten Grad und befeuchtend im ersten."

Zur Wirkungskraft: Er hat die Fähigkeit, erweichend abzuführen[123], [10] zu befeuchten und zu besänftigen.
Anwendungsformen und Indikationen: Gegen die rauhe Trockenheit der Zunge legt man Arabischen Gummi ins Wasser, bis er klebrig wird; mit dieser Klebrigkeit befeuchtet man die Zunge und reibt sie ein. Man kann den Gummi auch in feines Tuch einschlagen, dann wird er ebenso, ins Wasser gelegt, klebrig, und man reibt ebenso mit ihm die Zunge ein.
Gegen Brechreiz [15] infolge einer Schwäche der zusammenhaltenden Kraft gibt man Arabischen Gummi gepulvert mit Kardamompulver.
Gegen das Blutspeien infolge eines Schadens der Atmungsorgane geht man folgendermaßen vor:
Rezept: Man macht Arabischen Gummi, aufs feinste gepulvert, mit Wegerichsaft an oder mit Wasser, in dem Bocksdorngummi eingelegt war, unter der Beigabe von Stärkmehl oder Zuckerstängleinpulver. Daraus stellt man [20] dann Pillen her, die der Leidende unter der Zunge halten muß, eine nach der anderen, bis sie sich von selbst auflösen; erst danach darf er sie verschlucken.
Wenn das Blutspeien von den Verdauungsorganen kommt, reicht man Arabischen Gummi gepulvert mit Wegerichsaft.
Gegen Blutstuhl kocht man Arabischen Gummi gepulvert in Regenwasser oder Rosenwasser ab und reicht das; oder man gibt dieses [25] Pulver mit Mumienpulver gemischt in den Speisen. Die gleiche Wirkung bringt es, wenn Arabischer Gummi und eine Turteltaube oder eine Haustaube miteinander verbrannt werden und deren Pulver dann dem Leidenden in seinen Speisen gereicht wird. Kommt der Blutstuhl von einem Leiden in den unteren Gedärmen, wird dieses Pulver eingeführt durch ein Klistier mit erweichendem und zusammenziehendem Wasser.
Gegen den Monatsfluß (der nicht aufhören will) [30] gibt man Arabischen Gummi gepulvert mit Drachenblutharz in Rosenwasser, oder man führt das in Form eines Zäpfchens ein oder mit einer Einlage.
Auf gleiche Weise in die Nase gegeben, stillt dies den Blutfluß aus der Nase; oder man legt dies als zusammenziehendes Heilpflaster um die Schläfen. Die gleiche Wirkung hat Arabischer Gummi gepulvert mit Mumienpulver, in die Speisen gegeben.
Gegen Husten aus trockener Ursache [35] und Trockenheit von Brust und Atmungsorganen gibt man Gerstenwasser, in dem Arabischer Gummi gepulvert abgekocht worden ist.

103.) Von der Nelkenwurz (gariofilata)
Primärqualitäten: Die Nelkenwurz (gariofilata oder gariofilatum) ist erwärmend und trocknend im zweiten [**76rb**] Grad.
Synonym: Mit der Bezeichnung „gariofilatum“ wird ferner eigens eine Zubereitung oder Latwerge benannt, die mit Gewürznelken bereichert ist.

[123] dies ist allerdings eine wärmende Wirkung.

Herkunft: Die Nelkenwurz ist eine Pflanze, die allgemein vorkommt.
Verordnungsweise: In den Blättern steckt größere Wirkungskraft als in den Wurzeln. Deshalb müssen ihre Blätter, nicht ihre Wurzeln in Arzneimitteln angesetzt werden.
Auswahl: Frisch hat sie größere [5] Kraft als getrocknet.
Haltbarkeit: In getrockneten Zustand kann sie höchstens ein Jahr aufbewahrt werden.
Zur Wirkungskraft: Sie hat die Fähigkeit, die Körpersäfte aufzulösen und zu verzehren sowie Verstopfungen zu öffnen.
Zur Etymologie: Die Nelkenwurz heißt „gariofilata", weil ihr Geruch, ihre Würzigkeit, ihr Geschmack sowie die Wirkungskraft ähnlich der von Gewürznelken (gariofili) ist.
Anwendungsformen und Indikationen: Um den Monatsfluß zu erregen, bereitet man einen Wickel aus Wein, in dem Nelkenwurz abgekocht worden ist; ferner stellt man ein Zäpfchen her aus Nelkenwurz, mit Moschusöl gekocht. [10]
Gegen das Bauchgrimmen wird Nelkenwurz, in Meerwasser und Öl gekocht, dem Leib von vorn und hinten aufgelegt.
Zur Stärkung der Verdauung und bei Schmerzen in Magen und Gedärm infolge von Windblähung oder aus kalter Ursache gibt man Wein, in dem Nelkenwurz abgekocht worden ist.

104.) Von der Kornrade (git)
Primärqualitäten: Die Kornrade ist erwärmend und trocknend im zweiten Grad.
Herkunft: Sie ist ein Kraut, das zwischen den Getreidehalmen [15] wächst und einen Samen trägt, der schwarz ist und dreieckig.
Verordnungsweise: Wenn die Kornrade in Arzneimitteln angesetzt werden soll, muß man den Samen nehmen, nicht das Kraut.
Zur Wirkungskraft: Er hat ein wenig Bitterkeit in sich, sodaß er harntreibend wirkt. Er hat die Fähigkeit, die Körpersäfte aufzulösen und zu verzehren.
Anwendungsformen und Indikationen: Gegen Verstopfung von Milz und Leber, Nieren und Blase, ferner gegen Harnzwang und Harnkrampf, Darmgicht und Magenschmerz infolge von Windblähung gibt man [20] Wein, in dem Kornrade abgekocht worden ist, dazu Kornradenpulver in den Speisen.
Gegen aufgeblähte Hämorrhoiden macht man eine Abkochung von Kornrade im Saft von Königskerze oder Wollkraut (tapsus barbatus); dann tunkt man Baumwolle hinein und gebraucht sie als Zäpfchen.
Gegen Darmwürmer gibt man Kornradenpulver mit Honig; dazu macht man ein Pflaster aus Kornradenpulver und Wermutsaft und legt's rund um den Nabel auf.
Gegen die [25] Ohrwürmer macht man Kornradenpulver mit Saft vom Flohknöterich (persicaria) an und tut das in die Ohren.

105.) Von der Meerhirse (granum solis)
Primärqualitäten: Die Meerhirse ist erwärmend und trocknend im dritten Grad.

Zur Etymologie: Sie ist ein Kraut, dessen Samen besonders granum solis, Sonnenkorn, genannt wird, weil er glänzend und klar durchscheinend ist; er heißt auch milium solis, Sonnenhirse, weil er mit der Sonne verglichen wird.
Haltbarkeit: Er kann [30] zehn Jahre lang aufbewahrt werden.
Zur Wirkungskraft: Er hat harntreibende Wirkungskraft
Anwendungsformen und Indikationen: Deshalb löst Wein, in dem Meerhirse abgekocht worden ist, sowie Meerhirsepulver, in den Speisen genommen, Harnzwang, Harnkrampf und Darmgicht.

106.) Vom Hahnensporn (gallitrichum)
Primärqualitäten: Der Hahnensporn ist erwärmend und trocknend.
Synonym: Mit anderem Namen heißt er neben gallitrichum auch centrum galli[124]. (Beide Namen bedeuten: Hahnensporn.)
Anwendungsformen und Indikationen: Ein Wickel mit Wasser, in dem Hahnensporn abgekocht worden ist, reinigt [35] aufs beste die Gebärmutter und ruft den Monatsfluß hervor.
Der Samen des Hahnensporns, gestoßen und mit Fenchelsaft angemacht, tut den Augen gut.

107.) Vom Gallapfel (galla)
Primärqualitäten: Der Gallapfel ist erwärmend[125] und trocknend im dritten Grad.
Herkunft: Er ist eine Frucht der Eiche. **[76va]** Man findet grobstoffliche und große, leichte, durchlöcherte Galläpfel, die in mäßiger Weise nützlich sind. Andere werden in Kleinasien und in Afrika gefunden und heißen Asianische Galläpfel; die sind durchlöchert und klein. Die unter ihnen aber, die grobstofflicher und größer sind, sind dementsprechend nützlicher. [5]
Zur Wirkungskraft: Die Galläpfel wirken zusammenziehend.
Anwendungsformen und Indikationen: Gegen den Bauchfluß bereitet man ein Pflaster aus feinem Galläpfelpulver, Eiklar und Essig und legt es auf Schambein und Nieren. Man kann das Pflaster auch mit Regenwasser machen, in dem Galläpfel abgekocht worden sind. Dieses Wasser kann auch als Trunk gegeben werden.
Genauso geht man auch gegen den Blutstuhl vor; und kommt dieser von einem Leiden in den unteren Gedärmen, [10] führt man das Galläpfelpulver mit Gerstenwasser durch die Klistierspritze ein.
Gegen Brechreiz infolge einer Schwäche der zusammenhaltenden Kraft oder überflüssiger Gelbgalle (colera) kocht man Galläpfelpulver in Essig ab, unter

[124] also von κέντρον; dieses wiederum erscheint bedeutungsgleich als θρίξ, τριχός im lateinischen „gallitrichum". Beide Namen bedeuten also: Hahnensporn.
[125] Muß falsch sein! Nach dem 'Liber graduum' des Constantinus Africanus ist der Gallapfel kühlend im zweiten Grad, trocknend im dritten! Nach Rufinus kühlend und trocknend im zweiten. Nach Lonitzer 1962, 89-90 freilich wärmen [!] sie (wie die Eiche) „ein wenig".

der Beigabe von Meerwasser; dann tunkt man einen Schwamm hinein und legt ihn dem Magenmund auf.
Gegen den Monatsfluß (der nicht aufhören will) macht man einen Wickel [15] mit Regenwasser, in dem Galläpfel abgekocht worden sind; dazu wird das Pulver der Galläpfel mit Wegerichsaft vermittels einer Einlage eingeführt; oder man macht etwas aus festem Stoff daraus und führt das in Form eines Zäpfchens ein.
Gegen den Blutfluß aus der Nase wird Galläpfelpulver mit Saft vom Hirtentäschel angemacht; dann formt man einen Pfriem daraus und steckt ihn in die Nase. Ferner stellt man [20] aus Galläpfelpulver und Eiklar ein Pflaster her und legt es auf die Schläfen.
Galläpfelpulver, auf Wunden gelegt, wirkt festigend und heilend.
Kosmetik: Wenn du weiße und graue Haare schwärzen willst, gehst du folgendermaßen vor:
Rezept: Nimm gewichtige, nicht durchlöcherte Galläpfel und koch sie in Öl, bis sie schwellen [25] und schwarz werden; dann nimm sie heraus und drück sie gut zwischen zwei Leintüchern, so lange, bis sie trocken sind; laß sie dann liegen, daß sie vollends trocknen, und mach aus ihnen ein ganz feines Pulver. Dann nimm die Rinde einer Nußbaumwurzel und stoße sie sehr gut, mach sie dann an mit Regenwasser und koch sie ab, unter der Beigabe des eben hergestellten Galläpfelpulvers: [30] mit dieser Zubereitung salbst du Kopfhaar und Bart, warte dann, bis sie von selbst trocknen, und wasch sie schließlich aus mit Warmwasser, damit nicht die (durchs Trocknen abgekühlte) Haut kalt bleibt.

108.) Vom Zwergginster (genestula)
Primärqualitäten: Der Zwergginster ist von kalter und trockener Komplexion.
Unterscheidung: Er ist dem Ginster ähnlich, aber kleiner, hat kleinere, dünnere Stengel [35] und eine weiße Blüte; der Ginster blüht dagegen safrangelb.
Zur Wirkungskraft: Zwergginster wirkt zusammenziehend.
Anwendungsformen und Indikationen: Gegen den Monatsfluß (der nicht aufhören will) hilft ein Wickel mit Wasser, in dem Zwergginster abgekocht worden ist. Ein Zäpfchen oder eine Einlage, aus Zwergginsterpulver **[76vb]** und Wegerichsaft hergestellt, wirkt auch hilfreich.
Gegen den Blutstuhl hilft das genannte Pflaster ebenfalls.

109.) Von den Herbstzeitlose (hermodactylus)
Primärqualitäten: Die Herbstzeitlose ist erwärmend und trocknend im dritten Grad.
Herkunft: Sie ist ein Kraut, um dessen Wurzeln herum Knollen zu finden sind: [5] die muß man sammeln und in Arzneien ansetzen.
Jahreszeit: Sie werden im Sommer gesammelt und getrocknet.
Haltbarkeit: Sie können in großer Wirkungskraft ein Jahr lang aufbewahrt werden; wenn möglich, müssen sie jährlich erneuert werden.

Arten: Es gibt zwei Arten Herbstzeitlosen: die weißen, festen: die sind gut; die feuchten, grünen werden als verdorben [10] angesehen.
Zur Wirkungskraft: Sie haben die Fähigkeit, die Körpersäfte zu verzehren, aufzulösen und an sich zu ziehen. Vor allem reinigen sie den Weißschleim (flegma).
Anwendungsformen und Indikationen: Gegen Gichtkrampf, Fußgicht, Handgicht und Darmgicht sowie gegen andere Krankheiten vom kalten Weißschleim, wobei hitziges Fieber herrscht, hilft Benediktenlatwerge, geschärft mit Herbstzeitlosen, ferner mit dem Heilmittel Theodoret aus Anacarden und der Latwerge Heilig, genannt Logodion. Gegen Gichtkrampf, Fußgicht, Darmgicht und gegen Krankheiten [15] vom kalten Weißschleim geht man folgendermaßen vor:
Rezept: Fenchelsaft wird mit Honig gekocht; mit diesem Honig werden zwei Drachmen Herbstzeitlosen gereicht.
Gegen die Darmgicht geht man folgendermaßen vor:
Rezept: Man kocht Herbstzeitlosen in Honig ab unter der Beigabe von Wasser – das Wasser gibt man bei, damit der Honig nicht verbrennt und aus der Mischung schwindet –; und stellt aus diesem Honig dann, unter der Beigabe von zwei Unzen Herbstzeitlosen und einer Unze Fenchelsamen und Zimt, [20] ein Pflaster her, das auch anstelle der Benediktenlatwerge eingesetzt werden kann, wenn die Latwerge nicht zu haben ist.
Verordnungsweise: Merk dir dabei, daß in einer üblichen Gabe zwei oder drei Drachmen Herbstzeitlosen angesetzt werden müssen.
Gegen wildes Fleisch gehst du folgendermaßen vor: Herbstzeitlosenpulver wird mit Franzosenseife angemacht, dann tunkt man einen Wundpfriem drein und steckt ihn in die Röhrenwunde oder Fistel: das frißt das wilde Fleisch weg.
Und wenn du Herbstzeitlosenpulver [25] und gebranntes Erz mit einer hirnstärkenden Arznei anmachst und einen Wundpfriem aus Baumwolle eintunkst und den dann in die Nase steckst, stärkt diese Anwendung das Hirn und zerfrißt Nasenpolypen.[126]

110.) Vom Bilsenkrautsamen (iusquiamus)
Primärqualitäten: Bilsenkrautsamen ist von kalter Komplexion im dritten Grad, von trockener im zweiten.
Herkunft: Bilsenkraut ist ein Kraut, bei dem eigentlich nur der Samen iusquiamus heißt; das Kraut für sich heißt cassilago.
Arten: Der Bilsenkrautsamen tritt in drei Arten auf: weiß, rot [35] und schwarz.
Auswahl: Der schwarze Bilsenkrautsamen ist tödlich; der weiße und der rote aber sind in medizinischer Anwendung nützlich.
Verordnungsweise: Und merke dir: Wenn du im Rezeptbuch Bilsenkraut angeordnet findest, mußt du unterscheiden: handelt es sich um eine Medizin, die

[126] *In der Erlanger Handschrift folgt hier die Liste der Pflanzentitel unter dem Buchstaben I bzw. Y.*

durch den Mund zu nehmen ist, mußt du [**77ra**] Bilsenkrautsamen einsetzen; ist die Anwendung äußerlich, nimmst du das Kraut.
Auswahl: Die Samen sind von stärkerer Wirkung als das Kraut.
Zur Wirkungskraft: Bilsenkrautsamen wirkt zusammenziehend und kann töten, außerdem hat er hypnotische, das heißt schlafbringende Wirkung.
Anwendungsformen und Indikationen: Um Schlaf herbeizuführen bei hitzigem Fieber, geht man folgendermaßen [5] vor:
Rezept: Man legt einen Wickel mit Bilsenkrautwasser um Füße, Stirn und Schläfen des Erkrankten und wäscht sie danach wieder ab. Anschließend stellt man folgendes Pflaster her: Feines Pulver von Bilsenkrautsamen wird mit Eiklar, Milch, Honig und etwas Essig angemacht, daraus stellt man ein Pflaster her und legt es Stirn und Schläfen auf.
Um einen Tränenfluß zum Aufhören zu bringen, [10] stellt man dasselbe Pflaster her, nur gibt man etwas Weihrauch bei.
Gegen die Eiterknoten, die von heißem Körpersaft kommen, stellt man gleich anfangs, wenn sie auftreten, ein Pflaster her aus gestoßenem Bilsenkraut und legt es auf, oder man macht es aus Bilsenkrautsamen und Rosenöl.
Gegen den Blutstuhl stellt man ein Pflaster her aus Bilsenkrautsamen, Eiklar und etwas Essig; das wird Schambein [15] und Nieren aufgelegt.
Hier ein sofort wirkendes Mittel bei Schmerz aus heißem Krankheitsstoff: stoß Bilsenkraut und leg es auf, das löst den Schmerz.
Gegen Zahnschmerz kaut man das Kraut ein Weilchen und hält es noch ein Weilchen zwischen den Zähnen fest.
Ferner ist hier ein Heilmittel, das in der Lage ist, den Zahnschmerz oder Zahnwurm zu betrügen: man legt Bilsenkrautsamen über [20] Kohlen, und der Leidende nimmt den Rauch durch den Mund auf; anschließend wäscht er seinen Mund mit Wasser aus: dann kommen gleichsam Zahnwürmlein zum Vorschein, und es sieht aus, als ob sie an der Oberfläche schwimmen wollten.[127]
Oder man stellt mit Bilsenkrautsamen ein Häubchen aus Bienenwachs her und tut es über den Zahn: das beseitigt den Schmerz ebenfalls.
Haltbarkeit: Und merke dir: Bilsenkrautsamen kann zehn Jahre lang aufbewahrt werden.[128]

111.) Vom Hysop (hysopus) [25]

---

[127] *vgl. hierzu die* 'Curae Platearii': „Die Behandlung der Zahnwürmlein: Den Würmern, die in Zähnen leben, hilft man folgendermaßen ab: man gießt den Saft von Tausendgüldenkraut (centaurea) oder von einem anderen Bitterkraut in den Zahn. Sie sterben auch an jenen Mitteln, die wir schon gegen Ohrwürmer genannt haben. Oder: Myrrhe und Opium werden [16ra30] vermischt und aufgelegt; oder aus Ihnen wird ein dünner Pfriem gemacht und in das Loch im Zahn gesteckt. Zum gleichen Zweck hilft eine Räucherung, die man mit offnem Mund vornimmt, aus den Samen von Bilsenkraut (ex semine cassilaginis), auf Kohlen oder einen glühendheißen Ziegel gelegt. Nach dieser Räucherung wird der Mund ausgewaschen mit Wasser und dies in ein Gefäß gespuckt: dann kommen die Würmlein, überlistet, zum Vorschein, und es sieht aus, als ob sie schwimmen wollten."

[128] Das Bilsensamenöl ist zu finden am Ende des Kap. 24: Vom Rauschgold (auripigmentum).

Primärqualitäten: Hysop ist erwärmend und trocknend im dritten Grad.
Herkunft: Er ist eine Pflanze, die allgemein vorkommt.
Auswahl: Er hat seine Kraft in den Blättern und Blüten, nicht in den Wurzeln.
Jahreszeit: Er wird im Sommer gesammelt, wenn er seine Blüten hervorbringt.
Herstellung: Man hängt ihn dann an einem schattigen, doch nicht verräucherten Ort auf und läßt ihn trocknen.
Verordnungsweise: In Arzneien setzt man Blätter und Blüten an, die Stengel wirft man weg.
Haltbarkeit: Hysop kann ein Jahr lang [30] aufbewahrt werden; man muß ihn jedes Jahr erneuern.
Zur Wirkungskraft: Er wirkt harntreibend und hat die Fähigkeit, die Körpersäfte aufzulösen, an sich zu ziehen und zu verzehren.
Anwendungsformen und Indikationen: Gegen Husten aus kalter Ursache hilft eine Abkochung von Hysop und Dörrfeigen. Denselben Zweck erfüllt eine Latwerge, die man aus Hysop herstellt: die heißt dann dementsprechend Diaysopus.
Wein, in dem Hysop und Fenchelsamen abgekocht worden ist, löst Schmerz in Magen und Gedärm.
Ein Wickel mit dem Wasser der [35] Hysopabkochung reinigt auf wunderbare Weise die Gebärmutter von überflüssigem Brodem und trocknet sie. Dieselbe Wirkung hat ein Zäpfchen, aus Hysoppulver hergestellt mit Moschusöl.
Hysoppulver oder Hysopkraut, in einem Schälchen **[77rb]** angewärmt und dann aufs Haupt getan, hilft gegen Schnupfen und Katarrh aus kalter Ursache und beim Herabsinken des Rachenzäpfchens. Gegen ein geschwollenes Rachenzäpfchen nützt Gurgeln mit Essig, in dem Hysop abgekocht worden ist. Man hebt das Rachenzäpfchen dann empor (und bringt es an den rechten Ort zurück), indem man es mit einem Finger von unten drückt, der mit Pulver der Hysopblüte bestreut ist.[129]
Das Hysopkraut, [5] in Wein gekocht und dann als Umschlag aufgelegt, behebt den Magenschmerz als Folge einer Windblähung.

112.) Vom Aronstab (iarus)
Primärqualitäten: Der Aronstab ist erwärmend und trocknend im dritten Grad.
Synonyme: Er heißt iarus (Arum) oder barba Aron (Aronsbart) oder pes vituli (Kalbsfuß).
Herkunft: Er wird in feuchter wie in trockener, in bergiger wie in flacher Gegend gefunden. [10]
Auswahl: Im Winter wie im Sommer ist er von großer Wirkungskraft in seinen Blättern, größere Kraft steckt in den Wurzeln, die größte aber in gewissen Knollen, die man rund um die Wurzeln findet. Diese Knollen werden gesammelt, gespalten und getrocknet.

[129] Vgl. 'Curae Platearii': „Man hebt das Rachenzäpfchen dann empor (und bringt es an den rechten Ort zurück) mit Pulver von Zimt und Rosenblüten, welches man auf den Daumen oder den Mittelfinger legt und in das Rachenzäpfchen drückt.“ [16^{rb}42f.].

Haltbarkeit: Sie können ein Jahr lang aufbewahrt werden.
Zur Wirkungskraft: Aronstab hat die Fähigkeit, Verstopfungen aufzulösen und Säfte an sich zu ziehen. [15]
Anwendungsformen und Indikationen: Gegen Ohrengeschwülste wird das Kraut samt den Wurzelknollen gekocht, unter der Beigabe von Zimt, in Wein und Öl; daraus stellt man ein Pflaster her und legt es auf die Ohren.
Gegen frische Halsdrüsengeschwülste wird das Kraut und die Zwiebelknolle mit altem Schweine- oder Bärenschmalz, wenn das zu haben ist, gestoßen und aufgelegt; [20] und falls diese Geschwülste wirklich frisch waren, wird der Leidende wieder frei.
Gegen Hämorrhoiden oder Feigwarzen kocht man Aronstab und Königskerze in Wein und Wasser ab und bereitet damit ein Sitzbad.
Um den Monatsfluß zu erregen, führt man den Saft des Aronstabs mit einer Einlage von unten ein; man kann auch Benediktenlatwerge hinzufügen.
Kosmetik: Um das Gesicht zu reinigen und eine feine Haut zu bekommen, [25] reibt man getrocknete Aronstabknollen zu ganz feinem Pulver, macht das mit Rosenwasser an, setzt es der Sonne aus und läßt es trocknen, bis das Wasser verzehrt ist; das tut man dreimal oder viermal oder öfter so und stellt aus diesem Pulver eine Zubereitung mit Rosenwasser her: damit bestreicht man das Gesicht: das macht es reiner [30] als selbst Bleiweiß[130] kann.
Um wildes Fleisch zu entfernen und wegzufressen, genügt allein dieses Pulver.

113.) Von der Schwertlilie (iris; <ireos>)
Primärqualitäten: Die Schwertlilie ist von warmer und trockener Komplexion im zweiten Grad.
Arten: Sie erscheint in zwei ähnlichen Arten: unter den Bezeichnungen iris und ireos. Diese sind ähnlich in der Form der Blätter und in den Wirkungen; aber iris hat eine purpurfarbene Blüte, ireos eine weiße.
Auswahl: Wir setzen jeweils ihre Wurzeln ein. [35]
Jahreszeit: Gesammelt werden sie zum Frühlingsbeginn.
Haltbarkeit: Sie können zwei Jahre lang aufbewahrt werden.
Ersatzmittel: Die Wurzel der ireos kann für die Wurzel der Illyrischen Schwertlilie eingesetzt werden, und umgekehrt.
Zur Wirkungskraft: Die Schwertlilie wirkt harntreibend; deshalb kann sie Säfte auflösen und Verstopfungen öffnen.
Anwendungsformen und Indikationen: Gegen einen Schaden an den **[77va]** Atmungsorganen, gegen eine Verstopfung von Milz und Leber, Nieren und Blase sowie gegen den Magenschmerz als Folge einer Windblähung hilft Wein, in dem ireos abgekocht worden ist.
Ihr Pulver zerfrißt ganz gelind wildes, überflüssiges Fleisch.
Gegen eine Lappenbildung der Augenhornhaut wird eine Augensalbe hergestellt aus diesem Pulver und aus Rosenwasser.

130 *vgl.* Kap. 5; 47; 84.

114.) Vom Hypozist (hypoquistidos) [5]
Primärqualitäten: Der Hypozist ist von kalter und trockener Komplexion im zweiten Grad.
Herkunft: Hypozist ist ein Pilz, der zu Füßen der Hundsrose (rosa canina) gefunden wird.
Jahreszeit: Er wird im Frühling gesammelt.
Herstellung: Man drückt den Saft heraus, der klebrig ist. Der wird der Sonne ausgesetzt und alltäglich ein kleines Weilchen umgerührt, damit er nicht verdirbt.
Haltbarkeit: An einem Ort, der nicht sehr trocken ist [10] noch feucht, kann er zwei Jahre lang in großer Wirkungskraft aufbewahrt werden.
Zur Wirkungskraft: Er wirkt zusammenziehend.
Anwendungsformen und Indikationen: Gegen Bauchfluß aufgrund von Gelbgalle (colera) oder aus Schwäche der zusammenhaltenden Kraft wird er mit Rosenwasser angemacht und so dem Leidenden gereicht. Man kann auch ein Pflaster herstellen aus Hypozist, Wegerichsaft und Eiklar; das legt man auf Nieren und Schambein.
Gegen Brechreiz legt man dasselbe Pflaster auf den [15] Brustkorb, wo sich die Rippengabel überm Magen öffnet.
Gegen den Monatsfluß (der nicht aufhören will) stellt man ein Zäpfchen her aus Hypozist und Wegerichsaft und führt das ein, oder man stellt eine Einlage her.

115.) Vom Wacholder (iuniperus)
Primärqualitäten: Der Wacholder ist erwärmend und trocknend im dritten Grad.
Auswahl, Verordnungsweise: Wenn du im Rezeptbuch Wacholder angegeben findest, mußt du die Triebe oder die Früchte des Wacholders nehmen.
Jahreszeit: Die werden im Frühling gesammelt[131].
Haltbarkeit: Sie können zwei Jahre lang aufbewahrt werden.
Zur Wirkungskraft: Wacholder hat die Fähigkeit, [20] Säfte aufzulösen und zu verzehren.
Anwendungsformen und Indikationen: Gegen Bauchfluß als Folge von Windensaft (scammonia), der an den Zotten des Magens und der Gedärme kleben bleibt, kocht man Wacholderbeeren in Regenwasser ab; der Leidende betritt dies Wasser und sitzt in ihm bis an den Nabel; man reibt auch seine Körperteile in diesem Wasser ab.
Gegen Harnzwang, Harnkrampf und Darmgicht reicht man Wein, in dem Wacholderbeeren abgekocht worden sind.
Man stellt auch ein [25] Wacholderöl her; das geht folgendermaßen:
Rezept: Ein Topf, besser gesagt: eine Kanne, wird in die Erde gesetzt; in ihrer gut verstopften Mundöffnung wird ein ehernes oder eisernes Röhrchen angebracht. Danach wird ein Kessel darübergestellt (der im Boden ein Loch hat;

[131] es handelt sich also um die getrockneten Beeren des Vorjahrs.

das Röhrchen wird hineingeschoben)[132] und ringsherum umklebt, damit nichts entweichen kann. Dann wird der (obere) Topf mit trockenem Wacholderholz gefüllt, gut zugemacht, und [30] ringsherum ein Feuer angezündet: es fließt nur eine mäßige Menge Öl heraus, aber das ist von größter Wirkungskraft.
Indikationen: Gegen Vierttagsfieber von natürlicher Schwarzgalle (melancolia) reicht man, wenn der Krankheitsstoff schon verarbeitet und verdaut ist, jenes Wacholderöl im Gewicht eines Skrupels in der Speise oder auf andere Art.
Gegen Darmgicht, Harnzwang und Harnkrampf gibt man dem Leidenden eine mäßige Menge Wacholderöl; auch salbt man die schmerzenden Körperteile mit diesem Wacholderöl ein. [35]
Gegen Fallsucht wird das Rückgrat des Leidenden mit Wacholderöl eingesalbt.
Gegen Steinleiden führt man das Wacholderöl durch ein Röhrchen ein.
Gegen alteingewurzeltes Asthma aus kalter Ursache gibt man Wacholderöl in den Speisen oder **[77vb]** auf andere Art. Oder man reicht Wein, in dem Wacholderbeeren und Dörrfeigen abgekocht worden sind.

116.) Vom Laudanum (laudanum)
Primärqualitäten: Das Laudanum ist erwärmend und befeuchtend im ersten Grad.
Herkunft: Manche Autoritäten sagen, es sei der Gummi eines Baums; doch das ist falsch. Vielmehr senkt sich in einem gewissen Teil Griechenlands der Tau auf bestimmte Kräuter herab und bleibt rund um [15] sie kleben. Die Einwohner zerschlagen dann mit Lederriemen diese Kräuter, und so wird durch die Lederriemen diese Feuchtigkeit ausgepreßt. Sie wird der Sonne ausgesetzt und getrocknet. Beigemischt werden aber Ziegenhorn und andere schwarze Pulver. Daher ist offenbar, daß Laudanum, wenn es rein [20] wäre, würzig wäre. Es finden sich aber in zehn Pfund weniger als zwei Unzen reines Laudanum.
Auswahl: Auszuwählen ist unter diesen Umständen das Laudanum, das viel Gewicht hat und schwarz ist und mit den Händen weichgeknetet werden kann.
Fälschung: Ein Laudanum aber, das weniger schwarz ist und, wenn es mit den Händen bearbeitet wird, zu Pulver zerfällt, zeigt an, daß es vom Alter schon verzehrt oder [25] überaus gut gefälscht ist.
Zur Wirkungskraft: Es wirkt infolge seiner Klebrigkeit und Würzigkeit zusammenziehend, erwärmend und kräftigend.
Anwendungsformen und Indikationen: Gegen Katarrh aus kalter Ursache wird ein Pfriem (aus Laudanum) geformt und in die Nase eingeführt. Ferner geht man folgendermaßen vor:
Rezept: Laudanum und Rosenblütenblätter werden lange sprudelnd gekocht in Regenwasser, wobei die Mundöffnung des Gefäßes oder der Kanne gut verstopft sein muß. Sobald das Wasser einigermaßen [30] warm wird, nimmt der Leidende den Dampf durch den Mund auf; und auch die Füße werden mit

[132] der lateinische Text ist hier verdorben.

diesem Wasser gewaschen, weil dadurch die Sehnen und Nervenstränge sehr gestärkt werden.
Gegen lockere Zähne werden Laudanum und Mastixharz angemacht und rund ums Zahnfleisch und die Zähne innerlich wie auch außen aufgetragen: das kräftigt sie. [35]
Gegen Abkühlung der Gebärmutter und die sogenannte Erstickung durch die Gebärmutter muß die Leidende den Rauch (des Laudanum) von unten her aufnehmen; und ein Zäpfchen (aus Laudanum) hilft ebenso, denn es reinigt und kräftigt die Gebärmutter **[78ra]** und unterstützt die (Entwicklung der) Leibesfrucht.
Gegen den Vorfall der Gebärmutter muß die Leidende ebenfalls den Rauch (des Laudanum) von unten her aufnehmen.
Gegen Zahnschmerz aus kalter Ursache und zur Verdauungsstärkung gibt man fünf Laudanum-Pillen; dazu stellt man aus Laudanum und [5] Bienenwachs ein Pflaster her, unter der Beigabe von Kostwurzpulver, und legt das auf den Magen.

117.) Vom Süßholz (liquiritia)
Primärqualitäten: Süßholz wirkt ausgleichend auf die Komplexion und ist erwärmend und befeuchtend.
Herkunft: Manche Autoritäten sagen, es sei eine Wurzel, andere sagen, eine Staude. Es ist aber tatsächlich eine Wurzel.
Auswahl: Auswählen muß man eine Süßholzwurzel, die nicht sehr grobstofflich und dick, aber auch nicht sehr schmächtig ist und innen gänzlich safrangelb, [10] die, wenn man sie zerbricht, nicht zu Pulver zerfällt; auch eine, die frisch ist und deren Teile, wenn man sie zerbricht, weiter zusammenhängen. Eine aber, die leicht ist und innen weißlich oder schwärzlich oder grün, muß weggeworfen werden.
Der Süßholzsaft ist aber von der gleichen Wirkungskraft oder von gar noch stärkerer; der wird folgendermaßen hergestellt:
Rezept: Solange er noch frisch ist, wird ein Ast oder Trieb (von der Wurzel) [15] gut gestoßen und in Wasser sprudelnd gekocht. Man kocht ihn, bis fast alles Wasser verdunstet ist. Dann wird er ausgedrückt, der Sonne ausgesetzt und getrocknet. Daraus formt man dann runde Kügelchen, wie sie durch den Hals eines Fläschchens passen.
Fälschung: Andere fälschen diesen Saft, auf die folgende Weise:
Rezept: Sie machen [20] Süßholz zu ganz feinem Pulver, oder sie nehmen auch das Pulver des getrockneten Süßholzsaftes, kochen es gut in Wasser ab, geben Honig hinzu und machen das an, wie wir oben gesagt haben.
Unterscheidung: Dieser gefälschte Süßholzsaft schmeckt abscheulicher als der echte und ist weniger schwarz.
Anwendungsformen und Indikationen: Gegen alle Schäden an Brust und Atmungsorganen hilft diese Abkochung in Wasser.

Wein, in dem Süßholz abgekocht worden ist, hilft [25] gegen Husten. Den gleichen Nutzen bringt eine Latwerge, die aus Süßholzsaft und Honig bereitet ist.
Süßholz, gekaut und unter der Zunge gehalten, lindert den Durst und mäßigt rauhe Trockenheit von Magen und Kehle.

118.) Vom Lapislazuli <und vom Lapis Armenicus>
Primärqualitäten: Der Lapislazuli oder Lasurstein ist kalt und trocken, ähnlich auch der Lapis Armenicus oder Armenierstein; doch der [30] Grad dieser Ausprägung wird von den Autoritäten nicht festgelegt.
Herkunft: Der Lapislazuli ist eine Erdader.
Etymologie: Er heißt so, weil aus dieser Erdader die blaue Farbe lazulum oder azur hergestellt wird. Ähnlich ist der Lapis Armenicus nach Armenien benannt, wo er hauptsächlich gefunden wird.
Fälschung: Er kann nicht gefälscht werden.
Auswahl: Auszuwählen ist der Lapislazuli, der am meisten der Himmelsfarbe gleicht [35] und in sich Körperchen enthält, die aussehen, als ob sie Gold wären. Der Lapislazuli aber, der von weißlicher Farbe ist, enthält mehr Erdenstoff. Der Armenierstein dagegen ist leichter und [**78rb**] hat immer weißliche Farbe
Haltbarkeit: Beide können lange aufbewahrt werden, ohne daß sie verderben. Der Armenierstein aber verdirbt schneller, denn er hat mehr an Erdenstoff in sich.
Zur Wirkungskraft: Der Lapislazuli reinigt die Schwarzgalle (melancolia).
Anwendungsformen und Indikationen: Gegen Leiden, die von der Schwarzgalle kommen, gibt man Lapislazuli mit einer Abkochung von Senet.
Gegen das [5] Vierttagsfieber gibt man Lapislazuli mit irgendeiner Abkochung, die Schwarzgalle purgiert.
Gegen Milzsucht und Hämorrhoiden gibt man Lapislazuli mit einer Abkochung von Senet oder von Fenchelsamen.
Gegen die Herzerstickung gibt man Lapislazuli mit Borretschsaft unter der Beigabe von gepulvertem Hirschherzbein; und – um es kurz zu sagen – das hilft auch gegen alle anderen Leiden, [10] die von der Schwarzgalle verursacht sind.
Verordnungsweise: Wenn du im Rezeptbuch Lapislazuli angeordnet findest, mußt du das Pulver anmachen. Man reicht das dann nicht mit der Abkochung, sondern nachdem die verordneten Abkochungen eingenommen worden sind.
Exkurs: Festzuhalten ist hier die Art, den Lasurstein und den Armenierstein abzuwaschen und zu reichen – zwei Drachmen können gereicht werden: In einem festen Gefäß oder einem silbernen Mörserbecher wird das [15] ganz feine Pulver der beiden Steine oder eines von ihnen angesetzt und mit dem Stößel im Wasser angemacht, bis sich das Wasser trübt; dann schüttet man das Wasser weg und gießt hierauf neues darüber; und das macht man so zehn bis zwanzig Mal. Das Zeichen einer vollendeten Waschung ist da, wenn das Wasser mäßig oder gar nicht mehr getrübt wird. Merk dir, daß dieses Steinpulver in keiner Abkochung gegeben werden darf, [20] denn es würde zum Boden sinken.

Deswegen muß man es, bevor die Abkochung gegeben wird, mit einem Löffel oder einem Messerchen verabreichen; danach gibt man die Abkochung. Oder anders und besser: Wenn man dies Steinpulver zur Reinigung der Schwarzgalle verabfolgt, reicht man zuerst die Abkochung; nach vier oder fünf Stuhlgängen gibt man dann den Lasurstein ein: der reinigt dann auf wunderbare Weise die Schwarzgalle (melancolia).[133]

119.) Von der Lilie (lilium) [25]
Primärqualitäten: Die Lilie ist erwärmend und befeuchtend.
Arten und Auswahl: Es gibt die Hauslilie (lilium domesticum) und die Waldlilie (lilium silvestre). Die Waldlilie erscheint wiederum in doppelter Gestalt: die eine trägt eine purpurne Blüte und ist von stärkerer Wirkungskraft, die andere trägt eine safrangelbe Blüte.
Anwendungsformen und Indikationen: Um Eiterknoten ihrer Reifung zuzuführen, kocht man gestoßene Hauslilie mit Öl und legt sie auf.
Gegen verstopfte, verhärtete Milz [30] geht man folgendermaßen vor:
Rezept: Lilienwurzel in großer Menge wird mit Bärenklau und Alantwurzel oder Eibischwurzel in Wein und Öl fünfzehn Tage lang angesetzt, abgekocht, abgeseiht, der Abseihung wird noch Bienenwachs und Öl beigegeben: daraus mach eine Salbe und gebrauche sie.
Kosmetik: Um dem Angesicht schöne Farbe zu geben, gehst du folgendermaßen vor:
Rezept: Nimm die Wurzelknollen [35] der Feldlilie (lilium agreste) und trockne sie, mach ein Pulver daraus, misch das mildernd mit Rosenwasser und laß es trocknen, und wiederhole das dreimal oder viermal. Dieses Pulver trägst du allein oder mit Rosenwasser angemacht **[78va]** dem Antlitz auf.
Zum gleichen Zweck und zur Entfernung unnatürlicher Röte gehst du folgendermaßen vor:

---

133 *vgl. die entsprechende Passage aus den* 'Curae Platearii': „Diesen am Vierttagsfieber Leidenden sowie den aus versengtem Blut Leidenden hilft man mit Lapislazuli oder mit Lapis armenicus, folgendermaßen zubereitet: drei Drachmen Lapislazuli werden fein gerieben und in einem festen Gefäß mit Wasser übergossen und bewegt, hierauf läßt man den Steingrieß stehn, bis er sich setzt, dann schüttet man das Wasser weg und gießt neues darüber, und das macht man so gute zwanzig Mal. Das Zeichen einer vollendeten Waschung ist da, wenn das Wasser nur wenig oder gar nicht mehr getrübt abfließt; diese Waschung muß sein, damit der Stein durch seine übergroße Trockenheit nicht die Därme verletzt. Vom Lapis armenicus werden auf gleiche Weise drei Drachmen zubereitet und zwei- bis dreimal gewaschen. Diese zwei Steine werden dann gemischt; doch tut man sie nicht in die Abkochung, vielmehr reicht man sie nach vier Stuhlgängen mit einem Löffel, und zwar so, wie sie sind, oder man mischt sie mit Sirup oder Honig, damit's dem Kranken leichter fällt, sie einzunehmen." [3^{vb}6-21] *Dazu noch folgende Ergänzung*: „... drei Drachmen Lapislazuli und Lapis armenicus, gewaschen und bereitet entsprechend der Vorschrift, die ich bei Behandlung des Vierttagsfiebers schon dargestellt habe. Und wundere dich nicht, daß ich gesagt habe, es müßten drei Drachmen vom Stein beigegeben werden; denn wenn die Steine erst einmal gewaschen sind, schrumpft ihre Masse auf drei bis vier Skrupel zusammen." [10^{ra}40-45].

Rezept: Nimm die genannten Wurzelknollen, dazu noch frische, wenn du solche hast, stoße sie und misch Gallmeypulver, Kampferpulver und Holunderöl bei, [5] zuletzt gelöschtes Quecksilber; daraus mach eine Salbe und gebrauche sie.

120.) Vom Lycium-Gummi (licium)
Primärqualitäten: Das Lycium ist warm im ersten Grad, trocken im zweiten.
Herkunft: Manche Autoritäten geben an, daß es ein Gummi sei; doch das ist falsch. Es ist vielmehr der Saft eines Krautes, das wiederum Lycium heißt.
Jahreszeit: Es wird gesammelt zu Beginn des Sommers. [10]
Herstellung: Dann stößt man es, preßt den Saft aus, setzt es der Sonne aus und trocknet es: so wandelt es sich in die Stofflichkeit des Lycium. Es werden aber, wie Dioskurides angibt, doch noch bestimmte Dinge beigemischt.
Auswahl: Ausgewählt werden muß das Lycium, das hart ist und dabei eine gewisse Klebrigkeit besitzt und innen leuchtend ist. Was aber weich und dunkel ist, muß [15] weggeworfen werden.
Haltbarkeit: Es kann fünf Jahre lang aufbewahrt werden.
Synonym: Mit anderem Namen heißt das Lycium auch Lichtauge (oculus lucidus), weil es die Augen hell macht.
Anwendungsformen und Indikationen: Gegen sichtbehindernde Flecken auf der Augenhornhaut, solange sie noch frisch sind, und gegen Triefäugigkeit, die von gestocktem Weißschleim (flegma) kommt, geht man folgendermaßen vor:
Rezept: Man pulverisiert Lycium sehr gut, macht es mit Rosenwasser an und läßt es stehen, bis es [20] verdunstet ist. So geht man dreimal oder viermal vor. Dann wird das Pulver, wie es ist oder mit Wasser angemacht, in die Augen getan.
Wenn das Leiden schon eingewurzelt ist, gibt man noch etwas Baumgummi hinzu. Man kann das Lycium auch mit Fenchelsaft anmachen und in einen Kupferkrug geben: es macht die Augen klar, und hilft besonders, [25] wenn das Leiden von innen kommt.
Gegen Risse in Lippen und Zunge und Geschwüre des Mundes macht man Lyciumpulver mit Stärkmehl, Zuckerstanglein und mit Rosenwasser an und salbt die Geschwüre damit: das ist sehr oft erprobt worden[134].
Auch ein Zäpfchen aus Lycium hilft bei hitzigem Fieber, weil es große Mengen von ausgetrocknetem [30] Kot wieder löst und abführt.
Gegen eine Geschwulst des Zahnfleisches wäscht und reibt man das Zahnfleisch häufig rings herum mit Essig, in dem Lycium aufgelöst ist.
Kosmetik: Gegen Leberflecken nimmt man eine Einsalbung vor mit Lycium und Bleiweiß in gleicher Menge, dazu Natron, allesamt gepulvert.
Gegen ein [35] Leiden der Gebärmutter aus kalter Ursache formt man ein Zäpfchen aus der Latwerge Tryphera magna und streut Lyciumpulver darauf: wenn unstatthafte Säfte in der Gebärmutter überfließen, hilft das, weil es sie reinigt, [**78vb**] trocknet und entleert.

---

[134] *in der Wiener Handschrift folgt hier*: von den Frauen von Salern.

121.) Vom Bingelkraut (linochitis)
Primärqualitäten: Das Bingelkraut ist warm und feucht im ersten Grad.
Synonyme: Es heißt linochitis[135] oder herba mercurialis.
Anwendungsformen und Indikationen: Es wird nutzbringend mit grobem Fleisch gekocht und so gereicht, um abführende Wirkung auszulösen. Auch ein Klistier wird nutzbringend bereitet aus Saft des Bingelkrauts oder dem Wasser, in dem es abgekocht worden ist, [5] mit Öl, Honig und Salz. Das führt die bösen Säfte ab und löst den Darm.

122.) Von der Vogelzunge (lingua avis)
Primärqualitäten: Die Vogelzunge ist warm und feucht im ersten Grad.
Herkunft: Sie ist ein Kraut, das Blätter hat, die spitz sind, klein und ähnlich aussehen wie Vogelzungen[136].
Auswahl: Frisch ist das Kraut von großer Wirkungskraft, getrocknet ist es wirkungslos. [10]
Zur Wirkungskraft: Es hat die Fähigkeit, die Begierde nach Lust zu erregen und Feuchtigkeit zu erzeugen.
Anwendungsformen und Indikationen: Das Kraut, mit Fleisch gekocht oder in einer Pfanne angemacht und so gegessen, erregt die Begierde nach Lust. Dieselbe Wirkung hat eine Latwerge, aus Dattelfleisch gemacht und aus dem Inneren von Haferkörnern mit Saft der Vogelzunge [15] oder ihren Blättern oder gestoßenen Knoblauchzehen, unter der Beigabe von Honig. Dieselbe Wirkung hat eine Latwerge, aus den Wurzelknollen des Knabenkrauts (satyrion), die wie Hoden aussehen, und aus Honig und Saft der Vogelzunge hergestellt.
Das Kraut, mit Gerstenwasser abgekocht, nützt Schwindsüchtigen und Ausgezehrten. Denselben Nutzen bringt eine Abkochung des Safts der Vogelzunge unter der Beigabe von Zucker.
Gegen die Trockenheit von [20] Brust und Atmungsorganen reicht man Wasser, in dem Vogelzunge abgekocht worden ist; gibt man auch Bocksdorngummi bei, hilft es noch mehr[137].

123.) Vom Ampfer (lapatium)[138]
Primärqualitäten: Ampfer ist erwärmend und trocknend im dritten Grad.[139]
Arten und Auswahl: Es gibt drei Arten: Den Sauerampfer (lapatium acutum), der spitze Blätter hat und sehr wirkungsvoll ist; den Rundampfer (lapatium

---

135 λινόζωστις.
136 gemeint ist vermutlich die Ackerwinde.
137 *vgl.* 70^{va}10 (Kap. 74).
138 eigentlich: lapathium.
139 Nach Lonitzer 1962, 219 sind alle Ampfer-Arten kalt und trocken! So auch Serapion: Kap. 107 (Goehl o. D.): Lapacium id est acetosa: kalt und trocken im ersten Grad. Andererseits sind die bei Serapion beschriebenen Heilwirkungen auf Verdauung, Hautleiden und Gifte wie im 'Circa instans' die einer wärmenden Arznei.

rotundum), der runde Blätter hat [25] und weniger wirkungsvoll ist; und den Hausampfer (lapatium domesticum), der ziemlich breite Blätter hat: und die sind in der Arzneikunst sehr gut zu gebrauchen.

Zur Wirkungskraft: Er wirkt säfteauflösend, Verstopfungen auflösend, Verstopfungen öffnend und säfteverdünnend.

Anwendungsformen und Indikationen: Gegen die Krätze geht man folgendermaßen vor:

Rezept: Sauerampfersaft, Nußöl und flüssiges Pech läßt man gemeinsam sprudelnd kochen, dann seiht man ab, [30] und in dem Abgeseihten setzt man Pulver von Weinstein und von Kaminruß an. Daraus mach eine Salbe, die nutzbringend ist für Leidende an Krätze, Eiterflechte und kriechendem Schorf.

Gegen kriechenden Schorf und Eiterflechte macht man ferner eine Zubereitung aus Sauerampfersaft und Rauschgoldpulver.

Um Eiterknoten zur Reifung zu führen, wird Rundampfer [35] gestoßen, in Öl abgekocht oder mit Schmalz und aufgelegt. Um Eiterknoten aufzubrechen, legt man in der beschriebenen Weise Sauerampfer auf.

Gegen Verstopfung und Verhärtung der [**79ra**] Milz geht man folgendermaßen vor:

Rezept: Sauerampfersaft, flüssiges Storaxharz, Ammoniak-Gummi und Essig werden angemacht, dann läßt man sie drei Tage stehen, anschließend macht man eine Abkochung und seiht sie ab; dem Abgeseihten gibt man Bienenwachs und Öl bei und stellt so eine nutzbringende [5] Salbe her.

Gegen Harnzwang und Harnkrampf macht man eine Abkochung von Ampfer in Wein und Öl und legt sie dann dem Schambein auf: das regt das Harnlassen in großer Menge an.

Wasser oder Wein, worin Ampfer abgekocht worden ist, löst Verstopfung von Milz und Leber auf.

Gegen die Weiße Wassersucht geht man folgendermaßen vor:

Rezept: Mach eine Zubereitung aus zwei Unzen Sauerampfer und zwei Drachmen [10] Eselswolfsmilch, unter der Beigabe von Honig, koch sie ein kleines Weilchen ab und gib's dem Leidenden.

Gegen frische Halsdrüsengeschwülste stellt man ein Pflaster her aus Sauerampfer und Schmalz, zusammen gestampft.

Gegen die Darmwürmer hilft Sauerampfersaft, mit Honig gereicht.

Gegen überflüssigen Weißschleim (flegma) im Gehirn hilft Sauerampfersaft mit [15] Rautensaft, in mäßiger Menge in die Nase eingeführt, und zwar in warmer Luft oder im Bad

Fladen, mit Ampfer hergestellt, helfen Asthmatikern aus kalter Ursache.

Sauerampfer, roh genossen oder gekocht, hilft allen, die an Krätze leiden.

124.) Vom Metallschaum (lithargyrum)

Primärqualitäten: Metallschaum wirkt ausgleichend auf die Komplexion in seiner kühlenden und trocknenden Eigenart. [20] Gewissen Autoritäten zufolge ist er kalt und trocken im ersten Grad; das bedeutet also: ausgleichend auf die

Komplexion in seiner kühlenden und trocknenden Eigenart. Deswegen gibt auch Constantinus Africanus an, indem er Worte des berühmten Dioskurides zitiert: Metallschaum ist kalt und zusammenziehend. Daß er aber zusammenziehend ist, wissen wir daher, daß er trocken ist. Außerdem ist er in den Eigenschaften seiner Komplexion gemäßigt, und der Grad seiner Ausprägung wird von den Autoritäten nicht festgelegt, [25] weil er durch Sinneswahrnehmung nicht abzugrenzen ist.

Arten, Herkunft und Komplexion: Es gibt viele verschiedene Metallschaum-Arten. Die erste ist der Goldschaum[140], der wenn man ihn zerbricht, innen aussieht wie Gold: der neigt ein bißchen zur Wärme in seiner Komplexion; man nennt ihn auch mit besonderem Namen Cathimia oder Cadmia oder Gallmey.

Ferner gibt es den Silberschaum: dieser entsteht durch Auskochung von Silber [30] im Feuer, wenn das reine vom unreinen geläutert wird: der neigt sich mehr zur Kälte und zur Feuchtigkeit in seiner Komplexion.

Dann gibt es noch die Zinnhefe oder den Zinnschaum, von dem wir allgemein Gebrauch machen: der entsteht ähnlich durch Auskochung, weil ja das Zinn aus einer Erdader gewonnen wird: die ist kalt und zusammenziehend.

Manche Autoritäten geben an, daß alles, was man als Metallschaum angeordnet finde, nichts anderes als Bleischaum sei oder Bleihefe.

Zur Wirkungskraft: Metallschaum als Zinnhefe oder Zinnschaum, von dem wir allgemein Gebrauch machen, besitzt die Fähigkeit zusammenzuziehen, Festigung und Heilung herbeizuführen und Säfte zu reinigen; ferner wendet man ihn beim **[79rb]** Anmachen verschiedener Arzneien an.

Anwendungsformen und Indikationen: Zinnschaumpulver, auf Wunden aufgebracht, verzehrt den Eiter und führt fressende Geschwüre ihrer Festigung und Heilung zu.

Gegen Krätze, vor allem wenn sie vom gesalzenen Weißschleim (flegma salsum) oder der Gelbgalle (colera) kommt, geht man folgendermaßen vor:

Rezept: Erst stellt man eine Abkochung in kleiner Menge aus Nußöl her; dann macht man [5] feinstes Zinnschaumpulver mit Essig an und verwendet darauf lange Zeit, hierauf gibt man das angewärmte Nußöl zu und macht noch einmal alles gut an.

Gegen Blutstuhl, verursacht durch ein Leiden in den oberen Gedärmen, geht man folgendermaßen vor:

Rezept: Man legt unbearbeiteten Zinnschaum auf glühende Kohlen; nachdem er gut erhitzt ist, besprengt man ihn mehrfach mit Essig; dann macht man aus ihm ein [10] ganz feines Pulver: dies wird mit der Klistierspritze mit Rosenöl zusammen eingeführt und wirkt als Salbe innerlich: es verzehrt alle Fäulnis, wirkt festigend und heilend auf die inneren Geschwüre und verzehrt sie.

Gegen die Gluthitze der Eiterknoten, wie sie bei der Wundrose auftritt, wird Zinnschaumpulver mit Bienenwachs und Rosenwasser angemacht und dann als Salbe aufgetragen.

---

[140] *vgl.* Kap. 3.

Rezept: Den Metallschaum, [15] der Goldschaum oder Cathimia (Gallmey) genannt wird, macht man zu feinstem Pulver und wäscht ihn dann mit Rosenwasser fünfmal oder sechsmal, bis das Wasser vom Pulver nicht mehr getrübt wird. Dann kann man dieses Pulver nach der Art einer Augensalbe allein oder mit Rosenwasser in die Augen geben.
Frauen: *Kosmetik*: Um das Gesicht zu reinigen [20] und störende Hautflecken zu beseitigen, wie Frauen sie nach einer Niederkunft bekommen, wird Hühner- oder Gänseschmalz zerlassen; dann gibt man Goldschaumpulver zu und Rosenöl, stellt eine Salbe her und trägt sie auf.

125.) Vom Lattich (lactuca)
Primärqualitäten: Lattich ist kalt und feucht und wirkt ausgleichend auf die Komplexion. Sein Samen ist [25] kälter als das Kraut, doch der Grad dieser Ausprägung wird von den Autoritäten nicht festgelegt.
Auswahl: Das Kraut wird nutzbringend in Speisen angesetzt; die Samen sind besonders nützlich in medizinischer Anwendung.
Primärqualitäten, Nachtrag: Bei allen Autoritäten aber wird der Lattich als das ausgleichendste aller Kräuter in Hinsicht auf die Komplexion beurteilt.
Zur Wirkungskraft: Er erzeugt [30] gutes Blut und eine Menge Muttermilch.
Anwendungsformen und Indikationen: Allgemein wird er als Speise gegessen, nutzbringend ist er dabei für Leute, die an zu viel Gelbgalle (colera) leiden. Bei Fiebern nützt er viel, wenn er gesotten oder roh gegessen wird. Gekocht in Essig, unter der Beigabe von Safran, löst er die Verstopfung von Milz und Leber auf.
Um den Schlaf herbeizurufen, geht man folgendermaßen vor:
Rezept: Lattichsamen wird mit Frauenmilch und Eiklar [35] angemacht; daraus stellt man ein Pflaster her und legt's rings um die Schläfen. Auch Lattichsamenpulver, mit Milch gereicht, führt den Schlaf herbei.
Gegen Eiterknoten, die von heißem Körpersaft kommen, macht man am Anfang der Krankheit, wenn sie noch frisch sind, Lattichsamen **[79va]** mit Rosenöl an und legt das auf.

126.) Von der Lupine oder Feigbohne (lupinus)
Primärqualitäten: Die Lupine ist erwärmend und trocknend im dritten Grad.
Arten: Es gibt zwei Arten: die Bitterlupine, die von Natur aus bitter ist: die ist in der Arzneikunst besonders gut zu gebrauchen.
Die zweite Arte ist die Süßlupine oder die geschmacklose, [5] die, wenn sie lange Zeit im Wasser liegt, süß wird oder geschmacklos.
Zur Wirkungskraft: Sie wirkt harntreibend.
Anwendungsformen und Indikationen: Gegen die Darmwürmer gibt man Bitterlupinenmehl, mit Honig angemacht. Gleiche Wirkung tut Brot, gebacken aus Lupinenmehl und Wermutsaft oder Wasser, zu Heilzwecken gegessen. [10] Gleiche Wirkung tut, vor allem bei Knaben, ein Pflaster, aus Lupinenmehl und Wermutsaft gemacht und auf den Magen gelegt; und noch besser ist es, wenn

mäßig viel Aloesaft dazugegeben wird. Dieselbe Zubereitung ohne Aloe löst die Verstopfung von Milz und Leber auf.
Für Wassersüchtige ist eine Zubereitung aus Lupinenmehl und [15] Wermutsaft hilfreich; auch ein daraus gebackenes Brot tut gut.
Bitterlupinenmehl mit Saft vom Flohknöterich (persicaria) in die Ohren getan, tötet die Ohrwürmer. Dasselbe Mehl mit Lauchsaft reinigt die überflüssigen unstatthaften Säfte in den Ohren.
Dasselbe Mehl, mit Öl angemacht, bringt Eiterknoten, die von kalten Körpersäften kommen, zum Reifen [20] und läßt sie aufbrechen.

127.) Vom Lorbeerbaum (laurus)
Primärqualitäten: Der Lorbeer ist erwärmend und trocknend.
Auswahl: Beeren und Blätter sind in medizinischer Anwendung nützlich.
Zur Wirkungskraft: Die Blätter wirken infolge ihrer Würzigkeit in höherem Maß stärkend, die Beeren mehr säfteauflösend und -verzehrend.
Haltbarkeit: Die Blätter, gesammelt und an einem schattigen und rauchfreien Ort getrocknet, können dann ein Jahr lang bei [25] großer Wirkungskraft aufbewahrt werden, die Beeren zwei Jahre hindurch.
Anwendungsformen und Indikationen: Ein wärmender Wickel mit Wasser, in dem Lorbeerblätter abgekocht worden sind, reinigt und kräftigt die Gebärmutter; falls die Empfängnisfähigkeit durch kalte Ursache behindert worden ist, hilft er ihr auf
Gegen Bauchgrimmen macht man einen Wickel mit Wein, in dem Lorbeerblätter abgekocht worden sind. Gegen dieses Leiden [30] fertigt man auch ein Pflaster an aus zarten Lorbeerblattspitzen, in Wein gekocht, und legt's Schambein und Nieren auf.
Ebenso geht man vor gegen den Magenschmerz aus kalter Ursache und gegen den Brechreiz aus gleichem Grund; dazu reicht man Wein, in dem Lorbeerblätter und Rosen abgekocht worden sind, und zwar in einem Gefäß, dessen Mündung verstopft war; den Rauchdampf muß der Leidende aufnehmen, [35] ferner wäscht man mit diesem Wasser seine Stirn und die Schläfen ab. Zum selben Zweck stampft man Lorbeeren und macht in einem Schälchen ein Pulver aus ihnen, dann wärmt man es und tut es in ein Säcklein; dies legt man auf das Haupt des Leidenden. **[79vb]**
Kosmetik: Um Hautflecken und rote Knollen im Angesicht zu beseitigen, die von überflüssigen Säften herrühren, wie das bei Jünglingen geschieht, besonders wenn ihr Körper nach seiner Komplexion sanguinisch ist – man nennt sie Pickelbärtchen[141] –, geht man folgendermaßen vor:
Rezept: Lorbeeren, [5] die noch frisch sind, werden an der Sonne getrocknet, bis ihre Haut runzelig wird und sehr leicht abgenommen werden kann; nach Entfernung der Haut werden sie gestoßen, bis ein feines Pulver entsteht; das

[141] *vgl.* 66^{vb}19 (Kap. 57).

wird mit Honig angemacht: mit dieser Salbe wird der Leidende im Bad gesalbt: das nützt viel.
Um die Hautflecken zu beseitigen, wie sie [10] nach einer Niederkunft entstehen, wird das genannte Pulver mit irgendeiner Galle angemacht und dann als Salbe aufgetragen. Falls die Galle hart ist, wird sie mildernd gemischt mit Honig; dann wird ein Pulver aus ihr hergestellt und angemacht: das nützt.
Aus Lorbeeren wird auch ein Öl gewonnen, das gegen Magenschmerz aus kalter Ursache und Gichtkrampf hilft; das geht folgendermaßen:
Rezept: Frische Lorbeeren [15] werden in Öl gestoßen, lange gekocht und abgeseiht: dieses Öl nennt man Loröl.
Verordnungsweise: Und merke dir: Wenn du im Rezeptbuch die Blätter von Lorbeer oder „Dampnis" (das ist Daphne) verordnet findest, mußt du Lorbeerblätter ansetzen; sind Beeren oder Früchte von Lorbeer oder sogenannte „Daphnides" verordnet, nimmst du Lorbeeren.

128.) Vom Mastixbaum (lentiscus) [20]
Primärqualitäten: Der Mastixbaum ist warm und trocken; trocken aber in höherem Grad als warm.
Verordnungsweise: Wenn du im Rezeptbuch Lentiscus verordnet findest, mußt du die Blätter nehmen; manchmal werden indessen auch die Früchte angesetzt.
Zur Wirkungskraft: Er wirkt zusammenziehend sowie festigend und heilend.
Anwendungsformen und Indikationen: Gegen Monatsfluß (der nicht aufhören will), Blutstuhl und Brechreiz infolge einer Schwäche der zusammenhaltenden Kraft oder einer besonderen Schärfe der Körpersäfte geht man folgendermaßen vor:
Rezepte: Kleine [25] Büschelchen aus Lentiscusblättern, in Essig abgekocht, werden Schambein und Nieren als Umschlag aufgelegt; dabei muß unterschieden werden: kommt der Blutstuhl von einem Leiden in den oberen Gedärmen, legt man den Umschlag auf den Magen; bei Brechreiz auf den Brustkorb, wo sich die Rippengabel überm Magen öffnet.
Andere Anwendung gegen dieselben Leiden: zarte Blattspitzen des Lentiscus werden in Essig sprudelnd gekocht, bis der [30] Essig verdunstet ist; dann werden sie getrocknet, und es wird ein Pulver aus ihnen gemacht, das dann in Speisen oder in Getränken gegen die genannten Leiden zu reichen ist.
Gegen fressende Geschwüre auf dem Mannesglied trocknet und pulvert man Lentiscusblätter in einem erhitzten Schälchen: dieses Pulver festigt und heilt die Geschwüre und zehrt den Eiter auf.
Gefahr: Aber es darf nur dann angesetzt werden, [35] wenn auch Eiter vorhanden ist.
Gegen Geschwüre des Mundes, der Zunge und der Lippen sowie bei hitzigem Fieber nimmt man eine Abkochung von Lentiscusblättern in Essig vor und gurgelt damit wiederholt: **[80ra]** das nützt viel.

129.) Vom Linslein (lenticula)

Primärqualitäten: Das Linslein ist kalt und trocken.
Auswahl: In medizinischer Anwendung ist Frucht oder Samen von Nutzen.
Zur Wirkungskraft: Die Wirkung ist zusammenziehend.
Anwendungsformen und Indikationen: Daher geht man gegen den Blutstuhl folgendermaßen vor: Linslein wird in Essig gekocht, [5] bis es einigermaßen schwarz wird; dann reicht man's täglich dem Leidenden morgens auf nüchternen Magen zum Essen.

130.) Vom Seidelbast (laureola)
Primärqualitäten: Der Seidelbast ist erwärmend und trocknend.
Herkunft: Er ist eine Staude, deren Samen in der Arzneikunst gut zu gebrauchen sind.
Synonyme: Der Seidelbast heißt daneben auch Coconidium (eigentlich Kokkos Knidios, das ist: Knidos-Kern).
Verordnungsweise: Auch seine Wurzel ist in medizinischer Anwendung nützlich. Wenn du aber im Rezeptbuch [10] das Coconidium ohne nähere Angabe verordnet findest, mußt du die Frucht nehmen.
Haltbarkeit: Er kann zwei Jahre lang aufbewahrt werden.
Zur Wirkungskraft: Er hat die Fähigkeit, an erster Stelle Weißschleim (flegma) und Gelbgalle (colera) zu reinigen.
Anwendungsformen und Indikationen: Deshalb kann er Erkrankten mit grundsätzlich gesunder Komplexion und Kranken, die nur mäßig fiebern, verabreicht werden.
Will man mit seiner Hilfe die fieberverursachenden Säfte Weißschleim und Gelbgalle purgieren, geht man folgendermaßen vor:
Rezept: Um den Weißschleim zu reinigen, muß man Benediktenlatwerge oder die Latwerge Heilig, genannt Logodion, mit dem Coconidium schärfend mischen. Um Gelbgalle zu reinigen, muß Essiglatwerge oder die Latwerge Tryphera Saracenica mit [15] fünf Skrupeln Coconidium schärfend gemischt werden, wobei Mastixharz oder Bdellium-Gummi oder Arabischer Gummi zuzugeben sind, um die Schärfe wieder zurückzudrängen: die Reinigung erfolgt dann durch Entleerung in die obere wie auch in die untere Richtung.
Coconidium, fein gepulvert, kocht man lange in Öl; mit diesem Öl salbt man das Schambein bei Harnzwang und Harnkrampf sowie die Nieren bei Nierenschmerz und Stuhlzwang [20] infolge von kaltem, klebrigem Saft, der in den Därmen haftet[142]. Gegen dasselbe Leiden fertigt man auch ein Zäpfchen an aus Baumwolle, die man in dieses Öl getunkt hat.
Diese getränkte Baumwolle kann man auch in die Ohren stecken bei Taubheit, die von Körpersäften verursacht ist: halten sich dort überflüssige Säfte auf, die in Brodem übergegangen sind, werden sie so verzehrt.

131.) Vom Liebstöckel (levisticum) [25]

---

[142] zu denken ist hier an den Weißschleim (flegma).

Primärqualitäten: Liebstöckel ist erwärmend und trocknend im zweiten Grad.
Herkunft: Auch der Same wird Liebstöckel genannt.
Verordnungsweise: Der Same, nicht das Kraut und nicht die Wurzel, wird in Arzneien angesetzt, wenn du im Rezeptbuch Levisticum verordnet findest.
Haltbarkeit: Er kann drei Jahre lang aufbewahrt werden.
Zur Wirkungskraft: Er hat harntreibende, eröffnende und säfteverdünnende Wirkung.
Anwendungsformen und Indikationen: Wein, in dem Liebstöckel(samen) abgekocht worden ist, hilft gegen Verstopfung von Milz und Leber; das Wasser seiner Abkochung hat gleiche Wirkung gegen [30] die Windblähung im Magen und Schmerzen im Gedärm, die von Windblähung kommen. Liebstöckelpulver mit Zimtpulver, in den Speisen gereicht, hilft gleichfalls gegen die genannten Leiden.

132.) Vom Magnetstein (lapis magnetis)
Primärqualitäten: Der Magnetstein ist erwärmend und trocknend im dritten Grad.
Zur Wirkungskraft: Er hat die Fähigkeit, Eisen an sich zu ziehen, wie der Gewährsmann Aristoteles angibt. *Herkunft*: Man findet ihn an den [35] Gestaden Indiens und den Küsten des Ozeans. Es gibt Berge, die aus solchen Magnetsteinen bestehen, so daß sie Schiffe, die mit Eisennägeln zusammengefügt sind, anziehen.
Anwendungsformen und Indikationen: Magnetstein hilft besonders bei Verwundungen: **[80rb]** Man macht sein Pulver mit Apostelsalbe an, stellt einen Wundpfriem her und führt ihn in die Wunde ein: er zieht auch noch das kleinste Eisenstück heraus.
Man reicht sein Pulver auch in Wein und Trank, besonders mit dem Saft des Beinwell. Feinstes Magnetsteinpulver, [5] im Umfang von zwei Drachmen mit Fenchelsaft gegeben, hilft gegen Wassersucht, Milzsucht und räudige Kahlheit; das zieht nämlich Schwarzgalle (melancolia) und Weißschleim (flegma) an sich.[143]

133.) Von der Myrte (myrta) [20]
Primärqualitäten: Die Myrte, myrta – oder, wie die Naturwissenschaftler sagen, myrtus – ist kalt im ersten Grad, trocken im zweiten.
Herkunft: Sie ist eine Staude, deren Früchte myrtilli oder Myrtenbeeren genannt werden und in der Arzneikunst gut zu gebrauchen sind.
Auswahl: An erster Stelle werden Blüten und Blätter, in zweiter Linie, [25] nach ihrer Reife, die Beeren gesammelt.
Haltbarkeit: Die Beeren können zwei Jahre lang aufbewahrt werden. Sie müssen an der Sonne getrocknet werden. Die Blätter können noch länger aufbewahrt werden, die Blüten aber gar nicht lang: je frischer die sind, desto besser sind sie.

[143] *In der Erlanger Handschrift folgt hier die Liste der Pflanzentitel unter dem Buchstaben M.*

Zur Wirkungskraft: Der Myrtenbusch wirkt zusammenziehend infolge seiner stechenden Eigenschaft, stärkend infolge seiner Würzigkeit.
Anwendungsformen und Indikationen: Gegen Brechreiz und [30] Bauchfluß sowie gegen den Blutfluß der Weiber aufgrund von Schwäche der zusammenhaltenden Kraft oder einer Schärfe der Körpersäfte geht man folgendermaßen vor:
Rezept: Man gibt Myrtenbeeren zum Essen, oder man reicht den Saft, oder stellt einen Sirup her aus diesem Saft unter der Beigabe von Zucker: der Sirup ist das beste Mittel gegen die vorgenannten Leiden und kann ein Jahr lang aufbewahrt werden, sofern der [35] Saft gut gekocht worden ist. Steht dir kein Zucker zur Verfügung, so gib Honig bei; und hier kochst du nur mittelstark, damit der Honig nicht anbrennt. Diesesfalls hilft das Mittel nicht so viel, kann aber noch länger aufbewahrt werden.
Aus den gestampften [**80va**] Myrtenbeeren oder ihrem Pulver und Eiklar stellt man ein Pflaster her und legt's bei Brechreiz auf den Magenmund, bei Blutstuhl auf Nieren, Schambein und Nabel, bei Bauchfluß auf Schambein und Nieren. Man kann auch eine Abkochung der Blätter in Regenwasser [5] vornehmen und einen wärmenden Wickel mit dieser Abkochung auf die unteren Därme legen bei Blutstuhl und Blutfluß.
Und ein Wickel mit diesem Wasser auf Stirn, Schläfen und Füßen ruft bei hitzigem Fieber Schlaf herbei.
Ein Rauchsitzbad, bei dem der Rauch durch den Mund aufgenommen wird, sowie ein Wickel rund um Stirn und Schläfen ist angezeigt bei einem Säftefluß vom Haupt herab zu einem Leidensort und bei Kopfschmerz aus Ursache von [10] Hitze oder heißem Körpersaft.
Zwei Büschel aus den zarten Blattspitzen des Myrtenstrauches kocht man in Essig und Regenwasser ab und kann damit dreierlei Wirkungen erreichen: bei Brechreiz gibt man diese Abkochung (in einem Wickel) auf den Magenmund, bei Bauchfluß auf Schambein, Nieren und Nabel; und gibt man sie bei hitzigem Fieber über die Nieren, beheben sie den Schmerz, der aus der heißen Schärfe der sich auflösenden [15] und verteilenden Hitze entsteht. Ein Sirup, aus Myrtenblüten hergestellt, hilft ebenfalls auf wunderbare Weise gegen die vorgenannten Leiden. Kocht man Myrtenblüten in Regenwasser ab, hilft auch das Wasser dieser Abkochung; und kocht man sie in Regenwasser ab nach der Art, wie man Rosenwasser herstellt, hilft dies zwar nicht so gut gegen die vorgenannten Leiden und gegen die Ohnmacht, kann aber, [20] wie ein Sirup, ein Jahr lang aufbewahrt werden. Auch das Pulver der Myrtenblätter, in den Speisen gereicht, ist von Nutzen; und legt man es den Wunden auf, führt es zu ihrer Festigung und Heilung.
Das Pulver, das aus Myrtenbeeren und Myrtenblättern hergestellt und morgens vorm Essen gereicht wird, hilft allen, die am Mundgestank infolge einer Magenkrankheit leiden.

134.) Vom Himmelstau (manna) [25]

Primärqualitäten: Der Himmelstau ist wärmend und befeuchtend und wirkt ausgleichend auf die Komplexion.
Herkunft: Manche Autoritäten geben an, Himmelstau sei der Saft eines gewissen Krautes: das ist falsch. Er ist vielmehr der Tau, der über manche harntreibende Kräuter in bestimmten Teilen Griechenlands und Indiens fällt und an den Kräutern haften bleibt und klebrig wird. Man sammelt ihn dann so wie Honig. [30]
Fälschung: Weil er sich aber nur in kleiner Menge findet, fälscht man ihn. Einige geben Honigseim hinzu; andere unternehmen eine Fälschung großen Stils, und ohne Honig, indem sie aus fein gepulvertem Süßholzsaft eine feste Masse bereiten, die dem Himmelstau ähnlich ist. [35]
Unterscheidung: Der reine Himmelstau ist weißlich und enthält in sich Knollen wie der Honigseim und ist ganz und gar süß; es gibt nichts Süßeres als reinen Himmelstau. [**80vb**] Der gefälschte ist süß mit einer Schärfe. Ist die Fälschung mit Honigseim verfertigt, wird sie eine gewisse Abscheulichkeit besitzen, ebenso wenn sie aus Süßholzsaft hergestellt ist[144].
Zur Wirkungskraft: Himmelstau hat die Fähigkeit, die Komplexion zu purgieren und das Blut zu reinigen. [5] *Anwendungsformen und Indikationen*: Deshalb hilft er bei hitzigen Fiebern, die von der Gelbgalle (colera) verursacht sind.
Verordnungsweise: Und er muß er auf dieselbe Weise zubereitet werden, wie wir das bei der Röhrenkassie gesagt haben[145], das heißt: wenn er in einer Abkochung angesetzt werden soll, muß er in heißem Wasser aufgelöst und durch ein Siebgefäß gefiltert werden; danach erst kann man ihn in einer Arznei ansetzen.
Gefahr: Doch merke dir, daß Himmelstau, in einer Abkochung oder einer Arznei angesetzt, mehr schadet als er nützt; er wird nämlich niemals rein [10] aufgefunden. Deshalb darf er bei Fiebern nicht gereicht werden, weil er infolge seiner Beimischung von Honig[146] Schaden bringt.

135.) Vom Honigklee (mellilotum)
Primärqualitäten: Der Honigklee ist wärmend und befeuchtend im ersten Grad.
Herkunft: Er ist ein Kraut, dessen Samen den gleichen Namen trägt.
Synonym: Er wird auch Königskrone (corona regia) genannt, denn er (das heißt: sein Samen) hat die Form eines Halbkreises.
Auswahl und Haltbarkeit: Der Samen wird samt seinen [15] Schalen in den Arzneien angesetzt – er kann drei Jahre lang aufbewahrt werden –, denn er ist

[144] *vgl.* Kap. 117: Vom Süßholz.
[145] „Wenn also irgendeine Arznei mit Sirup angemacht werden muß, in dem Röhrenkassie aufzulösen ist, darf die nicht mit dem Sirup sprudelnd kochen, sondern sie muß eigens in siedendem oder sehr heißem Wasser samt ihrem Inneren aufgelöst werden, bis letzteres vollkommen aufgelöst ist, danach werden die Samen vermittels eines Siebgefäßes ausgeworfen; und so wird also nun diese jeweilige Arznei mit Röhrenkassie zubereitet.“ [63vb30]
[146] Honig wirkt erhitzend, deshalb träte so eine Doppelwirkung ein.

derart klein und haftet an den Schalen an, sodaß er kaum davon getrennt werden kann.
Zur Wirkungskraft: Infolge seiner Würzigkeit wirkt er stärkend, wegen der Feinheit seiner Stofflichkeit harntreibend.
Anwendungsformen und Indikationen: Wein, in dem Honigklee abgekocht worden ist, wirkt stärkend, löst die Windblähung auf und öffnet eine Verstopfung von Nieren und Blase.
Sein Samen wird in [20] Suppenbrühe und Speise gemischt, damit er ihnen guten Geschmack und Geruch verleiht.

136.) Von der Malve (malva)
Primärqualitäten: Die Malve ist kühlend im ersten Grad, befeuchtend im zweiten.
Arten und Synonyme: Sie tritt in doppelter Erscheinungsform auf: es gibt die Gartenmalve (malva domestica), die stärker kühlt und eine feinere Feuchtigkeit besitzt, und die Waldmalve (malva silvestris), die auch malvaviscus [25] und bismalva, das ist Eibischwurzel, genannt wird: die wächst höher und hat höhere Blätter und sieht wie eine Staude aus; sie ist weniger kühlend, und ihre Feuchtigkeit ist klebrig.
Anwendungsformen und Indikationen: Gegen Eiterknoten, die von heißem Körpersaft kommen, reibt man im Anfang der Krankheit Malvenblätter und legt sie auf. Um die Eiterknoten zum Reifen (und zum Aufbrechen) zu führen, reibt man die Malvenblätter [30] gut mit frischem Schweineschmalz, erhitzt sie über einem Ziegelstein und legt sie auf; das hilft auch gegen die Verhärtung und Verstopfung von Milz und Leber.
Ein wärmender Wickel mit Wasser, in dem Malve abgekocht worden ist, um die Füße getan, hilft, um bei hitzigen Fiebern Schlaf herbeizurufen.
Gut gekocht und gegessen, reinigt Malve den Bauch. Sie hilft deswegen [35] auch bei Fiebern, die wegen Leibesverstopfung entstehen.
Aus Malvenwasser bereitet man ein erweichendes Klistier.
Lehrsatz: Hier noch ein zuverlässiges Erfahrungswissen: um den Monatsfluß zu erregen, geht man folgendermaßen vor:
Rezept: Malvenwurzel, so groß und so lang wie ein **[81ra]** Finger oder auch länger, wird außen etwas abgeschabt, dann mit Pulver von getrocknetem Windensaft bestreut und als ein Scheidenzäpfchen eingeführt. Du kannst die Wurzel vorher noch mit Honig salben, wenn du willst.
Malvaviscus, die Eibischwurzel, beschleunigt das Reifen (von Eiterknoten) noch mehr. Die Blätter allein und noch mehr die [5] gestoßene Wurzel mit leicht erwärmtem Schmalz aufgelegt: das wirkt lösend auf die Verhärtung und erweicht sie. Oder man kocht das ganze Kraut mitsamt der Wurzel, bis fast alles Wasser verdunstet ist: dann wird oben eine klebrige Schleimigkeit erscheinen: wenn man die auf die Eiterknoten aufträgt, bringt sie diese zum Reifen (und Aufbrechen) und erweicht die [10] Verhärtung. Und fügt man Bienenwachs und Öl hinzu, erhält man eine nutzbringende Salbe mit derselben Wirkung.

Das Wasser, in dem Eibischwurzel und Malvensamen abgekocht worden ist, hilft gegen den Husten aus trockener Ursache und tut Schwindsüchtigen gut. Auch Malvensamen allein, in Öl gekocht und als ein Säcklein aufgelegt, lösen Verhärtung und erweichen sie.

137.) Vom Mastixharz (mastix) [15]
Primärqualitäten: Mastixharz ist erwärmend und trocknend im zweiten Grad.
Herkunft: Es ist der Gummi eines Baumes oder einer Staude, die dem Mastixbaum ähnlich sieht. Es findet sich in einem Teil von Griechenland. Zum Frühlingsende nehmen die Bewohner an der Rinde des Baums Einschnitte vor, dann säubern sie die Erde unterm Baum, legen ihre Gewänder unten auf oder [20] Matten aus Zypergras, damit der Ausfluß nicht in die Erde geht (und sammeln das Harz).
Auswahl: Auszuwählen ist Mastixharz, das klar und durchscheinend und weiß ist; wenn es indessen eine Beimischung oder dunkle Trübung enthält, muß man's wegwerfen.
Zur Wirkungskraft: Es hat stärkende, ferner zusammenleimende, wundschließende und festigende, heilende Wirkung.
Anwendungsformen und Indikationen: Gegen (flegmatische) Körpersäfte, die vom Haupt zu den Augen und den Zähnen herabfließen, sowie gegen Schmerz in den [25] Schläfen, der aus der Windblähung entsteht, die vom Magen zum Haupt emporsteigt, geht man folgendermaßen vor:
Rezept: Mastixpulver, mit weißem Würzwein und Eiklar angemacht, unter der Beigabe von Weihrauchpulver, wenn's gefällt, wird auf die Schläfen aufgetragen.
Ein Pflaster, aus Mastixpulver und Laudanum-Gummi hergestellt und auf Zähne und Zahnfleisch gelegt, [30] macht gelockerte Zähne wieder fest, läßt dickes Zahnfleisch abschwellen und verzehrt überflüssigen kalten Körpersaft.
Kosmetik: Gekautes Mastixharz läßt die Zähne weiß werden und kräftigt sie. Es reinigt nämlich das Gehirn von überflüssigem unstatthaftem Körpersaft und sorgt dafür, daß er in großer Menge ausgeräuspert wird.
Bei Brechreiz geht man folgendermaßen vor:
Rezept: Mastixharz, in einem Schälchen verflüssigt, auf [35] gegerbtes Leder oder ein Laken oder ein Pergamentblatt aufgetragen und dann dem Brustkorb aufgelegt, wo sich die Rippengabel überm Magen öffnet, hilft bei Brechreiz infolge von überflüssiger Gelbgalle (colera) wegen seiner zusammenziehenden Wirkung. Kommt der Brechreiz von Schwäche der zusammenhaltenden Kraft, **[81rb]** stärkt das Mastixharz die Verdauung und nimmt die Schwäche nach der Krankheit weg, wie sie bei den Genesenden vorkommt.
Merk dir dabei, daß dieses Laken oder Pergamentblatt erst aufgelegt werden kann, nachdem die Körperhaare abrasiert worden sind. Will es dennoch nicht haften, drückt man einen erwärmten Ziegelstein darauf, indem man noch ein Laken unterlegt; haftet es dann, [5] wird er wieder entfernt.

Wasser, in dem Mastixharz abgekocht worden ist, lau gegeben, stärkt die Verdauung, kräftigt den schlaffen Magen; und gibt man Fenchelsamen bei, löst es Windblähung auf.
Ein Pflaster, aus Mastixharz, Heilerde (bolus), Eiklar und Essig hergestellt und dann dem Brustkorb aufgelegt, wo sich die Rippengabel überm Magen öffnet, hilft bei Brechreiz infolge von überflüssiger Gelbgalle wegen seiner zusammenziehenden Wirkung. [10]
Regenwasser, in dem Mastixharz abgekocht worden ist, lau gereicht, hat dieselbe Wirkung; außerdem lindert es den Bauchfluß, der als Folge der Schärfe einer Arznei auftritt.
Regenwasser oder Rosenwasser, in dem Mastixharz sowie drei oder vier Gewürznelken abgekocht worden sind, lau gereicht, lindert durch seine zusammenziehende Wirkung Brechreiz oder Bauchfluß, die als Folge der Schärfe einer gewaltsam wirkenden Arznei auftreten.
Verordnungsweise: Merk dir, [15] daß Mastixharz nur wenig gekocht werden darf, damit nicht seine Wirkungskraft zerstört wird; also muß es lau gereicht werden.
Lehrsatz: Deshalb wirkt Mastixwasser mehr und stärker als noch so kochendheißes Wasser; und deshalb sage ich bewußt: laues Wasser bewirkt mehr als sehr heißes.

138.) Von der Minze (menta)
Primärqualitäten: Die Minze ist wärmend und trocknend im zweiten Grad.
Arten und Synonyme: Sie tritt in [20] mehreren Arten auf: es gibt nämlich die Hausminze (menta domestica), die auch Gartenminze (menta hortulana) genannt wird: die wirkt mittelmäßig erwärmend, trocknend und stärkend. Ferner gibt es die Waldminze (menta silvatica), die auch mentastrum heißt: deren wärmende Kraft ist größer. Die dritte Art ist eine Minze, die längere, [25] spitzigere und breitere Blätter hat: das ist die Römische oder Sarazenische Minze (menta Romana vel Saracenica): die wirkt stärker harntreibend als die anderen, wobei die Stärke dieser Wirkungskraft von ihrer Bitterkeit abhängt.
Auswahl: Die Hausminze ist in medizinischer Anwendung besonders nützlich; frisch wie getrocknet hat sie die größte Wirkungskraft.
Haltbarkeit: Man trocknet sie [30] an einem schattigen Platz. Sie kann bei großer Wirksamkeit ein Jahr lang aufbewahrt werden.
Zur Wirkungskraft: Sie wirkt wegen der Eigenschaften ihrer Komplexion säfteauflösend und verzehrend, infolge ihrer Würzigkeit stärkend.
Anwendungsformen und Indikationen: Gegen Mundgestank und Fäulnis von Zahnfleisch und Zähnen wäscht man Mund und Zahnfleisch mit Essig, in dem Gartenminze abgekocht worden ist; [35] anschließend reibt man sie mit Pulver der getrockneten Minze oder mit der getrockneten Minze selbst.
Rezept: Zur Appetitstärkung, wenn der behindert wird durch kalte Körpersäfte, die im Magenmund stecken, kann man eine Sauce oder Tunke bereiten **[81va]** aus etwas Essig und Minze, Gartenkümmel oder Zimt und Pfeffer.

Gegen den Brechreiz infolge einer Schwäche der zusammenhaltenden Kraft oder aus kalter Ursache kocht man Minze in Salzwasser und Essig ab, [5] tunkt einen Schwamm darein und legt ihn auf den Magenmund. Es hilft auch, wenn man Minze kocht und ißt.

Gegen Ohnmacht und Schwäche bei Fiebern wie auch ohne Fieber oder als Folge des Gebrauchs einer Arznei oder aus welcher Ursache auch immer geht man folgendermaßen vor:

Rezept: Man stößt Minze in Essig und ein wenig Wein, wenn der Kranke kein Fieber hat, oder allein in Essig, wenn er Fieber hat; dann legt man [10] Brotbrocken, so gut geröstet, daß sie gleichsam gebrannt sind, in den Essig und wartet ein Weilchen, bis sie gut feucht geworden sind; dann führt man sie an die Nase, reibt auch Lippen und Zunge, Zahnfleisch, Zähne und Schläfen damit ein, bindet sie ferner auf die Pulsadern an Schläfen und [15] Armen; dazu muß der Leidende dieses Brot kauen und seine Feuchtigkeit verschlucken.

Um die Gebärmutter zu reinigen, kocht man die zarten Blattspitzen der Minze in Wein und stellt daraus ein Scheidenzäpfchen her.

Gegen das Bauchgrimmen kocht man Minzebundel in Wein und Öl, und ein Umschlag aus dieser Abkochung wird auf [20] Schambein und Nieren gelegt.

Wenn die Muttermilch in den Brüsten gerinnt, legt man Minzebündel, in Wein und Öl gekocht, als Umschlag[147] auf die Brüste.

Lehrsatz: Und merke dir: Wenn irgendeine Arznei gegen Gift gegeben wird, muß sie mit Minzensaft gegeben werden; denn die Minze [25] hat eine beträchtliche Kraft, Gift anzuziehen. Du kannst die Arznei auch mit Wein reichen, in dem Minze abgekocht worden ist, wenn du keinen Minzensaft hast.

Jetzt zur Römischen Minze: Ihr Saft, allein gereicht, oder der Wein, in dem sie abgekocht worden ist, oder ihr Saft, mit Honig gemischt und so gereicht, hilft gegen die Verstopfung von Milz und Leber und der Harnwege [30] infolge kalten Körpersafts oder aus kalter Ursache, sofern kein Fieber besteht.

Ihr Saft, als Trunk gereicht, tötet die Darmwürmer, ähnlich auch Ohrwürmer, wenn man ihn einträufelt.

In Wein und Öl gekocht und in Gestalt der Abkochung als Umschlag aufgelegt, löst das Kraut die erstarrten Eiterknoten, die von kalten Körpersäften kommen.

Zur Waldminze, die auch mentastrum heißt: Mentastrum, Salbei und Palmfeigen kocht man ab [35] in Wein und gibt die Abkochung den Kranken, die am Husten aus kalter Ursache zu leiden haben.

Wein, in dem Waldminze oder Waldminzenpulver abgekocht worden ist, stärkt ferner die Verdauung.

Ein wärmender Wickel mit Wasser, in dem Waldminze abgekocht worden ist, **[81vb]** erwärmt die kalt gewordene Gebärmutter.

Ein heißes Säcklein, mit Waldminzenpulver gefüllt, aufs Haupt gelegt, zieht den kalten Saftefluß vom Haupt hinab zusammen und hemmt ihn.

---

147 gemeint ist wohl: die Abseihung wird für den Umschlag verwendet.

Ersatzmittel: Merk dir: Anstelle der Gartenminze kann die Römische Minze gereicht werden.

139.) Von der Perle (margarita) [5]
Primärqualitäten: Die Perle ist kühlend und trocknend.
Herkunft: Sie ist ein Stein, der in gewissen Fischen gefunden wird.
Arten und Auswahl: Die Perlen sind zum einen Teil durchbohrt, und hier wieder einesteils künstlich und nicht von Natur aus, andere sind von Natur aus durchbohrt: und die letzteren sind die besseren, und sie müssen in den Arzneien angesetzt werden. Zum anderen Teil gibt es die nicht durchbohrten Perlen: die sind schlechter; [10] und sie werden von den (betrügerischen) Apothekern in den Arzneien angesetzt, wenn die in einem Rezept einfach Perlen ohne nähere Angabe verordnet finden. Es gibt allerdings nicht durchbohrte Perlen, die gleichrangig mit den durchbohrten sind.
Auszuwählen sind allgemein die weißen Perlen, die klar und durchscheinend sind; sind sie dunkel und sozusagen gräulich weiß, darf man sie in den Arzneien nicht ansetzen.
Zur Wirkungskraft: Perlen haben die [15] Fähigkeit, zu stärken und die feinen Lebensgeister wiederherzustellen, wie manche Autoritäten angeben, freilich nicht generell; manche Perlen aber wirken infolge ihrer rauhen Trockenheit auf die Glieder abtrocknend ein und bringen überflüssige Säfte in ihnen zum Stehen, und da sie diese gleichsam zusammenziehen und bündeln, führen sie sie in eine einheitliche Richtung und zu einem Ort und wirken deshalb stärkend.
Anwendungsformen und Indikationen: Gegen Ohnmacht und Schwäche infolge des Gebrauchs einer Arznei oder bei [20] Bauchfluß und Blutfluß sowie gegen Herzerstickung bei Fiebern reicht man Perlenpulver mit Rosenzucker.

140.) Von der Mumia (mumia)
Primärqualitäten: Mumia ist erwärmend und trocknend im vierten Grad, wie Constantin bezeugt[148]. Manche Autoritäten freilich geben an, sie sei von abkühlender Komplexion, weil sie zusammenziehend wirkt; doch das ist falsch.
Lehrsatz: Merke dir (das Paradoxon), daß manche kühlende, trocknende Mittel [25] erweichend abführen und manche erwärmende, trocknende Mittel zusammenziehend starr machen.
Herkunft: Die Mumia ist ein Arzneimittel, das man in den Gräbern der Toten findet. Die Alten hatten nämlich die Gewohnheit, die Leichen ihrer Toten mit Balsamsaft oder mit Myrrhengummi zu mumifizieren – dieser Brauch findet noch heutigentags bei den Heiden rund um Babylon statt, wo Balsamstrauch in [30] großer Menge wächst. Die Einsalbung erfolgte in Bezug aufs Hirn und vor allem aufs Rückgrat, von wo aus dann das Blut infolge der wärmenden Wirkung des Balsamsafts zum Hirn gezogen und verkocht und in gleicher Weise das Hirn

[148] der gibt freilich im 'Liber graduum' (Petrus 1536, 372.30) nur den dritten Grad an.

versengt und ausgetrocknet und in Mumiensubstanz verwandelt wurde. Doch auch am Rückgrat entlang findet man den Arzneistoff Mumia.
Auswahl: Auszuwählen ist die Substanz, die [35] am meisten leuchtet und stinkt, außerdem muß sie fest und haltbar sein.
Zur Wirkungskraft: Mumia wirkt zusammenziehend.
Anwendungsformen und Indikationen: Ihr Pulver, wie es ist, oder ein Wundpfriem, aus Hirtentäschelsaft und Mumienpulver, in die Nase des Kranken **[82ra]** gesteckt, drängt das dort ausströmende Blut zurück und hemmt es. Man kann auch ein Pflaster aus Mumienpulver und Eiklar bereiten und über Stirn und Schläfen legen.
Wer Blut speit infolge eines Schadens an den Atmungsorganen, muß Pillen nehmen, die er unter der Zunge zu halten hat, [5] aus Mumienpulver hergestellt unter der Beigabe von etwas Mastixharz und Wasser, in dem Bocksdorngummi (dragagantum) eingelegt war; erst später wenn sie aufgelöst sind, darf er sie verschlucken. Kommt das Blutspeien von den Eingeweiden (also Magen und Darm), muß das Mumienpulver in einem Schlürf-Ei gereicht werden oder in Wegerichsaft.
Gegen Blutstuhl geht man folgendermaßen vor:
Rezept: Man reicht Mumienpulver in einem Schlürf-Ei, zusammen mit dem Pulver [10] von verbranntem Arabischem Gummi, mit Rosenwasser angemacht oder Wegerichsaft; und das nützt hauptsächlich, wenn das Leiden von einem Schaden in den oberen Gedärmen kommt. Ist ein Schaden in den unteren Gedärmen die Ursache, muß das Mumienpulver mit der Klistierspritze eingeflößt werden mit Gerstenwasser, in dem Bocksdorngummi eingelegt war. Man kann bei Blutstuhl auch ein Pflaster herstellen aus Mumia, Eichenrinde, Essig und Eiklar: kommt das Leiden von einem Schaden in den unteren Gedärmen, legt man das Pflaster über Schambein und Nieren, kommt's von den oberen Gedärmen, gibt man's auf den Nabel.
Gegen den Monatsfluß (der nicht aufhören will) reicht man die Latwerge Athanasia mit Mumienpulver; ferner stellt man ein Scheidenzäpfchen her aus Mumienpulver und der Latwerge Athanasia.
Mumienpulver für sich allein heilt [20] fressende Geschwüre.

141.) Von der Alraune (mandragora)
Primärqualitäten: Die Alraune ist kalt und trocken; doch der Grad dieser Ausprägung wird von den Autoritäten nicht festgelegt.
Arten: Alraune tritt in zwei Erscheinungsformen auf: als Männlein und Weiblein. Das Weiblein besitzt rauhe Blätter. Manche Autoritäten geben an, sie sei in der medizinischen Anwendung nützlicher; [25] was uns jedoch betrifft: wir machen keinen Unterschied. Manche Autoritäten geben ferner an, das Weiblein sei geformt nach Weise und Gestalt einer Frau, das Männlein aber nach der Weise eines Mannes: doch das ist falsch; denn niemals nehmen Kräuter die Gestalt eines Menschen an. Es gibt freilich gewisse Leute, die eingreifen und solche menschlichen [30] Gestalten schaffen, wie wir von Bauern gehört haben.

Auswahl: Für medizinische Anwendung ist vor allem die Wurzelschale nützlich, an zweiter Stelle folgen die Früchte, drittrangig sind die Blätter.
Haltbarkeit: Die gesammelten Wurzelschalen können vier Jahre lang bei großer Wirkungskraft aufbewahrt werden.
Zur Wirkungskraft: Alraune wirkt zusammenziehend und abkühlend und hat sogar ein bißchen von der Fähigkeit, die Körperglieder absterben zu machen, da sie hypnotische, das heißt schlafbringende Wirkung besitzt.
Anwendungsformen und Indikationen: Um Schlaf herbeizuführen bei hitzigen Fiebern, geht man folgendermaßen vor:
Rezept: Man macht das Pulver der Alraunenwurzelschalen mit Frauenmilch und Eiklar an und trägt es dann auf Stirn und Schläfen auf. [**82rb**]
Gegen Kopfschmerz infolge von Hitze legt man gestoßene Alraunenblätter auf die Schläfen; außerdem salbt man sie mit Alraunenöl ein. Dieses stellt man folgendermaßen her:
Rezept: Gestoßene Alraunenfrüchte werden in gemeinem Öl eingeweicht, später ein wenig abgekocht, und diese Abkochung wird abgeseiht.
Das so gewonnene Öl nennt man Alraunenöl: es führt den Schlaf herbei und hilft bei Kopfschmerzen infolge warmer Körpersäfte, wenn Stirn und Schläfen damit eingesalbt werden; und wenn man die Pulsadern damit salbt, drängt es die Hitze eines Fiebers zurück.
Gegen Eiterknoten, die von heißem Körpersaft kommen, nimmt man eine Einsalbung vor mit diesem Öl zu Beginn der Erkrankung: das drängt nämlich den Krankheitsstoff zurück; ferner legt man Früchte und Blätter der Alraune als Pflaster auf oder zum wenigsten das Wurzelpulver mit dem Saft eines der Kühlkräuter.
Gegen den Bauchfluß als Folge eines Anfalls überflüssiger Gelbgalle (colera) salbt man den Bauch und das gesamte Rückgrat ein; ein bißchen vom Alraunenöl wird ferner durch ein besänftigendes Klistier eingeführt.

142.) Von der Bärwurz (meu)
Primärqualitäten: Die Bärwurz ist wärmend und trocknend im zweiten Grad.
Herkunft: Sie ist ein Kraut, dessen Wurzel mit gleichem Namen heißt; die vor allem ist in medizinischer Anwendung nützlich, und deshalb muß in den Arzneien die Wurzel angesetzt werden.
Haltbarkeit: Sie kann drei Jahre lang aufbewahrt werden.
Zur Wirkungskraft: Bärwurz wirkt harntreibend wegen der Feinheit ihrer Stofflichkeit; auf Grund ihrer Primärqualitäten zieht sie Säfte an sich und verzehrt sie.
Anwendungsformen und Indikationen: Wein oder Wasser, in dem Bärwurz abgekocht worden ist, löst eine Verstopfung von Milz und Leber aus kalter Ursache auf, ferner Harnzwang und Harnkrampf. Dieses Wasser wird allerdings mit mehr Nutzen im Frühling dem Jüngling gereicht, der Wein im Herbst dem Greis.

Bärwurzpulver, mit Fenchelsamen in Speise oder Trank gereicht, löst Windblähung in [25] Magen und Gedärmen auf und stärkt die Verdauung. Gegen Stuhlzwang aus kalter Ursache kocht man das Kraut (nicht die Wurzel) in Wein ab und führt ein Sitzbad durch, das heißt: man sitzt über der Abkochung und nimmt den Rauchdampf auf. Danach wird Bärwurzpulver mit Honig angemacht und aufgelegt: das bringt viel Nutzen.

143.) Von den Quitten (mala citonia) [30]
Primärqualitäten: Die Quitten, mala citonia oder cottana, sind kalt und feucht.
Haltbarkeit: Gesammelt und mit Fäden an ihren Stielen verbunden und aufgehängt können sie ein Jahr lang aufbewahrt werden in kalten Gegenden, in warmen nur ein halbes Jahr.
Zur Wirkungskraft: Sie wirken zusammenziehend und stärkend; frisch besitzen sie größere Wirkungskraft, trocken geringere.
Anwendungsformen und Indikationen: Gegen Brechreiz und [35] Bauchfluß infolge von Wärme oder von Schwäche der zusammenhaltenden Kraft gibt man Quitten, roh oder gekocht, zum Essen: bei Bauchfluß vorm Frühstück, bei Brechreiz [**82va**] danach. Andere Möglichkeit: Man kocht Quitten sehr gut in Regenwasser, stößt sie anschließend gut und legt sie heiß auf: über den Nabel, wenn das Leiden von einem Schaden in den oberen Gedärmen kommt; gegen den Brechreiz auf den Magenmund. Noch eine Möglichkeit: Man preßt den Saft aus den noch grünen Quitten; [5] in diesem Saft wird Quittenpulver, unter der Beigabe von Sumach, abgekocht. Am besten hilft es gegen diese genannten Leiden, wenn das Pulver auch noch gegessen wird: es ruft nämlich den Appetit hervor und kräftigt ihn, ferner wirkt es zusammenziehend.
Aus Quitten wird auch Quittenlatwerge (diacitoniten) gemacht; das geht folgendermaßen:
Rezept: Quitten werden sehr gut in Wasser gekocht; danach löst man die Schalen ab: die sind teils rein, teils unrein: [10] die unreinen erkennt man daran, daß sie schwarz sind oder schwärzlich, die wirft man weg; die reinen können helfen, weil sie guten Duft abgeben. Dann wird das Quittenfleisch, nach Entfernung der Kerne im Inneren, gut gestoßen, anschließend durch ein Sieb gedrückt, und zwar folgendermaßen: man verwendet ein Sieb mit großen Löchern und reibt das Quittenfleisch gut mit den Händen: [15] was fein ist, geht dann durch; was hart ist, stößt man noch einmal und drückt es wieder durch das Sieb, wie angegeben. Anschließend gibt man Honig in der gleichen Menge zu und kocht das Ganze ab, wobei fortwährend umzurühren ist. Zeichen der vollendeten Abkochung ist, daß ein Tropfen, auf Holz getan oder auf einen Stein und abgekühlt, nicht auseinanderläuft, sondern wieder entfernt werden kann. [20] Dann werden Spezereien[149] beigegeben, wobei weitergerührt werden muß. Nimm dann alles sofort vom Feuer, denn jetzt mußt du die Masse auswalzen und glattmachen

[149] damit ist anscheinend Quittenpulver gemeint (*vgl.* 82^{vb}5, Kap. 143).

Wenn du Moschus beigeben willst, gehst du folgendermaßen vor: du legst den Moschus ein in Rosenwasser oder wenigstens in Wein und übergießt ihn, schneidest ihn dann in Stückchen und legst [25] auf jedes Stück ein anderes, damit die oben aufgelegten Stücke Wirkungskraft und Geruch aus den unteren ziehen.

Merk dir ferner: mit nur drei Gran Moschus kannst du hundert Pfund würzen.

Andere Autoritäten würzen und bereiten die Quittenlatwerge, wie man eine gewöhnliche Latwerge herstellt: sie kochen eine Zeitlang ab, geben dann Spezereienpulver bei, nehmen den Topf [30] vom Feuer: und schon ist die Latwerge fertig und nützlich.

Die Alten preßten den Quittensaft aus, gaben Honig in gleicher Menge bei, kochten das mäßig ab, fügten am Ende Spezereienpulver bei und nahmen den Topf vom Feuer: diese Latwerge hieß dann diacitoniten oxyporum: durchdringende Quittenlatwerge.

Indikationen: Quittenlatwerge stärkt die [35] Verdauungskraft und hilft denen sehr, die ihre Krankheit eben hinter sich lassen.

Die Quittensamen wirken sänftigend und befeuchtend. Deswegen hilft das Wasser ihrer Abkochung den Schwindsüchtigen [**82vb**] und Ausgezehrten; es wird auch nutzbringend in Sirupe gemischt. Gegen die rauhe Trockenheit der Zunge werden die Samen gestoßen, in ein feines Laken getan und ins Wasser gelegt, wie man das mit dem Flohsamen macht[150]; dann wird die Zunge damit abgewaschen und bestrichen. [5]

Merk dir ferner: zwei Unzen Quittenpulver genügen für zwei Pfund, wenn du Quittenlatwerge machen willst.

144.) Von den Granatäpfeln (mala granata)

Primärqualitäten und Arten: Bei den Granatäpfeln gibt es die süßen: die sind warm und feucht und wirken auf die Komplexion ausgleichend; allerdings gibt es auch die essigsaueren: die sind dagegen kalt und trocken.

Haltbarkeit: Sie können, wenn man sie aufhängt, ein Jahr lang aufbewahrt werden. [10]

Wirkungskraft, Anwendungsformen und Indikationen: Die süßen Granatäpfel sind nützlicher als Speise denn als Arznei; man gibt sie Menschen, die an überflüssiger Gelbgalle (colera) leiden, und Fieberkranken infolge von Gelbgalle.

---

[150] *dazu keine Querverbindung im* 'Circa instans', *wohl aber in den* 'Curae Platearii': „Gegen die Derbheit der Zunge geht man folgendermaßen vor: Flohsamen (psillium) werden in ein feines Leinlaken getan, und ein Stöckchen wird mit dazugelegt, welches herausragt und womit man das Ganze halten kann; nun wird der Flohsamen samt dem Stöckchen ins Laken geschnürt und im Wasser gedrückt und gerieben, bis aller Flohsamenschleim (mucilago psillii) davongegangen ist. Mit diesem solcherart zubereiteten Laken wird die Zunge [4^{va}20] zunächst befeuchtet, danach wird sie mit einem Messerlein aus Holz geschabt oder mit rauhen Blättern und Kräutern gerieben; und dies geschieht mehrmals. Wenn du keine Flohsamen hast, kann du dasselbe tun mit Quittensamen (semen citoniorum) oder Leinsamen (semen lini)."

Lehrsatz: Denn Feuchtigkeit kann eher Hitze zurückdrängen, als daß die Hitze Feuchtigkeit bewirken kann.
Die saueren Granatäpfel sind nützlicher als Arznei denn als Speise. Ihr Saft kann [15] gereicht werden, wie er ist, oder mit dem Saft von den süßen Granatäpfeln an Fieberkranke infolge von Gelbgalle; ihr Saft wird ferner nutzbringend am Morgen gegeben mit Warmwasser zur Verdauung und Verteilung des Krankheitsstoffs.
Außerdem wird aus dem Saft der saueren Granatäpfel und mit Zucker ein Sirup hergestellt nach der Art, wie man Essigsirup macht[151]. Manche Autoritäten [20] nennen diesen Granatapfelsirup „oxysacchara", das heißt Essigzucker und meint Essigsirup. Das ist indessen falsch, denn Essigsirup wird aus Zucker und aus Essig hergestellt. Wie oxysacchara aus Essig und Zucker, so wird der Essigsirup aus denselben Zutaten gemacht, wie das auch im 'Antidotarius', dem Buch der Gegenmittel, zu finden ist[152]. (Also ist die Bezeichnung „oxysacchara" ist hier verfehlt.)
Die Granatapfelblüte aber heißt balaustia[153]. Diese Blüten müssen gesammelt werden, [25] wenn sie anfangen, sich zu Knollen zusammenzuleimen.
Die Granatapfelrinde muß zur Zeit gesammelt werden, da die Früchte reif sind. Sie heißt psidia.
Haltbarkeit: Blüten wie Rinde können zwei Jahre lang aufbewahrt werden.
Wirkungskraft: Sie haben zusammenziehende Wirkung.
Anwendungsformen und Indikationen: Gegen Brechreiz infolge von überflüssiger Gelbgalle oder gegen Blutstuhl mußt du das feine Pulver von Granatapfelrinde und Granatapfelblüte in Essig kochen, [30] dann einen dreingetauchten Schwamm dem Magenmund auflegen; bei Brechreiz wird der Schwamm über Schambein und Nieren gelegt; bei Blutstuhl kannst du auch dieses Pulver mit Eiklar reichen.
Bei Blutfluß aus der Nase legst du allein das Pulver auf, oder du machst es an mit Hirtentäschelsaft.
Gegen den Monatsfluß (der nicht aufhören will) führst du das [35] Pulver mit Hirtentäschelsaft in einem Scheidenzäpfchen ein.

145.) Von den Holzäpfeln (mala maciana)
Primärqualitäten, Synonym: Die Holzäpfel oder Waldäpfel sind kühlend und trocknend.
Zur Wirkungskraft: Sie wirken zusammenziehend.

---

151 *vgl.* 59ra5 (Kap. 22): „Essigsirup stellt man folgendermaßen her: Zucker wird in Essig gelöst und gekocht, bis er am Topf anhaftet."
152 *vgl.* 59ra8: „Wenn du aus Essigsirup einen harntreibenden Sirup (sirupus diureticus) machen willst, mußt du ihn stärker und auf besondere Weise kochen, wie du dies im 'Compendium Salernitanum' findest."
153 *vgl. zum folgenden*: Kap. 31.

Anwendungsformen und Indikationen: Deshalb helfen sie **[83ra]** gegen Brechreiz und Bauchfluß. Deswegen setzt man sie genau so ein, wie das oben[154] bei den Quitten beschrieben ist, und gegen dieselben Krankheitsfälle.
Auswahl: Die süßen Früchte, die nichts als Süßigkeit enthalten, erregen Windblähung; die zur Geschmacklosigkeit neigen, sind besser zum Essen geeignet; sie müssen den Fiebernden aber nach dem Mahl gereicht werden und roh; gekocht indessen nützen sie noch mehr. Nützlich sind sie vor allem für Kranke, die dabei sind, ihr Leiden hinter sich zu lassen.
Bei Kranken, die an Verdauungsunfähigkeit aus kalter Ursache leiden, geht man folgendermaßen vor:
Rezept: Die Holzäpfel werden gespalten, dann entfernt man die Kerne im Inneren und stellt so in der Mitte eine Höhlung her; dorthinein gibt man Pulver von Muskatnuß, Muskatenblüte und etwas von den Blättern der Gewürznelke, schließlich für sich noch Zimt- und Pfefferpulver. Dann wird der Holzapfel gekocht und gereicht, nach dem Frühstück.

146.) Vom Andorn (marrubium)
Primärqualitäten: Der (weiße) Andorn ist erwärmend und trocknend im dritten Grad.
Synonym: Er ist ein Kraut, das mit anderem Namen auch prassium heißt.
Auswahl: An erster Stelle sind die Blätter in medizinischer Anwendung nützlich, in zweiter Linie die Wurzelrinde.
Haltbarkeit: Das Kraut kann, gesammelt und aufgehängt, ein Jahr lang in großer Wirksamkeit aufbewahrt werden.
Zur Wirkungskraft: Wegen der Eigenschaften seiner Komplexion hat es die Fähigkeit, Säfte aufzulösen und zu verzehren; infolge seiner Bitterkeit wirkt es harntreibend; denn es löst auf und öffnet.
Anwendungsformen und Indikationen: Gegen ein Leiden an Brust und Atmungsorganen, also Asthma als Folge von kaltem, klebrigem Körpersaft[155] gibt man Andornlatwerge diaprassium, die nach dem Andorn (prassium) so heißt. Oder man geht folgendermaßen vor:
Rezepte: Man stellt eine Latwerge her aus einem Teil Andornsaft und fünf Teilen von abgefeimtem Honig: mach daraus eine Abkochung, bis sie einigermaßen dick geworden ist; gib dann Pulver von Bocksdorngummi und Süßholz bei und dazu Süßholzsaft: das tut gut gegen das vorgenannte Leiden. Oder du machst wenigstens Andornpulver mit abgefeimtem Honig an unter der Beigabe von gepulvertem Süßholzsaft.
Gegen Husten hilft Wein, in dem Andorn und Dörrfeigen abgekocht worden sind.
Gegen Harnzwang und Harnkrampf gibt man Wein, in dem Andorn abgekocht worden ist. Ferner stellt man ein Pflaster her aus dem Andornkraut selbst, in

---
[154] *sieh* $82^{rb}35$ (Kap. 143).
[155] zu denken ist hier an den Weißschleim (flegma).

Wein und [30] Öl gekocht, und legt es übers Schambein. Ebenso geht man vor bei Bauchgrimmen aus kalter Ursache.
Gegen Hämorrhoiden, die aufgebläht sind, aber noch nicht fließen, bereitet man ein Sitzbad aus Salzwasser und Wein, in dem Andornkraut abgekocht worden ist. Danach stellt man ein Zäpfchen her aus Andornpulver, angemacht mit Honig; oder man kocht [35] Andornpulver oder Andornsaft mit Moschusöl, tunkt Baumwolle darein und gebraucht sie als Zäpfchen.
Gegen die Darmwürmer reicht man Andornpulver, mit Honig angemacht.
Gegen die Ohrwürmer [**83rb**] wird Andornsaft in die Ohren geträufelt.
Gegen die Verhärtung und Verstopfung der Milz geht man folgendermaßen vor: *Rezept*: Man weicht Wurzelrinde vom Andorn mit Andornkraut zwölf Tage ein in Wein und Öl, macht eine Abkochung, seiht ab, fügt der Abseihung [5] Bienenwachs und Öl hinzu und stellt so eine ausgezeichnete Salbe gegen dieses genannte Leiden her.

147.) Vom Paradiesblatt (malabatrum)
Primärqualitäten, Synonym: Das malabatrum, das auch Paradiesblatt oder Weißblatt heißt, ist erwärmend und trocknend.
Zur Wirkungskraft: Es besitzt große Würzkraft.
Ersatzmittel: Bei uns kommt es nicht vor, und wir haben es nicht; deshalb verwenden wir an seiner Stelle Gewürznelkenblätter und [10] die echte Narde.

148.) Vom Honig (mel)
Primärqualitäten: Der Honig ist wärmend im ersten Grad, trocknend im zweiten.
Herkunft: Der Honig wird künstlich hergestellt von den Bienen: diese saugen nämlich den reinsten Teil der Blüten aus und ziehen ihn an sich, dann wandeln sie diesen reinsten Teil um und stellen ihn anderen Bienen [15] zur Verfügung, die wiederum den reinsten Teil davon umwandeln in Wachs und Honig und kunstfertig den Honigseim herstellen.
Arten: Es gibt aber drei Honigarten: Den Haushonig, der von den Bauern geliefert wird, die Holzbretter zusammenfügen, in denen sich die Bienen sammeln: dieser Honig ist weiß oder rötlich. [20] Der weiße muß in kühlenden, der rötliche in wärmenden Arzneien angesetzt werden.
Haltbarkeit: Dieser Honig kann hundert Jahre lang aufbewahrt werden.
Zweitens gibt es den Waldhonig, der von den Bauern auch Attischer Honig genannt wird: der findet sich in Wäldern und hilft nicht so viel. Er ist leicht bitter und wird deshalb am nützlichsten in harntreibenden Arzneien angesetzt.
Drittens gibt es noch den Kastanienhonig (gemeint sind Eßkastanien): [25] der kommt von den Kastanienblüten, wenn die Bienen diese Blüten aussaugen. Auch der ist leicht bitter und wird in den harntreibenden Arzneien angesetzt.
Zur Wirkungskraft: Honig hilft aufbewahren und macht rein. Man setzt ihn in Arzneien an, um die Bitterkeit der Arzneimittel zurückzudrängen, ferner damit wegen der Süßigkeit des Honigs der Krankheitsstoff auch von der

tiefstgelegenen [30] Stofflichkeit der Körperglieder her angezogen wird. Man mischt auch Arzneipulver mit dem Honig, um es in seiner Wirkungskraft zu bewahren.
Anwendungsformen und Indikationen: Gegen kalte Säfte im Magen gibt man Honigwein (mulsa) mit kaltem Wasser. Gegen Eiter im Magen gibt man Natron oder Salz mit Honig und mit Warmwasser; denn das wirkt austrocknend und lösend.
Kosmetik: Gegen störende Hautflecken im Angesicht, wie sie vor allem nach der Niederkunft entstehen, geht man folgendermaßen vor: [35]
Rezept: Eine Drachme Kampfer und drei Drachmen Natron werden mit Honig angemacht und drei Tage stehengelassen; dann benetzt man das Angesicht damit. In gleicher Weise wirkt Honig, mit Stiergalle **[83va]** gemischt.
Zum gleichen Zweck und um das Angesicht leuchtend zu machen, hilft eine Waschung mit Honig und Wasser.
Um ein Fieberzäpfchen herzustellen, gehst du folgendermaßen vor:
Rezept: Du gibst Honig auf einen (heißen) Ziegelstein, bis er einigermaßen schwärzlich wird, fügst dann Salzpulver bei [5] und mischst das, tust das auf einen Stein und formst ein Zäpfchen nach dem Vorbild eines Fingers: das kannst du dann einführen.
Rosenhonig verdaut sehr gut kalte Säfte und Kaltschleim (flegma).

149.) Vom Moschus (muscus)
Primärqualitäten: Moschus ist erwärmend und trocknend im zweiten Grad.
Herkunft: Moschus ist eine Feuchtigkeit. Es gibt in Indien und in [10] Wüstengegenden bestimmte Tiere, den Rehböcklein ähnlich, in deren Weichen sich Höhlungen befinden, in welchen ihre Körpersäfte sich in Knoten sammeln. Sind diese Knoten reif geworden, brechen sie durch die Bewegung der Tiere oder durch einen Anprall auf und werden abgestreift mitsamt dem Fell, das sie umgibt. Dieses Fell entdeckt man, und in diesem Fell, dessen Haare sehr [15] weiß sind, findet sich dann der Moschus.
Arten: Dreifach ist seine Erscheinungsgestalt: Es gibt den Moschus, der vollkommen schwarz ist; dieser ist weniger empfehlenswert. Zweitens gibt es Moschus, der schwarz ist, aber zur rötlichen Farbe hinneigt: der ist empfehlenswerter. Die dritte Moschusart ist rötlich und neigt sich völlig zur (gelben) Farbe der echten Narde hin: die [20] ist im höchsten Maß empfehlenswert. Manche Autoritäten sagen auch, daß dieser Moschus von Tieren kommt, die dort leben, wo die echte Narde gefunden wird, und sich von dieser Narde nähren; daher gelangt der Nährstoff der Narde zu den genannten Körperteilen, und so wird der Moschus der echten Narde ähnlich.
Auswahl: Man muß den Moschus auswählen, der rötlich ist, denn dieser kann [25] kaum gefälscht werden; ferner noch den, der von leicht bitterem Geschmack ist, der, wenn man kostet, augenblicklich das Hirn mit seinem

würzigen Duft erfüllt[156]; ferner den, der sich weder schnell auflöst noch viel Widerstand leistet und der nicht klar und durchscheinend ist. In seinem Inneren finden sich manchmal Körnlein, die breit sind und in ihrer ganzen Breite gleich dick; am besten beurteilt man sie, wenn man sie mit St.-Johannis-Brot vergleicht.

Fälschung: Gefälscht wird vor allem der Moschus, der schwarz ist und zur rötlichen Farbe hinneigt, und zwar durch Beimischung von gebratenem Brot oder leicht gebratenem Bocksblut; und man kann ihn dann kaum unterscheiden; denn es werden auf eine Unze Moschus drei oder vier Unzen von den genannten Mitteln in Pulverform angesetzt.

Unterscheidung: Man kann die Fälschung aber dennoch unterscheiden, weil das gebratene Brot schnell bricht und weil das Bocksblut, wenn man es zerbricht, klar und durchscheinend ist (im Gegensatz zum Moschus).

Fälschung: Manchmal wird Moschus auch **[83vb]** mitsamt den umgebenden Fellen verkauft. Gefälscht wird er dann ähnlich wie oben dargestellt mit den genannten Mitteln in Pulverform. Die Sarazenen schneiden nämlich die Felle auf, ziehen den guten Moschus heraus und stecken den gefälschten hinein; anschließend leimen sie die Felle zusammen und schließen sie so, daß man nichts davon sieht.

Unterscheidung: Man kann die Fälschung aber unterscheiden, weil der gefälschte Moschus samt dem Fell doppelt so viel wiegt wie der nicht gefälschte.

Haltbarkeit: Moschus kann lang aufbewahrt werden in einem Glasgefäß, das gut mit Bienenwachs verschlossen ist, noch besser allerdings in einem Bleigefäß, weil er sich dort wegen der Kälte und Feuchtigkeit des Bleis[157] besser hält; bewahrt man ihn in einem anderen Gefäß auf, muß man zwei oder drei Bleistücke beigeben, damit er sich besser hält. Er darf aber nicht mit anderen Würzmitteln gemeinsam aufbewahrt werden, weil er dann seine Würzkraft verlieren würde; hat er sie indessen verloren, gibt man ihn in einen Krug mit offener Mündung und hängt ihn in den Abtritt: so wird er seinen Duft zurückgewinnen.

Zur Wirkungskraft: Der Moschus hat infolge seiner Würzigkeit die Fähigkeit zu kräftigen, wegen der Eigenschaften seiner Komplexion wirkt er säfteauflösend und -verzehrend.

Anwendungsformen und Indikationen: Bei Ohnmacht und Schwäche des ganzen Körpers tut Moschus gute Wirkung. Gegen Ohnmacht infolge eines Leber- oder Hirnleidens und gegen Magenschmerz aus kalter Ursache gibt man Moschus unvermischt mit Wein oder mit Perlenlatwerge oder der Latwerge Pliris arcoticon, in einer Menge von höchstens sechs Gran.

---

156 *vgl.* 54rb36 (Kap. 2): „Vom Aloeholz: sehr würzig, leicht bitteren Geschmacks, grau oder rötlich. Kaut man es aber, meint man, sein würziger Duft gelange bis ins Hirn und fülle es vollkommen an."

157 *sieh* Kap. 191: „Blei ist abkühlend und befeuchtend im zweiten Grad."

Gegen Schwäche des Hirns und Vorfall der Gebärmutter gibt man Moschus auf die Nasenlöcher.

Gegen die sogenannte Erstickung durch die Gebärmutter gebraucht man den Moschus als Scheidenzäpfchen.

Um den Monatsfluß zu erregen und die durch kalte Ursache behinderte Empfängnisfähigkeit zu fördern, gebraucht man Moschus mit der Latwerge Tryphera magna als Scheidenzäpfchen; auch ein Zäpfchen, aus Gummiharz vom Storaxbaum, [25] Ambra und Moschus hergestellt, hilft viel. Zum gleichen Zweck löst man Moschus in Moschusöl auf, tunkt Baumwolle darein und gebraucht sie als Zäpfchen.

Gegen den Gestank der Achselhöhlen, der auch Bocksgestank heißt, bestreicht man die Achselhöhlen mit Moschus und reibt sie damit ein: das behebt den Gestank und überdeckt ihn.

Prüfung: Merk dir, daß manche Kaufleute, [30] wenn sie Moschus einkaufen wollen, ihre Nase verstopfen, damit sie nicht mehr riechen können. Dann lassen sie den Moschus auspacken und laufen mit verstopften Nasenlöchern, den Atem anhaltend, einen halben Steinwurf weit weg, ziehen dann dort die Luft durch den Mund ein: und wenn sie jetzt den Duft des Moschus wahrnehmen, kaufen sie ihn. [35] So ist ihre Methode der Prüfung.

150.) Von den gelben Myrobalanen (mirobolani citrini) <und den anderen Arten>

Primärqualitäten: Die Myrobalanen sind allesamt kühlend und trocknend. Die gelben Myrobalanen sind kühlend und trocknend im zweiten Grad.

Herkunft: Sie sind die Früchte eines Baumes, der in [**84ra**] Indien wächst.

Arten: Sie sind nicht alle von derselben Art; vielmehr gibt es verschiedene Arten, so wie alle Pflaumen von der Gattung der Pflaumen sind, doch von verschiedener Wirkung und unterschiedlicher Gestalt. Myrobalanen-Arten aber gibt es fünf: die gelben Myrobalanen (mirobolani citrini), die schwarzbraunen Myrobalanen (kebuli), [5] dann die bellirici, die emblici, und die ostindischen (Indi).

Auswahl: Von den gelben Myrobalanen (citrini) sind die auszuwählen, die groß sind und gewichtig und, wenn man sie zerbricht, im Innern gummiartig. Ähnlich sind die schwarzbraunen (kebuli) und die bellirici zu behandeln.

Haltbarkeit: Die schwarzbraunen Myrobalanen (kebuli) können nicht länger als fünf Jahre, die bellirici, die emblici, und die ostindischen (Indi) können durch lange Zeiträume aufbewahrt werden; [10] und bei den emblici und Indi sind keine Grundsätze der Auswahl zu beachten.

Zur Wirkungskraft: Die Autoritäten geben an, daß sämtliche Myrobalanen die Gelbgalle (colera) purgieren, manche mehr, manche weniger. Die gelben Myrobalanen (citrini) purgieren an erster Stelle die Gelbgalle, in zweiter Linie den Kaltschleim (flegma); die schwarzbraunen (kebuli) purgieren an erster Stelle den Kaltschleim, in zweiter Linie die Gelbgalle; die ostindischen (Indi)

purgieren an erster Stelle die Schwarzgalle (melancolia), [15] in zweiter Linie die Gelbgalle; die emblici und die bellirici purgieren Kaltschleim und Gelbgalle.
Verordnungsweise: Wenn die gelben Myrobalanen (citrini) in zusammengesetzten Arzneien, wie sie von den Autoritäten festgelegt worden sind, angesetzt werden, dürfen nur die Schalen gewogen (und verwendet) werden; wenn sie aber in Abkochungen angesetzt werden, müssen die Schalen samt den Kernen gewogen, die Kerne danach entfernt und die Schalen angesetzt werden. Dasselbe gilt für die schwarzbraunen Myrobalanen (kebuli). Die anderen Arten aber müssen mit den Kernen angesetzt werden, entweder weil die Schalen nicht von den Kernen [20] getrennt werden können, oder weil die Kerne zu klein sind.[158]

Man muß also Menge und Anwendungsweise beachten.

Anwendungsformen und Indikationen: Die gelben Myrobalanen (citrini) dürfen nur in einer Menge von bestenfalls anderthalb Unzen in den Arzneien angesetzt werden. Werden sie für sich angesetzt, geht man folgendermaßen vor:

Rezept: Wir geben das Pulver der Myrobalanen in Warmwasser, das aber nicht sieden darf, weil dann [25] ihre gesamte Gummiartigkeit, kraft derer sie reinigend wirken, verzehrt würde; wir reiben sie auch mit den Händen, um ihre Gummiartigkeit noch besser von ihnen zu lösen, und lassen sie die Nacht durch stehen. Morgens seihen wir ab und reichen dieses Wasser. Eine solche Abkochung wird nutzbringend gegeben in hitzigen Fiebern, weil sie den Leidenden nicht noch mehr erwärmt, sondern sanft reinigt und den bösen Saft ausführt; und diese hier beschriebene Abkochung [30] hilft vorzüglich gegen den Blutstuhl.

Bisweilen geben wir diese Myrobalanen-Abkochung auch bereichert durch Röhrenkassie und Tamarinden (Wilddatteln), wenn wir das Blut reinigen wollen. Wenn wir sie aber mit Röhrenkassie und Tamarinden geben wollen, gehen wir folgendermaßen vor:

Rezept: Röhrenkassie und Tamarinden müssen zuerst in Regenwasser aufgelöst werden, dann abgeseiht; in dieser Abseihung setzt man [35] abends Myrobalanenpulver an; morgens seiht man noch einmal ab und reicht das.

Lehrsätze: Merk dir, daß alle Abkochungen von Myrobalanen nutzbringend morgens gereicht werden können; die Abkochung der gelben Myrobalanen aber muß immer **[84rb]** morgens gereicht werden oder in den Vormittagsstunden; die Abkochung der ostindischen und der schwarzbraunen Myrobalanen dagegen wird auch am Abend nutzbringend gereicht.

---

[158] *Die Ergänzungen bei Rufinus (Thorndike 1949, 193) zeigen, daß dies die Aussage sein dürfte, die hier gemeint ist. Die Fassung der Erlanger Handschrift ergibt folgende Übersetzung:* Wenn die gelben Myrobalanen (citrini) in zusammengesetzten Arzneien, wie sie von den Autoritäten festgelegt worden sind, angesetzt werden, dürfen die Schalen nur mit den Nüssen zusammen gewogen werden, danach müssen die Kerne entfernt und die Schalen gemeinsam mit den Kernen angesetzt werden, weil die Schalen nicht von den Kernen [20] getrennt werden können, weil die Kerne zu klein sind.

Merk dir ferner, daß Leidenden, die einen kalten Magen haben, die Myrobalanen-Abkochung mit ziemlich warmem Wasser gereicht werden muß; [5] denn würde sie mit kaltem Wasser verabfolgt, würde der Kranke sie sogleich erbrechen. Diese Abkochung stellt man folgendermaßen her: nachdem sie abgeseiht ist, wie wir oben beschrieben haben, gibt man sie in ein silbernes Gefäß oder ein irdenes, und dieses Gefäß wird in ein anderes Gefäß gestellt, das mit siedendem Wasser gefüllt ist, und so erhitzt; danach, wenn die Abkochung ziemlich erwärmt ist, reicht man sie.

Merk dir ferner: Nachdem [10] die Myrobalanen-Abkochung dem Leidenden gereicht wurde, muß ihm Sirup zum Trank gegeben werden, der in seiner Ausübungswirkung kühlt, wenn du ihn hast, mit Kaltwasser, anderenfalls wenigstens Kaltwasser allein, und zwar im Sommer, nicht im Winter; und wenn die Krankheit sich länger hinzieht, als du willst, mußt du viel Warmwasser verabfolgen. Doch nach der Darreichung der Abkochung von anderen Myrobalanenarten [15] muß warmer Sirup gegeben werden im Sommer oder wenigstens Warmwasser.[159]

Weitere Anwendungsformen und Indikationen: Andere Myrobalanenarten dürfen nicht in solcher Menge (wie die gelben Myrobalanen) gegeben werden, da sie niemals für sich allein, sondern in Abführmitteln, deren Menge entsprechend, angesetzt werden.

Um die Lappenbildung der Augenhornhaut zu beseitigen, machen einige Autoritäten Pulver aus den Myrobalanenkernen [20] und tun das auf die Augen. Andere machen dieses Pulver mit Rosenwasser an und setzen es der Sonne aus, bis das Wasser verdunstet ist; das wiederholen sie drei- bis viermal; dann tun sie dieses Pulver so, wie es ist, oder mit Rosenwasser auf die Augen.

Aus den schwarzbraunen Myrobalanen (kebuli) stellen manche Autoritäten angemachte Myrobalanen her; das geht folgendermaßen:

Rezept: Sie nehmen die Myrobalanen nach der Reife, solange sie noch frisch [25] sind, und legen sie drei oder vier Tage in Sirup ein. Der Sirup wird folgendermaßen hergestellt: man löst Röhrenkassie, Tamarinden und Himmelsbrot (manna) in Wasser auf, seiht ab, gibt der Abseihung Zucker bei und macht einen Sirup daraus. In diesem Sirup also werden die schwarzbraunen Myrobalanen eingelegt; die quellen dort auf und werden größer und dicker; und man kann sie in einem solchen Sirup fünf Jahre lang aufbewahren.

Anwendungsformen und Indikationen: Diese angemachten Myrobalanen machen sehr gut die trüben Augen klar, wenn die Sehkraft infolge von Brodem aus Schwarzgalle (melancolia) oder Weißschleim (flegma) geschwächt ist; sie

---

159 *Fassung bei Rufinus:* Merk dir ferner: Nachdem die Myrobalanen-Abkochung dem Leidenden gereicht wurde, muß ihm Essigsirup zum Trank gegeben werden, im Sommer wie im Winter, der in seiner Ausübungswirkung kühlt, wenn du ihn hast, anderenfalls wenigstens Kaltwasser; und wenn die Krankheit sich länger hinzieht, als du willst, mußt du sehr warmes Wasser verabfolgen. Doch nach der Darreichung der Abkochung von anderen Myrobalanenarten muß der Sirup mit Kaltwasser gegeben werden im Sommer oder mit Warmwasser im Winter.

helfen auch Ohnmachtsanfälligen und an Hämorrhoiden Leidenden. Dazu muß der [35] Kranke eine angemachte Myrobalane des Morgens essen und anschließend Honigwein (mulsa) oder Sirup trinken, worin noch weitere solche Myrobalanen gelegen haben, falls er sie besitzt, und zwar mit Warmwasser. Das muß er zweimal oder dreimal so fortsetzen; und er braucht sich dabei nicht vor Speisen zu hüten; **[84va]** freilich ist es besser, wenn er von harten Speisen Abstand nimmt.
Merk dir dabei, daß eine gute angemachte Myrobalane bisweilen eine Unze wiegt oder nur ein Geringes weniger.
Fälschung: Gefälscht wird die angemachte Myrobalane folgendermaßen: Manche Fälscher nehmen alte (unbrauchbare) Myrobalanen und legen sie in eine warme [5] Lauge, bis sie aufquellen und dick werden, und zwar fünfzehn Tage lang oder mehr, und erhitzen immer wieder die Lauge. Sind sie aufgequollen und dick geworden, wird der oben genannte Sirup hergestellt, die Myrobalanen werden hineingelegt und einen Monat oder länger drin liegen gelassen, bis sie außen ganz schwarz geworden sind. [10] Man muß aber jeden Tag umrühren.
Andere Fälscher legen größere und ganz frische Myrobalanen in den genannten Sirup.
Andere setzen an deren Stelle Affodilwurz oder Asphodelus an.
Unterscheidung: Einige Autoritäten sagen, die Fälschung sei folgendermaßen zu erkennen: wenn eine Nadel ohne Hindernis durchdringen kann, ist die Myrobalane gut. Doch dies ist falsch; denn so wird angezeigt, daß Affodilwurz vorliegt. Alle Myrobalanen [15] nämlich, ob frisch oder alt, haben Kerne, so daß sie eben nicht von einer Nadel durchbohrt werden können. In Wirklichkeit unterscheidet man folgendermaßen: Wenn eine angemachte Myrobalane, die gut ist, aufgebrochen wird, findet man sie außen wie innen gänzlich schwarz; und wenn man sie kostet, enthält sie etwas Brennend-Stechendes und viel Süßigkeit. Die gefälschte [20] indessen ist, wenn man sie aufbricht, innen weißlich oder gewissermaßen blaß; und sie enthält viel Brennend-Stechendes und nur geringe Süßigkeit.

151) Von der Muskatenblüte (macis)
Primärqualitäten: Die Muskatenblüte ist erwärmend und trocknend im zweiten Grad.
Herkunft: Sie ist, wie gewisse Autoritäten angeben, die Blüte der Muskatnuß; doch das scheint falsch zu sein, weil diese Blüten [25] entweder abfallen und verlorengehen oder unter den Früchten, also den Muskatnüssen, verschwinden. Was man „Muskatenblüten" nennt, sind Schalen oder Häute, die rund um die eigentliche Muskatnuß herum zu finden sind, nicht anders als die Häutchen, die um den Kern der Haselnuß herum sich finden.
Haltbarkeit: Muskatenblüte kann zehn Jahre lang aufbewahrt werden.
Zur Wirkungskraft: Sie hat infolge ihrer Würzigkeit die Fähigkeit zu stärken, wegen der Eigenschaften ihrer Komplexion wirkt sie [15] säfteauflösend und -verzehrend.

Auswahl: Auszuwählen ist die Muskatenblüte, die rötlich oder rot ist und die einen scharfen Geschmack besitzt mit etwas Bitterkeit. Ist sie indessen schwarz und erdartig und hat keinen scharfen Geschmack, muß man sie wegwerfen.
Anwendungsformen und Indikationen: Gegen Unfähigkeit des Magens zur Verdauung aus kalter Ursache hilft Wein, in dem Muskatenblüte abgekocht worden ist. [35] Ferner stellt man ein Pflaster her, das sehr gut hilft bei Magenschwäche aus kalter Ursache und das Genesenden sehr gut tut: und zwar aus Pulver von Muskatenblüte und Mastixharz, Anis sowie noch Rosenöl und Bienenwachs.
Um das [**84vb**] Gehirn von überflüssigen unstatthaften Säften (also Weißschleim) zu reinigen, wird Muskatenblüte gekaut und im Munde gehalten, damit der aufgelöste Brodem das Hirn aufsucht und von den überflüssigen Säften reinigt.
Gegen Leberschwäche aus kalter Ursache, Weiße Wassersucht und [5] Darmgicht sowie einen Schaden an Brust und Atmungsorganen und Asthma infolge von klebrigem Weißschleim (flegma viscosum) stellt man ein sehr gutes Heilmittel folgendermaßen her:
Rezept: Man nimmt eine Abkochung von Muskatenblüte in Fenchelsaft vor, zum Ende der Abkochung gibt man noch etwas Wein hinzu, dann seiht man ab und reicht das Abgeseihte.
Gegen Herzerstickung gibt man das Pulver der Muskatenblüte in Speise und Trank. [10]

152.) Von der Myrrhe (myrrha)
Primärqualitäten: Myrrhe ist erwärmend und trocknend im zweiten Grad.
Herkunft: Sie ist der Gummi eines Baumes, der in Indien wächst. Dieser bringt zur Sommerszeit eine Gummiflüssigkeit aus sich hervor, die rings um den Baum anklebt und durch die Wirkung der Hitze in den Stoff der Myrrhe verwandelt wird.
Auswahl: Auszuwählen ist die Myrrhe, [15] die gelb ist oder rötlich und innen einigermaßen leuchtend.
Arten: Es gibt drei Myrrhenarten: die Kleine Myrrhe, die Dicke Myrrhe und die sogenannte Myrrha trocliten oder trochiten, das bedeutet: die Runde Myrrhe.
Zur Wirkungskraft: Die Myrrhe hat infolge ihrer Klebrigkeit die Fähigkeit zu stärken, indem sie getrennte Teile in [20] einen zusammenfügt; wegen der Eigenschaften ihrer Komplexion kann sie ferner Säfte auflösen und in mäßigem Umfang verzehren. Deshalb wirkt sie auch aufbewahrend, weil sie, so viel sie auflöst, so viel auch verzehrt; deshalb wurden die Leichen der Alten mit Myrrhe behandelt, damit sie bewahrt blieben.
Haltbarkeit: Die Myrrhe kann hundert Jahre lang aufbewahrt werden.
Anwendungsformen und Indikationen: Gegen Schnupfen stellt man Pillen [25] aus Myrrhe und Storaxharz her und gibt sie; dieselben Pillen helfen auch, die Verdauung zu stärken, und sind gut gegen den klebrigen Weißschleim (flegma viscosum), wenn er den Atmungsorganen anhaftet, wie bei Hustenden.

Gegen Asthma und Schaden an Brust und Atmungsorganen gibt man Wein, in dem Myrrhe und Arabischer Gummi abgekocht worden sind; oder man gibt Wein, in dem Myrrhe und Palmfeigen abgekocht worden sind. [30]
Wein, in dem Myrrhe abgekocht worden ist, ohne weitere Zutaten hilft die Verdauung stärken und ist gut gegen Mundgestank als Folge von Brodem, der vom Magen her aufsteigt, ferner gegen Eiter in Magen und Gedärm.
Gegen ein Leiden am Zahnfleisch reibt man das Zahnfleisch ein mit Myrrhenpulver: das [35] verzehrt die Fäulnis und kräftigt das Fleisch; auf Wunden getan, verzehrt's auch dort die Fäulnis, festigt und heilt die Wunden oder wirkt jedenfalls zusammenleimend und wundschließend.
Ein Rauchsitzbad, mit Myrrhe bereitet, stärkt, wenn der Rauch durch den **[85ra]** Mund aufgenommen wird, das Gehirn; wird der Rauch durch die weibliche Scham vermittels eines Trichters aufgenommen, reinigt er die Gebärmutter, stärkt und erwärmt sie, dämpft und verzehrt die überflüssigen unstatthaften Körpersäfte und fördert so die Empfängnisfähigkeit; wird der Rauch durch den After aufgenommen, hilft er gegen [5] Stuhlzwang aus kalter Ursache.

153.) Vom Majoran (maiorana)
Primärqualitäten: Majoran ist erwärmend und trocknend im zweiten Grad.
Synonym: Mit anderem Namen heißt er esbrium.
Verordnungsweise: Seine Blüten und Blätter sind in medizinischer Anwendung nützlich.
Jahreszeit: Man sammelt ihn im Sommer samt den Blüten, trocknet ihn dann an einem schattigen Ort.
Haltbarkeit: Er kann ein Jahr lang aufbewahrt werden.
Zur Wirkungskraft: Majoran hat infolge seiner [10] Würzigkeit die Fähigkeit zu stärken, wegen der Eigenschaften seiner Komplexion wirkt er säfteauflösend, säfteverzehrend und reinigend.
Anwendungsformen und Indikationen: Majoranpulver, in den Speisen gereicht, oder Wein, in dem Majoran abgekocht worden ist, erwärmt den ausgekühlten Magen; an die Nase geführt, stärkt Majoran das Hirn.
Die Blüten und Blätter, in einem Schälchen erwärmt, dann in ein [15] Säcklein getan und auf den Schmerzensort gelegt, lösen Magenschmerz infolge von Windblähung auf, weil sie eine Abfuhr in Gang bringen. Legt man sie auf das Haupt, helfen sie gegen den Fluß kalter Säfte vom Haupt herab zu einem Leidensort.
Ein wärmender Wickel mit Wasser, in dem Majoran abgekocht worden ist, rund um die weibliche Scham gelegt, reinigt die Gebärmutter und verzehrt überflüssige unstatthafte Säfte.

154.) Von der Melisse (melissa) [20]
Primärqualitäten: Die Melisse ist erwärmend und trocknend im zweiten Grad.
Synonym: Mit anderem Namen heißt sie citrla oder Gelbnessel (bzw. Taubnessel).

Auswahl: Frisch wie getrocknet ist sie von großer Wirkungskraft.
Haltbarkeit: Zunächst an der Sonne, alsdann im Schatten getrocknet, kann sie ein Jahr lang aufbewahrt werden.
Zur Wirkungskraft: Sie hat die Fähigkeit zu stärken, Säfte aufzulösen, zu verzehren und auszutrocknen, also etwa die gleiche Wirkungskraft wie Majoran; deswegen wird sie auch gegen dieselben Krankheitsfälle [25] wie Majoran angewandt.
Anwendungsformen und Indikationen: Dazu kommt aber noch, daß ihre Abkochung den Monatsfluß stärker erregt, die Gebärmutter reinigt und stärkt und die Empfängnisfähigkeit fördert.
Gegen Ohnmacht aus kalter Ursache hilft Wein, in dem Melisse abgekocht worden ist.
In Wein und Öl gekocht und dann als Umschlag aufgelegt, führt Melisse die Eiterknoten ihrer Reifung und Zeitigung zu; eine Verhärtung von Milz und Leber [30] löst sie auf.

155.) Von den Maulbeeren (mora)
Primärqualitäten: Maulbeeren sind erwärmend und trocknend.
Arten und Synonyme: Es gibt die Hausmaulbeeren (mora domestica); sie werden auch Sykomoren oder Maulbeerfeigen genannt.
Verordnungsweise: Die müssen eingesetzt werden, wenn im Rezeptbuch Maulbeeren verordnet sind.
Die Waldmaulbeeren (mora silvestria) sind kühlend und trocknend; diese Früchte sind rot.
Herkunft: Die Hausmaulbeeren werden gesammelt, wenn sie schwarz sind. [35]
Zur Wirkungskraft: Sie haben die Fähigkeit, Säfte aufzulösen, zu verzehren und zu reinigen.
Anwendungsformen und Indikationen: Gegen Kehlengeschwulst und schlaffes Rachenzäpfchen (welches dann herabsinkt)[160], Heiserkeit und Leiden im Schlund hilft die Maulbeerlatwerge diamoron; **[85rb]** ferner folgendes Gurgelmittel:
Rezept: Der ausgepreßte Maulbeersaft wird kurze Zeit mit Wein und etwas Essig abgekocht; daraus macht man ein Gurgelmittel. Außerdem hilft eine Latwerge, aus Maulbeersaft und abgefeimtem Honig hergestellt. Hilfreich ist auch ein Pflaster, [5] das allein aus Maulbeersaft und abgefeimtem Honig, die ein Weilchen gleichzeitig gekocht wurden, bereitet wird.
Haltbarkeit: Dieses Pflaster läßt sich zehn Jahre lang aufbewahren und kann anstelle der Maulbeerlatwerge diamoron eingesetzt werden.
Maulbeersaft, ein bißchen erwärmt und gegeben, löst den Magen, wenn er aus kalter Ursache verstopft ist.
Der Saft der Maulbeerschale oder das Pulver des getrockneten Saftes, mit Honig gereicht, [10] tötet die Darmwürmer.

[160] *vgl.* Kap. 111: Vom Hysop (77rb).

Wein, in dem Maulbeerschalen abgekocht worden sind, reinigt die Därme. Die Maulbeerschale hat nämlich die Fähigkeit, Säfte aufzulösen, zu verzehren und zu reinigen.
Ein Häubchen aus Maulbeergummi, über den faulen Zahn getan, lockert ihn so, daß man ihn ohne Schmerz ausziehen kann.
Die Waldmaulbeeren haben [15] wegen der Eigenschaften ihrer Komplexion eine schwach zusammenziehende Wirkung, und aufgrund ihrer leichten Sauerheit wirken sie säfteverteilend.[161]

156.) Von der Kresse (nasturtium) [20]
Primärqualitäten: Die Kresse ist erwärmend und trocknend im vierten Grad.
Auswahl: Vor allem ihr Samen ist in medizinischer Anwendung nützlich.
Verordnungsweise: Daher mußt du, wenn du im Rezeptbuch Kresse verordnet findest, [25] den Samen nehmen, nicht das Kraut.
Haltbarkeit: Der Samen kann fünf Jahre lang bei großer Wirkungskraft aufbewahrt werden.
Das Kraut ist frisch von großer Wirkungskraft, getrocknet nur von mäßiger.
Zur Wirkungskraft: Kresse wirkt wegen der Eigenschaften ihrer Komplexion säfteauflösend und -verzehrend.
Anwendungsformen und Indikationen: Gegen Lähmung der Zunge, wenn die Sehnen und Nervenstränge [30] verstopft und mit Körpersaft gefüllt sind, wie es in hitzigen Fiebern zu geschehen pflegt, wird Kressesamen gekaut und unter die Zunge gelegt. Gegen Lähmung der anderen Glieder gibt man den Kressesamen in ein Säckchen, kocht es in Wein und legt es auf den Schmerzensort. Auch das Kraut [35] selbst, roh und mit Fleisch gekocht, hilft.
Gegen überflüssige Feuchtigkeit des Hirns (also gegen den Weißschleim), wie sie bei Vergessen und Schlafsucht vorkommt, ruft man Niesen hervor, indem man Kressesamenpulver an die Nase führt. **[85va]**
Gegen die Erschlaffung des Rachenzäpfchens (das dann herabzusinken droht) stellt man ein Gurgelmittel her aus der Abkochung von Kressesamen und Dörrfeigen.
Gegen Darmgicht und Bauchgrimmen aus kalter Ursache gibt man den Kressesamen in ein Säckchen, kocht es in Wein und legt es auf. [5] Zum selben Zweck sowie gegen Harnzwang aus kalter Ursache wird das Kraut selbst in Wein und Öl gekocht und aufgelegt.
Gegen Stuhlzwang infolge klebrigen Körpersafts[162], wobei der After mit ins Freie tritt, tut man das Kressesamenpulver auf den After; ferner salbt man die Nieren mit Honig und streut [10] Kressesamenpulver, Zimt und Kolophoniumpulver darauf.

157.) Vom Natron (nitrum)
Primärqualitäten: Natron ist wärmend und trocknend im zweiten Grad.

[161] *In der Erlanger Handschrift folgt hier die Liste der Pflanzentitel unter dem Buchstaben N.*
[162] zu denken ist hier an den Weißschleim (flegma).

Herkunft: Es ist eine Erdader, die sich vielerorts findet.
Arten: Es tritt in zwei Erscheinungsformen auf: Es gibt das Weiße Natron, das aussieht wie Glas.
Auswahl: Das muß man auswählen; denn es ist besser.
Ferner gibt es das Gelbe Natron; das ist nicht so gut.
Haltbarkeit: Man kann Natron unbegrenzte Zeit aufbewahren.
Zur Wirkungskraft: Infolge seiner zähen Klebrigkeit wirkt es auflösend und austrocknend.
Anwendungsformen und Indikationen: Gegen die Darmgicht bereitet man nutzbringend ein Klistier aus Natronpulver, Salzwasser, Honig und Öl.
Kosmetik: Zur Reinigung des Angesichts macht man Natronpulver mit Honig an, stellt daraus eine Salbe her und salbt das Angesicht. [20]
Gegen Eiter in Magen und Gedärm als Folge eines vorhergegangenen Eiterknotens gibt man Natronpulver mit Warmwasser, oder, was am besten ist, mit Honig.
Gegen Schuppen und Kleie auf dem Kopf und gegen Läuse macht man Natronpulver mit Öl und Honig zu einer Salbe an; dann wäscht man erst das Haupt mit Salzwasser und [25] Essig ab, in dem Läusekraut (staphisagria) abgekocht worden ist, und salbt es dann mit der genannten Salbe; schließlich wäscht man das Haupt noch einmal ab mit Warmwasser allein; und so fährt man drei Tage oder vier Tage fort oder noch länger, falls es nötig wird.
Natronpulver, mit Wermutsaft angemacht und in die Ohren geträufelt, tötet die Ohrwürmer und reinigt die Ohren von Eiter und trocknet ihn aus. [30]

158.) Von der Teichrose (nenufar)
Primärqualitäten: Die Teichrose ist befeuchtend und kühlend im zweiten Grad.
Herkunft: Sie ist ein Kraut, das breite Blätter hat. Man findet sie an wasserreichen Orten, und zwar in kalten wie in warmen Gegenden.
Arten: Sie kommt in zwei Arten vor: die erste Art der Teichrose bringt purpurfarbene Blüten [35] hervor: die sind die besseren. Die andere Art bringt safrangelbe Blüten hervor: die sind weniger gut.
Verordnungsweise: In medizinischer Anwendung ist die Blüte von Nutzen.
Jahreszeit: Sie wird im September gesammelt.
Haltbarkeit: Sie kann zwei Jahre lang bei großer Wirkungskraft aufbewahrt werden.
Auswahl: Merk dir: Die beste ist die Art, die man in warmen **[85vb]** Gegenden findet.
Anwendungsformen und Indikationen: Aus den Blüten werden vor allem Sirupe hergestellt gegen hitzige Fieber, Erhitzung der Leber und wenn die Komplexion aus ihrem Gleichgewicht geraten ist, und zwar zur Hitze hin. Dann werden die Teichrosenblüten in Wasser abgekocht, und unter Beigabe von Zucker wird ein Sirup bereitet.

Gegen Kopfschmerz aus heißer Ursache legen die [5] Sarazenen Teichrosenblüten die Nacht über in Wasser; am Morgen trinken sie das Wasser und halten sich die Blüten an die Nase.

159.) Von der Muskatnuß (nux muscata)
Primärqualitäten: Die Muskatnuß ist erwärmend und trocknend im zweiten Grad.
Herkunft: Sie ist die Frucht eines Baumes, der in Indien wächst.
Jahreszeit: Sie wird zu Zeit ihrer Reife gesammelt.
Haltbarkeit: Sie kann sieben Jahre lang aufbewahrt werden.
Auswahl: Auszuwählen ist Muskatnuß, [10] die glatt ist und vergleichsweise schwer an Gewicht und die, wenn man sie aufbricht, im Inneren nicht zu Pulver zerfällt; außerdem muß sie von scharfem Geschmack sein.
Verordnungsweise: Erfüllt die Nuß diese Bedingungen nicht, darf sie nicht in Arzneimitteln angesetzt werden.
Zur Wirkungskraft: Aufgrund ihrer Würzkraft wie auch der Eigenschaften ihrer Komplexion wirkt sie stärkend.
Anwendungsformen und Indikationen: Gegen Kälte des Magens, Verdauungsunfähigkeit [15] und Gesichtsblässe aus kalter Ursache gibt man des Morgens eine halbe Muskatnuß oder auch eine ganze, wenn sie klein ist.
Lehrsatz: Ich habe durch Erfahrung gelernt, daß das viel hilft.
Gegen Verdauungsunfähigkeit von Magen, Leber und Därmen gibt man Wein, in dem Muskatnuß abgekocht worden ist. Denselben Nutzen bringt Wein, in dem Muskatnuß und Mastixharz abgekocht worden ist. Wein, in dem Muskatnuß und [20] Anis oder Zimt abgekocht worden ist, behebt den Schmerz in Magen und Gedärm, der von Windblähung kommt.
Genesenden von einer Krankheit gibt man zur Stärkung ihrer Lebensgeister Wein, in dem Muskatnuß und Mastixharz abgekocht worden ist.
Eine Muskatnuß, an die Nase geführt, stärkt Hirn und Lebensgeister.

160.) Von der Indischen Nuß oder Meernuß (nux Indica) [25]
Primärqualitäten: Die Meernuß ist erwärmend und trocknend. Andere Autoritäten geben an, sie sei erwärmend und befeuchtend, weil sie den Beischlaf stärkt und gutes Blut erzeugt. Wir aber sagen, daß der Beischlaf zwar tatsächlich durch erwärmende und befeuchtende Wirkung erregt und gesteigert zu werden pflegt, aber doch nicht allein: er wird nämlich auch durch erwärmende und trocknende Wirkung gestärkt; durch die trocknende Wirkung wird nämlich das [30] Blut geschärft und feinstofflich gemacht und durch die erwärmende Wirkung erhitzt.
Herkunft: Die Meernuß wird in Indien gefunden.
Verordnungsweise: Es handelt sich um eine große Nuß; wenn man sie in Arzneimitteln ansetzt, muß man das Innere ansetzen, nicht die Schalen.
Haltbarkeit: Sie kann zehn Jahre lang aufbewahrt werden.
Zur Wirkungskraft: Sie hat die Fähigkeit, den Beischlaf zu verstärken.

Anwendungsformen und Indikationen: Deshalb reicht man zur Verstärkung des Beischlafs das Pulver dieser Nuß mit Zimtpulver in den Speisen. Zum gleichen Zweck setzt man diese erwärmenden Pulver in der Ingwerlatwerge diazingiberon und ähnlichen erwärmenden Latwergen an. Noch besser ist es allerdings, Pulver von Meernuß und Salamandern mit Honig zu reichen.
Gegen **[86ra]** Asthma aus kalter Ursache kocht man Dörrfeigen in Wein, stößt sie und drückt den Saft heraus; dann seiht man ab: zu dieser Abseihung gibt man Pulver der Meernuß.

161.) Von der Brechnuß (nux vomica)
Primärqualitäten: Die Brechnuß ist erwärmend und trocknend im dritten Grad.
Verordnungsweise: Wir können nur das Innere gebrauchen, nicht die Schale.
Zur Wirkungskraft: Sie hat die Fähigkeit, den Brechreiz zu erregen; außerdem reinigt sie Weißschleim (flegma) und Gelbgalle (colera).
Gefahr: Weil sie freilich beim Brechreiz auch Beklemmung hervorruft, geht man folgendermaßen vor: Sitzt Weißschleim oder Gelbgalle im Magenmund, kocht man Brechnußpulver mit Fenchelsamen in Wasser ab. Gegen den Weißschleim gibt man nun das Wasser dieser Abkochung mit Essigmet, gegen die Gelbgalle mit Essigsirup.

162.) Vom Schwarzkümmel (nigella)
Primärqualitäten: Der Schwarzkümmel ist erwärmend und trocknend im dritten Grad.
Herkunft: Er ist der Samen eines Krautes, das an sumpfigen Orten, aber auch unterm Getreide gefunden wird.
Haltbarkeit: Der Samen kann zehn Jahre lang aufbewahrt werden.
Er ist rund und glatt, grauschwarz und leicht bitter.
Zur Wirkungskraft: Er wirkt daher infolge seiner Bitterkeit harntreibend, wegen der Eigenschaften seiner Komplexion säfteauflösend und -verzehrend.
Anwendungsformen und Indikationen: Ein Pflaster, aus Schwarzkümmelmehl und Wermutsaft gemacht und rund um den Nabel aufgelegt, tötet die Darmwürmer, vorzüglich bei Knaben; für andere Leidende macht man's mit Honig an und gibt es durch den Mund.
Schwarzkümmelmehl, mit lauem Essig angemacht und in die Ohren geträufelt, tötet die Ohrwürmer.
Gegen Harnzwang, Harnkrampf und Darmgicht gibt man Wein, in dem Schwarzkümmel eine Nacht hindurch eingelegt war.
Gefahr: Er darf aber nicht abgekocht werden, denn eine Abkochung würde ihn allzu gewaltsam machen. Deshalb sagt Constantinus Africanus[163]: „Schwarzkümmel, in großer Menge genossen, führt zum Tode". Steht aber Schwarzkümmel in großer Menge zur Verfügung und muß verwendet werden, tut man ihn in ein Säcklein, macht damit eine Abkochung in Wein und Öl und

[163] im ‘Liber graduum’ (Petrus 1536, 375.15).

legt dies Säcklein dann über Nieren und Schambein: es hilft gegen die vorgedachten Leiden.
Gegen Krätze geht man folgendermaßen vor:
Rezept: Schwarzkümmelpulver wird in [30] großer Menge abgekocht in starkem Essig, bis der einigermaßen dick geworden ist; dann gibt man Nußöl bei und stellt so eine Salbe her: die ist gut gegen Krätze und Eiterflechte und beseitigt den Leberfleck. **[86rb]**[164]

163.) Vom Basilikum (ozimum)
Primärqualitäten: Das Ozimum ist erwärmend und trocknend.
Synonym: Mit anderem Namen wird es Basilikum genannt[165].
Arten und Etymologie: Es kommt in doppelter Erscheinungsgestalt vor: gewürznelkenartig (ozimum gariofilatum) und [5] gelb (ozimum citrinum). „Gewürznelkenartig" heißt es, wie manche Autoritäten sagen, weil sein Geruch ähnlich dem von Gewürznelken (gariofili) ist; außerdem hat es winzige Blätter. Das gelbe Ozimum hat lange Blätter wie der Zitrusbaum.
Auswahl: Das gewürznelkenartige Ozimum ist von größerer Wirkungskraft als das gelbe. Daher sagt Constantin: „Das gewürznelkenartige Ozimum [10] ist erwärmend im ersten Grad, trocknend im zweiten; das gelbe Ozimum ist erwärmend und trocknend im ersten Grad."[166]
Verordnungsweise: Samen wie Kraut sind in medizinischer Anwendung nützlich. Wenn du aber im Rezeptbuch Ozimum ohne nähere Angabe verordnet findest, mußt du den Samen nehmen, in Salben und Pflastern indes nur das Kraut.
Die Apotheker machen aber einen eigenen Unterschied: wenn sie Ozimum angeordnet finden, nehmen sie den Samen; wenn sie Basilikum finden, setzen sie [15] das Kraut an[167].
Zur Wirkungskraft: Der Samen hat infolge seiner Klebrigkeit eine leicht zusammenziehende Wirkung. Das wird sichtbar, weil er sofort, wenn er in Wasser gelegt wird, aufschwillt und klebrig wird. Das Kraut dagegen wirkt infolge seiner Würzkraft stärkend; wegen der Eigenschaften seiner Komplexion

[164] *In der Erlanger Handschrift folgt hier die Liste der Pflanzentitel unter dem Buchstaben O.*
[165] *vgl.* Kap. 240.
[166] im 'Liber graduum' (Petrus 1536, 349.2-8): „Das gewürznelkenartige Basilikum ist erwärmend im ersten Grad, trocknend im zweiten. Manche Autoritäten sagen aber, es sei kühlend im ersten Grad. Doch auch ich bin der Meinung, es sei erwärmender Natur. Wenn es freilich in kaltem Wasser eingelegt und an die Nasenlöcher gehalten wird, erkennt die Nase mit dem Duft auch die Kühle des Wassers. Insofern wirkt es kühlend; und deshalb geben manche Ärzte die Behauptung weiter, es sei von kalter Komplexion. - Die andere Art ist das gelbe Basilikum. Dessen Natur ist erwärmend und trocknend im ersten Grad.".
[167] *in der Fassung bei Rufinus erscheint diese Stelle wahrscheinlich richtiger und fällt wesentlich kritischer aus:* Die (betrügerischen) Apotheker machen indes einen eigenen Unterschied: wenn sie den (Ozimum-)Samen verordnet finden, setzen sie statt seiner das (Basilikum-)Kraut an.

hat es die Fähigkeit, [20] Säfte aufzulösen und zu verzehren, zu trocknen und zu reinigen.
Haltbarkeit: Der gesammelte Samen kann drei Jahre lang aufbewahrt werden.
Anwendungsformen und Indikationen: Gegen Ohnmacht und Herzerstickung gibt man Rosenwasser, in dem Ozimumkraut abgekocht worden ist. Denselben Nutzen bringt Wein, in dem es die Nacht über gelegen hat.
Das Kraut hilft auch gegen Kälte des Magens. Hier geht man folgendermaßen vor: [25]
Rezept: Man kocht das Kraut in großer Menge ab in Wein, doch noch besser in Most; nach der Abkochung gibt man Weißwein zu in großer Menge: dieser Wein ist sehr stärkend und würzig, und hilft daher gegen die vorgenannten Leiden wie gegen Verdauungsunfähigkeit infolge von Kälte. Auch Wein, in dem das Kraut abgekocht worden ist, stärkt die Verdauung. [30]
Gegen Bauchfluß infolge von Kälte wird Ozimumsamen mit etwas Schlehdornpulver in Regenwasser abgekocht und dem Leidenden so gereicht.
Um die Gebärmutter zu reinigen und den Monatsfluß zu erregen, kocht man Ozimumkraut in Wasser ab und legt einen wärmenden Wickel auf die Schamteile, dazu macht man aus den zarten Blattspitzen des [35] Krautes ein Scheidenzäpfchen. Constantin sagt, daß der Saft des Krautes, in einer Einlage verwendet, die Gebärmutter reinigt, die Empfängnisfähigkeit fördert und den Monatsfluß erregt. Das Kraut hilft ferner, **[86va]** in Wein und Öl gekocht und als Umschlag auf die Nase gelegt, gegen Bauchgrimmen, als Umschlag auf die Lenden gelegt, gegen Stuhlzwang.

164.) Vom Opoponacum oder Opopanax
Primärqualitäten: Das Opoponacum ist erwärmend und trocknend im dritten Grad.
Herkunft: Es handelt sich um einen Saft. [5]
Zur Etymologie: „Opos“ heißt nämlich im Griechischen „Saft“, und Panax ist ein Kraut, ähnlich dem Pfriemenkraut oder Riesenfenchel: daher kommt dann der Name Opopanax und heißt also soviel wie Panaxsaft.
Jahreszeit: In der Sommerszeit spaltet man die Wurzel, nachdem man die zusammen mit der Wurzel ausgegrabene Erde weggeräumt hat, und ein Saft fließt heraus, der dann durch die Wirkung der Hitze eindickt; später wird er mit einem Messerchen von der Wurzelrinde geschabt. Deshalb enthält das Opoponacum, wenn man es vorfindet, [10] noch Wurzelrinde.
Auswahl: Ausgewählt werden muß das Opoponacum, das von klarer, durchscheinender Stofflichkeit ist und klare, durchscheinende Tropfen bildet; seine Farbe muß rötlich sein und sich dem Gelblichen nähern.
Verordnungsweise: Wenn es also in Arzneien angesetzt werden soll, muß es in ein Laken getan und über siedendes Wasser gehängt werden, [15] damit, was schlecht ist, ausfließt, was aber hell und rein ist, übrig bleibt. Sodann kann es angesetzt werden in der Menge, die der Verfasser des Rezepts bestimmt und abgegrenzt hat.

Haltbarkeit: Es kann lange Zeit aufbewahrt werden, ohne zu verderben.
Zur Wirkungskraft: Es hat die Fähigkeit, Säfte anzuziehen, zu verteilen und zu verzehren.
Anwendungsformen und Indikationen: Ein Rauchsitzbad, veranstaltet mit Opoponacum, hilft gegen Vergessen und Schlafsucht, denn es verteilt den Krankheitsstoff [20] und führt ihn in großem Umfang durch den unteren Körperausgang ins Freie.
Pillen aus Opoponacum, das heißt: aus dessen Tropfen, helfen gegen Asthma aus kalter Ursache, gegeben, wie sie sind, oder mit einem Schlürf-Ei. Gegen das gleiche Leiden ein anderes sehr gutes Mittel:
Rezepte: Opoponacum wird die Nacht über in Andornsaft gelegt, am Morgen in [25] diesem Saft aufgelöst, anschließend abgeseiht, dann gibt man Honig bei und stellt eine Latwerge her.
Gegen die Wassersucht und die Fieberfröste bei Wechselfiebern legt man Opoponacum die Nacht über in den Saft der Holunderrinde, am Morgen wird es aufgelöst in diesem Saft, abgeseiht, und die Abseihung wird dem Leidenden gegeben.
Gegen Bauchgrimmen und Darmgicht legt man Opoponacum die Nacht über in [30] Fenchelsaft, am Morgen wird es aufgelöst in diesem Saft, abgeseiht und unter Beigabe von Zucker gegeben; in diesem Fall muß aber ein erweichendes Klistier vorhergegangen sein.
Lehrsatz: Merk dir, daß Opoponacum zum höchsten in der Menge von drei Skrupeln verabreicht werden darf.
Um den Monatsfluß zu erregen und eine tote Leibesfrucht sowie die Nachgeburt herauszutreiben, stellt man ein Zäpfchen her [35] mit aufgelöstem Opoponacum; auch eine Einlage mit Opoponacum, gelöst in Moschusöl, unter der Beigabe von Wermutsaft und Beifußsaft, hilft viel.
Opoponacum **[86vb]** mit Honig und Wermutsaft oder mit Honig allein tötet die Darmwürmer.
Ein Pflaster, allein aus Opoponacum gemacht, hilft bei Quetschung der Arme.

165.) Vom Opium
Primärqualitäten: Opium ist abkühlend im vierten Grad, trocknend im zweiten. [5]
Arten und Etymologie: Es gibt das Opium Thebaicum, das so genannt wird, weil es vor allem in Theben hergestellt wird oder in den Ländern jenseits des Mittelmeers. Eine andere Art heißt Opium Quirinacium (das heißt eigentlich: Cyrenaicum), das auch Teufelsdreck (asa foetida) genannt wird oder lazar. Darüber haben wir aber schon gesprochen[168].
Herstellung: Opium wird folgendermaßen hergestellt: Im Sommer, vor allem zur Zeit der Reife, bringen die [10] Bauern an den Köpfen des Weißen Mohns mit einem Messerchen Schnitte an; auch an den Blättern. Die Milch, die nun

[168] *sieh* Kap. 4.

ausfließt, klebt rund um das Mohnköpfchen an, wird dann mit dem Messerchen abgeschabt und mit den Händen weichgeknetet: das Opium, das so entsteht, heißt Opium Thebaicum.
Ferner gibt es das Opium Tranense, das [15] in Tranes, einer Stadt in Apulien gewonnen wird. Doch das hilft weniger.
Auswahl: Auszuwählen ist also das Opium Thebaicum: dieses schmeckt äußerst schauderhaft; ist nicht sehr hart und nicht sehr weich. Das Opium Thebaicum ist härter als das Opium Tranense und nähert sich [20] ein bißchen der rötlichen Farbe.
Haltbarkeit: Es kann zwanzig Jahre lang aufbewahrt werden und verdirbt dabei kaum.
Lehrsatz: Es wird in den Arzneien angesetzt, damit es die Kraft scharfer und hitziger Spezereien zurückdrängt. Deshalb nennt man solche Arzneien dann medicinae opiatae, also mit Opium versetzte Arzneien. Sie wirken absterben machend und zusammenziehend. Doch in erhitzenden Arzneien wird das Opium diese Wirkung nicht erreichen, weil die Kraft dieser [25] Mittel der (abkühlenden) Kraft des Opiums entgegengesetzt ist.
Zur Wirkungskraft: Es hat narkotische, das heißt schlafbringende Wirkung.
Anwendungsformen und Indikationen: Um Schlaf herbeizuführen, stellt man ein Pflaster her mit Opium, in Frauenmilch gelöst, unter der Beigabe von Pulver der Alraunenwurzelschalen[169].
Gegen Eiterknoten, die von heißem Körpersaft kommen, wie fressende Kriechbläschen (Herpes), [30] macht man Opium an mit Saft von Vogelknöterich (corrigiola) oder Bilsenkraut und stellt ein Pflaster her.
Gegen scharfen Schmerz bereitet man ein Pflaster aus Opium, mit Frauenmilch angemacht oder mit Rosenöl.
Gefahr: Wenn dies den Schmerz auch für den Zeitpunkt lindert, weil es den Ort absterben macht, so schadet es doch für die Folgezeit, weil es den Krankheitsstoff bewahrt (und nicht beseitigt). [35]
Manche Autoritäten geben an, das Opium miconis oder Meconium komme von einer weiteren Art des Opiums und werde auf dieselbe Weise gewonnen; doch sie lügen; denn Dioskurides sagt, daß es von demselben Opium kommt, aus dem das Opium [**87ra**] Thebaicum gewonnen wird. Es werden nämlich die Köpfe des Weißen Mohns samt den Samen gestoßen; daraus werden Röllchen geformt und aufbewahrt. Doch dieses Opium ist abkühlend und befeuchtend (nicht trocknend) und hilft gegen die Austrocknung der Körperglieder in hitzigen [5] Fiebern.

166.) Vom Dost (origanum)
Primärqualitäten: Dost ist wärmend und trocknend im dritten Grad.
Arten: Es gibt zwei Arten: den Walddost (origanum silvestre), der breitere Blätter hat und stärker wirkt, und die andere Art, den Hausdost (origanum

169 *vgl.* 82^{ra}36 (Kap. 141).

domesticum), der in Gärten gefunden und angebaut wird; der hat winzige [10] Blätter und wirkt sanfter.
Auswahl: Letzterer ist in den Arzneien anzusetzen.
Herkunft: Er wird zu seiner Blütezeit gesammelt und wird dann samt den Blüten im Schatten aufgehängt und ausgetrocknet. Die Blätter müssen samt den Blüten, nach Entfernung der Stengel, in Arzneien angesetzt werden.
Haltbarkeit: Dost wird ein Jahr lang aufbewahrt, muß jedes Jahr erneuert werden. [15]
Zur Wirkungskraft: Er hat die Fähigkeit, die Säfte aufzulösen, anzuziehen und Verstopfungen zu beheben.
Anwendungsformen und Indikationen: Gegen den Fluß kalter Säfte vom Haupt herab zu einem Leidensort werden die Blüten samt den Blättern in einem Schälchen ohne Flüssigkeit gut erhitzt und in ein Säcklein getan; und das Säcklein wird dann aufs Haupt gelegt. Das Haupt muß aber gut mit Laken bedeckt werden, damit der Leidende dort schwitzt.
Wein, in dem Dost abgekocht worden ist, verzehrt, wenn er als Gurgelmittel gebraucht wird, [20] die Feuchtigkeit am Zahnfleisch und im Schlund; Dostpulver, unters Rachenzäpfchen gelegt, verzehrt so dessen Feuchtigkeit.
Gegen Asthma aus kalter Ursache gibt man Wein, in dem Dost und Dörrfeigen abgekocht worden sind; oder Dostpulver wird mit Honig angemacht und dann mit Warmwasser gegeben; oder man gibt es mit Palmfeigen.
Wein, in dem Dost abgekocht worden ist, [25] stärkt die Verdauung und behebt Schmerzen in Magen und Gedärm.
Aus dem in Wein gekochten Kraut formt man Büschel und legt sie auf die Nieren: das löst Harnzwang und Harnkrampf.
Gegen Stuhlzwang aus kalter Ursache, wenn der After bereits in Freie tritt, wird Dostpulver, auf Flachs oder auf ein [30] Laken getan, auf den After gelegt.
Das Kraut, in Wein und Öl gekocht und als Umschlag auf die weibliche Scham gelegt, löst deren Verhärtung.
Ein wärmender Wickel mit Wasser, in dem Dost abgekocht worden ist, reinigt die Gebärmutter; doch besser ist es noch, wenn die zarten Blattspitzen des Krautes selbst in einem Scheidenzäpfchen eingeführt werden.

167.) Von der Wilddattel (oxyfenicia) [35]
Primärqualitäten: Die Wilddattel ist kühlend und trocknend im zweiten Grad.
Synonyme: Mit anderem Namen heißt sie Phoinikon, sie heißt auch Indische Dattel (dactylus Indicus) oder Tamarinde.
Herkunft: Sie ist die Frucht eines **[87rb]** Baumes, der in Indien wächst und dessen Blätter Fingern ähnlich sind.
Auswahl: Auszuwählen ist die Tamarinde, die nicht sehr hart und nicht sehr weich ist, denn diesfalls wäre sie verdorben oder durchfeuchtet. Auszuwählen ist ferner die Tamarinde, die schwarze Farbe [5] hat und einen ziemlich säuerlichen Geschmack.

Jahreszeit: Sie wird zur Zeit der Reife gesammelt, gepreßt und mit den Samen aufbewahrt; so wird sie auch zu uns gebracht. Sie hat eine sehr zarte Haut und im Inneren Samen, die aber in der Arzneikunst nicht zu gebrauchen sind.
Haltbarkeit: Sie kann zehn Jahre lang aufbewahrt werden.
Zur Wirkungskraft: Sie hat die Fähigkeit, die Gelbgalle (colera) zu purgieren, das [10] Blut zu reinigen und seine Hitze zurückzudrängen sowie die Glieder abzukühlen.
Anwendungsformen und Indikationen: Zu diesem Zweck wird sie in Form einer Abkochung angesetzt; indes darf sie niemals abgekocht, sondern muß in anderen Abkochungen aufgelöst werden; dann wird sie mit den Händen ausgedrückt. In ihrer Abseihung und in der Abseihung von Röhrenkassie wird gelegentlich Myrobalananpulver angesetzt; [15] man reicht die Abseihung dann morgens früh.
Dieses Wasser, in dem die Wilddattel oder Tamarinde aufgelöst wurde, hilft auch Fieberkranken, denn es kühlt und verteilt die Körpersäfte.

168.) Von der Gerste (ordeum)
Primärqualitäten: Die Gerste ist kühlend und trocknend.
Produkte und Indikationen: Aus der Gerste wird vieles hergestellt, was in medizinischer Anwendung nützlich ist, nämlich Gerstengrütztrank (ptisana), [20] Gerstenmehl (farina ordei), Gerstenmus (polenta) und Gerstengrieß (far ordei).
Gerstenmus wird aus Gerstenmehl und Wasser hergestellt.
Gerstengrieß aber macht man so: gereinigte Gerste wird in die Mühle gegeben und gemahlen, wobei der Mühlstein etwas hochgehoben ist, so daß er eine Art von Mehl erzeugt.
Dieses Gerstenmehl (das heißt: dieser Grieß), lange in Wasser gekocht, ist die beste Speise für [25] Kranke, nämlich für Fiebernde, vor allem, wenn sie an einem Eiterknoten der Atmungsorgane leiden; darf ihnen aber stets nur lau und niemals kalt gegeben werden.
Gerstengrütztrank stellt man folgendermaßen her: gereinigte Gerste wird in Wasser gekocht, bis sie dick wird und rötliche Farbe bekommt; dieses (abgeseihte) Wasser ist dann sehr gut.
Gerstenmehl, lange in Wasser gekocht, wird Gerstenmus [30] genannt und dient als nutzbringende Speise für Kranke, die an einem Eiterknoten der Atmungs- und der Verdauungsorgane leiden; man stellt es folgendermaßen her:
Rezept: Gerstenmehl wird in Wasser gekocht, bis Brei entsteht; der ist sehr gut für Fieberkranke, führt vor allem die genannten Eiterknoten zur Reifung und löst sie schließlich auf; ist ferner ein sehr gutes [35] Nahrungsmittel.
Anwendungsformen und Indikationen: Gegen Eiterknoten, die von heißem Körpersaft kommen, stellt man zu Beginn der Krankheit, um die Säfte zurückzudrängen, ein Pflaster her aus Gerstenmehl und Essig, das die Säfte zurücktreibt und zu Brodem auflöst, [**87va**] bis ihre Reifung herbeigeführt ist. Man macht es an mit Honig oder Eigelb.

Um Eiterknoten, die von kalten Körpersäften kommen, zur Reifung zu bringen, stellt man ein Pflaster her aus Gerstenmehl und flüssigem Pech oder aus Gerstenmehl und Terpentin oder Honig: das ist sehr gut.

169.) Vom Hirschherzbein (os de corde cervi) [5]
Primärqualitäten: Das Hirschherzbein ist von kühlender und trocknender Komplexion.
Herkunft: Im Herz des Hirschen findet sich ein Knochen, und zwar im linken Teil des Herzens, wo eine Höhlung ist, die ein Luftloch zur Milz hin hat, wohin diese ihre Überflüssigkeit schickt, die dann in dieser Herzkammer durch ihre eigene trockne Komplexion und die des Herzens in einen knochenartigen Stoff [10] verwandelt wird. Dieses Herzbein ist wie ein Knorpel und hat ein bißchen Fleisch vom Fleisch des Hirschherzens; vom Blut des Herzens aber ist es rötlich.
Fälschung und Unterscheidung: Es unterscheidet sich von einem bestimmten Knorpel, der in der Brust der Ziegen gefunden wird. Diesen machen die (betrügerischen) Apotheker [15] gewunden (so daß er aussieht wie das Hirschherzbein. Man kann ihn aber unterscheiden, denn) er hat nicht in der Weise Fleisch (wie das richtige Hirschherzbein) und ist auch nicht rötlich, sondern weiß und dazu weich.
Haltbarkeit: Das Hirschherzbein kann zwanzig Jahre lang aufbewahrt werden; man muß es allerdings am Anfang ziemlich gut austrocknen.
Zur Wirkungskraft: Es hat die Fähigkeit, zu purgieren, die Schwarzgalle (melancolia) zu verzehren und das Blut von Schwarzgalle zu reinigen.
Anwendungsformen und Indikationen: Gegen Herzerstickung und [20] Ohnmacht gibt man Pulver vom Hirschherzbein mit Borretschsaft; oder man macht eine Abkochung dieses Pulvers in Wein, dem man die Perlenlatwerge diamargariton mildernd gemischt beigibt.
Gegen ein Leiden, das von der Schwarzgalle kommt, und gegen den Fluß von schwarzgalligem Blut aus den Hämorrhoiden [25] gibt man Pulver vom Hirschherzbein mit Wein, in dem Senet abgekocht worden ist; oder man macht Senetlatwerge damit an und reicht diese.

170.) Vom Tintenfischbein (os sepiae)
Primärqualitäten: Das Tintenfischbein ist von kühlender und trocknender Komplexion.
Herkunft: Dieses Bein wird im Bauch des Tintenfischs gefunden.
Anwendungsformen und Indikationen: *Kosmetik*: Damit die Zähne weiß werden, tut man feines Pulver vom Tintenfischbein in ein feines [30] Leintuch und reibt damit die Zähne.
Um dem Angesicht weiße Farbe zu geben, macht man Pulver vom Tintenfischbein mit Gelber Salbe an und bestreicht damit das Angesicht. Oder geht man folgendermaßen vor:
Rezept: Mach ein Pulver aus der Wurzel von getrocknetem Schlangenkraut (serpentaria), gib Pulver vom Tintenfischbein dazu, gieß Rosenwasser drauf [35]

und laß das trocknen. Das tust du dreimal oder viermal. Dann legst du diese Masse auf, wie man Bleiweiß im Angesicht auflegt.

171.) Vom Weihrauch (olibanum)
Primärqualitäten: Weihrauch ist erwärmend und trocknend im zweiten Grad.
Synonyme: Er hat die Namen olibanum [**87vb**] und thus; sie bedeuten dasselbe.
Herkunft: Es handelt sich um das Gummiharz eines bestimmten Baumes, der bei Alexandría wächst; daher kommt die Bezeichnung Alexandrinischer Weihrauch (olibanum Alexandrinum); der ist der reinste und beste. Aber auch bei Damaskus wächst der Weihrauchbaum; daher kommt dann der Name Damaszenischer Weihrauch (olibanum Damascenum); doch der ist nicht so rein.
Arten und Verordnungsweise: Das Weihrauchharz wird großkörnig vorgefunden: dies nennt man „männlich“ (thus masculum oder einfach olibanum).
Wenn du im Rezeptbuch thus masculum oder olibanum verordnet findest, mußt du also den großkörnigen Weihrauch in den Arzneien ansetzen.
Weihrauchharz wird aber auch kleinkörnig vorgefunden: man nennt das Weihrauchgrieß (thus minutum) oder Weihrauchmanna.
Falls du im Rezeptbuch diesen Namen verordnet findest, muß also Weihrauchmanna in den Arzneien angesetzt werden.
Auswahl: Auswählen muß man jedenfalls den Weihrauch, der weiß ist und hell; was trübe ist und schmutzig, wirft man weg.
Haltbarkeit: Weihrauch kann lange aufbewahrt werden.
Zur Wirkungskraft: Er hat die Fähigkeit zu stärken, aufgrund seiner Würzkraft und wegen der Eigenschaften seiner Komplexion; infolge seiner Gummiartigkeit wirkt er festigend und heilend, zusammenziehend und zusammenleimend.
Anwendungsformen und Indikationen: Gegen den Tränenfluß sowie das Zahnweh als Folge eines Flusses der Körpersäfte vom Haupt herab, vorzüglich durch die äußeren Gesichtsadern, legt man ein Pflaster um die Schläfen, das mit Weihrauchpulver, Weißwein und Eiklar bereitet ist.
Gegen die Erschlaffung des Rachenzäpfchens (das dann herabzusinken droht) kaut man Weihrauchkörner; dieses Kauen hindert den Säftefluß vom Haupt herab zu den Atmungsorganen.
Wird durch den Säftefluß vom Haupt die Nase groß und rot, reicht man Wein, in dem Weihrauch abgekocht worden ist, oder man gibt Weihrauchpillen am Morgen und anschließend den Wein; desgleichen abends, wenn der Leidende schlafen geht.
Lehrsatz: Gegen Verdauungsstörungen und saueres Aufrülpsen helfen die Weihrauchpillen ebenfalls und gegen ähnliche Fälle: das habe ich aus der Erfahrung gelernt.
Zur Stärkung der Gebärmutter und ihrer Reinigung sowie zur Förderung der Empfängnisfähigkeit bereitet man der Frau ein Weihrauchsitzbad. Die gleiche Wirkung hat ein Scheidenzäpfchen aus Weihrauchpulver mit Moschusöl, und noch besser mit der Latwerge Tryphera magna.

Um die Empfängnisfähigkeit zu fördern, [30] gehen wir folgendermaßen vor: *Rezept*: Weihrauchpulver, mit Wein angemacht, wird ein wenig erwärmt, dann wird ein Laken eingetunkt und aufs Schambein der Frau gelegt, und zwar wiederholt: dies stärkt die Gebärmutter sehr.
Um Frauenbrüste klein und zierlich zu gestalten, macht man Weihrauchpulver mit Essig an, tunkt Laken drein [35] und legt sie auf die Brüste. [**88ra**][170]

172.) Vom Bertram (piretrum) [10]
Primärqualitäten: Bertram ist erwärmend und trocknend im dritten Grad.
Herkunft: Er ist eine Pflanze, die allgemein vorkommt.
Verordnungsweise: Wenn du im Rezeptbuch Bertram verordnet findest, mußt du die Wurzel nehmen.
Jahreszeit: Bertram wird im Winter gesammelt. [15]
Haltbarkeit: Die Bertramwurzel kann fünf Jahre lang aufbewahrt werden.
Auswahl: Auswählen muß man die Wurzel, die ein zusammenhängendes Stück bildet und fest ist und nicht durchlöchert, die, wenn man sie bricht, nicht zu Pulver zerfällt und einen scharfen Geschmack besitzt.
Lehrsatz: Merk dir, daß die Schärfe der Bertramwurzel nicht sofort wahrgenommen wird, sondern daß sie ein Weilchen durchgekaut [20] und im Munde behalten werden muß. Dies ist so wegen ihrer Leichtigkeit und der Festigkeit ihres Stoffs.
Zur Wirkungskraft: Sie hat die Fähigkeit, Säfte aufzulösen, zu verzehren und anzuziehen.
Anwendungsformen und Indikationen: Ein Gurgelmittel, hergestellt aus Essig, in dem Bertramwurzel abgekocht worden ist mit Dörrfeigen – man kann auch Wein nehmen –, reinigt das Hirn von überflüssigem Weißschleim (flegma) [25] und verzehrt überflüssige Feuchtigkeit des Rachenzäpfchens.
Zwischen den Zähnen zerkaut, löst Bertramwurzel den Zahnschmerz sowie den Säftefluß zum Magen, der dort Schmerz erzeugt; gekaut löst er ferner die Lähmung der Zunge.
Gestoßen und in Wein und Öl gekocht, nützt er, (in seiner Abkochung) als Pflaster aufgelegt, einer Körperstelle, die Lähmung, Gichtkrampf oder Fußgicht leidet, sehr. [30]
Rezept: Wenn du die Bertramwurzel frisch bekommen kannst, stoße sie und laß sie fünfzehn Tage lang in Wein liegen; dann koch sie in sprudelndem Wasser, seih gut ab, gib Bienenwachs und Öl hinzu, mach daraus eine Salbe und gebrauche sie gegen die vorgenannten Leiden.

173.) Vom Pfeffer (piper)
Primärqualitäten: Pfeffer ist erwärmend im Anfang des vierten Grades und trocknend in der Mitte dieses vierten Grades

---

170 *In der Erlanger Handschrift folgt hier die Liste der Pflanzentitel unter dem Buchstaben P.*

Arten und Synonyme: Er kommt in drei Arten vor: es gibt den [35] Langpfeffer (piper longum), der auch Macropiper oder Großpfeffer genannt wird. Zweitens gibt es den Weißpfeffer, der auch Leucopiper genannt wird, und drittens den Schwarzpfeffer, der dann Melanopiper heißt.
Herkunft: Manche Autoritäten geben an, das seien die Früchte verschiedener **[88rb]** Bäume. Dioskurides aber und Constantinus sagen, diese Arten seien Früchte desselben Baumes, der in Indien wächst. Es gibt auch Autoritäten, welche angeben, der Pfeffer werde sowohl schwarz als lang durch Verbrennung: wenn er nämlich gesammelt werden muß, wird wegen der [5] Menge der dort lebenden Schlangen zwischen den Bäumen Feuer angezündet, damit die Schlangen verbrennen oder fliehen; aus diesem Grund werden indessen auch die Bäume selbst verbrannt.
In der Tat handelt es sich um Früchte desselben Baumes; wenn der aber seine Blüten hervorbringt, ziehen sich jeweils mehrere zu einer einzigen zusammen und wachsen [10] in die Länge: und so entsteht der Langpfeffer. Danach kommen in deren Innerem kleine Früchte hervor: die werden Weißpfeffer genannt, weil sie weiß sind.
Ersatzmittel: Diesen Weißpfeffer haben wir aber nicht, sondern an seiner Stelle wird Springkorn aus den Ländern jenseits des Mittelmeers angesetzt, das kein Pfefferkorn ist, weil es dicker ist als das Pfefferkorn und auch nicht die Schärfe des Pfeffers besitzt. [15] Wenn aber Springkorn in den Arzneien angesetzt wird, muß der innere Stoff ohne Schalen angesetzt werden.
Der Schwarzpfeffer aber wird zur Zeit der Reife gesammelt. Die Sarazenen legen ihn übrigens in einen Backofen, aus zwei Gründen: nämlich damit er länger haltbar ist und damit er nicht an anderem Ort wieder ausschlagen und fruchtbar werden kann.
Auswahl: Der Schwarzpfeffer ist [20] wirksamer als der Weißpfeffer oder der Langpfeffer.
Haltbarkeit: Der Schwarzpfeffer kann vierzig Jahre lang aufbewahrt werden, der Weißpfeffer, den wir nicht haben, lange genug, der Langpfeffer zwanzig Jahre.
Zur Wirkungskraft: Der Pfeffer hat die Fähigkeit, die Säfte aufzulösen und zu verzehren.
Anwendungsformen und Indikationen: Pfefferpulver, an die Nase geführt, ruft einen Niesanfall hervor und reinigt dadurch das Gehirn von überflüssiger [25] Schwarzgalle (melancolia).
Wein, in dem Pfeffer und Dörrfeigen abgekocht worden sind, reinigt die Atmungsorgane von klebrigem (Weiß-)Schleim und hilft viel gegen Asthma aus kalter Ursache. Auch Pfefferpulver, mit einer Dörrfeige gegeben, hat dieselbe Wirkung.
Pfefferpulver, in den Speisen gereicht, stärkt die Verdauung. [30] Auch Äpfel, mit Pfefferpulver und besonders mit Pulver des Langpfeffers bestreut, wirken verdauungsstärkend.
Gegen sichtbehindernde Flecken und Lappenbildung auf der Augenhornhaut geht man folgendermaßen vor:

Rezept: Feines Pulver aus dem inneren Stoff des Pfefferkorns, nach Entfernung der Schale, mehrfach mit Rosenwasser besprengt und dann getrocknet, oder einfach so, wie es ist, oder mit Rosenwasser wie eine Augensalbe auf die Augen getan: das beseitigt das Leiden.
Gefahr: Für Leute, die von ihrer Komplexion her viel Blut und viel Gelbgalle (colera) haben, ist der Gebrauch von Pfeffer nicht nützlich: er löst nämlich auf (und vermehrt diese Säfte); bei einigen führt er gar Lepra [**88va**] herbei. Pfefferpulver frißt wildes Fleisch weg.
Auswahl: Der Langpfeffer stärkt mehr als die anderen Pfefferarten.
Ersatzmittel: Der Weißpfeffer könnte anstelle des Schwarzpfeffers angesetzt werden, wenn wir ihn hätten.

174.) Von der Pfingstrose (paeonia)
Primärqualitäten: Die Paeonie ist erwärmend und trocknend im zweiten Grad.
Herkunft: Sie ist ein Kraut, dessen Wurzel mit dem [5] gleichen Namen bezeichnet wird. Diese Wurzel also wird unter dem Namen der Paeonie in den Arzneien angesetzt.
Jahreszeit: Sie wird im Winter gesammelt.
Haltbarkeit: Sie kann zehn Jahre lang aufbewahrt werden.
Auswahl: Auszuwählen ist die Wurzel, die grau ist und aus einem Stück besteht und nicht durchlöchert ist, die für ihre Art vergleichsweise schwer ist und, wenn man sie bricht, nicht zu Pulver zerfällt. Wenn sie aber leicht ist und von Löchern durchbohrt, [10] so ist sie durchs Alter verzehrt und unbrauchbar geworden.
Zur Wirkungskraft: Die Paeonie hat die Fähigkeit, Säfte aufzulösen und zu verzehren.
Anwendungsformen und Indikationen: Gegen die Fallsucht hat sie eine verborgene Kraft, wenn sie um den Nacken des Leidenden gehängt wird, wie dies Galen bezeugt bezüglich eines (fallsüchtigen) Knaben: solange sie an dessen Nacken hing, litt dieser nicht; doch nahm man sie hinweg, wurde er von seiner Krankheit ergriffen.[171] [15] Hierzulande jedoch wird dieser Grad der Ausprägung und diese Wirkungskraft in den Arzneien nicht gefunden. Daher erklären einige Autoritäten, es gebe eine bestimmte Art der Paeonie, die diese Wirkung habe (und diese wachse bei uns nicht); oder es könnte gesagt werden,

[171] *die entsprechende Stelle in Constantins* 'Liber graduum' *lautet* (Petrus 1536, 358.19-20): „Um den Nacken von (fallsüchtigen) Knaben gehängt, nimmt die Paeonienwurzel deren Furcht weg, was für sie eigentümlich ist (oder: die diesen Kranken eigentümlich ist). Daher sagt Galen. Ich habe einen Knaben von acht Jahren gesehen, an dessen Nacken eine Paeonienwurzel hing, die er trug. Als diese eines Tages zufällig von ihm abfiel, stürzte der Knabe alsbald auf die Erde, weil er von der Fallsucht ergriffen wurde. Doch als die Wurzel wieder um seinen Nacken gehängt wurde, entging er schnell seinem Leiden. Voller Verwunderung nahm ich daher ein zweites Mal die Paeonienwurzel von seinem Nacken; und er stürzte auf gleiche Weise (wie beim ersten Mal) zu Boden. Und als die Wurzel abermals um seinen Nacken gehängt wurde, stand er stracks unversehrt wieder auf. Ich bin deswegen überzeugt, daß eine ganz dünne Ausströmung sich von der Wurzel löst, sich mit der Luft vermischt und dann zusammen mit dem Atemhauch das Hirn erreicht."

daß die Paeonie heutzutage diese Wirkungskraft nicht mehr habe. Daher erklären wieder andere Autoritäten, diese Aussage (Galens) sei nicht bei jeder beliebigen Paeonie wahr, sondern nur bezüglich einer bestimmten Art.
Denselben Nutzen bringt [20] Paeonienpulver, in Wein gereicht, in dem Beifuß abgekocht worden ist; mit Rautensaft gereicht, hilft dieses Pulver ebenso.
Gegen die Lähmung gibt man Paeonienpulver in Wein, in dem Bibergeil abgekocht worden ist.
Gegen Harnzwang und Harnkrampf gibt man Wein, in dem Paeonienpulver abgekocht worden ist.
Um die Gebärmutter zu reinigen, [25] führt man ein Rauchsitzbad durch und legt einen wärmenden Wickel auf mit Wasser oder Wein, in dem Paeonienpulver abgekocht worden ist.
Gegen Stuhlzwang aus kalter Ursache stellt man aus Paeonienpulver und Baumwolle ein Afterzäpfchen her und führt es ein.

175.) Vom Mohn (papaver)
Primärqualitäten: Mohn ist kühlend und trocknend.
Arten: Es gibt zwei Mohnarten: den Weißmohn, der ist kalt und trocken, und den Schwarzmohn, [30] der ist ebenfalls kalt und trocken und wirkt noch stärker absterben machend.
Auswahl: Gesammelt wird der Mohnsamen.
Haltbarkeit: Der kann zehn Jahre lang aufbewahrt werden.
Verordnungsweise: Mohn wird in den Arzneien angesetzt, je nachdem er mit genauer Bestimmung im Rezept angeordnet ist, beispielsweise: „Nimm Weißmohn" oder „Schwarzmohn". Wenn man aber ohne nähere Angabe im Rezeptbuch Mohn angeordnet findet, muß man von beiden Arten nehmen.
Zur Wirkungskraft: Der Same des [35] Weißmohns wie des Schwarzmohns hat die Fähigkeit, Schlaf herbeizuführen, zu besänftigen und Glieder absterben zu machen.
Anwendungsformen und Indikationen: Um Schlaf herbeizuführen, stellt man ein Pflaster her aus Samen beider Mohnarten oder einer der beiden mit **[88vb]** Frauenmilch und Eiklar und legt es um die Schläfen.
Frauen: Die <u>Frauen</u> von Salerno geben ihren Knaben mit ihrer ersten Milch Pulver vom Weißmohn. Schwarzmohn darf man nicht geben, denn der macht stärker absterben.
Gegen Eiterknoten, die von heißem Körpersaft kommen, stößt man am Anfang der Krankheit wie auch gegen Erhitzung der [5] Leber Mohnsamen und das Kraut selbst, macht es mit Rosenöl an und legt das auf.
Gegen Austrocknung der Körperglieder, wie sie bei Zehrfieber und bei anderen Fiebern auftritt, geht man folgendermaßen vor:
Rezept: Veilchenöl wird in einem Topf etwas erwärmt, dann macht man Weißmohnpulver darin an: damit wird das gesamte [10] Rückgrat eingesalbt.
Gegen Austrocknung der Brust (und der Atmungsorgane) und Auszehrung der Glieder hilft vor allem die <u>Mohnlatwerge</u> <u>Diapapaver</u>, die aus Mohn hergestellt

wird. Oder man macht eine Latwerge an aus Süßholzsaft, Arabisch Gummi, Bocksdorngummi, Anis und Weißmohnsamen, in der Menge entsprechend den [15] anderen Zutaten, und macht das noch mit Sirup an.

176.) Vom Haarstrang (peucedanum)

Primärqualitäten: Peucedanum ist erwärmend und trocknend.

Synonym: Es ist ein Kraut, das mit anderem Namen auch Sau-Fenchel (feniculus porcinus) heißt.

Verordnungsweise, Auswahl: Wenn du im Rezeptbuch die Verordnung von Peucedanum findest, mußt du die Wurzel ansetzen; denn diese hat hauptsächlich Wirkungskraft, das Kraut erst in zweiter Linie.

Haltbarkeit: Die Wurzel wird [20] gesammelt[172] und kann zwei Jahre lang aufbewahrt werden; besser ist es jedoch, sie jedes Jahr zu erneuern.

Zur Wirkungskraft: Peucedanum wirkt harntreibend.

Anwendungsformen und Indikationen: Gegen Harnzwang und Harnkrampf sowie Verstopfung von Milz und Leber gibt man Wasser oder Wein, in dem Peucedanumwurzel abgekocht worden ist. Auch das Kraut selbst, in Wein und Öl gekocht und auf das Schambein als ein Pflaster aufgelegt, ist ein [25] bewährtes Mittel gegen Harnzwang und Harnkrampf. Der Milz als Pflaster aufgelegt, erweicht es deren Verhärtung.

Gegen kalte Säfte in den Atmungsorganen gibt man Gerstenwasser, in dem Peucedanumwurzel abgekocht worden ist; sind diese Säfte sehr kalt, gibt man Wein, in dem Peucedanumwurzel abgekocht worden ist mit Süßholzsaft.

Ein wärmender Wickel mit Wein, in dem Peucedanumwurzel abgekocht worden oder auch das Kraut selbst, ruft den stockenden Monatsfluß hervor.

177.) Vom Flohkraut Pulicaria (policaria)

Primärqualitäten: Die Pulicaria ist erwärmend im dritten Grad, trocknend im zweiten.

Arten: Es gibt davon zwei Arten, nämlich die Große und die Kleine Pulicaria. Letztere ist nützlicher für den Gebrauch in der Arzneikunst.

Auswahl und Haltbarkeit: Ausgewählt werden die Blätter mit den Stengeln. Sie können ein Jahr lang aufbewahrt werden. [35] Die Blätter aber müssen in den Arzneien angesetzt werden, die Stengel wirft man weg.

Zur Wirkungskraft: Pulicaria hat die Fähigkeit, Säfte aufzulösen und zu verzehren.

Anwendungsformen und Indikationen: Wein, in dem Pulicaria und Dörrfeigen abgekocht worden sind, hilft Asthmakranken und tut gut **[89ra]** gegen kalte Säfte in den Atmungsorganen.

Ein wärmender Wickel, aufgelegt mit Wasser, in dem Pulicaria abgekocht worden ist, hilft zur Reinigung der Gebärmutter und zieht die weibliche Scham zusammen.

---

[172] hier fehlt eine Angabe der Jahreszeit (wahrscheinlich Herbst oder Winter).

Feines Pulicariapulver, in einem Afterzäpfchen eingeführt, hilft gegen Stuhlzwang [5] aus kalter Ursache.
Büschel aus Pulicariablättern, in Wein gekocht und dem Schmerzensort aufgelegt, beheben den Schmerz, der von Windblähung kommt.
In einem Schälchen ohne Flüssigkeit erhitzt und dann aufs Haupt gelegt, hilft Pulicaria gegen den Fluß kalter Säfte vom Haupt herab zu einem Leidensort.

178.) Von den Pinienzapfen (pineae)
Primärqualitäten: Die Pinienzapfen sind erwärmend und befeuchtend.
Herstellung: Wenn sie [10] in Arzneien angesetzt werden sollen, müssen sie aber zuvor auf Kohlen gelegt werden, damit sie ein bißchen verbrennen; danach kann man die doppelten Schalen abnehmen und dazu noch eine innere Haut, und die Kerne können herausgenommen werden.
Zur Wirkungskraft: Der Samenkern wirkt besänftigend, befeuchtend und ein wenig eröffnend.
Anwendungsformen und Indikationen: Er ist die beste Speise für Kranke, die an den [15] Atmungsorganen leiden und an einem Eiterknoten, der von kaltem Körpersaft kommt, für Asthmakranke und Hustende aus trockener Ursache[173], Schwindsüchtige und Ausgezehrte; denn diese Piniensamenkerne sorgen für Blutbildung und befeuern die Begierde nach Lust. Sie können für sich allein gegeben werden oder mit Sirup, mit einer Latwerge oder in den Speisen.
Gegen Blutstuhl hilft die äußere Schale. Sobald der Pinienzapfen [20] vom Baum genommen wird, muß er in Wasser gut abgekocht und danach auf Kohlen gelegt werden; dann nimmt der Leidende im Rauchsitzbad den Rauch (von unten her) auf.

179.) Von den Pflaumen (pruna)
Primärqualitäten: Pflaumen sind kühlend und befeuchtend.
Arten: Es gibt weiße, schwarze und rote Pflaumen.
Auswahl: Die schwarz sind und ein bißchen hart, helfen am besten, [25] und besonders die Damaszener Zwetschgen.
Herstellung: Sie werden reif gesammelt, gespalten und der Sonne ausgesetzt, bis sie gut ausgetrocknet sind; dann werden sie mit Essig besprengt und können so in einem hölzernen Gefäß ein Jahr lang aufbewahrt werden.
Zur Wirkungskraft: Pflaumen haben die Fähigkeit, die Därme abzukühlen und zu besänftigen, so daß sie hilfreich sind für Kranke, die an hitzigem Fieber leiden. [30]
Anwendungsformen und Indikationen: Gegen Verstopfung des Bauches infolge von Austrocknung oder von überflüssiger Gelbgalle (colera), welche die Komplexion des Leidenden zur Trockenheit hin ausrichtet, gibt man Pflaumen, wenn sie frisch sind, zu essen; sind sie getrocknet, kocht man sie in Wasser: dann gibt man die Pflaumen zu essen, und das Wasser wird dazu getrunken.

[173] also infolge der Schwarzgalle (melancolia).

180.) Von den Zuckerstänglein (penidiae) [35]
Primärqualitäten: Die Zuckerstänglein sind erwärmend und befeuchtend.
Herstellung: Sie werden folgendermaßen hergestellt:
Rezept: Wasser wird mit Zucker vermischt, dann abgekocht, bis ein Tropfen, auf einen Stein getan, so fest geworden ist, daß er **[89rb]** zwischen den Fingern sogleich zerbricht. Dann wird die ganze Abkochung auf einen glattpolierten Stein gelegt, damit sie abkühlt, hierauf (in einem Säckchen) an einen in die Wand geschlagenen Nagel gehängt und dort lang mit den Händen bearbeitet, bis sie trocken und weiß wird. Dann schneidet man die Masse mit einer Schere in bestimmte Stücke und läßt sie vollends trocknen. So stellt man Zuckerstänglein her, über die man freilich noch Stärkmehlpulver streuen muß, damit sie ganz weiß werden.
Sie helfen sehr gut Fieberkranken infolge Eiterknoten in den Atmungsorganen, ferner gegen Husten aus trockener Ursache und gegen Trockenheit der Brust, wenn man sie reicht mit Gerstenwasser.
Gegen die Auszehrung gibt man Zuckerstänglein für sich oder in den Speisen. Dagegen hilft übrigens ebenso die Zuckerstänglein-Latwerge, das sogenannte Diapenidion[174]; vor allem bei hitzigen Fiebern, Rippenfellentzündung und Entzündung der Lungengegend ist das die passende Speise und die beste Arznei. Gegen Risse in den Lippen legt man Zuckerstänglein in Wasser, in dem Bocksdorngummi eingelegt war, tunkt eine Feder hinein und bestreicht damit die Lippen.

181.) Vom Flohsamenkraut (psillium)
Primärqualitäten: Flohsamenkraut ist kühlend und befeuchtend in zweiten Grad.
Herkunft: Es ist ein Kraut, dessen Samen mit dem gleichen Namen bezeichnet wird.
Jahreszeit: Der Samen wird im Sommer gesammelt.
Haltbarkeit: Er kann zehn Jahre lang aufbewahrt werden.
Zur Wirkungskraft: Der Flohsamen wirkt abkühlend und befeuchtend.
Anwendungsformen und Indikationen: Gegen die rauhe Trockenheit der Zunge bei hitzigen Fiebern tut man den Samen in ein feines Tuch, bindet es zu und begießt es mit Wasser. Mit diesem Tuch streicht man über die Zunge, dazu schabt man die Zunge ab mit einem Messerchen oder Spachtel aus Holz. Man kann den Flohsamen auch unter der Zunge halten.[175]

---

[174] *vgl.* 'Curae Platearii': „Dann werden Pinienzapfensamen und Mandeln gemahlen und in Sirup aufgelöst, wie das bei Herstellung der Zuckerstängleinlatwerge geschieht". [34ra22].
[175] *vgl.* 'Curae Platearii': „Gegen die Derbheit der Zunge geht man folgendermaßen vor: Flohsamen (psillium) werden in ein feines Leinlaken getan, und ein Stöckchen wird mit dazugelegt, welches herausragt und womit man das Ganze halten kann; nun wird der Flohsamen samt dem Stöckchen ins Laken geschnürt und im Wasser gedrückt und gerieben, bis aller Flohsamenschleim (mucilago psillii) davongegangen ist. Mit diesem solcherart zubereiteten Laken wird die Zunge [4va20] zunächst befeuchtet, danach wird sie mit einem

Gegen [25] Husten und Trockenheit der Atmungsorgane wie auch gegen Verstopfung des Bauches bei hitzigen Fiebern legt man die Flohsamen in Wasser ein und läßt das eine Zeitlang stehen; schließlich gießt man das Wasser weg und gibt den Samen mit sehr kaltem Wasser.
Auch in Sirupen gegen die hitzigen Fieber setzt man Flohsamen nutzbringend an: die [30] Abkochung muß mächtig ausfallen, aber bevor ein Tropfen am Topf haften bleibt, muß der Inhalt herausgegossen werden; denn wegen seiner Zähklebrigkeit bleibt der Flohsamen schnell am Topf haften.
Gegen Blutstuhl wird Flohsamen in einem Schälchen gebrannt; das daraus hergestellte Pulver gibt man mit einem Schlürf-Ei oder, was am besten ist, mit Rosenwasser, wenn das Leiden von einem Schaden in den oberen Därmen kommt; [35] kommt es von einem Schaden in den unteren Därmen, wird das Pulver zusammen mit der Latwerge Athanasia in Gestalt eines Zäpfchens eingeführt. Zum gleichen Zweck stellt man ein Pflaster her aus Flohsamenpulver, Eiklar, etwas Essig und **[89va]** Rosenwasser und legt es auf Schambein und Nieren, wenn das Leiden von den unteren Därmen kommt; über den Nabel, wenn's von den oberen Därmen kommt.
Gegen Blutfluß aus der Nase hilft das nämliche Pflaster, über Stirn und Schläfen gelegt; oder man stellt aus Flohsamenpulver und Hirtentäschelsaft einen Pfriem her und führt den in die [5] Nase ein.
Gegen Eiterknoten, die von heißem Körpersaft kommen, wie fressende Kriechbläschen (Herpes), wird ein Säcklein voll Flohsamen im Saft eines der Kühlkräuter angesetzt, dann immer wieder aufgelegt.
Kosmetik: Gegen Rauheit der Haare wäscht man das Haupt mit Wasser, in dem Flohsamen abgekocht worden ist.[176]
Flohsamen hilft [10] den Kampfer aufbewahren kraft seiner kühlenden und befeuchtenden Wirkungskraft; denn Kampfer ist von allzu feiner Stofflichkeit.[177]

182.) Vom Engelsüß (polypodium)
Primärqualitäten: Engelsüß ist erwärmend und trocknend im dritten Grad.
Herkunft: Engelsüß ist ein Kraut, ähnlich der farnartigen Baumflechte filix. Es wächst auf Eichbäumen, Mauern und Steinen; und am besten ist jenes, das auf Eichen wächst.
Haltbarkeit: Die [15] Engelsüßwurzel, gesammelt, ein bißchen gereinigt und einen Tag lang an der Sonne getrocknet, kann zwei Jahre lang bei großer Wirkungskraft aufbewahrt werden.

Messerlein aus Holz geschabt oder mit rauhen Blättern gerieben; und dies geschieht mehrmals."

[176] Merkwürdigerweise wird in diesem Kapitel der Flohsamenschleim (mucilago psillii) nicht erwähnt (nur 63^{rb}14, im Kampfer-Kapitel).

[177] *vgl.* Kap. 42: „Wenn man Kampfer nicht kunstvoll aufbewahrt, verflüchtigt er sich schnell. Er ist ja ein Gewürz. Und jedes Würzmittel ist dampfartig oder rauchähnlich und löst sich schnell in Rauchdampf auf und verflüchtigt sich schnell. [63^{rb}10] Man kann ihn aber aufbewahren in einem Topf aus Marmor oder besser aus Alabaster. In voller Wirkungskraft wird er neun Jahre lang dort aufbewahrt."

Auswahl: Auszuwählen ist aber eine Wurzel, die noch ziemlich frisch ist. Eine Wurzel, die, wenn man sie bricht, sich innen als trocken erweist, muß man wegwerfen.
Zur Wirkungskraft: Engelsüß hat die Fähigkeit, Säfte aufzulösen und anzuziehen, purgiert daher auch den Weißschleim (flegma) [25] und hauptsächlich die Schwarzgalle (melancolia). Deshalb setzt man ihn nutzbringend in Abkochungen an; bei Menschen mit zuviel Weißschleim oder Schwarzgalle, die aber noch gesund sind, dient diese Gabe zur Vorbeugung.
Gefahr: Merk dir jedoch, daß in der Abkochung der Engelsüßwurzel ein Mittel beigegeben werden muß, das die Windblähung auflöst (und ihre Entstehung verhindert), wie Anis, Fenchelsamen und Gartenkümmel; denn Engelsüß [25] löst die Körpersäfte unter großer Windblähung auf.
Anwendungsformen und Indikationen: Gegen das alltägige Fieber und die Darmgicht, räudige Kahlheit und Gichtkrampfschmerz sowie auch zur Bewahrung der Gesundheit geht man folgendermaßen vor:
Rezepte: Eine halbe Unze Engelsüßwurzel oder, wenn sie sehr abführend wirkt, zum höchsten eine ganze Unze wird gestoßen; dann kocht man sie in [30] Wasser ab zusammen mit Pflaumen, Veilchen und Kamelstroh (squinantum), wenn es dir zur Verfügung steht, unter der Beigabe von Fenchelsamen und Anis in großer Menge; dann gibst du noch Zucker hinzu, seihst ab und reichst die Abseihung morgens und abends dem Leidenden.
Andere Möglichkeit: Engelsüßwurzel wird gestoßen; dann kocht man sie in Wasser ab, zusammen mit Fenchelsamen und Anis, und bereitet daraus ein Süppchen. [35]
Oder: Man kocht das Pulver der Engelsüßwurzel mit duftenden Spezereien und reicht das als Brühe[178]; und viele Kranke werden so zu ihrem Heil (über den eigentlich üblen Geschmack) getäuscht.[179]
Du kannst auch einen Würzwein herstellen; das geht so: Engelsüßwurzel wird in Wein abgekocht und **[89vb]** gestoßen, danach gibt man (dem Abgeseihten) noch irgendeinen Wein hinzu, gibt duftende Spezereien bei und stellt so einen Würzwein her.
Die Bauern aber stoßen die frischen Engelsüßwurzeln gut, geben Getreidemehl und Eier bei und machen daraus [5] Fladen, die reichlich abführen und manchmal gar über das Maß.
Gegen sämtliche vorgenannte Leiden kann abends eine Engelsüßabkochung gereicht werden, nach folgendem *Rezept*: Engelsüßwurzel wird mit Fenchelsamen in Wasser oder Saft vom Engelsüß sprudelnd gekocht unter der Beigabe von zwei Drachmen feinen Herbstzeitlosenpulvers.

183.) Vom Erdöl oder Steinöl (petroleum) [10]
Primärqualitäten: Erdöl ist erwärmend und trocknend im vierten Grad.

[178] *oder*: mit duftenden Spezereien und Eiern und reicht das. *Rufinus*.
[179] *vgl.* Kap. 65: Vom Springkorn (cataputia): 68[rb]25.

Zur Etymologie: Es heißt aber Steinöl, weil es gewissermaßen aus dem Felsen kommt.
Herkunft: Es wird nämlich in schwefelreichen Gegenden gefunden, wenn die Fetthaltigkeit der Erde durch Hitzeeinwirkung in feurige Teile umgewandelt wird. Es wird auch auf Steinen gefunden, weil es durch sie hindurch und aus ihnen heraus wie Schweiß austritt. Es wird auch auf dem [15] Meer gefunden: das ist von schwarzer Farbe, bekommt aber später durch Auskochung weiße, mitunter sogar gelbe Farbe.
Haltbarkeit: In Griechenland und den Ländern jenseits des Mittelmeers gehen die Einwohner kunstfertig mit dem Erdöl um. Es kann lange aufbewahrt werden in einem Gefäß aus Glas oder aus Zinn, das gut verschlossen ist[180].
Auswahl: Auszuwählen ist das Erdöl, das weiß ist [20] oder gelb und von ganz klarer, durchscheinender Stofflichkeit, und das am stärksten stinkt.
Fälschung: Gefälscht werden kann Erdöl leicht durch die Beimischung eines anderen Öls; denn ein klein wenig Erdöl kann eine große Menge anderen Öls zum Stinken bringen.
Zur Wirkungskraft: Es hat die Fähigkeit der feurigen Komplexion, kann also Säfte auflösen, verzehren und anziehen.
Anwendungsformen und Indikationen: Gegen Gichtkrampf, Fußgicht, Handgicht, [25] Lähmung, Darmgicht, Harnzwang und Harnkrampf nimmt man eine Einsalbung der betroffenen Körperteile mit Erdöl vor.
Gegen die Darmgicht geben manche Autoritäten das Erdöl ein, in der Menge von einem, allerhöchstens von zwei Skrupeln: viele Leidende werden so geheilt, doch viele auch erliegen irgendwann der Krankheit.
Gefahr: Das Erdöl darf aber nicht im Sommer verabreicht werden und keinem, der an überflüssiger Gelbgalle leidet, auch keinem Geschwächten, und nur dann, wenn der Krankheitsstoff von kalter Komplexion ist; [30] und dann allerhöchstens zwei Skrupel.
Gegen starke Fußgicht und Darmgicht kocht man Erdöl sprudelnd in Attichsaft, seiht ab und gibt die Abseihung dem Leidenden.
Gegen Steinleiden sieht das beste Heilmittel folgendermaßen aus:
Rezept: Feines Pulver vom Luchsstein (lapis lyncis) wird sprudelnd in Erdöl gekocht, dann abgeseiht: die Abseihung wird sodann durch ein Röhrchen (in die Harnröhre) [35] eingegeben: das bricht auch einen hartgewordenen Blasenstein. Vorher muß allerdings das Mannesglied mit einem wärmenden Wickel von Wasser, in dem Malve und Öl abgekocht worden sind, umgeben werden, damit in ihm die Gänge, da die Säfte fließen, ausgedehnt und geöffnet werden.
Gegen **[90ra]** Asthma aus kalter Ursache und altverstockten Husten wird die Brust erst gut eingesalbt, damit der Krankheitsstoff gut verdaut und verteilt wird; dann gibt man einen Skrupel Erdöl oder zwei.
Gegen sehr starke Auskühlung des Magens (wenn die natürliche Wärme in ihm erlischt), wird er außen mit Erdöl eingesalbt.

---

[180] wohl wegen des Geruchs.

Gegen die sogenannte Erstickung durch die Gebärmutter wird der warme Rauch des Erdöls, [5] das über Kohlen gelegt wurde, durch die Nase aufgenommen.
Gegen den Vorfall der Gebärmutter stellt man ein Scheidenzäpfchen her aus Baumwolle, in Erdöl eingetunkt.
Lehrsatz: Merk dir: wenn Erdöl gegeben wird, muß danach etwas Kühlendes, Befeuchtendes gereicht werden; denn Erdöl bringt die (innere) Abhäutung (der Därme) mit sich, während das Kühlende und Befeuchtende lindert.

184.) Vom Mauerblümchen oder Glaskraut (parietaria) [10]
Primärqualitäten: Das Mauerblümchen ist erwärmend und trocknend im dritten Grad.
Synonyme, Etymologie: Mit anderem Namen heißt es auch Vitreola, Glaskraut, weil man gläserne Gefäße mit seiner Hilfe sehr gut reinigen kann. Manchmal heißt es perdicidos oder Perdicium: das wäre dann das Rebhuhnkraut.
Auswahl: Getrocknet hat es keine Wirkungskraft, frisch dagegen sehr große.
Zur Wirkungskraft: Es wirkt säfteauflösend, harntreibend und säfteverdünnend.
Anwendungsformen und Indikationen: Gegen die Auskühlung [15] des Magens und der Därme, die mit Schmerz verbunden ist, sowie gegen Harnzwang und Harnkrampf geht man folgendermaßen vor:
Rezept: Glaskraut wird in einem Schälchen ohne Flüssigkeit erhitzt und dem Schmerzensort aufgelegt; oder man kocht es ab in Wein; oder, was am besten ist, man stößt es ein bißchen und kocht es ab mit Kleie in Weißwein, der leicht sauer ist. (Danach wird es als Umschlag aufgelegt).
Gegen Harnzwang und [20] Harnkrampf wird Glaskraut in Salzwasser und Öl gekocht und dann dem Schambein als ein Umschlag aufgelegt.
Glaskraut, gekocht und gegessen, hilft gegen Schmerz in Magen und Gedärm infolge von Kälte oder Windblähung.
Frauen: Die Frauen von Salerno machen Fladen aus Glaskraut, Wasser und Getreidemehl gegen die genannten Ereignisse. [25]

185.) Vom Burzelkraut (portulaca)
Primärqualitäten: Der Portulak ist kühlend und befeuchtend.
Auswahl: Frisch ist er von recht großer Wirkungskraft, getrocknet von geringerer.
Zur Wirkungskraft: Er wirkt lindernd, befeuchtend und abkühlend.
Anwendungsformen und Indikationen: Er ist die beste Speise für Fieberkranke, roh gegessen oder gekocht.
Gegen Zusammenziehung des Magens kocht man Portulak mit Pflaumen in Wasser; [30] der Leidende ißt dann Pflaumen und Portulak und trinkt hernach das Wasser.
Lehrsatz: Festzuhalten ist hier, daß man Portulak nutzbringend mit harntreibenden Mitteln ansetzt, sei er getrocknet oder frisch, wenn eine Verstopfung des Bauches vorliegt; denn er befeuchtet und führt ab. Werden aber harntreibende Mittel äußerlich gegen Harnzwang und Harnkrampf aufgelegt,

machen sie eine vorhandene Verstopfung des Bauches noch [35] größer, so daß hier wieder Portulak nutzbringend angesetzt wird; denn er befeuchtet und führt ab.
Gegen Schrunden, das sind Hautaufbrüchen in den Lippen oder Risse, **[90rb]** geht man folgendermaßen vor:
Rezept: Portulakwurzeln werden in einem irdenen Gefäß verbrannt, daraus entsteht ein Pulver; dem gibt man Honig bei; oder man nimmt das Pulver, wie es ist: damit werden die Schrunden, das heißt: die Risse, eingestrichen.
Dieses Pulver überdeckt auch die Schrunden der [5] Aussätzigen.

186.) Von der Poleiminze (pulegium)
Primärqualitäten: Die Poleiminze ist erwärmend und trocknend im dritten Grad.
Jahreszeit: Sie wird zur Zeit ihrer Blüte gesammelt und im Schatten getrocknet.
Haltbarkeit: Sie kann ein Jahr lang aufbewahrt werden.
Auswahl: Die Blätter werden mit den Blüten, nach Entfernung der Stengel, in Arzneien angesetzt.
Zur Wirkungskraft: Die Poleiminze hat die Fähigkeit, Säfte aufzulösen und zu verzehren.
Anwendungsformen und Indikationen: Ein Säcklein, gefüllt mit Poleiminze, die in einem Schälchen ohne Flüssigkeit erhitzt wurde, aufs [10] Haupt gelegt, hilft gegen den Fluß kalter Säfte vom Haupt herab zu einem Leidensort.
Ein Gurgelmittel, hergestellt aus Essig, in dem Poleiminze und Dörrfeigen abgekocht worden sind, trocknet unzulässige Feuchtigkeit an Rachenzäpfchen und Zahnfleisch.
Wein, in dem Poleiminze und Dörrfeigen abgekocht worden sind, hilft gegen Husten aus kalter Ursache [15] aufgrund von klebrigem oder von wässerigem Körpersaft (flegma viscosum, aquosum).
Dieser Wein, in dem Poleiminze und Dörrfeigen abgekocht worden sind, hilft ferner gegen Schmerz in Magen und Gedärm infolge von Kälte oder Windblähung. Auch Fladen, aus dem Pulver der Poleiminze, feinem Getreidemehl und Wasser hergestellt, bringen denselben Nutzen; ebenso ein Pflaster aus Poleiminze, abgekocht in [20] Wein.
Ein wärmender Wickel mit Wasser, in dem Poleiminze abgekocht worden ist, macht die Gebärmutter trocken und zieht das Rachenzäpfchen (wenn es herabzusinken droht) zusammen.
Frauen: Die Frauen von Salerno gebrauchen diesen Wickel viel.

187.) Von den Birnen (pira)
Primärqualitäten: Birnen sind kalt und feucht.
Arten: Es gibt zum einen Teil die Hausbirnen (pira domestica): die sind weniger kalt, zum andern Teil die Waldbirnen (pira silvestria): die wirken [25] stärker kühlend.
Zur Wirkungskraft: Reife Birnen wirken weniger herb und zusammenziehend, unreife mehr.

Anwendungsformen und Indikationen: Birnen, roh oder gekocht nach dem Essen genossen, wirken zusammenpressend auf die anderen Speisen und befördern so nutzbringend überflüssige Säfte ins Freie (wirken also abführend); vor dem Essen genossen, bringen sie den Bauch zur Ruhe und ziehen ihn zusammen (wirken also stopfend).
Birnen, in Regenwasser gekocht und [30] auf den Magenmund gelegt, bändigen den Brechreiz, der von überflüssiger Gelbgalle (colera) kommt; auf den Bauch gelegt, wirken sie zusammenziehend und hemmend auf den Bauchfluß.

188.) Von der Zitronatszitrone (pomum citrinum)
Primärqualitäten: Die Zitronatszitrone ist in sich selbst verschiedener Natur. Die Schale ist nämlich erwärmend und trocknend, das innere Mark ist kühlend und trocknend, das Fleisch in der Mitte dazwischen ist erwärmend und befeuchtend.
Wirkungskraft: Die Schale hat die Fähigkeit [35] zu reinigen, infolge ihrer Würzkraft wirkt sie stärkend. Deswegen wird ihr Pulver in der Latwerge Pliris arcoticon angesetzt.
Anwendungsformen und Indikationen: Die Schale, roh gegessen, stärkt die Verdauung, die **[90va]** durch Kälte behindert ist, sowie den Appetit.
Sie hilft auch gegen die Herzerstickung.
Das Fleisch in der Mitte lassen gewisse Autoritäten mit Honig essen; es ist aber schwer zu verdauen.
Das innere Mark, das essigsauer ist, nützt der Arzneikunst: mit Fleisch [5] oder Fischen genossen, stärkt es den Appetit, wenn der durch kalte Säfte behindert ist, die um den Magenmund ihr Wesen treiben; nutzbringend wird es auch in Umschlägen verwendet, damit es leichter eindringt.
Primärqualitäten: Die Samen sind wärmend und trocknend, wie manche Autoritäten angeben, und harntreibend. Mir scheint indessen, daß sie kühlend und trocknend sind, und zwar infolge ihrer kühlenden und trocknenden Ernährung; [10] denn sie nähren sich aus der essigsauren Umgebung, in der sie sich befinden.[181] Sie haben ihre harntreibende Fähigkeit also wegen der Feinheit ihrer Stofflichkeit.
Anwendungsformen und Indikationen: Gegen Verstopfung von Milz und Leber aus kalter Ursache gibt man Wasser, in dem die Samen der Zitronatszitrone abgekocht worden sind.

189.) Von den Rosinen (passulae)
Primärqualitäten: Die Rosinen (passulae oder passuli) sind erwärmend und befeuchtend.

---

[181] Avicenna (den das damalige Salerno noch nicht kannte), schreibt im 'Canon', 2. Buch (83^{va}35): „Feine Substanz ist, wenn sie warm ist, scharf; wenn sie kalt ist, sauer." „Eine Tatsache müssen die Ärzte jedenfalls notwendig wissen: Süßer und bitterer, scharfer und salziger Geschmack kann nirgend sonst als in einer warmen Substanz herrschen, dagegen stechender, herber und saurer nirgend sonst als in einer kalten Substanz." [83ra5].

Synonym: Man nennt sie auch uvae [15] passae[182]: in der Sonne ausgebreitete und getrocknete Weintrauben.
Herstellung: Manche Autoritäten lassen die Trauben am Baum trocknen und trocknen sie dann noch einmal an der Sonne. Die Salernitaner aber wählen die größten Trauben aus und trocknen sie an der Sonne und dann nochmal im leicht geheizten Backofen. Danach waschen sie die Rosinen mit süßem Wein, bestreuen sie mit [20] Pulver von Gartenkümmel[183] und anderen Gewürzspezereien und binden sie in Feigenblätter ein.
Haltbarkeit: So können sie ein oder zwei Jahre lang aufbewahrt werden.
Zur Wirkungskraft: Rosinen wirken lindernd.
Anwendungsformen und Indikationen: Rosinen, gegessen oder als Wein, in dem sie abgekocht worden sind, getrunken, helfen gegen Husten aus kalter Ursache. In Wein gekocht und als ein Pflaster aufgelegt, helfen sie gegen [25] Eiterknoten, die von kalten Körpersäften kommen, und gegen Magenschmerz aus kalter Ursache. In Wein gekocht und als ein Pflaster aufgelegt, helfen sie auch gegen Husten aus kalter Ursache.
Aus unreifen Weintrauben stellt man ein Pulver her, folgendermaßen:
Rezept: Die Trauben werden an der Sonne getrocknet; dann entfernt man die Schale und trocknet die Kernlein mit dem Fleisch an der Sonne. [30] Daraus wird ein Pulver, das, in den Speisen gereicht, gegen Brechreiz infolge von überflüssiger Gelbgalle und gegen Bauchfluß hilft, und zwar hilft es, dem Magenmund als Umschlag aufgelegt, gegen den Brechreiz, und, aufs Schambein gelegt, gegen den Bauchfluß.

190.) Von den Pistaziennüssen (pistaciae)
Primärqualitäten: Pistazien sind erwärmend und befeuchtend.
Herkunft: Es sind Früchte, die jenseits des Mittelmeers wachsen, [35] ähnlich den Pinienzapfen.
Auswahl: Der Stoff im Inneren muß in den Arzneien angesetzt werden.
Zur Wirkungskraft: Sie wirken erwärmend, befeuchtend und lindernd.
Anwendungsformen und Indikationen: Gegen ein Brustleiden aus kalter Ursache helfen Pistazien, wenn man sie ißt, wie die **[90vb]** Mandeln[184].
Pistazien haben auch die Fähigkeit, den männlichen Samen zu vermehren. Dazu geht man folgendermaßen vor:
Rezept: Sie werden gestoßen und mit Honig angemacht, unter der Beigabe von Pulver der Meernuß (nux Indica) und von Salamandern in mäßiger Menge. Als Latwerge genossen oder als Pflaster aufgelegt, steigert und stärkt dies den Beischlaf vortrefflich. [5]

191.) Vom Blei (plumbum)
Primärqualitäten: Blei ist abkühlend und befeuchtend im zweiten Grad.

[182] *von* pandere.
[183] vielleicht ist Zimt gemeint (ciminum - cinnamomum).
[184] *vgl.* Kap. 18.

Herkunft: Es ist eine Art von Metall, das durch die Einwirkung der Hitze eines Feuers sich sehr leicht auflöst und zerfließt.
Anwendungsformen und Indikationen: *Rezept*: Aus Blei stellt man Mörser und Stößel her. Dann gibt man Rosenöl hinein oder auch Veilchenöl und stößt das und bewegt es, bis es [10] eine gewisse Dickigkeit erreicht; dann stellt man's fünfzehn Tage an die Sonne, unter der Beigabe von Rosenöl oder Myrtenöl, und rührt es stark und häufig um; danach gibt man's in irgendein Gefäß. Diese Salbe hilft auf wunderbare Weise gegen Verbrennungen durch Feuer oder Verbrühungen durch Wasser, ferner gegen Eiterknoten, die von heißem Körpersaft kommen, [15] gegen Abhäutungen infolge von Hitze und gegen fressende Kriechbläschen (Herpes).
Gebranntes Blei, das in Salben angesetzt wird, stellt man folgendermaßen her:
Rezept: Blei wird in irgendeinem Gefäß aufs Feuer gesetzt, und es werden Schnitze dazu getan vom Ägyptischen Feigenbaum (caprificus) oder vom Haselbaum (corylus), oder es wird Wolfsmilch (tithymalus) [20] darauf gelegt, und dann wird mit dem Feigenbaum- oder Haselbaumschnitz umgerührt, bis alles zu Klumpen geworden ist, die dann pulverisiert werden können.

192.) Vom Polci-Gamander (polium)
Primärqualitäten: fehlen.
Arten: Vom Polium gibt es verschiedene Arten. Vor allem das Berg-Polium (polium montanum) ist in der Arzneikunst vonnutzen.
Verordnungsweise: Deshalb mußt du, wenn du im Rezeptbuch [25] Polium ohne nähere Angabe verordnet findest, das Berg-Polium (polium montanum) nehmen.
Jahreszeit: Es muß gesammelt werden, wenn es seine Blüten hervorbringt.
Haltbarkeit: Es kann ein Jahr lang aufbewahrt werden.
Zur Wirkungskraft: Es hat die Fähigkeit, Säfte aufzulösen und zu verzehren; infolge der Feinheit seiner Stofflichkeit wirkt es harntreibend.
Anwendungsformen und Indikationen: Wein, in dem Polium und Rosinen abgekocht worden sind, hilft gegen Brustleiden aus kalter Ursache.
Wein, in dem Polium [30] abgekocht worden ist, hilft schon für sich allein gereicht gegen Schmerz und Kälte von Magen und Gedärm, gegen Schmerz infolge von Windblähung, gegen Verstopfung von Milz, Leber und Nieren sowie gegen Harnzwang und Harnkrampf. Wird Polium in Wein und Öl gekocht, hilft es gegen Magenschmerz infolge von Windblähung.

193.) Vom Pech (pix)
Primärqualitäten, Arten: Pech ist einesteils flüssig und heißt dann Flüssigpech oder picula: [35] das ist erwärmend und trocknend im zweiten Grad. Zum andern Teil gibt es das Schiffspech: das ist weniger wärmend und trocknend.
Herkunft: Freilich sagen manche Autoritäten, Flüssigpech sei die Hefe des Schiffspechs. Wenn nämlich Schiffspech ausgekocht wird, bleibt ein **[91ra]** flüssiges Pech zurück, sozusagen als Pechhefe.

Dennoch lügen diese Gewährsleute; die Pecharten kommen nämlich von verschiedenen Bäumen: Holzteile dieser Bäume werden in verschiedenen Gefäßen ausgekocht; und aus diesen Gefäßen fließt die Flüssigkeit, die [5] vom Holz ausgeschwitzt wird, in andere Gefäße, die in die Erde gesenkt sind.
Zur Wirkungskraft: Flüssigpech hat die Fähigkeit, Säfte aufzulösen und zu verzehren.
Anwendungsformen und Indikationen: Gegen die Krätze stellt man eine Salbe her aus aufgelöstem Flüssigpech, unter der Beigabe von Öl und Essig; mit dieser Zubereitung nimmt man die Einsalbung vor. Andere Möglichkeit:
Rezepte: Man legt Metallschaum (lithargyrum) in Essig ein die Nacht über; morgens [10] löst man darin Flüssigpech auf und stellt unter der Beigabe von Öl so eine Salbe her.
Gegen Eiterflechte und kriechenden Schorf wird Rauschgoldpulver in Flüssigpech gelöst, unter der Beigabe von Franzosenseife; daraus mach eine Salbe.
Gegen Mottenbefall macht man eine Lauge an aus Flüssigpech, Schiffspech und Kolophonium.
Gegen Milzleiden [15] und Eiterknoten, die von kalten Körpersäften kommen, stellt man ein Pflaster her aus aufgelöstem Flüssigpech, Bienenwachs und Öl (und legt es auf).
Auch Schiffspech wird in Pflastern angesetzt.

194.) Von der Petersilie (petroselinum)
Primärqualitäten: Petersilie ist erwärmend und trocknend im zweiten Grad.
Arten, Synonyme: Es gibt zwei Arten: Die Hauspetersilie und die Wald- oder Wildpetersilie, die auch Sinonum genannt wird. Ihre Samen vor allem sind in medizinischer Anwendung nützlich.
Verordnungsweise: Die Samen müssen angesetzt werden, wenn [20] du im Rezeptbuch Petersilie oder Sinonum verordnet findest.
Haltbarkeit: Diese Samen können fünf Jahre lang bei großer Wirkungskraft aufbewahrt werden.
Zur Wirkungskraft: Sie wirken harntreibend, am stärksten die des Sinonum.
Anwendungsformen und Indikationen: Sie helfen gegen dieselben Krankheiten aus kalter Ursache und auf die gleiche Weise wie das Peucedanum, der Haarstrang[185].
Aus der [25] Hauspetersilie macht man auch eine nutzbringende Sauce oder Tunke.
Auch das Kraut selbst, in Speisen angesetzt, stärkt die Verdauung und löst eine Windblähung auf.

195.) Von der Rose (rosa)
Primärqualitäten: Die Rose ist kühlend im ersten Grad, trocknend im zweiten.

---
[185] *sieh* Kap. 176.

Auswahl: Die Rose ist frisch wie getrocknet in medizinischer Anwendung nützlich.
Auswahl: Manche Autoritäten sammeln sie nach der Blütenreife; aber dann können sie nicht so lang aufbewahrt werden. Man muß sie vielmehr sammeln, solange **[91rb]** ihre Blütenblätter noch nicht voll ausgebreitet und einigermaßen rötlich sind. Sind sie indessen weißlich, grau oder bleich, dürfen sie nicht in Arzneien angesetzt werden; denn dadurch wird ja angezeigt, daß sie vom Alter schon verzehrt und unbrauchbar oder daß sie vor ihrer rechten Zeit gesammelt worden sind.
Haltbarkeit: Sind sie aber gesammelt worden, wie oben gesagt ist, dann müssen sie ein Weilchen an der Sonne getrocknet werden. Dann können sie drei Jahre lang aufbewahrt werden.
Verordnungsweise: Mit frischen Rosen macht man vielerlei. In den Arzneien aber müssen die getrockneten angesetzt werden, wenn du im Rezeptbuch Rosen verordnet findest, weil letztere sich besser stoßen lassen.
Produkte: Aus Rosen stellt man folgende Zubereitungen her: Rosenhonig, Rosenzucker, Rosensirup und Rosenöl.
Rosenhonig wird folgendermaßen hergestellt:
Rezept: Honig wird abgeschäumt, dann abgeseiht; hierauf gibt man die Blütenblätter frischer Rosen hinein, doch nach Beseitigung der Stengel sowie der weißen Blütenblätter, die sich innen und unten finden. Die Rosenblütenblätter werden in kleinwinzigen Stückchen eingelegt; dann erfolgt eine ziemlich starke Abkochung. Zeichen der vollendeten Abkochung ist der Duft und die rote Farbe.
Haltbarkeit: Dieser Rosenhonig kann fünf Jahre lang aufbewahrt werden.
Zur Wirkungskraft: Er hat von Seiten der Rosen, die ja Würzmittel sind, die Fähigkeit, zu stärken; von der Seite des Honigs wirkt er reinigend.
Anwendungsformen und Indikationen: Man gibt ihn nutzbringend den Kranken, die an zuviel Weißschleim (flegma) oder Schwarzgalle (melancolia) leiden, im Winter. Im Sommer reicht man ihn den Geschwächten, und zwar in Gestalt eines Honigweins (mulsa), der aus Wasser und Rosenhonig bereitet wird. Man gibt diesen genannten Honigwein auch nutzbringend am dritten Tag, wenn die Leidenden aus dem Bad gekommen sind.
Zur Reinigung des Magens von kalten Säften reicht man Rosenhonig mit Wasser, in dem Fenchelsamen abgekocht worden ist, unter der Beigabe von drei Gran Salz, wenn der Kranke das nehmen kann.
Lehrsatz: Das Mengenverhältnis von Honig und Rosen muß aber so aussehen: in sechs oder sieben Pfund Honig wird ein Pfund Rosen angesetzt.
Rosenzucker wird folgendermaßen hergestellt:
Rezept: Frische Rosenblätter, gestampft, wie oben dargestellt, werden mit Zucker gut gestoßen, sodann in einem gläsernen Gefäß dreißig Tage lang an die Sonne gestellt; dabei muß täglich gut gerührt und gemischt werden.
Haltbarkeit: Dieser Rosenzucker kann drei Jahre lang aufbewahrt werden.

Lehrsatz: Das Mengenverhältnis von Zucker und Rosen muß aber [25] so aussehen: in drei oder höchstens vier Pfund Zucker wird ein Pfund Rosen angesetzt.
Zur Wirkungskraft: Rosenzucker wirkt zusammenziehend und stärkend.
Anwendungsformen und Indikationen: Gegen Blutstuhl mischt man Rosenzucker und Mastixharzpulver, [35] höchstens eine Drachme, zusammen und gibt das. Anschließend reicht man Rosenwasser, in dem Mastixharz und Gewürznelken abgekocht worden sind.
Gegen den Durchgang unverdauter Speisen und Durchfall als Folge einer **[91va]** Schwäche der zusammenhaltenden Kraft werden Rosenzucker und Rosmarinblütenlatwerge zu gleichen Teilen gemischt und dem Kranken gereicht: das hilft viel. Dies hilft auch gegen Brechreiz infolge von überflüssiger Gelbgalle und gegen Blutstuhl.
Gegen Ohnmacht und Herzerstickung, [5] wenn sie von einer Erhitzung der Atmungsorgane kommt, gibt man Rosenzucker mit Rosenwasser.
Rosensirup wird folgendermaßen hergestellt:
Rezepte: Manche Autoritäten kochen Rosen, die vorbereitet worden sind, wie oben dargestellt[186], in Wasser, seihen ab und stellen dann aus dieser Abseihung, unter der Beigabe von Zucker, den Sirup her.
Andere machen es besser: Sie geben die Rosen in ein Gefäß, besser gesagt: eine Kanne, die eine enge Mundöffnung hat, gießen siedendes [10] Wasser darüber und lassen das den Tag und die Nacht über stehen. Aus dieser Abseihung, unter der Beigabe von Zucker, stellen sie dann den Sirup her.
Wieder andere geben Rosenpulver ins genannte Gefäß, gießen noch mehr siedendes Wasser darüber und lassen das stehen, wie wir beschrieben haben. Das Wasser wird dann rot; und daraus stellen sie den Sirup her; und dieser [15] ist der beste.
Lehrsatz: Doch merke dir, daß Rosensirup aus ganz frisch gezupften Rosenblütenblättern anfangs ziemlich stark abführt, später zusammenziehend (und verstopfend) wirkt. (Rosensirup aus getrockneten Rosen dagegen wirkt am Anfang wie am Ende der Krankheit verstopfend.)[187]
Gegen Bauchfluß und Brechreiz gibt man Rosensirup mit Regenwasser oder Rosenwasser; Fiebernden nach dem Aderlaß mit Kaltwasser.
Gegen die Ohnmacht geht man ähnlich vor.
Rosenöl wird folgendermaßen hergestellt:
Rezept: Manche Autoritäten [20] kochen Rosen in gemeinem Öl ab und bewahren es auf.
Andere füllen ein Gefäß mit Rosen und Öl; wenn es voll ist, lassen sie das sprudelnd kochen in einem Kessel, der mit heißem Wasser gefüllt ist; und dieses Öl ist gut.
Wieder andere stoßen frische Rosen in Öl in einem gläsernen Gefäß und setzen es dann fünfzig Tage lang der Sonne aus; auch dieses [25] Öl ist gut.

---

[186] *sieh* 91^{rb}11-14 (Kap. 195).
[187] Dieser Satz steht nur bei Rufinus, nicht in der Erlanger Handschrift.

Anwendungsformen und Indikationen: Gegen Erhitzung der Leber salbt man die Leber mit Rosenöl.
Gegen Kopfschmerz aus kalter Ursache salbt man Stirn und Schläfen mit Rosenöl, gleicherweise geht man gegen die Schweißausbrüche vor. Oder, was am besten ist: man gibt Pulver von weißem und rotem Sandelholz bei oder wenigstens Rosenpulver.
Gegen die vorgenannten Leiden wird Rosenöl auch in die Speisen gegeben anstelle des gemeinen Öls, vor allem gegen die Erhitzung der Leber.
Zum Rosenwasser: Wie Rosenwasser hergestellt wird, können wir nicht mit ausdrücklichen Worten schildern; denn diesen Vorgang muß man sehen.[188]
Zur Wirkungskraft: Rosenwasser wirkt stärkend und zusammenziehend.
Anwendungsformen und Indikationen: Gegen Bauchfluß und Brechreiz gibt man Rosenwasser, so, wie es ist, oder nachdem [35] Mastixharz und Gewürznelken darin abgekocht worden sind. Vor allem gibt man letzteres gegen Bauchfluß als Folge einer Schwäche der zusammenhaltenden Kraft oder einer besonderen Schärfe der Arznei, vor allem wenn die Arznei zu stark abführt.
Gegen zerfressenes [**91vb**] Zahnfleisch geht man folgendermaßen vor:
Rezept: Gewürznelken und Mastixharz werden sprudelnd gekocht in Rosenwasser (bis zur Verdunstung); was bleibt, wird gepulvert, unter der Beigabe von Rosenpulver; angemacht wird das dann mit Rosenwasser oder in Rosensaft; und so hilft es sogar noch mehr; anschließend kocht man ab und stellt (das Abgeseihte) an die Sonne; das wiederholt man dreimal oder [5] viermal. Mit dieser Zubereitung wird das Zahnfleisch bestrichen.
Ohnmachtsanfälligen infolge von Herzerstickung gibt man Rosenwasser als Trunk, oder ihr Antlitz wird damit besprengt.
Kosmetik: In Augensalben setzt man Rosenwasser nutzbringend an, auch in Gesichtssalben, denn es beseitigt störende Hautflecken im Gesicht, die von überflüssigen Säften kommen, und macht die Haut fein.
Getrocknete Rosenblütenblätter, vor die Nase gebracht, stärken das Hirn und rufen die (geschwächten) Lebensgeister wieder.
Gegen Bauchfluß als Folge der Gelbgalle gibt man Regenwasser, in dem Rosen abgekocht worden sind. Hilfreich ist auch ein Pflaster aus Rosen und Eiklar, das dann über Schambein und Nieren gelegt wird.
Gegen Brechreiz kocht man Rosen in Essig ab, tunkt einen Schwamm hinein und legt ihn auf den [15] Magenmund.
Gegen Ohnmacht gibt man das abgeseihte Wasser aus der Abkochung oder Rosenpulver in einem Schlürf-Ei.
Anthera heißt eine besondere Art von Rosenblüten, nämlich das Blüteninnere (ohne die Blütenblätter).

[188] Rätselhaft, warum der Autor diesen Vorgang nicht beschreiben kann. In den ‘Curae’ Platearii steht dazu nur ein Hinweis: „Blüten der Pomeranze, ferner der Nelke und der Aloe werden in einem Schröpfkopf in Weißwein und Rosenwasser eingelegt, dann wird das Wasser abgezogen (also abgeseiht), so wie man Rosenwasser herstellt.“ [13[ra]3].

Anwendungsformen und Indikationen: Auch das hilft gegen Bauchfluß und Brechreiz.
Pulver des Blüteninneren, auf oder unter das Rachenzäpfchen getan, verzehrt die unstatthafte Feuchtigkeit des Zäpfchens. [20]
Das Pulver des Blüteninneren hilft ferner gegen Schrunden. Man kann es auch mit Bocksdorngummi-Wasser anmachen und die Lippen damit bestreichen.
Wenn nach dem Ziehen eines Zahns Blut fließt, macht man eine Abkochung des Blüteninneren in Essig oder wenigstens Rosenwasser und stellt ein Gurgelmittel her. [25]
Exkurs: *Haltbarkeit*: Merk dir, daß Saft von frischen Rosenblütenblättern in einem gläsernen Gefäß ein Jahr lang aufbewahrt werden kann.
Kosmetik: Gegen Rötung der Augen, wenn sie mit stechendem Schmerz (oder Juckreiz) verbunden ist, helfen Rosen, als Umschlag aufgelegt, doch müssen sie vorher in Wasser gekocht werden.

196.) Vom Rettich (raphanus)
Primärqualitäten: Der Rettich ist erwärmend und trocknend im zweiten Grad.
Herkunft: Er ist ein Kraut, [30] dessen Wurzel mit dem gleichen Namen bezeichnet wird.
Auswahl: Die Wurzel ist in medizinischer Anwendung von besonderem Nutzen, frisch wie getrocknet, doch vor allem frisch.
Haltbarkeit: Sie kann nach Entfernung ihrer unteren Spitze getrocknet und dann ein Jahr lang aufbewahrt werden.
Zur Wirkungskraft: Sie hat die Fähigkeit, in Säfte stückelnd einzuschneiden und sie aufzulösen.
Anwendungsformen und Indikationen: Nutzbringend ist der Rettich-Essigmet. Der wird folgendermaßen hergestellt:
Rezept: Die Rettichwurzelschalen [35] werden eine Zeitlang gestoßen, dann für zwei oder drei Tage in Essig gelegt; anschließend wird Honig in der Menge eines Drittels davon beigegeben.
Dieser Essigmet hilft bei **[92ra]** Vierttagsfieber und alltägigem Fieber, wenn der Abseihung Zucker beigegeben wird.
Man stellt aus Rettichwurzelschalen auch einen sehr guten Sirup gegen das alltägige Fieber her, das vom salzigen Weißschleim (flegma salsum) kommt, sowie gegen das sogenannte „unechte" Drittagsfieber (tertiana notha)[189], der vor allem im Winter hilfreich ist; aber man muß ihn mit Warmwasser reichen.

---

[189] Zu den „unechten" Fiebern steht in den 'Curae Platearii' folgender Hinweis: „Unechte" Vierttagsfieber, entstanden aus unnatürlicher Schwarzgalle oder salzigem Weißschleim oder aus dem versengten Blut, haben gewisse Zeichen mit den bisher besprochenen „echten" Fiebern gemeinsam, und zwar, daß sie bald zögernd ausbleiben, bald vorzeitig einsetzen; sie haben aber auch besondere Zeichen: Kommt das [3^{va}30] Vierttagsfieber nämlich aus unnatürlicher Schwarzgalle, erscheint der Harn gefärbt und dünn; kommt es aus dem versengten Blut, so ist der Harn gefärbter und auch dicker, verbunden mit süßem Geschmack im Munde; kommt es aus dem salzigen Weißschleim, ist der Harn rot oder hellrot in der minderen Stufe und mitteldick, verbunden mit Salzgeschmack des Mundes sowie Jucken des

Exkurs: Ein Zäpfchen für den täglichen Gebrauch stellst du folgendermaßen her: *Rezepte*: Nimm Zucker, [5] Salz und etwas Veilchenöl, gib das in eine Pfanne oder ein anderes Gefäß aus Kupfer und laß es so lang sprudelnd kochen, bis es eindickt und fest wird. Danach tu es auf eine Marmorplatte, damit es abkühlt. Dann formst du Röllchen nach der Größe von [10] Fingerknochen: die kannst du in den After einführen.
Oder du nimmst das Mark eines Kohlkopfs vom Hauskohl (caulis domesticus) und Seife dazu, und gebrauchst dies als Zäpfchen.
Oder du nimmst weiße Seife und machst daraus ein Zäpfchen.
Oder du nimmst Mäusekot, salbst ihn mit Öl und gebrauchst ihn als Zäpfchen.
Zurück zum Rettich: Falls kalte unverdaute Säfte im Magen sind, muß der Leidende [15] Rettichwurzelschalen, mit Honig übergossen, genießen bis zur Sättigung, anschließend warmes Wasser trinken. Dann steckt er seine Finger in den Mund oder eine in Öl getunkte Feder und bringt sich so zum Kotzen.[190]
Gegen Verhärtung der Leber hilft Rettichkraut, in Öl und Wein gekocht und [20] dem Schambein als Umschlag aufgelegt; es löst dabei auch Harnzwang und Harnkrampf.

197.) Von der Rettichwurzel (radix)
Primärqualitäten: Die Rettichwurzel ist erwärmend und trocknend im zweiten Grad.
[*Herkunft*: Sie ist ein Kraut, dessen Wurzel mit dem gleichen Namen bezeichnet wird.]
Verordnungsweise: Wenn du im 'Passionarius'[191] „Radix“ verordnet findest, mußt du immer die Rettichwurzel nehmen.
Zur Wirkungskraft: „Radix“ hat die gleiche Fähigkeit wie der Rettich. [25]
Anwendungsformen und Indikationen: Deshalb gibt man sie gegen dieselben Krankheitsfälle und auf gleiche Weise. Sie ist allerdings nicht so wirksam.

198.) Vom Medizinal-Rhabarber (reubarbarum)
Primärqualitäten: Medizinal-Rhabarber ist erwärmend und trocknend im zweiten Grad.
Arten, Etymologie: Es gibt zum einen den Barbaren-Rhabarber (reubarbarum barbarum); der heißt so, weil er im Barbarenland gefunden wird, wie in Indien und in den Ländern [30] jenseits des Mittelmeers. Die andere Art heißt Pontischer Rhabarber, und zwar weil er auf der Insel Pontus gefunden wird oder weil er stechenden Geschmack hat.
Herkunft: Der Medizinal-Rhabarber ist, wie manche Autoritäten sagen, die Wurzel eines bestimmten Baumes und sieht wie eine Knolle aus.

---

ganzen Körpers; und selten pflegt bei derartigen Viertagsfiebern eine Erhitzung der Leber zu fehlen.

[190] Diese Methode, Brechreiz zu erregen, steht wiederholt auch in den 'Curae Platearii'.

[191] gemeint ist der 'Passionarius' des Gariopontus von Salerno (nach 1050: Pathologie, Therapie und Heilmittel nach Galen und anderen griechischen Quellen).

Auswahl: Auszuwählen ist die Wurzel, die vergleichsweise schwer ist an Gewicht und nicht durchlöchert und, wenn man sie aufbricht, innen getrennte Äderchen besitzt, die hier [35] rot und dort weißlich und dort safrangelb sind. Wenn die Wurzel indessen leicht ist und durchlöchert, im Inneren weniger fest, doch sozusagen holzig und die genannten Äderchen nicht hat, wenn sie im Inneren entweder **[92rb]** schwarz ist oder weißlich, wenn sie, gekaut, nicht beißt und sticht, während guter Medizinal-Rhabarber beißt, wenn man ihn kaut, und wenn sie gelb wie Safran ist: dann muß man sie wegwerfen.
Haltbarkeit: Sie kann drei Jahre lang aufbewahrt werden, doch nicht länger.
Zur Wirkungskraft: Sie hat die Fähigkeit, vor allem die Gelbgalle (colera) zu purgieren; außerdem wirkt sie harntreibend.
Anwendungsformen und Indikationen: Gegen das [5] Mittlere wie auch das Kleinere Halbdrittagsfieber und gegen das Einfache wie das Gedoppelte Drittagsfieber geht man folgendermaßen vor:
Rezept: In Wasser, in dem Zitrulle, Melone, Gurke und Flaschenkürbis abgekocht worden sind, werden Röhrenkassie und Tamarinden aufgelöst; in die Abseihung gibt man zwei Drachmen Medizinal-Rhabarber die Nacht über; morgens reicht man die Abseihung davon. Man setzt sie nutzbringend in Sirupen [10] gegen hitzige Fieber an. Manche Autoritäten binden erst einmal alles in ein feines Laken ein und lassen zu Beginn eine Unze davon im Sirup ziehen; doch dann ist dieser Sirup nicht so wirkungsvoll, und es wird nötig, vom Rhabarber die zwei- bis dreifache Menge anzusetzen, als wenn er zum Ende der Abkochung angesetzt würde. Abseihen muß man auch hierbei, wenn es gefällt.
Lehrsatz: Merke dir, daß in einem Pfund [15] eine Unze Medizinal-Rhabarber genügt.
Greisen, Knaben und Schwangeren gibt man folgende Zubereitung:
Rezept: Zwei Drachmen Rhabarberpulver werden in Sirup und Wasser die Nacht über angesetzt; des Morgens reicht man dann die Abseihung.
Gegen Erhitzung der Leber und Verstopfung der Milz aus hitziger Ursache gibt man Medizinal-Rhabarber mit Warmwasser; [20] doch besser ist es noch, wenn die Latwerge Tryphera Saracenica beigemischt wird.
Gegen die Gelbsucht reicht man diese Rhabarber-Zubereitung mit der Latwerge Tryphera Saracenica und Saft der Wild-Endivie.

199.) Vom Rhapontikum (reuponticum)[192]
Primärqualitäten: Rhapontikum ist erwärmend und trocknend.
Haltbarkeit: Es kann zehn Jahre lang aufbewahrt werden.
Herkunft: Es ist dem Medizinal-Rhabarber ähnlich.
Auswahl: Auszuwählen ist die Wurzel, die schwer ist an Gewicht und [25] innen Äderchen besitzt wie die Wurzel des Medizinal-Rhabarber. Sie nimmt indessen keine Farbe an wie die Rhabarberwurzel.

[192] Medizinal-Rhabarber vom Schwarzen Meer.

Zur Wirkungskraft: Rhapontikum wirkt reinigend und stärkend infolge seiner Würzigkeit; wegen der Eigenschaften seiner Komplexion wirkt es harntreibend.
Anwendungsformen und Indikationen: Wasser, in dem Rhapontikum abgekocht worden ist, oder Fenchelsaft, mit Rhapontikum gereicht, löst Verstopfung von Milz und Leber aus kalter Ursache.
Ein Wachspflaster, [30] aus Rhapontikumpulver mit Rosenöl oder gemeinem Öl und Bienenwachs hergestellt, hilft gegen Magenschwäche.
Rhapontikumpulver, mit Honig gereicht, tötet die Darmwürmer.

200.) Von der Färberröte (rubea)
Primärqualitäten: Die Färberröte ist erwärmend und trocknend im zweiten Grad.
Arten: Die Art, die wir hier meinen, ist die Große Färberröte. Sie hat größere Blätter (als die Kleine Färberröte) und ist von größerer Wirkungskraft. [35]
Zur Wirkungskraft: Sie wirkt stärkend, weil sie ein bißchen stechend schmeckt, und harntreibend infolge ihrer Bitterkeit.
Anwendungsformen und Indikationen: Gegen Magenschwäche und Erschlaffung der Leber gibt man Wein, **[92va]** in dem Färberröte und Mastixharz abgekocht worden sind. Hilfreich ist auch ein Pflaster aus dem Pulver der getrockneten Färberröte mit Mastixharz, Bienenwachs und Öl.
Um den Monatsfluß zu erregen und eine tote Leibesfrucht sowie die Nachgeburt herauszutreiben, wird die Wurzel, so [5] dick man sie bekommen kann, außen saubergeschabt und dann als Scheidenzäpfchen eingeführt; wenn sie indes mit Honig eingesalbt und mit Purgierwindenpulver bestreut wird, erreicht sie die genannten Wirkungen noch besser.
Kosmetik: Wasser, in dem Färberröte abgekocht worden ist, macht, wenn das Haupt damit gewaschen wird, die Haare rot.

201.) Von der Raute (ruta) [10]
Primärqualitäten: Die Raute ist erwärmend und trocknend im zweiten Grad.
Arten, Synonyme: Es gibt zwei Arten: die Hausraute (ruta domestica) und die Waldraute (ruta silvestris) oder Wilde Raute, die auch Piganum[193] heißt.
Auswahl: Blätter und Samen sind in medizinischer Anwendung nützlich.
Verordnungsweise: Wenn du im Rezeptbuch ohne nähere Angabe Raute verordnet findest, mußt du die Blätter ansetzen.
Haltbarkeit: Die gesammelten Samen können fünf Jahre lang aufbewahrt werden, [15] die getrockneten Blätter ein Jahr lang.
Zur Wirkungskraft: Die Raute wirkt harntreibend und hat die Fähigkeit, Säfte aufzulösen und zu verzehren.
Anwendungsformen und Indikationen: Gegen Stirnkopfschmerz und Fallsucht gebraucht man sie im Bad. Man führt auch etwas warmen Rautensaft durch die

[193] πήγανον.

Nasenlöcher ein, denn der treibt den Weißschleim (flegma) hinaus und reinigt das Hirn. Wein, in dem Raute abgekocht worden ist, hilft [20] ebenso.
Gegen Fallsucht läßt man zwei Drachmen Paeonienpulver in Essig mit Rautenpulver ein kleines Weilchen sprudeln kochen, gibt noch ein wenig Wein hinzu und reicht's dem Leidenden.
Gegen Verlust der Sehkraft infolge von Windblähung, die durch überflüssige Schwarzgalle (melancolia) verursacht ist, gibt man Raute zum Wein ins Faß, und der Kranke trinkt diesen Wein regelmäßig. [25]
Gegen Zahnschmerz kocht man Raute in Wein und legt sie dann dem Leidenden als Pflaster auf. Oder man geht folgendermaßen vor:
Rezept: Nimm einen Rautenstengel und brenne ihn ein bißchen, dann steck ihn in das Zahnloch oder die Zahnlöcher und verbrenne ihn dort: das hilft wirklich.
Gegen Kälte des Magens und seine Lähmung sowie eine Lähmung der anderen Glieder gibt man Wein, in dem Raute und [30] Bibergeil abgekocht worden ist. Dieselbe Wirkung erzielt Rautensaft mit Bibergeilpulver.
Gegen die Darmgicht läßt man drei Drachmen Eselswolfsmilch mit Honig sprudeln kochen, gibt zuletzt Rautensaft hinzu und reicht das dem Kranken.
Gegen Verstopfung von Milz und Leber, Harnzwang und Harnkrampf wird Raute in [35] Wein und Öl gekocht und dem Schambein als Umschlag aufgelegt.
Gegen Stuhlzwang aus kalter Ursache kocht man Raute in Wein und richtet ein Sitzbad an; oder der Wein wird erhitzt und **[92vb]** über die Raute gegossen, und der Leidende nimmt den Dampf (in seinen After) auf. Kommt der Stuhlzwang indessen von hitziger Ursache, wird Essig über die Raute gegossen, und der Leidende nimmt den Dampf durch einen Trichter (in den After) auf.
Um den Monatsfluß zu erregen und eine tote Leibesfrucht sowie die Nachgeburt [5] herauszutreiben, gibt man die Latwerge Tryphera magna mit Rautensaft. Denselben Zweck erreicht der Rautensaft allein, durch den Mund oder vermittels einer Scheiden-Einlage genommen, oder die zarten Blattspitzen der Raute, in Öl geröstet und in Form eines Zäpfchens eingeführt.
Gegen äußeren Schmerz als Folge einer Quetschung oder aus einem anderen Grund wird Raute in einem Schälchen [10] ohne Flüssigkeit erhitzt und dem Schmerzensort aufgelegt.
Gegen Triefäugigkeit und Rötung der Augen macht man Pulver vom Gartenkümmel mit Rautensaft an, tunkt Baumwolle darein und legt sie auf die Augen.
Gegen blaugeschlagene Augen macht man Raute mit Pulver vom Gartenkümmel an und legt sie auf.
Wenn jemand [15] Gift getrunken hat, hilft das Trinken von Rautensaft. Gegen den Biß giftiger Tiere hilft Raute auch als Umschlag aufgelegt.
Zaubermittel: Merk dir: Wenn jemand ganz und gar in frische Raute eingehüllt ist, kann er gefahrlos daran gehen, einen Basilisken zu töten.

202.) Vom Rosmarin (ros marinus) [20]

Primärqualitäten: Der Rosmarin ist erwärmend und trocknend; doch der Grad dieser Ausprägung wird von den Autoritäten nicht festgelegt.
Herkunft: Manche Autoritäten geben an, er sei eine Staude, andere, er sei ein Kraut.
Auswahl: Blätter und Blüten sind in medizinischer Anwendung nützlich.
Synonyme: Die Rosmarinblüte heißt Anthos; aus ihr stellt man eine Latwerge her, die entsprechend Dianthos, also Rosmarinblütenlatwerge, genannt wird. [25] Das Kraut selbst heißt auch Libanotis, also Tochter des Libanon, oder Dendrolibanum, das ist der Baum vom Libanon.
Herkunft: Rosmarin wächst in Meerlandschaften, daher sein Name, der ja Meertau bedeutet.
Verordnungsweise: Wenn du im Rezeptbuch Rosmarin oder Anthos verordnet findest, mußt du die Blüten ansetzen, findest du die Angabe „Libanotidis" oder „Dendrolibanos" vor, sind die [30] Blätter gemeint.
Haltbarkeit: Die Blüten, gesammelt und ein bißchen getrocknet, können ein Jahr lang aufbewahrt werden, die Blätter desgleichen.
Zur Wirkungskraft: Rosmarin wirkt infolge seiner Würzigkeit kräftigend, infolge seiner warmen Komplexion hat er die Fähigkeit, Säfte aufzulösen, wegen seiner trockenen Komplexion, sie auszutrocknen, zu reinigen und zu verzehren; und durch seine porenöffnende Wärme wirkt er harntreibend. [35]
Anwendungsformen und Indikationen: Gegen Ohnmacht und Herzerstickung gibt man Rosmarinblütenlatwerge mit Wein. Andere Möglichkeit: Man macht eine Abkochung der Blüten in Wein und reicht dann diesen Wein dem Leidenden. Oder man geht folgendermaßen vor:
Rezept: Aus **[93ra]** dem Saft der Rosmarinblüten, Rosenwasser und etwas Saft der Pastinake oder Möhre wird unter der Beigabe von Zucker ein sehr guter Sirup hergestellt; und noch besser ist er, wenn er mit Pulver vom Hirschherzbein oder einem anderen derartigen Pulver gereicht wird.
Gegen [5] Schwäche und Kälte des Hirns nimmt man eine Rosmarinabkochung in Wein vor, und der Kranke atmet mit verhülltem Haupt den Dampf ein.
Gegen die unstatthafte Feuchtigkeit des Rachenzäpfchens gurgelt man mit Essig oder mit Wein, in dem Essig abgekocht worden ist.
Gegen Kälte des Magens und zur Verdauungsstärkung gibt man Rosmarinblütenlatwerge [10] oder Wein, in dem Rosmarin und Mastixharz abgekocht worden ist.
Gegen Schmerzen in Magen und Gedärm aufgrund von Windblähung gibt man Wein, in dem Rosmarin und Gartenkümmel abgekocht worden sind.
Gegen Harnzwang und Harnkrampf nützen Rosmarinblüten oder wenigstens Rosmarinblätter, in Wein gekocht und dem Schambein als Umschlag aufgelegt.
Um die Gebärmutter zu reinigen [15] und zur Förderung der Empfängnisfähigkeit legt man einen wärmenden Wickel um die Schamteile mit Wasser, in dem Rosmarin abgekocht worden ist.
Frauen: Die Frauen von Salerno kochen Rosmarinblüten in Moschusöl und führen sich die abgekochten Blüten in Form von Scheidenzäpfchen selber ein.

203.) Vom Himbeerstrauch (rubus)
Primärqualitäten: Der Himbeerstrauch ist erwärmend und trocknend, wie einige Autoritäten angeben. Constantin von Afrika [20] aber sagt, seine zarten Blattspitzen seien zusammenziehend und herb (also kalt).
Zur Wirkungskraft: Sie helfen gegen Verbrennungen und Eiterknoten, die von heißem Körpersaft kommen, so daß man sieht, daß sie tatsächlich kühlend und trocknend sind.
Anwendungsformen und Indikationen: Gegen Rötung der Augen werden die Dolden des Himbeerstrauchs mit Eidotter gestoßen; dann gibt man Safran bei und legt das auf die Augen: es nützt.
Gegen gewisse [25] Verbrennungen geht man folgendermaßen vor:
Rezept: Ganz reines Bienenwachs wird aufgelöst, dann gibt man Rosenöl hinzu, hierauf die Früchte von den Himbeerdolden in sehr großer Menge, zuletzt das Öl, das man aus Eidottern gewinnt. Gib das in eine Pfanne auf dem Feuer und rühr beständig um: daraus entsteht ein Öl. Gib viele Eidotter [30] hinein, denn es kommt wenig Öl heraus; aber es nützt.
Gegen Eiterknoten, die von heißem Körpersaft kommen, stoße die zarten Blattspitzen mit Rosenwasser und lege sie auf.
Gegen Blutstuhl wird der Saft von den Dolden mit Gerstenwasser mittels der Klistierspritze eingeführt. Oder man stellt aus den mit Eiklar und Essig gestoßenen Dolden ein [35] Pflaster her und legt es auf Schambein und Nieren. Sind kalte Körpersäfte Ursache des Leidens, gibt man ein leicht gebranntes Linslein in Himbeersaft zum Essen. **[93rb]**[194]

204.) Von der die echten Narde oder vom edlen Speik (spica)
Primärqualitäten: Die Narde ist erwärmend und trocknend im zweiten Grad.
Arten: Es gibt zwei Nardenarten: die echte Narde (spica nardi) und das Keltische Nardenkraut (spica Celtica). [20]
Herkunft: Manche Autoritäten sagen, die echte Narde (spica nardi) sei die Blüte eines bestimmten Baumes; doch sie lügen. Man findet die echte Narde nämlich rund um die Wurzeln eines bestimmten Baumes.
Auswahl: Auszuwählen ist davon die, welche in ihrer [25] Stofflichkeit glatt ist, in ihrem Geruch lieblich, in ihrem Geschmack scharf und ein bißchen bitter, mit einem leichten brennenden Stechen[195], und die von roter Farbe ist. Wenn aber in Arzneien diese Narde angesetzt werden soll, muß das Weiße, was innen ist, weggetan werden sowie das Schwarze, was außen herum ist; ich rede von der Wurzel. [30] Ihre Blätter setzt man in den Arzneien genau in der Menge an, die von den Autoritäten festgesetzt und verschrieben ist.
Haltbarkeit: Sie kann zehn Jahre lang aufbewahrt werden an einem trockenen und niemals feuchten Ort.

---

[194] *In der Erlanger Handschrift folgt hier die Liste der Pflanzentitel unter dem Buchstaben S.*
[195] ponticitas: eigentlich eine Eigenschaft der kalten Komplexion.

Das Keltische Nardenkraut (spica Celtica) ist, wie manche Autoritäten sagen, die Saliunca (also Valeriana, Baldrian[196]). Doch das ist eine Lüge; denn spica Celtica ist eben eine Art des Speiks.
Herkunft: Die spica Celtica ist der echten Narde (spica nardi) ganz ähnlich; doch sie ist weiß und wird in nördlicher Weltgegend gefunden. *Ersatzmittel*: Die Saliunca wird dennoch an ihrer Stelle angesetzt.
Auswahl: Die echte Narde (spica nardi), die schwarz ist oder erdfarben, darf nicht in den Arzneien angesetzt werden.
Zur Wirkungskraft: Infolge ihrer [**93va**] Würzigkeit wirkt sie stärkend; wegen der Eigenschaften ihrer Komplexion und ihrer Bitterkeit wirkt sie harntreibend[197].
Anwendungsformen und Indikationen: Gegen Ohnmacht und Herzerstickung wird der Wein des Leidenden verdünnt mit Rosenwasser, in dem Narde abgekocht worden ist; oder man macht aus diesem Wasser, unter der Beigabe von Zucker, einen Sirup.
Gegen Schwäche des Hirns gibt man Narde auf die Nase des Leidenden.
Gegen den Fluß kalter Säfte vom Haupt herab zu einem Leidensort kocht man Nardenpulver in Moschusöl oder wenigstens in gemeinem Öl und gibt das mit den Fingern auf die Nasenlöcher. Diese Latwerge nützt auch sehr gegen Taubheit und Fäulnis der Ohren, wie sie sich einstellen, nachdem man Eiterknoten gehabt hat.
Gegen Kälte von Magen und Gedärm, gegen Verdauungsunfähigkeit infolge von Windblähung sowie gegen Verstopfung von Milz und Leber aus kalter Ursache gibt man Wein, in dem Narde abgekocht worden ist.
Gegen Fäulnis des Zahnfleischs legt man Nardenpulver darauf.
Um die Gebärmutter zu reinigen und den Monatsfluß zu erregen und die Empfängnisfähigkeit zu fördern, geht man folgendermaßen vor:
Rezept: Feines Nardenpulver wird in ein Leintuch oder ein Säckchen, das nach der Art eines Fingers geformt ist, gegeben; das läßt man lange sprudelnd in Moschusöl oder wenigstens in gemeinem Öl kochen; anschließend führt es sich die Frau selber als Scheidenzäpfchen ein.
Frauen: Die Frauen von Salerno lassen Nardenpulver sprudelnd in Öl kochen und führen es sich dann mit Baumwolle selber als Scheidenzäpfchen ein.
Gegen Stuhlzwang aus kalter Ursache, wenn der After ins Freie tritt, führt man Nardenpulver mit Baumwolle als Afterzäpfchen ein.
Man stellt auch ein Nardenöl her, das sehr gut hilft gegen Lähmung, Fallsucht, Gichtkrampf und Fußgicht, durch den Mund eingenommen oder eingesalbt.
Es wird folgendermaßen hergestellt:
Rezept: Manche Autoritäten setzen Nardenpulver zwanzig Tage in Öl an, lassen es dann gut durchkochen und seihen gut ab; die Abseihung bewahren sie auf. Andere sagen, daß die Sarazenen dieses Nardenöl aus frischer Narde bereiten.

[196] höchstwahrscheinlich ist der Lavendel gemeint.
[197] bitter und harntreibend sind Eigenschaften der warmen Komplexion.

Wieder andere geben an, am kostbarsten werde das Nardenöl so hergestellt, [30] wie Dioskurides vorschreibt:
Rezept: Sie nehmen ein Pfund Narde, geben sie in einen Topf, besser gesagt: eine Kanne, und verstopfen die Öffnung gut. Einen anderen Topf graben sie in die Erde ein, so, daß vom Boden des oberen Topfes (in dem also ein Loch ist) ein Röhrchen in den unteren Topf hinabführt; dann entfachen sie rund um den oberen Topf ein Feuer: dadurch löst sich die Narde auf, [35] das Öl fließt durch das Röhrchen in den unteren Topf; und so entstehen aus einem Pfund Narde gerade fünf oder sechs Unzen Nardenöl.

205.) Vom Nachtschatt (strignum) **[93vb]**
Synonyme: Der Nachtschatt, Strignum, heißt auch Solatrum und Morella; das ist alles dasselbe.
Primärqualitäten: Nachtschatt ist kühlend und trocknend im zweiten Grad.
Zur Wirkungskraft: Frisch wie getrocknet wirkt er leicht harntreibend.
Auswahl: Zweiglein, Blätter und Früchte sind von großer Wirkungskraft.
Zur Wirkungskraft: Nachtschatt wirkt kühlend. [5]
Anwendungsformen und Indikationen: Gegen Verstopfung von Milz und Leber und vorzüglich gegen die Gelbsucht, wenn die obere Öffnung der Gallenblase verstopft ist[198], gibt man den Saft des Nachtschatt im Getränk, oder stellt aus dem Nachtschattsaft mit Zucker einen Sirup her, oder, was am besten ist, man gibt zwei Unzen Nachtschattsaft mit fünf Skrupeln Medizinal-Rhabarber[199].
Gegen Eiterknoten [10] in Magen und Gedärm und in der Leber gibt man Gerstenwasser mit Nachtschattsaft; Dioskurides lobt das sehr.
Gegen Erhitzung der Leber wird ein Lappen in Nachtschattsaft getunkt und wiederholt aufgelegt.
Ebenso geht man vor gegen Fußgicht von heißem Körpersaft; oder man legt das gestoßene Kraut selbst auf; oder, was [15] am besten ist, man gibt Nachtschattsaft mit Saft unreifer Trauben, Essig und Rosenöl.
Gegen Eiterknoten, die von heißem Körpersaft kommen, legt man im Anfang des Leidens, um den Krankheitsstoff zurückzutreiben, Nachtschattkraut selbst gestoßen auf.

[[Vom Storaxharz.[200]
Primärqualitäten: Storaxharz ist erwärmend im ersten Grad, trocknend im zweiten.
Arten: Es gibt den Tropfenstorax, den roten Storax und den Flüssigstorax.
Herkunft: Jede dieser Arten ist das Gummiharz eines Baumes, der in Indien wächst. Der Flüssigstorax findet sich auch in Kalabrien.

---

[198] Paradoxon: man gibt etwas Kaltes gegen Verstopfung.
[199] da Zucker wie Medizinal-Rhabarber erwärmend sind, ist so die Ordnung wieder hergestellt.
[200] Die folgenden 6 Kapitel ergänzt aus *M*, S. 123-126.

Zur Etymologie: Der Name Tropfenstorax (storax calamita) kommt von Calamus (Halm), wie gewisse Gewährsleute sagen, oder von „calos“, das heißt schön und gut, sowie von „mita“, das heißt Tropfen; „calamita“ ist demgemäß der gute Tropfen.
Haltbarkeit: Er kann zehn Jahre lang aufbewahrt werden.
Auswahl: Auswählen muß man aber den, der rot und gänzlich nur von dieser Farbe ist, würzig und ein klein wenig stechend oder auch zartbitter, und der sich mit den Händen kneten läßt fast so wie Wachs.
Fälschung: Gefälscht wird Storax so: man nimmt einige kleine Stückchen, dazu Iriswurzel; das machen die Fälscher dann mit Honig an, geben Tropfenstorax hinzu, kochen das ab und stellen so gefälschten Tropfenstorax her.
Unterscheidung: Man erkennt den Betrug daran, daß dieser Storax zwar die rechte Süße hat, und wenn er frisch ist, ist er äußerst süß; ist er indessen alt, läßt er sich nicht mehr mit den Händen kneten, sondern zerfällt zu Pulver.
Arten: Der Rotstorax neigt sich besonders stark zur roten Farbe.
Wirkungskraft: Er hat dieselben Wirkungen wie Tropfenstorax, nämlich stärkend und säfteverzehrend.
Anwendungsformen und Indikationen: Gegen Kälte und Schwäche des Hirns nützt ein Pfriem aus Tropfenstorax, in die Nase gesteckt, sehr viel. Dieselbe Wirkung hat die Abkochung von Tropfenstorax mit Rosenblütenblättern; dann muß der Leidende sein Haupt verhüllen und den Dampf durch den Mund aufnehmen. Ein Gurgelmittel aus dem Wein der Abkochung desselben nützt genau so. – Gegen die Feuchtigkeit des Rachenzäpfchens sowie lockere Zähne wird ein Häubchen aus Tropfenstorax um die Zähne gelegt; das kräftigt das Zahnfleisch. – Gegen Kälte des Magens und kalten Säftefluß vom Haupt herab müssen Pillen aus Tropfenstorax geschluckt werden. Gegen Kälte des Hirns und der Schläfen helfen sie zusammen mit Wermutsaft. Auch ein Pflaster, aus Tropfenstorax und Wachs bereitet, bringt diese Wirkung. – Gegen die Erstickung durch die Gebärmutter macht man ein Räucherbad von unten her mit Tropfenstorax.
Lehrsatz: Merk dir, daß Flüssigstorax für Pflaster und Salben benutzt wird.
Haltbarkeit: Flüssigstorax kann sehr lang aufbewahrt werden, länger als Tropfenstorax.

Von der Zwiebel (squilla)
Primärqualitäten: Die Zwiebel ist erwärmend und trocknend im dritten Grad. Mit anderem Namen heißt sie Meerzwiebel.
Eigenschaften: Jene Meerzwiebel, die alleine und einzelnstehend gefunden wird[201], ist in pulverisiertem Zustand todbringend.
Zur Wirkungskraft: Sie hat die Fähigkeit, die Körpersäfte einzuschneiden und zu stückeln, ferner sie aufzulösen und zu verdauen.

[201] *vgl.* Kap. 43: Vom Wildkürbis (De coloquintida).

Verordnungsweise: Muß die Meerzwiebel in Arzneien angesetzt werden, ist die äußere Hülle abzutrennen, der innere Teil muß in Teig abgekocht und später dann in den Arzneien angesetzt werden.
Rezept: Essigmet, bereichert mit Meerzwiebelsaft, stellt man folgendermaßen her: eine Meerzwiebel, zubereitet, wie wir das eben gesagt haben, legst du drei Tage lang in Essig; laß sie sprudelnd kochen und seih sie ab; der Abseihung gibst du den dritten Teil von abgefeimtem Honig bei; dann kochst du das so lange, bis der Honig dick wird. Noch besser aber wirkt der Essigmet, der aus der rohen Meerzwiebel hergestellt wird.
Anwendungsformen und Indikationen: Gegen Verhärtung von Milz und Leber kocht man die Meerzwiebel in Wein und Öl und legt sie auf. Gegen diese Leiden sowie gegen Darmgicht und Gichtkrampf wird die Meerzwiebel fünfzehn Tage lang in Wein und Öl gelegt, bis sie in Fäulnis übergeht; dann macht man eine Abkochung und seiht sie ab; unter der Beigabe von Wachs wird daraus eine Salbe: auch gegen die zuvor genannten Leiden wirkt sie viel.

Vom Holunderbaum (sambucus)
Primärqualitäten: Holunder ist von warmer Komplexion im zweiten Grad, trocknend im ersten.
Eigenschaften: Er ist ein Baum, dessen mittlere Rindenschicht vorzüglich als Arznei geeignet ist, an zweiter Stelle auch Blätter und Blüten.
Anwendungsformen und Indikationen: Die mittlere Rindenschicht, ein Jahr lang getrocknet, reinigt besonders den Weißschleim (flegma). Gegen das alltägige Fieber kocht man eine Unze der mittleren Rindenschicht in Wasser ab, und wenn der Krankheitsstoff verteilt und verdaut und jene Reinigung vorangegangen ist, reicht man es dem Patienten. Copho gibt an, daß Rinde, Blätter und Blüten zwei Tage in Wasser gelegt und dieses Wasser dann lau dem Patienten gereicht werden soll. – Gegen die weiße Wassersucht gibt man den Saft des Marks der Rinde mit Pulver von Eselswolfsmilch (esula) und Mastixharz. Oder man kocht das Mark in Wasser ab, gibt Zucker bei und macht Sirup daraus. – Holundersaft, mit Honig gereicht, tötet die Darmwürmer; träufelt man ihn ins Ohr, reinigt er es vom Eiter. – Ein wärmender Wickel mit süßem Wasser von der Abkochung der Blätter wirkt wohltuend. Ein wärmender Wickel mit Salzwasser von der Abkochung der Blätter lindert eine Geschwulst am Fuß. – Getrocknete Blätter in Wein und Öl, als Pflaster aufgelegt, machen verhärtete Milz und Leber wieder gut.

Vom Sumach.
Primärqualitäten: Sumach ist kalter Komplexion im zweiten Grad, trocknend im dritten.
Herkunft: Sumach ist die Frucht eines üppigen Baumes, der in den Gegenden jenseits des Meeres wächst. Er ist ähnlich den Körnern, mit welchen rote Laken gefärbt werden; diese Körner werden übrigens aus Sumach gefälscht.
Haltbarkeit: Sumach kann vier Jahre lang aufbewahrt werden.

Wirkungskraft: Er hat die Fähigkeit zusammenzuziehen; ferner hat er aufgrund einer gewissen Seifigkeit die Kraft, Appetit anzuregen.
Anwendungsformen und Indikationen: Gegen Brechreiz aus Wärme oder warmem Körpersaft wird ein Schwamm in Essig getunkt, und dessen Abkochung wird auf den Magenmund gelegt. – Gegen Blutstuhl infolge eines Leidens der oberen Därme gibt man die Abkochung von Sumach; dazu wird alles Fleisch, das der Patient genießt, im Wasser seiner Abkochung gekocht. Kommt der Blutstuhl von einem Leiden der unteren Därme, wird Gerstenwasser und Sumachabkochung gereicht, oder mit dem Wasser wird Sumachpulver angemacht und durch ein Klistier eingeführt. Ferner legt man ein Pflaster auf Schambein und Nieren aus Sumachpulver, Eiweiß und Essig. – Gegen Blutfluß aus der Nase wird das Mark von Pfriemenkraut oder Riesenfenchel (ferula) oder Holunder (sambucus) mit Hirtentäschelsaft (sanguinaria) getränkt, mit Sumachpulver bestreut und in die Nase eingeführt. – Gegen das Blutspeien aus kalter Ursache aufgrund eines Leidens der Atmungsorgane legt man Bocksdorngummi (dragagantum) und arabischen Gummi eine Nacht lang in Gerstenwasser, bis eine klebrige Masse entsteht; mit dieser wird Sumach- und Mastixpulver angemacht; daraus werden Pillen geformt, die der Patient im Mund unter der Zunge halten muß; später darf er sie dann verschlucken. Kommt das Leiden von einem Gebrechen der unteren Organe, nimmt man Sumach, brennt ihn in einem Topf und reicht sein Pulver in Rainfarnsaft[?] dem Leidenden. – Ein Zäpfchen aus derselben Zubereitung hilft bei unregelmäßigem Monatsfluß. – Gegen Jucken der Augen aus warmer Säfteursache wäscht man die Augen mit Sumach, gekocht in Rosenwasser.

Vom Sandelholz.
Primärqualitäten: Sandelholz ist abkühlend im dritten Grad und vertrocknend im zweiten.
Herkunft: Es handelt sich um Bäume, die gespalten werden; die inneren Holzteile werden zu uns gebracht.
Arten: Es gibt drei Arten: weißes, rotes und gelbes Sandelholz. Konstantin von Afrika nennt das rote Sandelholz schwarz. Das gelbe Sandelholz ist würziger und duftender als die anderen Arten.
Haltbarkeit: Sandelholz kann sehr lange aufbewahrt werden.
Wirkungskraft: Es hat die Fähigkeit zu kräftigen, zusammenzuziehen und die Komplexion zu verändern.
Anwendungsformen und Indikationen: Gegen ungesunde Säftemischungen infolge von Schwäche sowie gegen Durst und Erhitzung der Leber nimmt man eine Abkochung von Sandelholzpulver in Wasser vor, gibt Zucker bei und verfertigt so einen Sirup. Gegen Erhitzung der Leber macht man Sandelholzpulver mit Rosenöl und Essig an, tunkt einen Wundmeißel hinein und legt ihn auf, im Winter warm, im Sommer kalt. Man kann auch eine Salbe anwenden aus Nachtschattsaft (solatrum) und Träubelmost (agresta), in der man Sandelholzpulver ansetzt. – Gegen Blutfluß aus der Nase, vor allem, wenn er

aus Erhitzung kommt, legt man nach vorangegangenem Aderlaß einen Umschlag um Stirn und Schläfen aus Rosenöl und Sandelholzpulver; die Wundmeißel werden getränkt mit Rosenwasser. – Gegen Blutstuhl wird Sandelholzpulver mit Essig und Eiweiß angemacht und als Umschlag auf Schambein und Nieren gelegt. – Gegen Brechreiz aufgrund von heißem Körpersaft nimmt man eine Abkochung von Sandelholzpulver in Essig und Flußwasser vor, tunkt einen Schwamm darein und legt ihn auf den Magenmund. – Gegen Eiterknoten, die von heißem Körpersaft kommen, macht man Sandelholzpulver mit Saft vom Vogelknöterich oder einem anderen Kühlkraut an, tunkt einen Wundmeißel darein und legt ihn auf den Schmerzensort; das nützt viel.

Vom Läusekraut (stafisagria)
Primärqualitäten: Das Läusekraut, das auch Schnupfkraut (caputpurgium) genannt wird, ist erwärmend und trocknend im dritten Grad. Kraut und Samen tragen denselben Namen.
Haltbarkeit: Der gesammelte Samen kann fünf Jahre lang aufbewahrt werden.
Verordnungsweise: Wenn du also im Rezeptbuch Läusekraut verordnet findest, hast du den Samen in den Arzneien anzuwenden.
Wirkungskraft: Es hat die Fähigkeit, Säfte aufzulösen, an sich zu ziehen und zu verzehren; vor allem reinigt es den kalten Schleim (flegma).
Anwendungsformen und Indikationen: Gegen Vergessen aus kaltem Körpersaft und Schlafsucht gibt man Läusekrautpulver in die Nase; es reizt das Niesen an und macht ein schweres Haupt leicht. Es kann auch gekaut werden. – Ein Gurgelmittel aus Läusekraut, Essig und dem Inneren der Rosenblüte, gemeinsam gekocht, trocknet die Feuchtigkeit des Rachenzäpfchens. – Gegen die Krätze wird der Leidende mit Läusekrautpulver unter der Beigabe von Essig und Öl gesalbt.]]
206.) Vom Serapinum-Gummi
Primärqualitäten: Serapinum-Gummi ist erwärmend und trocknend im dritten Grad.
Herkunft: Er ist der Gummi eines bestimmten Baumes, der in den [20] Ländern jenseits des Mittelmeers wächst sowie in Griechenland. Eine gewisse Feuchtigkeit fließt aus ihm aus und wird rund um den Baum herum hart, so sehr, daß sie von manchen Stellen nicht mehr abgelöst werden kann.
Haltbarkeit: Dieser Gummi kann lange Zeit aufbewahrt werden an einem trockenen Ort.
Zur Wirkungskraft: Er hat die Fähigkeit, Säfte anzuziehen, aufzulösen und zu verzehren, ferner Verstopfungen zu lösen.
Anwendungsformen und Indikationen: Legt man den Serapinum-Gummi mit Ziegenhorn auf [25] (heiße) Kohlen und führt ein Rauchbad durch, so nützt das Leidenden an Vergessen und Schlafsucht, (denn es) erregt einen Niesanfall und reinigt so das Hirn von überflüssigem Weißschleim (flegma).
Gegen Asthma geht man folgendermaßen vor:

Rezept: Drei Skrupeln Serapinum-Gummi, gereinigt, wie's gehörig ist, und Asthmaleidenden gereicht, nützen Kranken, die zu viel bösen Körpersaft haben; [30] freilich müssen zuvor Mittel gegeben werden, die erweichend wirken und den Krankheitsstoff verzehren. Andere Möglichkeit: Enzianwurzel wird in Gerstenwasser gekocht; im abgeseihten Wasser wird Serapinum-Gummi aufgelöst und dem Kranken gegeben.

Das Serapinum-Rauchbad oder ein Serapinum-Zäpfchen hilft gegen Vorfall der Gebärmutter.

Ein Serapinum-Zäpfchen [35] hilft ferner, den Monatsfluß zu erregen und eine tote Leibesfrucht sowie die Nachgeburt herauszutreiben, wie Dioskurides angibt.

Der Serapinum-Rauch, durch Mund und Nase aufgenommen, hilft gegen die sogenannte Erstickung durch die Gebärmutter. [**94ra**]

Gegen Verhärtung der Milz geht man folgendermaßen vor:

Rezept: Man stellt eine sehr gute Salbe oder ein ebenso gutes Wachspflaster her aus Serapinum-Gummi, die Nacht über in Essig eingelegt und morgens abgekocht und abgeseiht; dann gibt man Bienenwachs und Öl hinzu und stellt so ein Wachspflaster oder eine Salbe her.

207.) Von der Hauswurz (semperviva) [5]

Zur Etymologie: Die Hauswurz heißt lateinisch semperviva, das heißt: immerlebend, weil sie stets frisch und grün zu finden ist.

Primärqualitäten: Sie ist kühlend im dritten Grad, trocknend im zweiten.

Auswahl: Frisch ist dies Kraut von großer Wirkungskraft; in den Arzneien darf es niemals getrocknet angesetzt werden.

Zur Wirkungskraft: Es hat die Fähigkeit, zu kühlen und eine Komplexion, die aus dem Gleichgewicht geraten ist, wieder umzuwandeln.

Anwendungsformen und Indikationen: Semmeln, in Hauswurzsaft und den Saft unreifer Trauben oder in Essig getunkt und dann als Umschlag auf die [10] Leber gelegt, helfen viel gegen Erhitzung der Leber und Schmerz aus warmer Ursache.

Das Kraut selber, gestoßen und zu Beginn der Krankheit aufgelegt, hilft gegen Eiterknoten, die von heißem Körpersaft kommen, weil es geeignet ist, die Säfte zurückzutreiben, wenngleich es hinterher den Krankheitsstoff verdickt und dadurch wieder schadet.

Gegen Verbrühungen durch heißes [15] Wasser sowie Verbrennungen durch Feuer stellt man eine (kühlende) Salbe her aus Hauswurzsaft, Rosenöl und Bienenwachs. Die darf jedoch in den ersten drei Tagen nicht aufgetragen werden; vielmehr müssen erwärmende Mittel verwendet werden, damit der Brodem (aus der Wunde) entweichen kann. Deshalb salben wir die Verletzungen zuerst mit Seife ein und anderen derartigen Mitteln; erst nach dem dritten Tag wenden wir die genannte [20] Salbe an, zur Linderung.

Gegen den Blutfluß aus der Nase, der durch die Aufsiedung des Blutes in Leber und Adern entsteht, und zwar bei jungen Männern und im Sommer, geht man folgendermaßen vor:

Rezept: Semmeln, in Hauswurzsaft und Rosenwasser getunkt, werden Stirn, Schläfen und Kehle in einem Umschlag [25] aufgelegt.
Lehrsatz: Aus der Erfahrung habe ich gelernt, daß manchmal auch Kaltwasser ganz allein, in einem Umschlag aufgelegt, viel hilft.

208.) Vom Lorbeerseidelbast (siselis)
Primärqualitäten, Synonym: Lorbeerseidelbast (siselis bzw. siseleos) oder Berg-Lorbeerseidelbast (siler montanum) ist erwärmend und trocknend im zweiten Grad.
Haltbarkeit: Sein Samen wird gesammelt und kann drei Jahre lang aufbewahrt werden.
Auswahl: Der Samen wird in den Arzneien angesetzt, nicht das [30] Kraut.
Zur Wirkungskraft: Er wirkt harntreibend, säfteauflösend und -verzehrend.
Anwendungsformen und Indikationen: Gegen Asthma aus kalter Ursache gibt man Wein, in dem der Samen mit Dörrfeigen abgekocht worden ist; oder man gibt das Pulver des Samens mit gebratenen Dörrfeigen.
Gegen Verstopfung von Milz, Leber, Nieren und Blase sowie gegen Harnzwang und Harnkrampf gibt man Wein, [35] in dem das Kraut abgekocht worden ist.
Ein Dampfsitzbad über Wasser, in dem das Kraut abgekocht worden ist, treibt den Monatsfluß hinaus und hilft gegen Harnzwang und Harnkrampf.
Das Kraut selber, in Wein und Öl gekocht und dem Schambein als Umschlag aufgelegt, **[94rb]** löst Harnzwang und Harnkrampf.

209.) Vom Schwefel (sulphur)
Primärqualitäten: Schwefel ist erwärmend und trocknend im ersten Grad.
Herkunft: Er ist eine Erde, die durch die Einwirkung von Hitze ausgekocht und in schwefelige Natur verwandelt wird, indem ihre Wasser- und Erdbestandteile in feurige Teile [5] übergehen.
Arten: Es gibt den ungelöschten Schwefel, der so ist, wie er aus der Erde kommt, daneben den gelöschten oder toten Schwefel, der künstlich so bereitet und in kupferne oder eiserne Röhrchen abgefüllt wird.
Auswahl: Auszuwählen ist der grüne Schwefel, das heißt: er muß einen ganz leisen Hauch von grüner [10] Farbe haben. Schwefel aber, der weiß ist oder schwarz und dazu noch von allzu stumpfer Farbe, darf nicht in Arzneien angesetzt werden.
Haltbarkeit: Er kann drei Jahre lang bei großer Wirkungskraft aufbewahrt werden. Danach verzehrt er sich durch Einwirkung seiner eigenen Hitze selbst und wandelt sich in weiße Asche um.
Zur Wirkungskraft: Er hat die Fähigkeit, Säfte aufzulösen, zu verzehren und anzuziehen.
Anwendungsformen und Indikationen: Gegen alteingewurzeltes Asthma [15] als Folge kalten, klebrigen Körpersafts[202] führt man zunächst säfteverdauende

[202] gemeint ist das flegma viscosum, der klebrige Weißschleim.

Einsalbungen rund um die Atmungsorgane durch, die wässerige und erweichende Bestandteile enthalten, damit der Krankheitsstoff zur Ausfuhr vorbereitet wird; hierauf gibt man zwei Skrupeln Schwefelpulver mit einem Schlürf-Ei des Morgens.

Andere Möglichkeit: Man legt Schwefel auf (heiße) Kohlen, und der Leidende nimmt den Rauch durch einen Trichter auf, indem er das Haupt nach vorn beugt[203], damit der aufgelöste Weißschleim nicht in seine Atmungsorgane zurückfließt und ihn so erstickt.

Gefahr: Freilich darf der Kranke nicht allzu nah an den Schwefel herankommen, damit seine Atmungsorgane nicht austrocknen. Kommt indessen das Asthma durch Trockenheit, darf die Schwefelbehandlung auf keine Weise stattfinden.

Gegen Lähmung, Fußgicht, Gichtkrampf und Fallsucht geht man folgendermaßen vor:

Rezept: Oleum sicyoninum, das ist Öl von der Feldgurke, und Bienenwachs werden zusammen verflüssigt; dann gibt man Schwefelpulver bei und Pulver von der Weißen Nieswurz und stellt so eine Salbe her; die muß aber sofort, nachdem die Pulver beigegeben worden sind, vom Feuer genommen werden. Sie nützt gegen die schon genannten Leiden, ferner gegen die Krätze; Fallsüchtigen salbt man das Rückgrat von oben bis ganz unten damit ein.

Ein Schwefelbad nützt sämtlichen genannten Leiden.

Gegen Krätze kann man auch folgendes vornehmen:

Rezept: Metallschaum wird mit Essig angemacht, dann gibt man Schwefelpulver bei und Nußöl und stellt so eine Salbe her.

210.) Vom Drachenblutharz (sanguis draconis)

Primärqualitäten: Drachenblutharz ist kühlend und trocknend im dritten Grad.

Herkunft: Manche Autoritäten geben an, es sei der Saft eines Krautes; das ist falsch. Es ist vielmehr das Gummiharz eines bestimmten Baumes, der in Indien wächst und in Persien.

Zur Etymologie: Dieses Harz heißt Drachenblutharz, weil es Drachenblut ähnlich sieht. [**94va**]

Auswahl: Ausgewählt werden muß das Harz, das rötlich ist und innen klar und durchscheinend wie Mennige.

Fälschung: Gefälscht wird es manchmal mit Gartenkümmelpulver, das man mit irgendeinem Saft vermischt und fest werden läßt.

Haltbarkeit: Es kann zwanzig Jahre lang aufbewahrt werden.

Zur Wirkungskraft: Es wirkt zusammenziehend.

Anwendungsformen und Indikationen: Gegen den Blutfluß aus der Nase tut man gepulvertes Drachenblutharz auf die Nasenlöcher und drückt sie zusammen, damit das Pulver an den Aufbrüchen der Adern haften bleibt. Man

---

[203] *vgl.* 69rb4 (Kap. 69).

kann auch einen Umschlag bereiten aus gepulvertem Drachenblutharz, Eiklar und Rosenwasser und ihn um Stirn und Schläfen auflegen.
Gegen das Blutspeien infolge eines Schadens an den Atmungsorganen geht man folgendermaßen vor:
Rezept: Aus gepulvertem Drachenblutharz und Arabischem Gummi werden mit Gerstenwasser, in dem Bocksdorngummi (dragagantum) eingelegt war, Pillen hergestellt, die der Leidende unter der Zunge zu halten hat; erst wenn sie aufgelöst sind, darf er sie verschlucken.
Kommt das Blutspeien aber von einem Schaden der Verdauungsorgane, gibt man Wegerichsaft mit Gerstenwasser; ferner stellt man ein Pflaster her aus gepulvertem Drachenblutharz, Eiklar und Essig und legt es um das Schambein und die Nieren.
Ein Scheidenzäpfchen aus gepulvertem Drachenblutharz und Saft vom Hirtentäschel hilft gegen den Monatsfluß (wenn er nicht aufhören will).

211.) Vom Kamelstroh (squinantum)

Synonym: Kamelstroh (squinantum) heißt auch Kamelspreu (palea camelorum), weil die Kamele es fressen.
Primärqualitäten: Es ist erwärmend und trocknend im dritten Grad.
Herkunft: Es wird in Afrika und Arabien gefunden.
Haltbarkeit: Es kann zehn Jahre lang aufbewahrt werden.
Auswahl: Auszuwählen ist das Kamelstroh, das weißlich ist. Findet man aber Kamelstroh, das hart und um den Stengel herum gradezu holzig ist, muß man es wegwerfen.
Zur Wirkungskraft: Es hat hauptsächlich die Fähigkeit, den Weißschleim (flegma) zu reinigen.
Anwendungsformen und Indikationen: Es wird niemals für sich alleine angesetzt, sondern mit anderen Mitteln, die ebenfalls den Weißschleim reinigen, als da sind Engelsüß und Wildkürbis; und es darf höchstens in der Menge einer halben Unze angesetzt werden.
Dioskurides sagt, daß es, in Wein abgekocht und als ein Umschlag auf die Schamteile gelegt, den Monatsfluß hervorruft, die Gebärmutter reinigt und Harnzwang und Harnkrampf behebt.

212.) Vom Senfkorn (sinapis)

Primärqualitäten: Sinapis ist erwärmend und trocknend in der Mitte des vierten Grades.
Herkunft: Es ist kein Kraut, sondern ein Samen.
Haltbarkeit: Nachdem dieser Samen gesammelt ist, kann er fünf Jahre lang aufbewahrt werden.
Verordnungsweise: Wenn du im Rezeptbuch „sinapis“ angeordnet findest, mußt du die Samen nehmen; statt „sinapis“ kann da auch stehen: „napei“ oder „napeos“.

Zur Wirkungskraft: Das Senfkorn hat die Fähigkeit, Säfte aufzulösen, zu verzehren, anzuziehen und zu verdünnen.
Anwendungsformen und Indikationen: Gegen Lähmung der Zunge kaut man Senfkörner und hält sie unter der Zunge fest: das hilft. Gegen Lähmung der anderen Glieder tut man Senfkörner in ein Säckchen, kocht es ab in [35] Wein und legt es auf den Schmerzensort, und zwar am Anfang der Krankheit.
Senfkornpulver, an die Nase gebracht, ruft einen Niesanfall hervor und reinigt so das Hirn von weißschleimhaltigen überflüssigen [**94vb**] Säften.
Wein, in dem Senfkörner und Dörrfeigen abgekocht worden sind, hilft gegen alteingewurzeltes Asthma, das von klebrigem Körpersaft kommt[204].
Gegen Verstopfung von Milz und Leber sowie gegen die Weiße Wassersucht geht man folgendermaßen vor:
Rezept: Senfkörner werden mit einer Fenchelwurzel in Wasser abgekocht; ihrer Abseihung [5] gibt man Honig bei; diese Zubereitung reicht man dem Leidenden.
Gegen Verhärtung der Milz wird das Kraut selbst in Wein gekocht und als ein Umschlag aufgelegt.
Um Eiterknoten zum Reifen und zum Aufbrechen zu bringen, wird das Kraut selbst in Wein und Schweineschmalz gut gestoßen und aufgelegt.
Ein wärmender Wickel mit Wasser, in dem Senfkörner abgekocht worden sind, [10] treibt den Monatsfluß hinaus und hilft gegen Harnzwang und Harnkrampf.
Auch das Kraut selbst, in Wein gekocht und als ein Umschlag aufgelegt, hilft gegen Harnzwang und Harnkrampf.
Wein, in dem Senfkörner und Bocksdorngummi abgekocht worden sind, trocknet die (unzulässige) Feuchtigkeit von Rachenzäpfchen, Schlund und Hirn.
Gefahr: Den Bocksdorngummi gibt man bei, damit die Senfkörner nicht allzu heftig ausbrennend und abhäutend wirken.

213.) Vom Baumgummi Sarcocolla [15]
Primärqualitäten: Der Baumgummi Sarcocolla ist erwärmend und trocknend im zweiten Grad.
Herkunft: Es ist der Gummi eines Baumes; wird in den Ländern jenseits des Mittelmeers gefunden.
Auswahl: Auszuwählen ist der Baumgummi, der weiß ist oder weißlich und gummiartig. Findet er sich indessen zum größten Teil in Pulver verwandelt, ist er nutzlos.
Fälschung: Oftmals nämlich wird er mittels eines anderen [20] Pulvers gefälscht.
Anwendungsformen und Indikationen: Ein Pflaster aus Sarcocolla und Eiklar, über die Schläfen gelegt, hilft gegen Blutfluß aus der Nase.
Gegen sichtbehindernde Flecken auf der Augenhornhaut geht man folgendermaßen vor:

[204] gemeint ist das flegma viscosum, der klebrige Weißschleim.

Rezept: Sarcocolla-Pulver wird mit Rosenwasser angemacht und an der Sonne getrocknet; dann wird es noch einmal mit Rosenwasser angemacht und aufs Auge gelegt: es verzehrt den Flecken auf der Augenhornhaut und macht das Auge [25] klar.
Sarcocolla-Pulver, auf eine Wunde gelegt, wirkt festigend und heilend.
Sarcocolla-Rauch, von unten her vermittels eines aufgestellten Trichters eingenommen, hilft gegen den Stuhlzwang.

214.) Vom Schopflavendel (sticados)
Primärqualitäten: Schopflavendel ist erwärmend und trocknend im zweiten Grad.
Zur Wirkungskraft: Er wirkt harntreibend.
Anwendungsformen und Indikationen: Wein, in dem Schopflavendel und Bocksdorngummi abgekocht worden sind, erwärmt die Atmungsorgane [30] und reinigt sie[205].
Desgleichen erwärmt Wein, in dem Schopflavendel abgekocht worden ist, Magen und Därme und hilft bei Darmgicht und Verstopfung von Milz und Leber sowie gegen Harnzwang und Harnkrampf.

215.) Vom Knabenkraut (satyrion)
Primärqualitäten: Das Knabenkraut ist erwärmend und trocknend im dritten Grad.
Zur Wirkungskraft: Es hat die Fähigkeit, die Säfte aus entfernten Körperteilen anzuziehen, sodaß es auch den [35] Beischlaf unterstützt. Ferner nützt es den Gichtkrampf Leidenden.
Anwendungsformen und Indikationen: Seine (zwei) Wurzelknollen (die wie Hoden aussehen)[206], frisch angemacht mit Honig, stärken den Beischlaf; noch besser ist es, wenn diese Zubereitung aus den genannten Wurzelknollen mit Datteln, Möhren [**95ra**] und Honig hergestellt wird.
Der Saft des Knabenkrauts, mit Essigmet getrunken, nützt den am Gichtkrampf Leidenden.

216.) Von der Wegwarte (sponsa solis)
Primärqualitäten: Sponsa solis ist kühlend und befeuchtend im zweiten Grad.
Synonyme: Sie heißt auch Cichorea, Intuba oder Solsequium.
Anwendungsformen und Indikationen: Das Kraut, gegessen, [5] hilft gegen Gift (das man gegessen hat). Kommt die Vergiftung von einer Bißwunde, stößt man das Kraut und legt es auf.
Der Saft des Krautes hilft bei Verstopfung der Milz aus kalter Ursache wie auch gegen ihre Erhitzung.

217.) Vom gebrannten Elephantenknochen (spodium)

---

[205] also vom kalten Weißschleim (flegma).
[206] *vgl.* Kap. 122.

Primärqualitäten: Gebrannter Elephantenknochen ist kalt im dritten Grad, trocken im vierten.
Herkunft: Spodium ist gebranntes Elephantenbein. Der Elephant hat [10] feste Knochen, die wie Zähne sind: die werden nicht gebrannt, sondern für verschiedene künstlerische Arbeiten aufbewahrt. Die Elephantenknochen aber, welche Mark enthalten, werden gebrannt; und die nennt man dann „spodium“.
Fälschung: Spodium wird manchmal mit gebrannten Hundeknochen gefälscht, manchmal auch mit gebranntem Marmor.
Unterscheidung: Aber das merkt man daran, daß echtes Spodium weniger Gewicht hat. [15]
Auswahl: Deshalb ist auszuwählen, was weißlich ist und sehr leicht von Gewicht und zusammenhängend in einem Stück. Ist es indes sehr leicht, enthält aber einige schwärzliche Teile, so ist es auch noch gut, doch von geringer Wirkungskraft.
Anwendungsformen und Indikationen: Man setzt es in abkühlenden Sirupen an. Gepulvertes Spodium, mit Wegerichsaft gereicht, hilft gegen Blutstuhl [20] und Blutspeien.
Gegen den Blutfluß aus der Nase tut man Spodium-Pulver auf die Nasenlöcher: das bringt das Blut zum Stehen.

218.) Vom Wildkohl (strutium)
Primärqualitäten, Synonym: Wildkohl (strutium), das ist der Ackerkohl (cauliculus agrestis), ist erwärmend und trocknend im zweiten Grad.
Auswahl: Samen, Saft und Blätter sind in medizinischer Anwendung nützlich.
Verordnungsweise: Wenn du im Rezeptbuch Ackerkohl verordnet findest, [25] mußt du den Samen ansetzen; findest du aber Wildkohl verordnet, wird der sogenannte succus mabathematicus angesetzt, das ist Kohlsaft.
Die Blätter dagegen müssen in Salben und Pflastern verwendet werden.
Anwendungsformen und Indikationen: Bei Lähmung der Zunge wird der Samen des Wildkohls gekaut und lange im Mund unter der Zunge gehalten. Tritt aber die Lähmung an einer anderen Körperstelle auf, werden die Blätter [30] in Wein abgekocht und als Umschlag aufgelegt; oder der Samen wird gestoßen, in einem Säckchen in Wein abgekocht und so als Umschlag aufgelegt.
Gegen Vergessen und Schlafsucht wird das Pulver des Samens in die Nasenlöcher geblasen; bei dieser Behandlung kocht man ferner den gestoßenen Samen und den Saft der Wilden Raute (ruta agrestis) in sehr starkem Essig und reibt damit den vorderen Teil des Hauptes ein, der [35] allerdings zuvor geschoren werden muß.
Ein wärmender Wickel aus den in Wein gekochten Blättern des Wildkohls löst Harnzwang und Harnkrampf und treibt den Monatsfluß hinaus.
Auch ein Pflaster aus den in Wein und Öl gekochten Blättern, über Schambein und Mannesglied [**95rb**] gelegt, fördert den Harnabgang. In dieses Öl kann auch das Mannesglied selber gelegt werden.

Haltbarkeit: Die Wildkohlblätter werden gestoßen, ihr Saft wird ausgepreßt und dann der Sonne ausgesetzt, damit er etwas eindickt. So kann er zwei Jahre lang aufbewahrt werden.

219.) Von den Grottenolmen[?] (stinci) [5]
Primärqualitäten: Die Grottenolme sind erwärmend und trocknend im dritten Grad.
Herkunft: Es sind Fische, die in süßen Gewässern und vor allem in Quellen zu finden sind; sie sehen ähnlich aus wie Eidechsen.
Haltbarkeit: Gesalzen können sie zwei Jahre lang aufbewahrt werden.
Zur Wirkungskraft: Sie haben die Fähigkeit, den Beischlaf zu verstärken.
Anwendungsformen und Indikationen: Ihr Pulver, in der Menge von drei oder vier Skrupeln mit einer erwärmenden Latwerge, [10] am besten Knabenkrautlatwerge (diasatyrion), eingenommen, stärkt den Willen zum Beischlaf außerordentlich. Mit Honig dargereicht, hat es dieselbe Wirkung.
Gefahr: In großer Menge genossen, schadet es allerdings dem Körper.

220.) Vom Bärlauch (scordeon[207])
Primärqualitäten: Bärlauch ist erwärmend und trocknend im dritten Grad.
Synonym: Es handelt sich um Waldknoblauch[208].
Auswahl: Allein die Blüte ist in medizinischer Anwendung [15] nützlich.
Anwendungsformen und Indikationen: Wasser oder Wein, in dem diese Blüte abgekocht worden ist, reinigt die Atmungsorgane vom Weißschleim (flegma). Auch gegen Schmerzen in Magen in Gedärm infolge von Windblähung sowie gegen Verstopfung von Milz und Leber aus kalter Ursache wie auch gegen Harnzwang und Harnkrampf hilft das.
221.) Von der Seife (sapo)
Primärqualitäten: Seife ist erwärmend und trocknend im dritten Grad.
Arten: Es gibt die Sarazenenseife (sapo Saracenicus), [20] ferner die Judenseife (sapo Spatarentus oder sapo Judaicus), mit der die Juden ihre Seide waschen, schließlich noch die Franzosenseife (sapo Gallicus).
Anwendungsformen und Indikationen: Sarazenenseife hilft gegen Verbrühungen durch Wasser oder Verbrennungen durch Feuer: man muß sie gleich auftragen und drei oder vier Stunden wirken lassen. Sie hilft auch gegen Krätze.
Gegen Krätze hilft auch Franzosenseife, [25] freilich schwächer.
Kosmetik: Besser wirkt aber die Franzosenseife, um das Fleisch weiß zu machen, wenn man es damit wäscht.
Die Judenseife schließlich hilft gegen kriechenden Schorf und Eiterflechte, wenn die betroffene Stelle damit gewaschen wird. Man legt sie allein auf oder mit Rauschgoldpulver, nachdem eine Waschung mit Warmwasser vorhergegangen ist.

---

[207] *richtig*: σκόροδον.

[208] gemeint ist vermutlich Bärlauch. In Kap. 28 wird scordeon übrigens richtiger mit allium silvestre gleichgesetzt.

222.) Vom Spargel (sparagus)
Primärqualitäten: Spargel ist erwärmend und trocknend im dritten Grad. [30]
Auswahl: Früchte und Samen sind in medizinischer Anwendung nützlich.
Anwendungsformen und Indikationen: Die Früchte sind ganz dünne Stöckchen; mit Fleisch gekocht oder allein mit Wasser helfen sie gegen Verstopfung von Milz und Leber, gegen Harnzwang und Harnkrampf, gegen Schmerzen in Magen und Gedärm sowie gegen die Darmgicht. Auch Wein oder Wasser, in dem der Samen [35] abgekocht worden ist, hilft gegen die genannten Leiden.
Haltbarkeit: Der Samen kann ein Jahr lang aufbewahrt werden.
Verordnungsweise: Er wird in den Arzneien angesetzt, wenn du im Rezeptbuch Spargel verordnet findest.

223.) Vom Sebenbaum (savina) **[95va]**
Primärqualitäten: Der Sebenbaum ist erwärmend und trocknend im dritten Grad.
Auswahl: Allein die Blätter sind in medizinischer Anwendung nützlich.
Haltbarkeit: Sie können ein Jahr und auch zwei Jahre lang aufbewahrt werden.
Anwendungsformen und Indikationen: Abgekocht in Wein hilft Sebenbaum gegen Harnzwang und Harnkrampf; [5] er muß aber als Umschlag aufgelegt werden.
Ferner hilft er gegen den Krummdarmschmerz oder die Darmgicht.
Zur Wirkungskraft: Er wirkt nämlich harntreibend und löst den Krankheitsstoff in Brodem und Dünste auf.
Ein wärmender Wickel mit Wasser oder Wein, in dem Sebenbaum abgekocht worden ist, hilft ebenfalls gegen diese genannten Leiden.
Die Abkochung von Sebenbaum in Öl ruft den Monatsfluß hervor und treibt eine tote Leibesfrucht aus; am besten bewirkt er dies freilich, wenn er in einem Scheidenzäpfchen eingeführt wird. [10]
Gegen den Stuhlzwang aus kalter Ursache nimmt man gleichfalls eine Sebenbaum-Abkochung vor in Essig und Wein, und der Leidende nimmt den Dampf auf. Das Kraut selbst, als ein Umschlag den Hinterbacken aufgelegt, hilft ebenfalls.

224.) Vom Steinbrech (saxifraga)
Primärqualitäten: Der Steinbrech ist erwärmend und trocknend im dritten Grad.
Zur Etymologie: Er heißt saxifraga, weil er Felsgestein bricht (saxum frangit).
Anwendungsformen und Indikationen: Wein, in dem Steinbrechwurzel [15] abgekocht worden ist, hilft gegen Harnzwang, Harnkrampf und Steinleiden, ferner gegen den Schmerz der Darmgicht. Auch das Pulver der Steinbrechwurzel, in einem Schlürf-Ei oder in Wein gereicht, hilft in diesem Fall.
Auswahl: Allein die Wurzel ist in medizinischer Anwendung nützlich.
Haltbarkeit: Sie kann drei Jahre lang aufbewahrt werden.

225.) Vom Salz (sal)
Primärqualitäten: Salz ist erwärmend und trocknend.
Anwendungsformen und Indikationen: Durch Salz mit Öl und Essig [20] kann Brechreiz hervorgerufen werden, dazu führt man die Finger in den Mund oder auch eine Feder und erregt so das Kotzen[209].
Bei Schmerz von Magen und Gedärm infolge von Windblähung legt man ein Säckchen auf, gefüllt mit Salz, nach folgendem *Rezept*: Man pulvert das Salz und röstet es in einem Topf, dann tut man es, warm, wie es ist, ins Säckchen und legt das auf den Schmerzensort.
Aus Salz und Honig stellt man ein [25] nutzbringendes Zäpfchen her gegen Leibesverstopfung, und zwar folgendermaßen:
Rezept: Mach reines Salz und ungelöschten Schwefel mit Wasser an und koch's in einer Eierschale sprudelnd. Vorher mußt du aber das Häutchen dieser Eierschale entfernen, damit sie nicht anfängt zu brennen.
Exkurse: In diese Zubereitung kann, solange sie heiß ist, weißes Gold wiederholt eingetunkt werden: es wird sich [30] sehr stark färben.
Die Latwerge Heilig, genannt Logodion, kann mit Salz wie auch mit Windensaft in einer Menge von drei oder vier Skrupeln schärfend gemischt werden.
Gefahr: Sie muß dann aber gleich gereicht werden: dann besteht nicht die Gefahr eines heftigen oder plötzlich auftretenden Schmerzes.

226.) Vom Sandsalz oder Salmiak (sal Armoniacum)
Primärqualitäten: Salmiak ist erwärmend und trocknend im vierten Grad.
Zur Etymologie: Salmiak heißt eigentlich Sal Armoniacum, das ist: Armenisches Salz, weil es in Armenien [35] gefunden wird[210].
Herkunft: Manche Autoritäten sagen, Salmiak komme von einem Kraut; und das kann gut sein, denn auch Natron (sal nitrum) kommt von einem Kraut[211].
Anwendungsformen und Indikationen: Innerlich darf der Salmiak nicht angewendet werden, es sei denn in zusammengesetzten Arzneien.
Kosmetik: Salmiak hilft, um bei den Frauen störende **[95vb]** Hautflecken im Gesicht zu beseitigen. Dazu geht man folgendermaßen vor:
Rezepte: Zwei Teile Salmiak und ein Teil Kampfer (und zwar jeweils gepulvert) werden mit Rosenwasser angemacht und dann der Sonne ausgesetzt, derart, daß das Wasser verdunstet: Das macht man drei [5] oder vier Tage lang; dann wird das Gesicht damit eingesalbt. Andere Möglichkeit: Die vorgenannten Pulver werden mit Holunderöl angemacht, und damit wird das Angesicht gesalbt.
Salmiakpulver kann auch mit Seife angemacht werden; damit reibt man die Eiterflechte oder den kriechenden Schorf ein.

---

209 genau so in den 'Curae Platearii', Kap. 16, 18 und 37.
210 daneben gibt es die Schreibweise: sal Ammoniacum. Lonitzer 1962, 733 und 711 unterscheidet Armoniacum-Gummi und sal armoniacum (richtig wäre: ammoniacum), „Sandsalz, denn Ammos heißt auf Griechisch Sand“: ἄμμος.
211 In Kap. 157 steht allerdings: „Natron (sal nitrum) ist eine Erdader.“

Gegen das Feuermal macht man erst einen Hauteinschnitt, so wie beim Aderlaß, [10] dann reibt man Salmiakpulver lange und stark ein.

227.) Vom Salzstein (sal gemma)
Primärqualitäten: Salzstein ist erwärmend und trocknend im dritten Grad.
Herkunft: Salzstein ist eine Erdader.
Zur Etymologie: Der Salzstein heißt sal gemma, also eigentlich Salz-Edelstein, weil er klar und durchscheinend ist wie Edelstein.
Zur Wirkungskraft: Er hat die gleichen Wirkungseigenschaften wie der Salmiak.
Anwendungsformen und Indikationen: Man kann aus ihm ohne Zutaten ein Afterzäpfchen machen, das [15] bei hitzigen Fiebern sehr gut wirkt.

228.) Von Bachminze und Hausminze (sisymbrium)
Primärqualitäten: Sisymbrium ist erwärmend und trocknend im dritten Grad.
Arten: Es gibt Sisymbrium domesticum, die Hausminze, und Sisymbrium silvestre, die Bachminze.
Verordnungsweise: Wenn du im Rezeptbuch Sisymbrium ohne nähere Angabe verordnet findest, mußt du die Hausminze nehmen, wie Constantin angibt[212].
Zur Wirkungskraft: Sisymbrium wirkt harntreibend und hat die Fähigkeit, Säfte aufzulösen und zu verzehren.
Anwendungsformen und Indikationen: Gegen einen [20] Schaden an Brust und Atmungsorganen bereitet man einen Brei aus Gerstenmehl und Wasser, gibt Sisymbrium-Pulver bei und reicht's dem Leidenden.
Bei einem kalten Säftefluß vom Haupt herab (frigidum rheuma) erhitzt man Sisymbriumblätter ohne Flüssigkeit in einem Gefäß, tut sie dann in ein Säcklein und legt dieses aufs Haupt des Leidenden.
Wein, in dem Sisymbrium abgekocht worden ist, hilft gegen Schmerz von Magen [25] und Gedärm aus kalter Ursache; ferner öffnet er eine Verstopfung von Milz und Leber sowie der Harnwege.
Das Sisymbriumkraut, in Wein gekocht und dann als Umschlag aufgelegt, löst Harnzwang und Harnkrampf, hilft gegen den Schmerz einer Darmgicht, die von Windblähung kommt, treibt den Monatsfluß hinaus, fördert die Empfängnisfähigkeit und reinigt die Gebärmutter.
Einen wärmenden Wickel [30] mit Sisymbrium stellt man folgendermaßen her:
Rezept: Die zarten Blattspitzen des Sisymbrium werden gekocht in Moschusöl oder wenigstens in gemeinem Öl und aufgelegt: sie wirken ebenso.

229.) Vom Salbei (salvia)
Primärqualitäten: Salbei ist erwärmend im ersten Grad und trocknend im zweiten.
Auswahl: Allein die Blätter sind in medizinischer Anwendung nützlich, sowohl frisch wie getrocknet; [35] aber die frischen noch mehr.

---

212 im 'Liber graduum' (Petrus 1536, 359-15): „Sisymbrium silvestre wird auch calamentum, Bergminze, genannt und ist vor allem als Arzneimittel geeignet.".

Haltbarkeit: Salbei kann ein Jahr lang aufbewahrt werden.
Arten: Es gibt den Gartensalbei (salvia domestica) und den Waldsalbei (salvia silvestris).
Verordnungsweise: Wenn du im Rezeptbuch Salbei verordnet findest, mußt du die Blätter vom Gartensalbei ansetzen. Doch wenn du **[96ra]** „eupatorium" verschrieben findest, mußt du Waldsalbei nehmen.
Zur Wirkungskraft: Der Gartensalbei wirkt mehr säfteverzehrend und stärkend, der Waldsalbei mehr harntreibend.
Anwendungsformen und Indikationen: Wein, in dem Salbei abgekocht worden ist, hilft Gelähmten und Fallsüchtigen. In Wein gekocht und als Umschlag dem gelähmten Körperteil aufgelegt, [5] hilft er viel.
Ein wärmender Wickel mit Wasser, in dem Salbei abgekocht worden ist, hilft gegen Harnzwang und Harnkrampf, reinigt die Gebärmutter und ruft den Monatsfluß hervor.
Exkurs: In Saucen oder Tunken wird Salbei nutzbringend angesetzt.

230.) Von Skabiose oder Grindkraut (scabiosa)
Primärqualitäten: Grindkraut ist erwärmend und trocknend im zweiten Grad.
Auswahl: Getrocknet hat es keinerlei Wirkungskraft.
Anwendungsformen und Indikationen: Koch Grindkrautsaft mit Öl [10] sprudelnd in Essig, bis er ein bißchen eindickt: so stellst du eine Salbe her, die sehr gut gegen Krätze und Grind hilft.
Ein Bad mit Wasser, in dem Grindkraut und Königskerze abgekocht worden sind, hilft gegen räudigen Haarausfall. Der Grindkrautsaft, getrunken, hilft zum selben Zweck, auch tötet er die Darmwürmer.
Mit Öl in die Ohren geträufelt, [15] reinigt er diese.
Der Dampf des Weins, in dem Grindkrautsaft abgekocht worden ist, hilft gegen Hämorrhoiden.
Gegen die Feigwarzen, die „atrici", haarlos, genannt werden, hilft die Auflegung eines Pflasters mit dem Kraut selbst; doch vorher muß der Dampf vom Leidenden schon aufgenommen worden sein.

231.) Vom Kreuzkraut (seneciones)
Primärqualitäten: Kreuzkraut ist erwärmend und trocknend im zweiten Grad.
Synonym: Es ist dasselbe wie die [20] Brunnenkresse (nasturtium aquaticum)
Anwendungsformen und Indikationen: Kreuzkraut, allein in Wasser gekocht oder mit Fleisch, reinigt die Atmungsorgane.
Ein wärmender Wickel mit Salzwasser und Öl, in dem Kreuzkraut abgekocht worden ist, hilft gegen Darmgicht, hilft auch gegen Harnzwang und Harnkrampf. In Wein gekocht und als ein Umschlag aufgelegt, hilft Kreuzkraut [25] ebenfalls.

232.) Vom Schlangenkraut (serpentaria)

Synonyme: Serpentaria, Schlangenkraut – Columbrina, Natternwurz – Draguntea, Schlangenwurz: das ist alles dasselbe.
Primärqualitäten: Schlangenkraut ist erwärmend und trocknend.
Anwendungsformen und Indikationen: Aus der Wurzel des Schlangenkrauts stellt man folgende Salbe her:
Kosmetik, Rezept: Die Wurzel wird in kleinwinzige Stückchen geschnitten; die werden getrocknet und zu Pulver gemacht; dieses Pulver wird durch ein Laken gesiebt, danach mit [30] Rosenwasser angemacht und zwei oder drei Tage lang der Sonne ausgesetzt; danach wird Bienenwachs, in der Menge eines Drittels davon, hinzugetan, und noch einmal wird Rosenwasser beigegeben und alles noch einmal der Sonne ausgesetzt, bis es getrocknet: ist: damit salbt man, indem man nochmals Rosenwasser beigibt oder auch nicht, das Angesicht: es wird glänzend und klar; [35] sogar störende Hautflecken vergehen.
Man macht das Pulver dieser Wurzel auch mit Seife an und legt es Röhrenwunden oder Fisteln auf: es erweitert die Wundöffnung derart, daß ein zerbrochener und in Fäulnis übergegangener Knochen austreten kann. **[96rb]**
Das Pulver dieser Wurzel, mit ungelöschtem Kalk und stärkstem Essig zubereitet, ist ein sehr gutes Mittel gegen Krebs; der Kalk muß aber ein Drittel ausmachen.

233.) Vom Senet (sene)
Primärqualitäten: Senet ist erwärmend und trocknend.
Herkunft: Er ist ein Kraut, das in den [5] Ländern jenseits des Mittelmeers wächst, besonders rund um Babylon und in Arabien.
Anwendungsformen und Indikationen: Es hilft gegen Leiden, die von überflüssiger Schwarzgalle (melancolia) kommen, also gegen Fallsucht, Ohnmacht, Milzsucht, Hämorrhoiden sowie gegen das Vierttagsfieber.
Ein Sirup aus Wasser, in dem Senet abgekocht worden ist zusammen mit Zucker, hilft gegen dieselben Leiden. Sirup aus Senetabkochung und Borretschsaft [10] hilft ebenso, und ganz besonders gegen Leiden, die von überflüssiger Schwarzgalle kommen, also Ohnmacht und Fallsucht. Sirup aus Wasser, in dem Senet abgekocht worden ist zusammen mit Fenchelwurzel und Zucker, hilft ebenso. Oder der Sirup wird aus Fenchelsaft bereitet, in dem Senet abgekocht worden ist, und Zucker.
Auswahl: Auszuwählen sind Senetblüten und Senetblätter. Die Stöcke oder Stengel, die man findet, sind weniger brauchbar; [15] allein die Blätter sind in medizinischer Anwendung nützlich.
Haltbarkeit: Sie können zehn Jahre lang aufbewahrt werden.
Nachtrag zu den Anwendungsformen: Dioskurides läßt aus Senet einen sehr nutzbringenden Essigmet für alle vorgenannten Leiden herstellen; und zwar – *Rezept* – aus Essig, in dem Senet abgekocht worden ist und Honig in der Menge von einer Unze: soviel höchstens, oder in der Menge einer halben Unze oder von vier Drachmen; außerdem noch mit anderen erweichenden Abführmitteln.

234.) Vom Quendel (serpillum) [20]
Primärqualitäten: Quendel ist erwärmend und trocknend.
Synonym: Die Pflanze wird auch Herpetum genannt; das ist Griechisch und bedeutet wie das lateinische Serpillum, daß sie sich auf der Erde ausbreitet und gleichsam auf ihr „kriecht“.
Arten: Es gibt den Hausquendel und den Waldquendel, anders gesagt: den zahmen und den wilden Quendel. Der Hausquendel breitet seine Zweige über die Erde aus; der Waldquendel wächst in die Länge und Höhe.
Auswahl: Blätter und Blüten sind in medizinischer Anwendung nützlich.
Anwendungsformen und Indikationen: Die Blätter werden in einem [25] rohen (unglasierten) Topf erhitzt, in ein Säcklein getan und dem Haupt aufgelegt; dann nützen sie gegen den Fluß kalter Säfte vom Haupt herab zu einem Leidensort.
Wein, in dem Quendel und Süßholzsaft abgekocht worden sind, hilft gegen den Husten.
Wein, in dem Quendel und Anis abgekocht worden sind, hilft gegen Magenschmerz infolge von Windblähung.
Ein wärmender Wickel mit Wasser, in dem Quendel abgekocht worden ist, hilft gegen Harnzwang und Harnkrampf, [30] erwärmt und stärkt außerdem die Gebärmutter.
Wein, in dem Quendel abgekocht worden ist, erwärmt und stärkt den kalten Magen sowie Leber und Milz.

235.) Vom Bohnenkraut (satureia)
Primärqualitäten: Bohnenkraut ist erwärmend und trocknend.
Anwendungsformen und Indikationen: Ein Brei aus Mehl und Wasser unter der Beigabe von Bohnenkrautpulver reinigt die Atmungsorgane. Auch wenn das Bohnenkrautpulver gegessen wird, hat es [35] dieselbe Wirkung. **[96va]**[213]

236.) Vom Weinstein (tartarus)
Primärqualitäten: Weinstein ist erwärmend und trocknend im dritten Grad. [5]
Auswahl: Je reiner der Wein ist, von dem der Weinstein kommt, desto besser ist er.
Anwendungsformen und Indikationen: Gegen Krätze, kriechenden Schorf und Eiterflechte geht man folgendermaßen vor:
Rezept: Metallschaum (lithargyrum) wird in Essig eingelegt die Nacht über, morgens wird er am Feuer aufgelöst, und man stellt eine Mischung her über dem Feuer aus Metallschaum, Nußöl und Weinstein, [10] den man in großer Menge beigibt; dann nimmt man diese Mischung bald wieder vom Feuer weg. Die Salbe, die man so erhält, hilft gegen Krätze, kriechenden Schorf und Eiterflechte.
Gegen Schuppen und Kleie auf dem Kopf geht man folgendermaßen vor:

---

[213] *In der Erlanger Handschrift folgt hier die Liste der Pflanzentitel unter dem Buchstaben T.*

Rezept: Läusekrautsamen (semen staphisagriae) läßt man lange in Wasser sprudelnd kochen; aus diesem Wasser und Weinstein stellt man dann eine Mischung her: die beseitigt Schuppen und Kleie auf dem Kopf, [15] wenn man zweimal oder dreimal damit einsalbt.
Weinsteinpulver, in den Speisen gereicht, verdünnt das Fett unter der Haut, weil es dieses verzehrt.
Abführmittel: *Rezept*: Weinsteinpulver, in der Menge einer halben Unze oder von drei Drachmen mit Lautertrank gereicht oder mit Rosenhonig oder mit Zuckerstängleinlatwerge oder Bocksdornlatwerge oder einem anderen derartigen Mittel, erzielt bestenfalls sechs [20] oder sieben Stuhlgänge, wenn Mastixpulver beigegeben wird.

237.) Von der Tamariske (tamariscus)
Primärqualitäten: Die Tamariske ist erwärmend und trocknend.
Anwendungsformen und Indikationen: Wein, in dem Tamariske abgekocht worden ist, hilft bei Verstopfung von Milz und Leber sowie gegen Harnzwang und Harnkrampf; denn die Tamariske ist harntreibend. Tamariskenpulver, in den Speisen gekocht, hilft ebenso. Ein wiederholter Trunk mit (gepulvertem) Tamariskenholz [25] hilft ebenso.
Auswahl: Die Rinde ist von größerer Wirkungskraft als die Blätter.

238.) Von der Siegelerde (terra sigillata)
Primärqualitäten: Siegelerde ist erwärmend und trocknend.
Herkunft: Siegelerde ist ein duftender Kalk.
Anwendungsformen und Indikationen: Ein Pflaster mit gepulverter Siegelerde und Eiklar, auf Stirn und Schläfen gelegt, bringt Blutfluß aus der Nase zum Stehen.
Auch [30] gegen den Bauchfluß hilft Siegelerde.
Ein Pflaster mit gepulverter Siegelerde und Essig hilft gegen Aufblähung und Schwellung der Füße und gegen den Gichtkrampf.
Synonyme: Die Siegelerde heißt auch Silbererde (terra argentea) und Sarazenenkreide (creta Saracenica).
Fälschung: Leicht kann diese Kreide freilich mittels unserer Erde gefälscht werden.
Anwendungsformen und Indikationen: Pulver der Sarazenenkreide mit Saft vom Hirtentäschel (sanguinaria) [35] bringt Blutfluß aus der Nase zum Stehen.
Ein Pflaster mit Pulver der Sarazenenkreide, Essig und Eiklar, auf den Magenmund gelegt, sorgt für gute Verdauung.
Ein Pflaster mit Pulver der Sarazenenkreide und **[96vb]** Essig, in dem Rosen abgekocht worden sind, auf den Magenmund gelegt, bringt Brechreiz, der von (überflüssiger) Gelbgalle kommt, zum Stehen.

239.) Vom Tetrahit, dem Judenkraut

Primärqualitäten: Tetrahit, das ist Judenkraut, ist erwärmend und trocknend im dritten Grad.
Anwendungsformen und Indikationen: Wein, in dem Judenkraut abgekocht worden ist, beseitigt Verdauungsunfähigkeit sowie den Schmerz [5] in Magen und Gedärm aufgrund von Windblähung.
Fladen aus Judenkraut, Mehl und Wasser kräftigen die natürliche Wärme und regen das Harnlassen an.
Ein Pflaster aus dem in Wasser gekochten Kraut löst den Harnzwang.
Ein wärmender Wickel mit Wasser, in dem Judenkraut abgekocht worden ist, erwärmt und reinigt die Gebärmutter. Ein Afterzäpfchen aus den [10] zarten Blattspitzen des Judenkrauts, in Moschusöl gekocht, hilft ebenso.
Auswahl: Getrocknet hat das Judenkraut geringe Wirkungskraft.

240.) Von der Wolfsmilch (tithymalus)[214]
Primärqualitäten: Tithymalus ist erwärmend und trocknend im dritten Grad.
Arten: Tithymalus hat mehrere Arten: Von der Spatzenzunge (laureola) und der Eselswolfsmilch (esula) haben wir oben[215] gehandelt. Jetzt sprechen wir von dem Kraut Anabulla[216], und zwar hier nicht von dem, das in den Ländern [15] jenseits des Mittelmeers wächst, woraus der purgierende Windensaft (scammonia) hergestellt wird[217], sondern von unserer Wolfsmilch Anabulla[218].
Herkunft, Jahreszeit, Gefahr: Die Anabulla-Milch muß im Frühling gesammelt werden, aber mit Vorsicht; denn wer die Hand hineinlegt, dem wird sie leicht enthäutet. Wenn das geschieht, muß der verletzte Körperteil in Nachtschatt-Saft gerieben werden oder in irgendeinem [20] anderen kühlenden Kräutersaft.
Diese Milch wird folgendermaßen gewonnen: Man bricht das Anabulla-Kraut und sammelt die herausströmenden Tropfen.
Anwendungsformen und Indikationen: Mit manchmal drei, manchmal fünf Skrupeln von dieser Milch, gekocht mit Arabischem Gummi oder mit Bocksdorngummi, werden Arzneien schärfend gemischt: etwa Fünfdrogenpillen[219], Güldenpillen, Essiglatwerge, Benediktenlatwerge und dergleichen; [25] oder man gebraucht Windensaft (scammonia) in einer Menge von fünf Skrupeln. Auch Brot, das mit der Anabulla-Milch, Wasser und Mehl bereitet ist, purgiert den Kranken aufs vorzüglichste.

241.) Von der Winde Turbith

---

[214] *vgl.* Kap. 81 (de euphorbio).
[215] Kap. 86: Von der Eselswolfsmilch (esula); Kap. 130: Vom Seidelbast (laureola).
[216] *vgl.* Kap. 163 (de ozimo).
[217] *vgl.* Kap. 73: „Der getrocknete Windensaft (diagridium/scammonia) wird aus dem Saft einer Pflanze bereitet, die in den Ländern jenseits des Mittelmeers wächst und eine Wolfsmilchart ist (species tithymali)".
[218] Nach Lonitzer 1962, 507, sind Ocimum aquaticum, Anabulla und „Basilienkraut" dasselbe, nach S. 239 sind Esula und Tithymalus dasselbe.
[219] aus fünf Myrobalanenarten.

Primärqualitäten: Die Winde Turbith ist erwärmend und trocknend im dritten Grad.
Herkunft: Es handelt sich um eine Wurzel, die jenseits des Mittelmeers gefunden wird.
Auswahl: Auszuwählen ist die Wurzel, die innen hohl ist. Das Holz, das sich im Inneren befindet, ist nämlich ohne Nutzen, sodaß man es wegwerfen muß. Wenn man diese Wurzel zerbricht, kann man ablesen, ob sie gut ist oder nicht.
Haltbarkeit: Sie kann fünf Jahre lang aufbewahrt werden.
Zur Wirkungskraft: Sie hat die Fähigkeit, Säfte aufzulösen und anzuziehen, vor allem den Weißschleim (flegma).
Anwendungsformen und Indikationen: Sie hilft auch gegen Darmgicht, Fußgicht und Handgicht. Deshalb werden Benediktenlatwerge und die Latwerge Heilig, genannt Logodion, damit geschärft, sowie einige andere Mittel, die gleiche Wirkung tun. Man muß die Turbith-Wurzel dann in einer Menge von vier Drachmen ansetzen.
Eine weitere Zubereitung, die gleichen Nutzen bringt, stellt man folgendermaßen her:
Rezept: Man macht Turbith-Wurzel mit mäßig viel Rosenöl an, das die Bosheit **[97ra]** der Wurzel zurückdrängt, unter der Beigabe von Arabischem Gummi und gut abgefeimtem Honig.
Turbith-Wurzel zerfrißt nämlich das tote Fleisch und verzehrt es.

242.) Von der Purgierdolde (tapsia)
Primärqualitäten: Die Purgierdolde ist erwärmend und trocknend im dritten Grad.
Zur Wirkungskraft: Sie hat die Fähigkeit, an erster Stelle die Weißschleimarten zu purgieren, in zweiter Linie die Arten der Gelbgalle, und zwar jeweils nach unten.
Anwendungsformen und Indikationen: Sie wird in den Brechmitteln angesetzt, die von den Alten erfunden worden sind.
Jahreszeit: Sie muß im Frühling gesammelt werden.
Herkunft: Sie wird in Arabien, Indien und in Kalabrien gefunden.
Auswahl: In den Arzneien wird die Rinde angesetzt.
Gefahr: Wenn kleine Menge nötig ist, kann sie ohne Gefahr zusammen mit den anderen Spezereien (im Mörser) gestoßen werden; wird große Menge angesetzt, muß sie allein gerieben werden, möglich ist's aber auch zusammen mit den anderen. Jedenfalls muß sie vorsichtig gestoßen werden, und zwar so, daß der, welcher die Rinde der Purgierdolde stößt, Gesicht, Arme, Hände, Schenkel und Hoden bestens bedeckt. Wenn er sich nämlich nicht auf diese Weise vorsieht, wird der betroffene Körperteil aufgebläht und schwillt an. Falls es geschieht, daß diese Aufblähung sich einstellt, muß die Schwellung mit einem Laken gerieben werden, das in Essig eingelegt war; oder der

aufschwellende Körperteil wird mit Pappelsalbe eingesalbt unter der Beigabe von Essig.

243.) Vom Spinnennetz (tela aranea)
Zur Wirkungskraft: Spinnennetz hat die Fähigkeit, zusammenzuziehen, zu festigen und zu heilen sowie (die bösen) Säfte zu verzehren, wenn es frischen Wunden aufgelegt wird. [20]

244.) Von Königskerze oder Wollkraut (tapsus barbatus)
Primärqualitäten: Die Königskerze ist kühlend und trocknend.
Anwendungsformen und Indikationen: Ein Wickel mit Wein, in dem Königskerze abgekocht worden ist, hilft gegen Hämorrhoiden. Dieselbe Wirkung hat es, wenn der After des Leidenden mit Königskerze oder Wollkraut abgetrocknet wird nach dem Stuhlgang.
Ein Sitzbad [25] mit Wasser, in dem Königskerze abgekocht worden ist, hilft gegen den Stuhlzwang, hilft auch gegen den Bauchfluß.

245.) Vom Terpentin (terebintina)
Primärqualitäten: Das Terpentin ist erwärmend und trocknend.
Anwendungsformen und Indikationen: Ein Kranker, der am Stuhlzwang leidet, muß Terpentinrauch von unten her aufnehmen, indem er einen Trichter unter sich anbringt. Eine Frau macht's auf gleiche Weise, doch mit dem Unterschied: bei Vorfall der Gebärmutter nimmt sie den Rauch von unten auf, bei der sogenannten Erstickung durch die Gebärmutter [30] von oben. Gegen den Vorfall der Gebärmutter gebraucht man auch ein Scheidenzäpfchen aus Baumwolle, die in Terpentin getunkt ist.
Um einen Eiterknoten aufzubrechen, stellt man ein Pflaster her aus Terpentin und Gerstenmehl.[220]

246.) Vom Veilchen (viola) [35]
Primärqualitäten: Das Veilchen ist kühlend im Anfang des zweiten Grades, befeuchtend am Ende dieses Grades.
Haltbarkeit: Es kann zwei Jahre lang aufbewahrt werden; besser ist es jedoch, wenn es in jedem [**97rb**] Jahr erneuert wird.
Produkte: Aus frischen Veilchen macht man <u>Veilchenzucker</u>. Den <u>Veilchensirup</u> kann man aus frischen wie auch aus getrockneten Veilchen herstellen; macht man ihn aber aus getrockneten, ist er weniger wirkungsvoll.
<u>Veilchenzucker</u> stellt man auf gleiche Weise her wie Rosenzucker[221].
<u>Veilchensirup</u> wird folgendermaßen hergestellt: [5]
Rezept: Veilchen werden in Wasser gekocht und eine Nacht über im Wasser gelassen; dann seiht man ab und gibt Zucker dazu und macht so einen Sirup. Am

---

[220] *In der Erlanger Handschrift folgt hier die Liste der Pflanzentitel unter dem Buchstaben V.*
[221] *sieh* Kap. 195 (91^{rb}26).

besten ist's jedoch, wenn der Sirup aus reinem Veilchensaft und Zucker bereitet wird.

Veilchenöl stellt man folgendermaßen her:

Rezepte: Veilchen werden in Öl gekocht; die abgeseihte Abkochung ist schon das Veilchenöl. Andere Möglichkeit: Man macht die [10] Abkochung in einem doppelten Gefäß (und geht vor, wie das wiederholt beschrieben worden ist)[222]. Oder, was am besten ist: Man kocht die Veilchen ab, seiht ab und gibt der Abseihung frische Veilchen hinzu; dann läßt man sie zwanzig Tage lang stehen und gibt so zwei- bis dreimal dieser Abseihung frische Veilchen hinzu: dieses Öl ist das allerbeste.

Indikationen: Ein jedes dieser Veilchenöle hilft, innerlich [15] genommen, gegen ungesunde Säftemischungen und ihre Folgen für die Wärme des gesamten Körpers.

Eine äußere Einsalbung mit Veilchenöl hilft gegen Erhitzung der Leber. Eine Salbung auf Stirn und Schläfen beseitigt den Schmerz, der von Erhitzung kommt.

Zur Wirkungskraft: Das Veilchen hat die Fähigkeit, zu lindern, zu befeuchten, abzukühlen [20] und abzuführen.

Anwendungsformen und Indikationen: Gestoßene Veilchen oder das gestoßene Kraut, auf Eiterknoten, die von heißem Körpersaft kommen, gelegt, hilft, sofern dies im Anfang der Krankheit geschieht.

Ein Wickel mit Wasser, in dem Veilchenkraut abgekocht worden ist, auf Füße, Stirn und Schläfen gelegt, ruft bei hitzigen Fiebern Schlaf herbei.

Lehrsatz: Veilchensirup muß mehr gekocht werden als Rosensirup; [25] andernfalls würde er schneller verderben.

247.) Von der Karde (virga pastoris)

Primärqualitäten: Die Karde ist kühlend und trocknend.

Auswahl: Allein die Blätter sind in medizinischer Anwendung nützlich, frisch wie getrocknet.

Haltbarkeit: Sie können ein Jahr lang aufbewahrt werden. Doch frisch sind sie von größerer Wirkungskraft.

Zur Wirkungskraft: Sie haben die Fähigkeit, zusammenzuziehen, Hitze zurückzudrängen und abzukühlen.

Anwendungsformen und Indikationen: Gegen den [30] Bauchfluß legt man ein Pflaster mit Kardenpulver, Essig und Eiklar über Schambein und Nieren. Kardenpulver, mit einem Schlürf-Ei gereicht, hilft ebenso. Auch mit Wegerichsaft gereicht, hilft Kardenpulver gegen Bauchfluß und Blutfluß. Ein Wickel mit Wasser, in dem Karde abgekocht worden ist, hilft ebenso.

Die gestoßene Karde [35] hilft bei einem Eiterknoten, der von heißem Körpersaft kommt, im Anfang der Krankheit, etwa bei einer Wundrose (erysipela) und dergleichen.

---

[222] Zweitopf-Destillation von Schlangenfett: 64^{vb}2-10; Pechgewinnung: 91^{ra}3-5; Nardenöl: 93^{va}30 37.

Ein Kardenumschlag auf das geschorene Haupt hilft Kranken, die an Hirnwut leiden.

248.) Von der Zaunrübe (viticella) [**97va**]
Primärqualitäten: Die Zaunrübe ist erwärmend und trocknend.
Anwendungsformen und Indikationen: Gegen Erstarrung von Leber und Milz geht man folgendermaßen vor:
Rezept: Zaunrübenwurzel wird mit Schweineschmalz gut gestoßen, hernach am Feuer aufgelöst; das Aufgelöste wird geseiht, der Abseihung wird Leinsamenmehl beigegeben. Dieses so angemachte Öl, alsdann mit einem Zettelchen [5] auf Leber und Milz aufgebracht, hilft gegen deren Erstarrung und Verhärtung (durch Abkühlung ihrer warmen Natur).
Ebenso hilft es, Eiterknoten zur Reifung zu bringen.
Ein Zäpfchen, aus Zaunrübenwurzel hergestellt, ruft den Monatsfluß hervor und treibt die tote Leibesfrucht sowie die Nachgeburt heraus.
Kosmetik: Blassen Gesichtern gibt diese Clematis-Art Farbe: Ein Teil der Wurzel wird gestampft und geschleudert, damit der Saft [10] herauskommt; der Teil des Gesichts, den man damit salbt, wird rot werden.
Um Eiterknoten aufzubrechen, nachdem Eiter bereits entstanden ist, stellt man ein Pflaster her aus Stickwurzpulver und Saft der Zaunrübenwurzel.

249.) Vom Glas (vitrum)
Primärqualitäten: Glas ist kühlend im ersten Grad, trocknend im zweiten.
Anwendungsformen und Indikationen: Es hilft gegen die [15] Krätze. Dazu geht man folgendermaßen vor:
Rezepte: Flüssiges Pech wird am Feuer in Wasser gelöst und abgeseiht; der Abseihung gibt man noch Nußöl bei, hierauf Weinstein und Glaspulver. Mit dieser Salbe wird der betroffene Körperteil eingesalbt.
Gegen kriechenden Schorf und Eiterflechte macht man Glaspulver an mit Terpentin; [20] damit wird der betroffene Körperteil eingesalbt. Andere Möglichkeit: Pflaumengummi wird in Wasser gelöst am Feuer, dann abgeseiht unter der Beigabe von drei Teilen Pflaumenauspressung, schließlich mit Glaspulver angemacht. Damit wird der betroffene Körperteil eingesalbt.
Gegen ein Feuermal hilft folgendes: Glaspulver wird mit Tausendschön (flos muri), [25] Rosenöl und Seifenlauge angemacht; damit wird der Schmerzensort abgerieben, wobei auf jeden Fall ein Aderlaß mit Hauteinschnitt an der betroffenen Stelle vorhergegangen sein muß, damit das Blut austreten kann.
Gegen Lappenbildung der Augenhornhaut geht man folgendermaßen vor: Feines Glaspulver, durch ein Laken gesiebt, wird mit Fenchelsaft angemacht und aufs Auge gelegt: legt man dies auf, so [30] zerfrißt es den Lappen der Hornhaut.
Herkunft: Das Glas kommt aus der Erde; es kommt indessen auch von einem Kraut.[223]

---

[223] Vielleicht ist Quarz gemeint. *In der Erlanger Handschrift folgt hier die Liste der Pflanzentitel unter dem Buchstaben Z.*

250.) Vom Ingwer (zingiber)
Primärqualitäten: Ingwer ist erwärmend im dritten Grad und befeuchtend im zweiten.
Herkunft: Manche Autoritäten sagen, er sei die Wurzel eines Baumes, andere geben an, es handele sich um die Zweiglein eines Baumes. In Wahrheit aber [35] ist Ingwer die Wurzel eines Krautes, das in den Ländern jenseits des Mittelmeers wächst, aber auch in den bergigen Gegenden Slawiens.
Anwendungsformen und Indikationen: Wein, in dem Ingwer abgekocht worden ist mit Dörrfeigen und Rosinen, **[97vb]** hilft gegen Husten aus kalter Ursache und Abkühlung der Atmungsorgane. Wenn Ingwerpulver auf Dörrfeigen gegeben und so gegessen wird, hilft das ebenso.
Wein, in dem Ingwer mit Zimt abgekocht worden ist, hilft gegen Schmerz [5] von Magen und Gedärm aufgrund von Windblähung und sorgt für gute Verdauung.
Ingwerpulver, mit Baumwolle als Zäpfchen eingeführt, hilft gegen den Stuhlzwang.
Ingwerpulver, in den Speisen gereicht, hilft Ohnmachtsanfälligen.
Haltbarkeit: Ingwer kann zwei Jahre lang aufbewahrt werden; mit Pfeffer zusammen läßt er sich noch viel besser aufbewahren.
Arten: Es gibt aber zwei Arten: [10] den Haus-Ingwer und den Wald-Ingwer oder den Zahmen und den Wilden Ingwer (zingiber domesticum et silvestre).
Der Wilde Ingwer ist von heller Farbe, von sehr scharfem Geschmack und fester Stofflichkeit. Der Zahme Ingwer ist weißlich und hat scharfen Geschmack, aber bei weitem nicht so heftig, und er besitzt auch nicht eine so feste Stofflichkeit; deshalb [15] hängen, wenn er zerbrochen wird, seine Teile mit kleinen Ästchen aneinander, was man beim Wilden Ingwer so nie findet.

251.) Vom Zitwer (zedoar)
Primärqualitäten: Zitwer ist erwärmend im dritten Grad, trocknend im vierten.
Herkunft: Er ist die Wurzel eines bestimmten Krautes.
Haltbarkeit: Er kann zehn Jahre lang aufbewahrt werden.
Anwendungsformen und Indikationen: Wein, in dem Zitwer abgekocht worden ist, hilft gegen Husten aus kalter Ursache und gegen Schmerz von [20] Magen und Gedärm aus kalter Ursache oder aufgrund von Windblähung.
Ein Zäpfchen, aus Zitwer und der Latwerge Tryphera magna hergestellt, erwärmt die Gebärmutter und reinigt sie.
Eine Sauce oder Tunke, aus Zitwer, Rosmarin, gebratenem Brot und Essig hergestellt, regt den Appetit an.

252.) Vom Zucker (zuccarum) [25]
Primärqualitäten: Zucker ist erwärmend und befeuchtend im zweiten Grad und wirkt ausgleichend auf die Komplexion.

Zur Wirkungskraft: Er hat die Fähigkeit, abzukühlen[224] und zu befeuchten, zu ernähren und abzuführen.
Lehrsatz: Wenn in Sirupen zwei Pfund Zucker angesetzt werden sollen, muß ein Pfund Wasser dabei sein; wenn aber auch viel mehr Wasser dabei sein sollte, schadet das nichts. Schaden entsteht durch allzu langdauernde [30] Abkochung.
Herkunft: Zucker kommt aus dem Zuckerrohr[225], das in den Ländern jenseits des Mittelmeers wächst.
Herstellung: In Sizilien und Spanien wird er folgendermaßen gewonnen: Kurz vorm Fest des Hl. Johannes des Täufers[226] nehmen die Einwohner Zuckerrohr, das anderem Röhricht ziemlich ähnlich ist, – abgesehen davon, daß es im Inneren [35] fest und süß ist, das Schilf- oder Teichrohr dagegen ist hohl und geschmacklos, – und schneiden es quer durch in kleinwinzige Stückchen, die stampfen sie. Dann geben sie **[98ra]** die gestampfte Masse in ein Becken und lassen sie bei gelindem Feuer sprudeln kochen, bis sie dick wird, und schäumen sie ab.
Fälschung: Aus diesem Schaum wird gefälschter Zucker gemacht. Dieser ist leichter als der echte und hat im Inneren [5] mehr Höhlungen.
Unterscheidung: Dadurch kann man ihn dann vom echten unterscheiden.
Lehrsatz: Deshalb empfehle ich, bei einem Großeinkauf von Zucker ein Zucker-Küchlein zu zerbrechen und zu kosten. Ist es im Innern voll von Öffnungen und schmeckt beim Kosten nicht sehr süß, weil es [10] im Mund sich verflüchtigt, und kracht der Zucker nicht beim Kauen, kannst du wissen, daß er nichts wert ist und aus Schaum besteht.
Herstellung: Guten Zucker stellt man nämlich aus der vorhin genannten sich absetzenden eingedickten Flüssigkeit her: Wenn diese fast abgekühlt ist, stellt man sie in einem runden Gefäß an die Sonne; und sowohl durch die Hitze [15] wie durch die lange Kochung wird der Zucker nun hart und weiß.
Haltbarkeit: Zucker kann fünf Jahre lang aufbewahrt werden an einem nicht zu kalten und nicht zu warmen Ort.
Anwendungsformen und Indikationen: Die Anwendung von Zucker ist in vielen Fällen vonnutzen, zum Beispiel in den Zubereitungen von Arzneien für hitzig Fiebernde und in [20] Sirupen.
Rezepte: Wie diese Sirupe hergestellt werden, ist den einfachsten Leuten, Quacksalbern und Barbieren[227], wohlbekannt; und da es das Kennzeichen eines Toren ist, bereits Erledigtes noch einmal zu erledigen, unterlassen wir derlei.
Lehrsatz: Merke dir aber, daß Zucker, dürstenden Wanderern angeboten, sehr hilfreich ist, wenn sie keinerlei Flüssigkeit in heißer Gegend haben. [25] Ferner

---

[224] so in der Erlanger Handschrift wie auch bei Rufinus. Die Abkühlung trotz der erwärmenden Primärqualität wird offenbar möglich durch die ausgleichende Wirkung des Zuckers auf die Komplexion.
[225] Lonitzer 1962, 558 erklärt die Canna Melis oder mellis interessanterweise als Meleszucker, „von dem Ort Melis in India occidentali".
[226] am 24. Juni.
[227] *Sieh* Horaz Sat. 1,7,3.

nützt er Schwindsüchtigen und Ausgezehrten, auch Asthmatikern, wenn er deren Speisen und Getränken beigegeben wird: er behebt nämlich ihre Auszehrung und wandelt ihre Austrocknung befeuchtend in Beweglichkeit.

Damit aber die Weitschweifigkeit des vorliegenden Werkes sich nicht ins Unermeßliche ausbreite, wollen wir es mit diesem heiteren Ende [30] beschließen.

IV. Literaturhinweise

Anderson, Frank J. New Light on Circa instans. *Pharmacy in History* 20, 1978, 65-68.

Avicenna. 1507. *Liber canonis Auicennae reuisus et ab omni errore mendaque purgatus summaque cum diligantia Impressus*. Hildesheim: Olms 1964 (Neudruck).

Beck, Claus H. 1940. *Studien über Gestalt und Ursprung des Circa instans*. Math.-nat. diss. Berlin.

Damm, Walter. 1939. *Die einzige bisher bekannte deutsche Fassung des Buches Circa instans (de simplicibus) nach einer Handschrift des 15. Jahrhunderts (Leipzig, Universitäts-Bibliothek Nr. 1224).* Math.-nat. diss. Berlin.

Diefenbach, Lorenz. 1857. *Glossarium Latino-Germanicum mediae et infimae aetatis*. Frankfurt/Main: J. Baer.

Fischer, Hans. 1928. *Katalog der Handschriften der Universitätsbibliothek Erlangen. 1. Band: Die Lateinischen Pergamenthandschriften*. Erlangen: Universitätsbibliothek.

Fischer, Hans. 1936. *Katalog der Handschriften der Universitätsbibliothek Erlangen. 2. Band: Die Lateinischen Papierhandschriften*. Erlangen: Universitätsbibliothek.

Fraser, Susan M. 2014. Noble Science: Building the Library Collection, in: Fraser, Susan M. und Vanessa Bezemer Sellers. *Flora Illustrata. Great Works from the LuEsther T. Mertz Library of the New York Botanical Garden*. New York: Yale University Press, 3-33.

Goehl, Konrad. o. D. *Serapion. Liber aggregatus, Transkription des Codex Malatestianus D.XXIII.3 (1ra-125va), Cesena, Biblioteca Malatestiana.* unpubliziert.

Goehl, Konrad. 1984. *Guido d'Arezzo der Jüngere und sein "Liber mitis"*. Pattensen bei Hannover: Wellm.

Lonitzer, Adam. 1962. *Kreuterbuch, kunstliche Conterfeytunge der Bäume, Stauden, Hecken, Kräuter, Getreyd, Gewürtze. Mit eigentl. Beschreibung derselben Nahmen in sechserley Sprachen. Übersehen von P. Uffenbach.* München: Kölbl (Nachdr. d. Ausgabe Ulm: Wagner, 1679).

Mayer, Johannes Gottfried et al. 2009. *Die Pflanzen der Klostermedizin in Darstellung und Anwendung: Mit Pflanzenbildern des Benediktiners Vitus Auslasser (15. Jh.) aus dem Clm 5905 der Bayerischen Staatsbibliothek München*. Baden-Baden: Deutscher Wissenschaftsverlag.

Mayer, Johannes Gottfried. 2000. Das 'Leipziger Drogenkompendium' (Leipzig, Universitätsbibliothek, Cod. 1224) und seine Quellen. 'Circa instans', 'Aggregator' (Pseudo-Serapion), 'Macer floridus' (bzw. 'Älterer deutscher Macer'), 'Liber graduum' (Constantin) und 'Liber iste', in: Konrad Goehl und Johannes Gottfried Mayer (edd.). *Editionen und Studien zur lateinischen und deutschen Fachprosa des Mittelalters. Festgabe für Gundolf Keil*. Würzburg: Königshausen und Neumann, 207-263.

Müller, Erwin. 1942. *Der Traktat Liber iste (die sogenannten glossae Platearii) aus dem Breslauer Codex Salernitanus*. Würzburg: Konrad Triltsch.

Palmer, Nigel. 1990. Das Petroneller Kräuterbuch, in: Nigel Palmer und Klaus Speckenbach, *Träume und Kräuter. Studien zur Petroneller 'Circa instans'-Handschrift und zu den deutschen Traumbüchern des Mittelalters*. Köln/Wien: Böhlau, 41-120.

Petrus, Henricus. 1536. *Constantini Opera vol. 1*. Basel.

Schnell, Bernhard/Crossgrove, William. 2003. *Der deutsche ›Macer‹ (Vulgatfassung) – Mit einem Abdruck des lateinischen Macer Floridus 'De viribus herbarum'*. Tübingen: Niemeyer.

Thorndike, Lynn. 1949. *The herbal of Rufinus*. Chicago: University of Chicago Press.

Wölfel, Hans. 1939. *Das Arzneidrogenbuch Circa Instans in einer Fassung des XIII. Jahrhunderts aus der Universitätsbibliothek Erlangen*. Math.-nat. diss. Berlin.

V. Indices

1. Pharmaka (pflanzlich, tierisch, mineralisch), dazu Geräte, Applikationen und Wirkungen

abies[1] 57^{ra}1

ablactare 68^{rb}35; 69^{rb}19

abluere 56^{ra}9; 58^{ra}37; 58^{rb}3; 58^{rb}4; 59^{rb}4; 59^{rb}18; 59^{rb}20; 59^{rb}21; 59^{va}14; 59^{va}15; 59^{va}19; 61^{ra}8; 61^{ra}18; 61^{ra}22; 64^{rb}30; 65^{va}31; 66^{rb}26; 66^{va}11; 69^{va}7; 72^{rb}23; 76^{va}31; 77^{ra}21; 78^{rb}12; 79^{rb}16; 81^{rb}33; 82^{vb}4; 85^{va}24; 85^{va}26; 90^{va}19; 92^{va}8

ablutio 64^{va}2; 77^{ra}6

absinthium 54^{ra}31; 55^{va}9; 57^{rb}2; 57^{va}25; 57^{va}29; 57^{va}31; 57^{vb}20; 57^{vb}21; 57^{vb}26; 58^{ra}2; 58^{ra}8; 58^{ra}14; 58^{ra}19; 58^{rb}5; 60^{va}33; 62^{ra}27; 63^{vb}4; 67^{vb}23; 71^{va}2; 76^{rb}24; 79^{va}9; 79^{va}11; 79^{va}15; 85^{va}28; 86^{ra}18; 86^{va}37; 86^{vb}1

absinthium Ponticum 57^{vb}21

acacia 56^{vb}14; 56^{vb}18; 56^{vb}20; 56^{vb}26; 56^{vb}28; 56^{vb}30; 56^{vb}32; 56^{vb}33; 86^{rb}31

acanthus[2] 60^{ra}11

acetositas 85^{rb}15

acetosus (*sieh* sirupus) 82^{vb}8; 82^{vb}14; 85^{rb}15; 87^{rb}5; 90^{va}3;

acetum 53^{vb}8; 53^{vb}11; 54^{ra}37; 54^{rb}7; 55^{rb}6; 55^{rb}30; 55^{va}12, 55^{va}37, 55^{vb}4, 55^{vb}34; 55^{vb}36; 56^{ra}2; 56^{ra}4; 56^{ra}6; 56^{ra}8; 56^{rb}6; 57^{rb}12; 57^{rb}14; 57^{rb}15; 57^{rb}18; 57^{va}24; 57^{va}32; 58^{ra}13; 58^{ra}16; 58^{ra}32; 58^{rb}8; 58^{vb}25; 58^{vb}27; 58^{vb}29; 58^{vb}33; 58^{vb}36; 59^{ra}6; 59^{ra}10; 59^{ra}12; 59^{ra}15; 59^{ra}16; 59^{ra}19; 59^{ra}26; 59^{ra}27; 59^{ra}29; 59^{ra}30; 59^{ra}32; 59^{ra}36; 59^{rb}1; 59^{rb}3; 59^{rb}4; 59^{rb}9; 59^{rb}20; 59^{rb}30; 59^{rb}35; 60^{rb}27; 61^{va}4; 61^{va}28; 62^{ra}25; 62^{rb}14; 63^{ra}1; 63^{vb}1; 64^{ra}35; 64^{rb}9; 64^{rb}12; 64^{rb}16; 64^{rb}27; 64^{va}16; 65^{ra}2; 66^{ra}9; 66^{ra}13; 66^{rb}34; 66^{vb}14; 66^{vb}21; 67^{rb}6; 67^{va}3; 69^{va}3; 69^{va}33; 72^{vb}33; 72^{vb}35; 73^{ra}2; 73^{ra}5; 73^{ra}31; 73^{rb}8; 73^{rb}14; 73^{va}34; 74^{ra}14; 74^{ra}30; 74^{va}26; 75^{ra}25; 75^{ra}28; 75^{va}25; 75^{vb}15; 76^{va}7; 76^{va}12; 77^{ra}8; 77^{ra}14; 78^{va}32; 79^{ra}2; 79^{rb}5; 79^{rb}9; 79^{rb}32; 79^{vb}25; 79^{vb}29; 79^{vb}37; 80^{ra}4; 80^{va}11; 81^{rb}8; 81^{rb}34; 81^{va}1; 81^{va}4; 81^{va}8; 81^{va}9; 81^{va}11; 82^{ra}15; 82^{vb}21; 82^{vb}22; 82^{vb}29; 85^{rb}2; 85^{va}25; 86^{ra}20; 86^{ra}30; 87^{rb}37; 87^{vb}34; 88^{ra}22; 89^{ra}27; 89^{rb}37; 90^{rb}12; 90^{va}10; 91^{ra}7; 91^{ra}9; 91^{vb}14; 91^{vb}24; 91^{vb}36; 92^{va}21; 92^{vb}2; 93^{ra}7; 93^{ra}34; 93^{vb}15; 94^{ra}2; 94^{ra}9; 94^{rb}32; 94^{va}15; 95^{ra}33; 95^{va}11; 95^{va}19; 96^{ra}10; 96^{rb}1; 96^{va}7; 96^{va}31; 96^{va}36; 96^{vb}1; 97^{ra}15; 97^{ra}17; 97^{rb}31; 97^{vb}23

acidus 57^{va}36; 68^{vb}33; 87^{vb}24; 90^{ra}19

acorus 57^{rb}3; 57^{rb}5; 57^{rb}11; 57^{rb}17; 57^{rb}21; 57^{rb}26; 57^{rb}30; 57^{rb}31; 57^{rb}32; 57^{rb}36; 57^{va}6

acumen 62^{va}29; 64^{ra}22; 73^{rb}25; 74^{va}26; 75^{ra}28; 75^{ra}30; 75^{ra}33; 75^{rb}12; 79^{vb}24; 80^{ra}16; 80^{rb}31; 80^{va}14; 80^{vb}1; 81^{rb}11; 81^{rb}13; 88^{ra}18; 88^{rb}14; 91^{va}36

acutus 55^{vb}26; 59^{ra}4; 63^{va}1; 63^{va}4; 64^{ra}3; 65^{va}1; 65^{vb}24; 65^{vb}26; 65^{vb}29; 66^{ra}18; 66^{rb}22; 69^{rb}24; 69^{rb}27; 69^{rb}36; 70^{ra}26; 70^{va}21; 73^{rb}34; 74^{va}7; 75^{ra}4; 75^{ra}15; 75^{va}16; 75^{va}24; 75^{va}26; 75^{va}28; 76^{vb}12; 76^{vb}13; 77^{ra}4; 78^{va}29; 78^{vb}8; 78^{vb}23; 78^{vb}28; 78^{vb}33; 78^{vb}37; 79^{ra}1; 79^{ra}9; 79^{ra}12; 79^{ra}17; 79^{vb}36; 80^{va}8; 80^{va}14; 80^{vb}5; 80^{vb}33; 81^{rb}25; 82^{ra}36; 84^{ra}28; 84^{va}31; 84^{va}33; 85^{rb}31; 85^{vb}2; 85^{vb}12; 86^{vb}22; 86^{vb}31; 87^{ra}4; 88^{ra}17; 89^{ra}29; 89^{rb}13, 89^{rb}20,

[1] **Fettdruck** *bedeutet: fehlt in den* 'Curae Platearii'.

[2] „id est semen urticae" 60^{ra}11.

89^{rb}26; 89^{rb}29; 92^{rb}10; 93^{rb}25; 95^{vb}15; 97^{rb}24; 97^{vb}11; 97^{vb}12; 98^{ra}19
adarca: pulvis adarcis 97^{va}12
adeps gallinaceus 55^{va}19
aeneus (*vgl.* vas) 77^{va}26 (canale aeneum); 94^{rb}8 (calamus aeneus)
aes rubeum 72^{va}18
aes ustum[3] 72^{va}14; 72^{va}34; 76^{vb}25
affodilus[4] 60^{ra}23; 60^{ra}31; 60^{ra}32; 60^{rb}2; 60^{rb}5
agaricus 56^{rb}10; 56^{vb}36; 56^{vb}37; 57^{ra}12; 57^{ra}15; 57^{ra}21; 57^{ra}24; 57^{ra}26; 57^{ra}30; 57^{ra}33; 57^{ra}37; 60^{va}14; 60^{va}16; 60^{va}20; 60^{va}21; 60^{va}25; 60^{va}29; 60^{va}30
agaricus femininus 57^{ra}2; 57^{ra}3; 57^{ra}5
agaricus masculinus 57^{ra}2; 57^{ra}4; 57^{ra}7
agnus (animal) 55^{va}32
agnus castus 55^{va}22; 55^{va}25; 55^{va}30; 55^{va}31; 55^{vb}6; 55^{vb}8; 55^{vb}10; 55^{vb}11; 55^{vb}15; 55^{vb}18; 66^{ra}8
agresta 55^{vb}4; 56^{rb}6; 63^{rb}14; 69^{rb}29; 69^{va}3; 93^{vb}15; 94^{ra}9
agrippa[5] 64^{va}23
alabaster 63^{rb}11
albefacere 89^{rb}7
albumen *sieh* ovum
albus (*vgl.* dealbare; subalbidus) 54^{ra}3; 55^{vb}23; 55^{vb}26; 57^{ra}4; 57^{ra}5; 57^{ra}8; 57^{va}12; 58^{va}18; 62^{ra}4; 62^{ra}11; 63^{ra}35; 63^{rb}32; 63^{va}6; 63^{va}18; 64^{rb}24; 64^{rb}35; 65^{vb}13; 67^{vb}9; 67^{vb}37; 68^{ra}2; 68^{ra}3; 68^{ra}6; 68^{ra}9; 68^{ra}10; 68^{ra}14; 68^{rb}14; 68^{va}34; 68^{vb}12; 68^{vb}32; 69^{ra}34; 69^{vb}33; 70^{rb}35; 70^{va}2; 71^{ra}12; 73^{ra}9; 73^{ra}10; 73^{ra}19; 73^{ra}25; 73^{ra}27; 73^{ra}36; 73^{rb}12; 75^{vb}8; 76^{ra}4; 76^{va}22; 76^{va}35; 76^{vb}8; 76^{vb}34; 76^{vb}35; 77^{rb}34; 81^{ra}22; 81^{ra}26; 81^{vb}13; 83^{rb}8; 83^{rb}19; 83^{rb}20; 83^{va}15; 85^{va}13; 86^{rb}26; 86^{vb}10; 87^{ra}2; 87^{va}16; 87^{vb}10; 87^{vb}17; 88^{ra}35; 88^{rb}11; 88^{rb}12; 88^{rb}20; 88^{rb}21; 88^{va}2; 88^{va}29; 88^{va}33; 88^{va}35; 88^{vb}2; 88^{vb}9; 88^{vb}14; 89^{ra}23; 89^{vb}16; 89^{vb}19; 90^{ra}19; 91^{rb}13; 91^{va}28; 92^{ra}12; 93^{rb}28; 93^{rb}34; 94^{rb}10; 94^{rb}13; 94^{rb}27; 94^{vb}17; 95^{va}29; 98^{ra}15
albutium 60^{ra}23; 84^{va}12; 84^{va}14
alcanna (*sieh* canna) 59^{rb}10; 59^{rb}19; 59^{rb}27; 59^{rb}30
alicimum[6] 66^{rb}23
allium 60^{rb}11; 60^{rb}26; 60^{rb}32; 60^{rb}35; 60^{rb}37; 60^{va}1; 60^{va}3; 60^{va}4; 60^{va}12; 78^{vb}15
allium agreste[7] 95^{rb}14
allium **domesticum** 60^{rb}12; 60^{rb}13; 60^{rb}16; 60^{rb}17; 60^{rb}22; 60^{va}10
allium **silvestre**[8] 60^{rb}12; 60^{rb}18; 60^{va}8; 60^{va}11
aloe[9] 53^{ra}15; 53^{va}4; 53^{va}5; 53^{va}6; 53^{va}11; 53^{vb}7; 53^{vb}21; 53^{vb}24; 53^{vb}37; 54^{ra}2; 54^{ra}5; 54^{ra}10; 54^{ra}11; 54^{ra}16; 54^{ra}18; 54^{ra}21; 54^{ra}30; 54^{rb}3; 54^{rb}7; 57^{va}1; 59^{va}16; 74^{vb}14; 79^{va}12; 79^{va}13
aloe **caballinum** 53^{va}11; 53^{va}17; 53^{va}33; 53^{vb}9
aloe **cicotrinum** 53^{va}10; 53^{va}15; 53^{va}21; 53^{va}36; 53^{vb}14; 53^{vb}17
aloe epaticum 53^{va}11; 53^{va}16; 53^{va}28; 53^{va}36; 53^{vb}14; 53^{vb}17
lignum aloes 54^{rb}13; 54^{rb}21; 54^{rb}25; 54^{va}7; 54^{va}13; 54^{va}18; 54^{va}23; 54^{va}25; 54^{va}27; 54^{va}30; 54^{va}36; 54^{vb}2; 54^{vb}7; 54^{vb}12; 58^{va}20; 58^{va}25; 72^{rb}20
lignum aloes feruleum 54^{va}5
lignum aloes silvestre 54^{va}9
alumen 55^{vb}21; 55^{vb}24; 55^{vb}29; 55^{vb}34; 55^{vb}36; 56^{ra}4; 56^{ra}8; 56^{ra}13
alumen scissum 56^{ra}17

[3] „alio nomine calcucecumenon vel calcitoys dicitur" 72^{va}14.

[4] „affodilus, centum capita, albutium idem est" 60^{ra}23. *sieh* albutium.

[5] unguentum.

[6] *Beiname des* cinnamomum; *konnte nicht erklärt werden.*

[7] „scordeon allium est agreste" 95^{rb}14.

[8] „allium silvestre, quod scordeon appellatur" 60^{rb}12.

[9] „quamvis enim aloes sit amarum ori, dulce tamen est stomacho" 54^{ra}5 (*sieh* pitoglostomaticon).

aqua aluminosa *bzw.* aluminis 56^{ra}11; 68^{rb}2
aluta 81^{ra}35
amaritudo 57^{vb}29; 57^{vb}31; 63^{va}24; 65^{ra}19; 65^{ra}21; 68^{vb}2; 68^{vb}5; 71^{va}22; 71^{vb}6; 75^{rb}28; 76^{rb}17; 81^{rb}27; 83^{ra}18; 83^{rb}28; 83^{va}32; 86^{ra}16; 92^{rb}36; 93^{va}2
amarus (*vgl.* subamarus) 53^{va}27; 53^{va}34; 53^{vb}22; 54^{ra}5; 54^{ra}7; 54^{rb}2; 54^{va}1; 54^{va}3; 54^{va}11; 54^{va}18; 55^{rb}30; 57^{vb}23; 57^{vb}25; 57^{vb}30; 58^{rb}11; 58^{rb}12; 58^{rb}22; 65^{ra}15; 66^{vb}20; 68^{va}36; 73^{rb}7; 79^{va}3; 79^{va}7; 79^{va}16
ambra[10] 58^{va}15; 58^{va}18; 58^{va}22; 58^{va}24; 58^{va}25; 58^{va}27; 83^{vb}25
ampulla vitrea 73^{vb}22; 75^{rb}13
amurca 55^{vb}11; 65^{rb}28
amydum 70^{va}26; 76^{ra}19; 89^{rb}7
amygdala[11] 58^{rb}14; 61^{vb}32; 90^{vb}1
amygdala amara 58^{rb}11; 58^{rb}12
amygdala **dulcis**[12] (*sieh* oleum) 58^{rb}12
lac amygdalarum 56^{va}26
amylum[13] 56^{va}14; 56^{va}23; 56^{va}24; 78^{va}27
anabulla[14] 96^{vb}14; 96^{vb}16; 96^{vb}20
anacardus 58^{ra}25; 58^{ra}30; 58^{ra}33; 58^{ra}36; 58^{rb}7; 72^{rb}21; 72^{rb}25
anacardinus (*vgl.* theodoricon) 54^{vb}29; 58^{rb}9; 70^{rb}25; 73^{va}8; 76^{vb}13
anetum 55^{vb}7; 59^{vb}24; 59^{vb}36; 59^{vb}37; 60^{ra}2; 60^{ra}7; 60^{ra}9; 60^{ra}11; 60^{ra}16; 60^{ra}18
animal 83^{va}9; 83^{va}20

[10] „dicitur esse sperma ceti; alii dicunt, quod sit secundina, quae post partum emittitur; hoc autem est falsum“ 58^{va}16.
[11] Lonitzer, S. 82.
[12] „amarae competunt usui medicinae, dulces esui“ 58^{rb}13.
[13] „amilum dicitur, quia sine mola fit“ 56^{va}23.
[14] „**tithymalus** multas habet species: de **laurcola** et **esula** dictum est superius; nunc de **anabulla** dicamus: non de illa, quae in ultramarinis partibus nascitur, unde fit scammonia, sed de anabulla nostra“ 96^{vb}12-16.

anisum[15] 57^{va}33; 57^{va}37; 57^{vb}1; 57^{vb}11; 57^{vb}16; 64^{ra}31; 73^{rb}31; 84^{va}37; 85^{vb}20; 88^{vb}13; 89^{va}24; 89^{va}31; 89^{va}34; 96^{rb}28
anser *sieh* axungia
anthera[16] 68^{rb}5; 91^{vb}16; 91^{vb}24
anthos[17] (*vgl.* dianthos) 92^{vb}24; 92^{vb}28
antimonium 56^{va}27; 56^{va}31; 56^{va}32; 56^{va}33; 56^{vb}2; 56^{vb}3; 56^{vb}5; 56^{vb}6; 56^{vb}13
apes 83^{rb}12; 83^{rb}14; 83^{rb}19; 83^{rb}25
apes combustae 60^{ra}30
apium 54^{ra}16; 54^{ra}17; 55^{vb}19; 56^{ra}18; 56^{ra}21; 56^{ra}23; 56^{ra}27; 56^{ra}29; 56^{ra}31; 56^{ra}32; 56^{ra}37; 56^{rb}5; 56^{rb}10; 56^{rb}12; 56^{rb}19; 56^{va}11; 59^{ra}14; 65^{ra}35; 65^{rb}1; 73^{ra}27; 74^{ra}37
apium **haemorrhoidarum** 56^{rb}20; 56^{va}6; 56^{va}13
apium **ranarum** *bzw.* raninum 56^{rb}19; 56^{rb}21; 56^{rb}24
apium **reninum** 56^{rb}20; 56^{rb}23
apium **risus** 56^{rb}20; 56^{rb}31; 56^{rb}34; 56^{va}2
apostolicon (unguentum *bzw.* emplastrum) 56^{vb}1; 71^{ra}28; 72^{va}25; 72^{va}30; 80^{rb}1
apothecarius 63vb28; 81vb10; 86rb13; 87va14
aqua *nicht gesammelt*
aqua aluminosa *sieh* alumen
aqua calida 56^{ra}10; 56^{ra}15; 56^{ra}28; 56^{ra}33; 56^{rb}4; 58^{ra}7; 58^{ra}11; 58^{ra}12; 58^{ra}14; 58^{ra}37; 58^{rb}3; 59^{ra}5; 59^{rb}19; 59^{rb}21; 59^{va}14; 59^{va}19; 61^{rb}4; 62^{ra}27; 62^{rb}27; 63^{rb}31; 65^{rb}6; 68^{vb}29; 69^{ra}10; 71^{va}29; 71^{va}31; 71^{vb}10; 71^{vb}12; 72^{va}36; 72^{vb}21; 73^{rb}11; 73^{rb}33; 74^{ra}26; 74^{ra}36; 74^{rb}8; 76^{va}31; 80^{vb}7; 81^{rb}18; 82^{vb}17; 83^{rb}33; 84^{ra}24; 84^{rb}9; 84^{rb}14; 84^{rb}16; 84^{rb}36; 85^{va}21; 85^{va}26; 87^{ra}24; 92^{ra}4; 92^{ra}16; 92^{rb}19; 95^{rb}28
aqua cantabri 56^{rb}28
aqua clara 73^{va}1

[15] „alio nomine dicitur ciminum dulce“ 57^{va}34.
[16] „anthera dicitur quidam flos rosarum, scilicet qui interius reperitur“ 91^{vb}16
[17] *sieh* ros marinus.

aqua constrictiva 76^{ra}29
aqua diaphoretica 68^{vb}30
aqua dulcis 95^{rb}6
aqua fervens 63^{vb}31; 63^{vb}35; 68^{rb}35; 75^{vb}29; 75^{vb}32; 81^{rb}17; 84^{ra}24; 84^{rb}8; 86^{va}14; 91^{va}10; 91^{va}13
aqua fluens 55^{rb}27
aqua frigida 56^{va}15; 56^{va}21; 63^{rb}25; 69^{ra}32; 70^{ra}28; 70^{rb}6; 70^{rb}7; 83^{rb}32; 84^{rb}5; 84^{rb}11; 84^{rb}12; 94^{ra}26
aqua frigidissima 89^{rb}28
aqua humida 68^{vb}30
aqua malvarum *sieh* malva
aqua marina 65^{rb}3; 76^{rb}10; 76^{va}13
aqua masticis *sieh* mastix
aqua mitigativa 57^{ra}21; 60^{va}17; 68^{vb}29
aqua mollificativa *bzw.* mollitiva 60^{va}17; 69^{ra}8; 76^{ra}28
aqua munda 61^{ra}19
aqua ordei *sieh* ordeum
aqua pluvialis 56^{vb}24; 56^{vb}27; 61^{va}31; 66^{rb}8; 70^{vb}6; 74^{va}23; 74^{va}24; 76^{ra}24; 76^{va}8; 76^{va}15; 76^{va}29; 77^{va}21; 77^{vb}29; 80^{va}5; 80^{va}11; 80^{va}17; 81^{rb}10; 81^{rb}12; 82^{va}2; 84^{ra}33; 86^{rb}31; 90^{rb}29; 91^{va}17; 91^{vb}11
aqua rosacea *sieh* rosa
aqua rubea 91^{va}14
aqua salmacina 64^{ra}35; 65^{rb}3; 68^{rb}2
aqua salsa 55^{vb}20; 66^{va}9; 66^{va}28; 66^{va}31; 66^{vb}13; 66^{vb}14; 66^{vb}20; 67^{rb}21; 68^{va}22; 68^{va}27; 71^{ra}29; 73^{rb}1; 73^{rb}36; 73^{vb}10; 74^{va}6; 81^{va}4; 83^{ra}32; 85^{va}17; 85^{va}24; 90^{ra}20; 96^{ra}22
aqua spissa 71^{vb}35
aqua tepida 54^{ra}14; 69^{ra}13; 70^{ra}28; 70^{vb}8; 81^{rb}5; 81^{rb}10; 81^{rb}13; 81^{rb}18
aquositas 67^{vb}36; 69^{rb}35
aquosus 55^{va}27; 56^{rb}26; 57^{rb}3; 72^{va}1; 72^{va}23; 85^{va}31; 90^{rb}15; 94^{rb}4; 94^{rb}17
arbor *nicht gesammelt*
argenteus (*sieh* cifus; vas; vitrum;) 61^{ra}19; 78^{rb}14; 84^{rb}7; 96^{va}32
argentum (*vgl.* terra): spuma argenti 79^{ra}29
argentum vivum 55^{rb}19; 55^{rb}21; 55^{rb}24; 55^{va}3; 55^{va}4; 55^{va}14; 55^{va}15; 61^{ra}23
argentum vivum exstinctum 54^{vb}37; 55^{rb}32-55^{va}1; 78^{va}5
argentum vivum **mortificatum** 55^{va}20
ariditas 62^{rb}25; 89^{rb}20
aridus 89^{va}18
arillus 90^{va}29
aristolochia 58^{rb}26; 58^{va}3; 58^{va}6; 71^{rb}30
aristolochia longa 58^{rb}27
aristolochia rotunda 58^{rb}27; 58^{rb}28; 58^{va}8
armoniacum (gummi; *vgl. aber* sal) 55^{ra}36; 55^{rb}3; 57^{rb}18; 57^{va}7; 57^{va}12; 57^{va}21; 57^{va}23; 57^{va}27; 57^{va}28; 57^{va}29; 57^{va}31; 58^{ra}16; 65^{rb}22; 67^{rb}6; 67^{rb}8; 69^{ra}29; 69^{ra}31; 79^{ra}2
aromaticitas 64^{ra}26; 65^{va}3; 65^{va}12; 66^{ra}19; 66^{rb}23; 66^{rb}28; 66^{rb}35; 67^{rb}35; 69^{vb}5; 75^{ra}34; 75^{va}19; 76^{rb}7; 77^{vb}26; 79^{va}23; 80^{rb}29; 80^{vb}17; 81^{rb}32; 83^{va}26; 83^{vb}11; 83^{vb}14; 84^{va}29; 85^{ra}10; 85^{vb}13; 86^{rb}18; 87^{vb}12; 90^{rb}35; 92^{rb}27; 92^{vb}32; 93^{va}1
aromaticus 53^{vb}18; 53^{vb}19; 54^{rb}33; 54^{rb}36; 54^{va}4; 54^{va}8; 54^{va}14; 55^{ra}12; 58^{va}31; 58^{vb}1; 61^{vb}33; 61^{vb}34; 62^{va}22; 63^{ra}27; 63^{rb}8; 64^{ra}21; 64^{rb}35; 66^{rb}37; 67^{vb}9; 67^{vb}10; 67^{vb}12; 68^{va}12; 75^{va}23; 77^{vb}20; 83^{rb}8; 83^{vb}11; 86^{rb}27; 90^{va}20; 91^{rb}17
artemisia 58^{ra}8; 58^{vb}3; 58^{vb}7; 58^{vb}10; 58^{vb}12; 58^{vb}13; 58^{vb}18; 58^{vb}22; 58^{vb}24; 71^{rb}35; 71^{rb}36; 75^{va}6; 86^{va}37; 88^{va}20
artificialiter 69^{rb}8
artificiosus 53^{ra}15; 56^{ra}12; 63^{rb}7; 83^{rb}11; 83^{rb}16; 89^{vb}17; 94^{rb}7
artificium 53^{ra}13; 53^{ra}15; 54^{va}4; 71^{ra}34; 72^{va}15; 81^{vb}7
asa foetida[18] 55^{ra}23; 55^{ra}25; 55^{ra}29; 55^{ra}33; 55^{ra}36; 55^{ra}37; 55^{rb}3; 55^{rb}4; 55^{rb}6; 55^{rb}9; 57^{va}28; 86^{vb}7
asinus 70^{vb}21
asphaltum[19] 59^{va}36; 59^{vb}15; 59^{vb}20
argentum (*vgl.* terra): spuma argenti 79^{ra}29

[18] „opium quirinacium (*id est* Cyrenaicum) asa foetida dicitur vel lazar" 86^{vb}7.
[19] „est bitumen Judaicum" 59^{va}36.

asphodelus *sieh* affodilus
assare 69^{rb}14; 69^{rb}29; 94^{ra}33
assus 59^{ra}33; 59^{ra}36
athanasia 56^{vb}29; 56^{vb}30; 68^{ra}34; 82^{ra}18; 89^{rb}35
atramentum 71^{ra}15
atriplex 68^{rb}34
auripigmentum 58^{ra}36; 59^{rb}36; 59^{va}1; 59^{va}3; 59^{va}6; 59^{va}7; 59^{va}10; 59^{va}18; 59^{va}23; 59^{va}31; 74^{va}17; 78^{vb}33; 91^{ra}11; 95^{rb}28
auripigmentum **citrinum** 59^{va}1
auripigmentum **rubeum** (*sieh* oleum) 59^{va}1; 59^{va}33
aurum 54^{vb}15; 54^{vb}17; 54^{vb}19; 54^{vb}20; 55^{ra}9; 55^{ra}21
lamina aurea 54^{vb}37
limatura auri 54^{vb}25; 54^{vb}31; 54^{vb}36; 55^{ra}3
spuma auri 54^{vb}19; 79^{ra}26; 79^{rb}15
aurum album 95^{va}29
aureus 54^{vb}37; 55^{ra}4
avellana 84^{va}28
axungia 78^{rb}28; 78^{vb}36; 79^{ra}12; 81^{ra}5
axungia anserina 79^{rb}21
axungia gallinae *bzw.* gallinacea 55^{va}15; 62^{ra}13; 62^{va}9; 79^{rb}21
axungia porcina 62^{rb}22; 80^{vb}30; 94^{vb}8; 97^{va}2
axungia ursina 77^{rb}19
axungia vetus 77^{rb}19

bacca *sieh* laurus
baculus 64^{rb}9
balaustia[20] 61^{va}17; 61^{va}28; 61^{va}32; 61^{va}33; 82^{vb}24
balneare 58^{vb}11
balneum 56^{ra}9; 56^{ra}10; 57^{rb}29; 57^{rb}31; 57^{rb}33; 59^{rb}18; 73^{vb}9; 74^{ra}31; 79^{ra}16; 79^{vb}8; 91^{rb}21; 92^{va}17; 94^{rb}30; 96^{ra}11
balsamus[!][21] 60^{vb}4; 60^{vb}16; 60^{vb}34; 81^{vb}28; 81^{vb}30; 81^{vb}31
barba Aaron[22] 77^{rb}7
bardana 54^{rb}6
basilicon[23] (herba) 86^{rb}2; 86^{rb}14
baucia[24] 61^{vb}18
baucia domestica 61^{vb}20
baucia silvestris 61^{vb}20
bdellium 70^{rb}3; 72^{ra}36; 80^{ra}15
belliculus marinus[25] 55^{va}18; 62^{va}3; 64^{va}1
benedicta 70^{rb}24; 72^{ra}37; 76^{vb}20; 76^{vb}21; 77^{rb}24; 96^{vb}24; 96^{vb}34
benedicta acuta 72^{ra}35; 72^{rb}4; 73^{rb}34; 74^{va}7; 76^{vb}13; 80^{ra}13
benedicta simplex 65^{rb}6; 68^{va}4
berberis 62^{rb}30
bernix[26] (*vgl.* vernix) 62^{ra}33; 62^{ra}37; 62^{rb}17
bettonica 58^{ra}2; 62^{ra}19; 62^{ra}24; 62^{ra}26; 62^{ra}31
bismalva[27] 80^{vb}25
bistorta[28] 58^{vb}7; 62^{va}12; 62^{va}21; 62^{va}23; 62^{va}25; 62^{va}26; 73^{va}37; 75^{va}21; 75^{va}23
bitumen Judaicum 59^{va}36
blanca 70^{rb}24; 72^{rb}5
bolus 61^{rb}18; 61^{rb}24; 61^{rb}27; 61^{rb}35; 61^{rb}37; 61^{va}3; 61^{va}7; 61^{va}13; 61^{va}14; 61^{va}25; 61^{va}32; 81^{rb}8
bolus Armenicus 61^{rb}20; 61^{va}10
bombax 56^{vb}4; 56^{vb}6; 57^{ra}31; 58^{rb}25; 60^{va}27; 61^{rb}1; 61^{va}8; 61^{va}12; 62^{vb}31;

[20] „dicitur autem balaustia flos caducus mali granati“ 61^{va}18; „flores malorum granatorum balaustiae dicuntur“ 82^{vb}24.

[21] *vgl. dasselbe Genus im* ‚Liber iste‘.

[22] „iarus alio nomine barba Aaron appellatur et etiam pes vituli“ 77^{rb}7.

[23] „ozimum alio nomine basilicon appellatur“ 86^{rb}2.

[24] „herba alio nomine pastinaca dicitur“ 61^{vb}21.

[25] „sunt quasi umbilici, <qui> circa litora maris reperiuntur“ 62^{va}5. - *vgl.* umbilicus marinus.

[26] „est gummi cuiusdam arboris“ 62^{ra}34. „bernix, cacabra et vetonica idem est“ 62^{rb}17.

[27] „malva silvestris, quae malvaviscus et bismalva dicitur“ 80^{vb}24.

[28] „bistorta herba est, cuius etiam radix bistorta appellatur“ 62^{va}26.

65^{rb}19; 65^{va}35; 66^{vb}30; 67^{va}10; 67^{vb}27; 68^{ra}18; 68^{ra}36; 68^{vb}17; 71^{ra}28; 72^{vb}25; 73^{va}25; 74^{ra}11; 74^{rb}27; 76^{rb}22; 76^{vb}26; 80^{ra}21; 80^{ra}22; 83^{ra}35; 83^{vb}26; 88^{va}27; 90^{ra}6; 92^{vb}12; 93^{va}20; 93^{va}21; 97^{ra}30; 97^{vb}6

bombyx 62^{vb}34; 63^{vb}11; 63^{vb}12

borago 54^{vb}31; 54^{vb}34; 61^{va}36; 61^{vb}6; 66^{ra}21; 75^{rb}17; 75^{va}32; 78^{rb}8; 87^{va}21; 96^{rb}9

borax 61^{vb}35; 62^{ra}4; 62^{ra}13; 62^{ra}15; 62^{ra}16; 62^{ra}17; 64^{rb}37; 70^{va}32

branca ursina 57^{va}20; 62^{rb}19; 62^{rb}26; 78^{rb}30

brodium 67^{va}2; 68^{va}8; 73^{rb}34; 73^{va}5; 80^{vb}20

bruscus 54^{ra}17; 64^{vb}1; 67^{ra}5

butyrus 55^{rb}1; 57^{va}19

cacabra[29] 62^{rb}18

cacabus 61^{vb}31

calamentum[30] 55^{vb}6; 64^{vb}19; 64^{vb}29; 65^{ra}3

calamentum montanum 64^{vb}21

calamita *sieh* storax

calamus 56^{vb}10; 67^{vb}11; 93^{va}33; 93^{va}35; 94^{rb}8

calamus aromaticus 67^{vb}10

calcantum[31] 71^{ra}11

calcitis 72^{va}15

calcitoys[32] 72^{va}15

calcucecumenon[33] 72^{va}14

caldarium 64^{vb}7; 72^{va}19; 91^{va}22

calx 96^{rb}3; 96^{va}27

calx viva 59^{va}8; 59^{va}9; 96^{rb}1

camedreos[34] 66^{va}20; 66^{vb}17

camelus 94^{va}18

camepitheos 66^{va}20

camphora[35] 55^{vb}4; 63^{ra}23; 63^{ra}24; 63^{ra}26; 63^{ra}27; 63^{ra}32; 63^{ra}35; 63^{rb}2; 63^{rb}3; 63^{rb}5; 63^{rb}7; 63^{rb}13; 63^{rb}26; 63^{rb}34; 63^{rb}37; 64^{rb}37; 70^{va}32; 72^{vb}37; 78^{va}4; 83^{rb}35; 89^{va}10; 95^{vb}2

canale aeneum vel ferreum 77^{va}26

canis 95^{ra}13

canna (*sieh* alcanna) 97^{vb}34

canna Melis 97^{vb}30; 97^{vb}33

canna palustris 97^{vb}35

cantabrum[36] 56^{rb}28; 59^{rb}34; 68^{vb}27; 69^{ra}4; 69^{ra}12

capellus 91^{ra}13

capillus Veneris 66^{ra}29

capitellum[37] 69^{va}36; 71^{ra}23; 97^{va}25

capparis (vel capparus) 64^{va}5; 64^{va}6; 64^{va}21; 64^{va}28; 64^{va}31; 64^{vb}1; 64^{vb}12; 64^{vb}14; 65^{va}9

capra 87^{va}14 (*sieh* cornu, chorda, lac, serum, stercus)

capreolus (animal) 83^{va}10

caprificus 90^{vb}19; 90^{vb}20

capsula cerea (*vgl.* cassula) 77^{ra}22

carbo 58^{va}28; 58^{vb}17; 59^{va}26; 59^{vb}10; 65^{va}15; 67^{vb}4; 69^{ra}22; 71^{rb}6; 74^{va}16; 75^{vb}12; 77^{ra}20; 79^{rb}8; 89^{ra}10; 89^{ra}21; 90^{ra}5; 93^{vb}25; 94^{rb}20

---

[29] „bernix, cacabra et vetonica idem est" 62^{rb}18. 'Liber iste' (Müller 1942, 16, Z. 7): „kecabre, vernix, veronice, smirnix idem est".

[30] „herba, quae alio nomine nepita dicitur" 64^{vb}20.

[31] *sieh* dragantum.

[32] *Synonym zu* aes ustum; *zu lesen ist wohl*: calcitis *bzw.* chalcitis (*so im* 2. 'Canon'-Buch Avicennas: 92^{rb}5A; 117^{ra}45A), *also*: χαλκιτής.

[33] *richtiger*: chalkucaeomenon: *griechisch für* aes ustum; *erscheint auch im* 'Liber iste' (Müller 1942, 38); *also*: χαλκοῦ καιόμενον.

[34] „similiter et camepitheos. Quercula maior dicitur" 66^{va}20.

[35] „dicunt quidam camphoram esse gummi, quod falsum est" 63^{ra}24.

[36] „idem est quod furfur tritici" 56^{rb}29.

[37] *unklar*. „contra fistulam pulvis cum capitello conficiatur et cum stuello ori fistulae immittatur" 69^{va}36; „pulvis cum capitello vel sapone Gallico conficiatur „ 71^{ra}23; „pulvis conficiatur cum oleo rosaceo et capitello" 97^{va}25. Wölfel, S. 140, Anm. 686: capellus *wird in der Leipziger Hs. des* 'Circa instans' *übersetzt mit* „loughe".

cardamomum $64^{ra}15$; $64^{ra}31$; $64^{ra}34$; $76^{ra}16$

cardamomum maius $64^{ra}20$

cardamomum minus $64^{ra}20$

carica $71^{va}3$; $74^{rb}25$; $81^{va}34$; $84^{vb}29$; $87^{ra}24$

caro (*cibus*) $59^{ra}28$; $61^{vb}5$; $61^{vb}16$; $65^{rb}13$; $67^{va}2$; $68^{rb}31$; $69^{rb}26$; $69^{vb}8$; $73^{va}4$; $73^{va}5$; $73^{va}14$; $78^{vb}2$; $78^{vb}11$; $85^{rb}35$; $90^{va}4$; $90^{va}29$; $95^{rb}25$; $95^{rb}32$; $96^{ra}21$

caro marina[38] $55^{vb}30$

caropos *sieh* charopos

carpobalsamus[!][39] $60^{vb}19$; $60^{vb}29$

carta $71^{rb}2$; $81^{ra}35$

carvi[40] $66^{rb}31$; $67^{ra}24$; $67^{ra}25$

cassamus[41] $62^{vb}10$

cassia $65^{rb}31$; $65^{rb}33$

cassia fistula $63^{vb}14$; $63^{vb}25$; $63^{vb}30$; $64^{ra}3$; $65^{rb}32$; $65^{rb}34$; $80^{vb}6$; $84^{ra}30$; $84^{ra}32$; $84^{ra}33$; $84^{rb}27$; $87^{rb}14$; $92^{rb}7$

cassia lignea $65^{rb}29$; $65^{rb}30$; $65^{rb}32$; $65^{rb}34$; $65^{rb}35$; $65^{va}14$; $65^{va}15$; $65^{va}19$; $65^{va}26$; $65^{va}32$; $65^{va}33$; $65^{va}37$; $72^{rb}20$

cassilago[42] $76^{vb}33$

cassula (*vgl.* capsula; casula) $75^{vb}24$

castanea (*vgl.* mel) $83^{rb}24$; $83^{rb}25$; $83^{rb}26$

castor (animal) $65^{vb}5$; $65^{vb}12$; $65^{vb}16$

testiculus castoris $65^{vb}4$; $65^{vb}6$; $65^{vb}8$; $65^{vb}10$; $65^{vb}12$; $65^{vb}13$; $65^{vb}14$; $65^{vb}19$

castoreum $55^{rb}11$; $55^{va}35$; $55^{va}37$; $55^{vb}19$; $57^{ra}37$; $58^{ra}32$; $58^{va}8$; $59^{rb}4$; $59^{vb}16$; $60^{va}30$; $65^{vb}3$; $65^{vb}4$; $65^{vb}16$; $65^{vb}18$; $65^{vb}19$; $65^{vb}21$; $65^{vb}25$; $65^{vb}28$; $65^{vb}37$; $66^{ra}11$; $68^{va}1$; $71^{va}5$; $72^{rb}14$; $88^{va}23$; $92^{va}30$; $92^{va}31$

casula (*vgl.* cassula) $85^{rb}12$

cataplasma $59^{vb}36$; $66^{vb}14$; $67^{rb}22$; $67^{va}34$; $94^{va}7$; $97^{rb}36$

cataplasmare (*vgl.* supercataplasmare) $55^{va}37$; $56^{rb}21$; $56^{rb}30$; $56^{vb}35$; $58^{ra}15$; $60^{ra}2$; $60^{rb}24$; $60^{va}4$; $65^{ra}31$; $66^{ra}9$; $66^{rb}8$; $66^{va}29$; $66^{va}34$; $66^{vb}29$; $67^{ra}14$; $67^{va}29$; $68^{va}24$; $71^{vb}33$; $72^{ra}18$; $72^{ra}19$; $73^{rb}2$; $73^{va}15$; $73^{va}18$; $74^{rb}3$; $77^{rb}5$; $79^{vb}26$; $81^{va}20$; $81^{va}22$; $81^{va}33$; $82^{rb}11$; $85^{ra}28$; $86^{va}1$; $86^{va}2$; $87^{ra}31$; $88^{ra}29$; $88^{vb}24$; $88^{vb}26$; $90^{ra}21$; $90^{va}24$; $90^{va}26$; $90^{va}31$; $91^{vb}27$; $92^{ra}20$; $92^{va}26$; $92^{va}35$; $93^{ra}13$; $94^{ra}10$; $94^{ra}37$; $94^{va}25$; $94^{vb}6$; $94^{vb}11$; $95^{ra}30$; $95^{ra}31$; $95^{va}5$; $95^{va}12$; $95^{vb}27$; $96^{ra}4$; $96^{ra}24$

cataputia[43] $68^{rb}8$; $68^{rb}13$; $68^{rb}20$; $68^{rb}26$; $68^{rb}29$; $68^{rb}32$; $68^{rb}36$; $68^{va}2$; $68^{va}5$; $68^{va}6$; $68^{va}10$; $68^{va}14$; $72^{vb}3$

cataputia transmarina (*sieh* oleum) $88^{rb}13$

cathimia $54^{vb}19$; $55^{ra}7$; $78^{va}4$; $79^{ra}28$; $79^{rb}15$

catia[44] $59^{ra}7$; $63^{vb}33$; $80^{vb}7$; $89^{rb}30$

catulus $59^{rb}5$; $59^{rb}7$

cauliculus agrestis[45] $95^{ra}22$; $95^{ra}24$

caulis $68^{rb}21$

caulis domesticus $92^{ra}11$

cauterium$73^{vb}14$

cauterizare $92^{va}27$

cavare $56^{rb}11$; $66^{rb}17$

cavernosus $67^{vb}31$; $98^{ra}5$

centaurea[46] $58^{ra}3$; $65^{ra}14$; $65^{ra}26$; $65^{ra}27$; $65^{ra}35$; $65^{rb}21$; $65^{rb}25$; $65^{rb}26$

---

38 *konnte nicht erklärt werden.*

39 *vgl. dasselbe Genus im* 'Liber iste'.

40 „semen et herba ipsa 'carvi' dicitur, herba cancreos dicitur idem" $67^{ra}25$.

41 *sieh* cyclamen.

42 „iusquiamus herba est, cuius semen proprie iusquiamus appellatur, herba ipsa cassilago" $76^{vb}32$f.

43 „est fructus cuiusdam herbae vel semen simili nomine appellatae" $68^{rb}9$; „lacterides sunt cataputiae" $72^{vb}2$.

44 *Konnte nicht erklärt werden. Gemeint scheint aber eher* catina (*der Napf*) *zu sein, jedenfalls in* $59^{ra}7$ *und* $89^{rb}30$; *in* $63^{vb}33$ *und* $80^{vb}7$ *ist offensichtlich an ein Siebgefäß zu denken.*

45 „strutium, id est est cauliculus agrestis" $95^{ra}22$

46 „est autem herba amarissima, unde fel terrae appellatur" $65^{ra}15$.

centaurea maior 65^{ra}16; 65^{ra}18; 65^{ra}26; 65^{rb}10
centaurea minor 65^{ra}17; 65^{ra}22
centrum galli[47] 55^{vb}18; 62^{ra}18; 76^{rb}33
centum capita[48] 60^{ra}23
cepulla 57^{vb}9
cera 55^{rb}3; 55^{rb}12; 55^{vb}13; 56^{rb}30; 56^{rb}32; 57^{rb}23; 57^{va}22; 57^{va}25; 57^{vb}15; 58^{ra}16; 58^{va}23; 61^{rb}11; 61^{rb}12; 63^{ra}1; 63^{ra}4; 64^{va}26; 65^{ra}33; 66^{vb}10; 67^{ra}22; 67^{rb}10; 68^{vb}11; 68^{vb}14; 68^{vb}21; 68^{vb}22; 71^{ra}7; 72^{rb}15; 74^{vb}25; 75^{vb}17; 75^{vb}19; 78^{ra}5; 78^{rb}33; 79^{ra}4; 79^{rb}14; 81^{ra}10; 83^{rb}5; 83^{rb}16; 83^{vb}7; 84^{va}37; 88^{ra}32; 91^{ra}16; 92^{rb}30; 92^{va}2; 93^{ra}25; 94^{ra}3; 94^{ra}16; 94^{rb}26
cereus 77^{ra}23
cerotum 55^{rb}12; 56^{rb}30; 57^{rb}22; 57^{rb}23; 57^{va}26; 68^{vb}10; 71^{ra}8; 72^{va}30; 75^{vb}18; 75^{vb}20; 92^{rb}29; 94^{ra}1; 94^{ra}4
cerusa[49] 55^{va}12; 55^{va}16; 55^{va}18; 64^{rb}4; 64^{rb}26; 64^{rb}28; 64^{rb}31; 64^{rb}32; 64^{va}3; 72^{vb}37; 77^{rb}30; 78^{va}33; 87^{va}36; 96^{ra}31
cerusa rotunda 64^{rb}25
cervus: **cor cervi** 58^{va}27; 87^{va}6; 87^{va}8; 87^{va}9; 87^{va}10; 87^{va}11
os de corde cervi 54^{va}36; 54^{vb}12; 54^{vb}32; 54^{vb}35; 58^{va}25; 61^{vb}9; 72^{ra}17; 78^{rb}9; 87^{va}6; 87^{va}7; 87^{va}16; 87^{va}20; 93^{ra}4
cetus 58^{va}16
chalcitoys *sieh* **calcitoys**
chalybs 55^{ra}2; 58^{vb}30
charopos 97^{vb}10
chelidonia 69^{va}13; 69^{va}14
chelidonia communis 69^{va}15
chelidonia Indica 69^{va}14
chorda caprina 77^{vb}18
cibarium 89^{rb}11; 90^{rb}27
cicer rubeum 57^{rb}27
cicorea[50] 95^{ra}4

[47] *sieh* gallitricum.
[48] *sieh* affodilus.
[49] „Cerusa flos plumbi sive gersa appellatur“ 64^{rb}4.

cicuta 67^{ra}33; 67^{rb}23
cifus[51] argenteus 78^{rb}14
ciminum 54^{rb}10; 55^{vb}6; 57^{vb}14; 58^{ra}19; 59^{va}16; 66^{vb}33; 67^{ra}5; 67^{ra}8; 67^{ra}13; 67^{ra}16; 67^{ra}19; 77^{rb}16; 81^{va}2; 85^{va}10; 85^{vb}20; 89^{va}24; 90^{va}20; 92^{vb}11; 92^{vb}14; 93^{ra}12; 94^{va}3; 97^{vb}4
ciminum dulce[52] 57^{va}34
cingiber *sieh* zingiber
cinis 55^{rb}35; 55^{va}21; 58^{rb}17; 64^{rb}2; 68^{rb}21; 94^{rb}13
cinnamomum 57^{vb}3; 59^{rb}27; 65^{rb}36; 66^{rb}15; 66^{rb}16; 66^{va}3; 66^{va}12; 67^{vb}24; 68^{va}12; 71^{vb}30; 73^{rb}30; 76^{vb}19; 80^{ra}31; 81^{va}1; 83^{ra}11; 85^{vb}34
cinnamomum alicimum[53] 66^{rb}23
cinnamomum grossum 66^{rb}16; 66^{rb}20; 66^{va}15
cinnamomum subtile 66^{rb}17; 66^{rb}31
citonium[54] *sieh* malum citonium
citria[55] 85^{ra}20
citrinitas 75^{rb}24
citrinus (*vgl.* subcitrinus) 53^{va}21; 59^{va}1; 61^{ra}10; 62^{ra}12; 62^{va}7; 67^{va}21; 67^{vb}16; 69^{va}15; 70^{rb}36; 70^{va}2; 71^{ra}13; 72^{ra}29; 76^{ra}6; 83^{vb}36; 84^{ra}4; 84^{ra}5; 84^{ra}13; 84^{ra}16; 84^{ra}22; 84^{ra}37; 84^{rb}10; 84^{vb}15; 85^{va}14; 86^{rb}5; 86^{rb}7; 86^{rb}9; 86^{rb}10; 87^{va}32; 89^{vb}16; 89^{vb}20; 90^{rb}32
citrullus 55^{vb}3; 69^{rb}6; 69^{rb}11; 69^{rb}12; 92^{rb}6
citrus 60^{vb}36; 86^{rb}8
claretum 68^{rb}26; 68^{rb}28; 68^{rb}30; 70^{rb}10; 73^{va}6; 96^{va}18
clavus 80^{ra}36; 89^{rb}3
clibanus 88^{rb}17

[50] „sponsa solis etiam dicitur cicorea, intuba et solsequium“ 95^{ra}4
[51] *lies* scyphus
[52] *sieh* anisum.
[53] *konnte nicht erklärt werden.*
[54] „mala citonia id est coctana“ 82^{rb}30.
[55] „melissa alio nomine citria dicitur“ 85^{ra}20

clistere 56^{rb}28; 56^{vb}9; 57^{ra}20; 57^{ra}22; 60^{va}15; 60^{va}18; 61^{va}1; 62^{ra}29; 62^{vb}26; 65^{rb}4; 66^{va}32; 68^{ra}33; 68^{va}2; 68^{va}28; 69^{ra}7; 70^{vb}8; 72^{rb}2; 72^{vb}19; 73^{rb}35; 73^{va}33; 73^{vb}28; 74^{va}6; 76^{ra}28; 76^{va}10; 78^{vb}5; 79^{rb}10; 82^{ra}13; 85^{va}17

clistere lenitivum 82^{rb}14

clistere mollificativum *bzw.* mollitivum 57^{ra}20; 65^{rb}5; 68^{va}3; 68^{va}28; 72^{vb}17; 80^{vb}36; 86^{va}32

clisterizare 57^{ra}19

cloaca 83^{vb}13

coclearium 78^{rb}21

coconidium 80^{ra}8; 80^{ra}10; 80^{ra}17

coctanum[56] 70^{ra}35; 82^{rb}30

collutio 55^{vb}35

collyrium 55^{ra}7; 60^{rb}8; 65^{rb}15; 74^{va}32; 74^{vb}12; 74^{vb}16; 77^{va}4; 79^{rb}18; 88^{rb}35; 91^{vb}7

colophonia[57] 58^{vb}17; 65^{ra}7; 69^{ra}15; 69^{ra}23; 69^{ra}26; 69^{ra}28; 69^{ra}31; 69^{vb}22; 69^{vb}23; 69^{vb}26; 69^{vb}30; 69^{vb}36; 72^{vb}35; 75^{vb}6; 85^{va}10; 91^{ra}14

coloquintida[58] 56^{rb}11; 58^{rb}6; 63^{va}8; 63^{va}9; 63^{va}17; 63^{va}27; 63^{va}28; 63^{va}33; 63^{vb}2; 63^{vb}7; 63^{vb}9; 63^{vb}12; 94^{va}23

columba (avis) 76^{ra}26

columbrina[59] 96^{ra}26

commasticare 60^{ra}20; 65^{va}34; 66^{rb}35; 67^{ra}19; 78^{ra}26; 81^{ra}32; 88^{ra}19; 88^{ra}25; 94^{va}32; 98^{ra}10

concavare 55^{ra}33

concavitas 83^{ra}9; 83^{va}11; 87^{va}7; 92^{va}27

concavus 64^{rb}21; 64^{rb}25; 66^{rb}18; 67^{vb}12; 96^{vb}30; 97^{vb}36

condimentum 69^{rb}28

condire 54^{ra}12; 56^{va}26; 61^{vb}25; 64^{va}16; 78^{vb}11; 81^{vb}28; 84^{rb}24; 84^{rb}31; 84^{va}2; 84^{va}23

56 coctanum *sieh* citonium.
57 „pix Graeca dicitur" 10.
58 „etiam cucurbita Alexandrina vel gelela (sive gelena) appellatur" 63^{va}10.
59 „serpentaria et columbrina et draguntea idem est" 96^{ra}26.

confectio 55^{vb}32; 63^{ra}32; 71^{va}7; 73^{va}28; 74^{rb}28; 75^{ra}26; 76^{rb}1; 76^{va}30; 77^{rb}29; 78^{vb}33; 79^{ra}9; 79^{va}13; 79^{va}14; 91^{ra}8; 91^{vb}5; 94^{vb}5; 94^{vb}37; 95^{va}26; 95^{va}28; 96^{vb}36; 98^{ra}19

conficere *nicht gesammelt*

confricare 53^{vb}16; 54^{va}10; 55^{rb}35; 64^{ra}24; 71^{rb}9

confricatio 55^{vb}37

confrictio 72^{rb}24

congelatio 61^{rb}29

conglutinare 61^{va}20; 62^{rb}3; 62^{rb}10; 62^{va}26; 65^{ra}21; 65^{rb}25; 68^{rb}7; 69^{ra}20; 70^{va}5; 72^{ra}23; 76^{ra}11; 81^{ra}23; 83^{vb}4; 84^{vb}36; 87^{vb}13

conglutinativus 66^{va}4; 67^{vb}8

conquassare 53^{ra}14

consolida maior 80^{rb}4

copula 63^{vb}20

coquere *nicht gesammelt*

coquinare 80^{vb}34; 95^{rb}31; 96^{ra}21

corallus 67^{vb}29; 67^{vb}30; 67^{vb}35; 68^{rb}3; 68^{rb}5; 68^{rb}7

corallus albus 67^{vb}37; 68^{ra}2; 68^{ra}3; 68^{ra}6; 68^{ra}9; 68^{ra}13

corallus rubeus 67^{vb}36; 68^{ra}1; 68^{ra}4; 68^{ra}6; 68^{ra}7; 68^{ra}16; 68^{ra}18; 68^{ra}22

corda *sieh* chorda

corengae pomum 59^{rb}34

coriandrum 69^{vb}1

corium 67^{rb}34

cornu caprinum 93^{vb}25

corona regia[60] 80^{vb}13

corrigia 77^{vb}15; 77^{vb}17

corrigiola 56^{vb}34; 86^{vb}30

cortex 53^{ra}14; 57^{vb}9; 58^{vb}36; 60^{ra}36; 60^{ra}37; 61^{va}23; 63^{va}13; 63^{va}14; 63^{vb}18; 63^{vb}35; 64^{va}8; 64^{va}9; 64^{va}12; 64^{va}29; 64^{va}30; 64^{va}32; 64^{vb}14; 64^{vb}15; 64^{vb}18; 65^{rb}30; 65^{va}9; 65^{va}37; 66^{rb}17; 66^{rb}18; 68^{rb}12; 69^{rb}17; 69^{rb}22; 73^{va}5; 73^{vb}2; 73^{vb}3; 74^{va}19; 74^{va}23; 74^{va}26; 74^{va}30; 74^{va}33; 74^{va}36; 74^{vb}2; 75^{vb}3; 75^{vb}7; 75^{vb}27; 76^{va}28;

60 *sieh* mellilotum.

79^{vb}5; 79^{vb}6; 80^{vb}15; 81^{ra}18; 82^{ra}31; 82^{ra}32; 82^{ra}36; 82^{vb}25; 82^{vb}27; 83^{ra}15; 83^{rb}2; 84^{ra}17; 84^{ra}19; 84^{va}26; 84^{va}27; 85^{rb}9; 85^{rb}10; 85^{rb}11; 85^{vb}33; 86^{ra}5; 86^{va}9; 86^{va}10; 86^{va}27; 86^{vb}28; 87^{rb}7; 88^{rb}15; 88^{rb}33; 89^{ra}11; 89^{ra}19; 90^{rb}33; 90^{rb}34; 90^{rb}36; 90^{va}28; 91^{vb}34; 92^{ra}14; 96^{va}25; 97^{ra}8

corylus 90^{vb}19; 90^{vb}20

cos, cotis 71^{rb}3; 73^{va}25

costus 57^{va}25; 57^{vb}1; 58^{ra}5; 68^{va}30; 68^{va}31; 68^{va}32; 68^{va}35; 68^{vb}11; 68^{vb}14; 68^{vb}16; 68^{vb}20; 68^{vb}25; 71^{rb}30; 78^{ra}5

costus Arabicus 68^{va}33

costus Indicus 68^{va}32

cotis 71^{rb}3; 73^{va}25

cottanum *sieh* coctanum

creta[61] 59^{vb}3; 72^{va}17; 96^{va}33

creta **Saracenica** 96^{va}33

cretanus[62] 68^{va}18

crib(r)are 70^{ra}9; 82^{va}13; 82^{va}16; 96^{ra}29; 97^{va}28

cribrum 82^{va}13

crispella 56^{vb}23; 61^{rb}36; 64^{vb}32; 79^{ra}16; 89^{vb}5; 90^{ra}23; 90^{rb}17

croceus 63^{ra}37; 71^{va}33; 76^{va}35; 78^{ra}9; 78^{rb}27; 85^{va}34; 92^{ra}35

crocus 53^{va}23; 60^{rb}3; 67^{rb}25; 67^{va}3; 79^{rb}33; 92^{rb}2; 93^{ra}24

crocus hortensis vel hortulanus 67^{rb}26; 67^{va}1

crocus orientalis 53^{vb}8; 60^{vb}37; 67^{rb}27; 67^{va}1; 67^{va}9; 67^{va}11

crudus 61^{vb}14; 61^{vb}24; 69^{rb}12; 69^{rb}13; 71^{va}28; 72^{va}33; 79^{ra}18; 79^{rb}32; 82^{rb}36; 83^{ra}5; 85^{rb}35; 90^{ra}28; 90^{rb}26; 90^{rb}36

cubeba 66^{ra}16; 66^{ra}18; 66^{ra}26; 66^{ra}27

cubitus 60^{vb}9

cucumer 55^{vb}3; 92^{rb}7

cucumer agrestis[63] 72^{vb}2; 72^{vb}4; 72^{vb}5; 94^{rb}25

[61] *sieh* terra sigillata.

[62] „herba est, quae in marinis locis invenitur“ 68^{va}18.

cuneus 89^{rb}23

cucurbita 55^{vb}3; 69^{rb}6; 69^{rb}10; 69^{rb}13; 69^{rb}26; 69^{rb}28; 69^{rb}30; 69^{rb}32; 69^{va}2; 69^{va}5; 92^{rb}7

cucurbita **Alexandrina**[64] 63^{va}10

cuffa[65] 56^{ra}14; 56^{ra}15

cultellus 57^{rb}7; 60^{vb}13; 64^{rb}18; 78^{rb}21; 86^{va}9; 86^{vb}11; 86^{vb}13; 89^{rb}23

cuneus 89^{rb}23

cuscuta[66] 64^{ra}6; 72^{ra}4

cyclamen[67] 57^{ra}30; 60^{va}26; 62^{vb}8; 62^{vb}13; 62^{vb}31; 63^{ra}16; 63^{ra}20

cydonia *sieh* citonium

cyperus[68] 67^{va}15; 67^{va}28; 67^{va}30; 67^{vb}2; 67^{vb}8

cypressus 66^{ra}36

dactylus 78^{vb}13; 87^{rb}2; 94^{vb}37

os dactylorum 92^{ra}9

dactylus **Indicus**[69] 87^{ra}36

dampnis[70] 79^{vb}17

dampnochochium[71] 79^{vb}19

daucus 70^{vb}17

daucus **asininus**[72] 70^{vb}20

daucus **Creticus** 70^{vb}18; 70^{vb}19; 70^{vb}21

dealbare 55^{va}17; 62^{ra}10; 69^{ra}28; 70^{va}29; 81^{ra}32; 87^{va}29; 87^{va}31; 89^{rb}5; 95^{rb}25

dealbatio 56^{va}21

dendrolibanum 92^{vb}25; 92^{vb}29

diacalamentum 64^{vb}28

[63] *sieh* oleum sicyonium.

[64] *sieh* coloquintida.

[65] *gemeint ist* cuba *bzw.* cupa.

[66] „est autem cuscuta podagra lini, quae haeret circa linum“ 64^{ra}7.

[67] „cyclamen etiam cassamus, panis porcinus, malum terrae appellatur; radix eius proprie cyclamen dicitur“ 62^{vb}10.

[68] „est radix iunci triangularis“ 67^{va}17.

[69] *sieh* oxyfenicia.

[70] „receptio lauri vel dampnidis“ 79^{vb}17.

[71] *hängt mit* daphne (laurus) *zusammen, konnte nicht genauer erklärt werden.*

[72] „sic dictus, quia principaliter cibus est asinorum“ 70^{vb}20.

diacapparis 64^{va}27
diacastoreos 55^{ra}17
diaciminum 67^{ra}7
diacitoniten 82^{va}8; 82^{va}34; 82^{vb}6
diacitoniten **oxyporium** 82^{va}34
diacostum 68^{vb}8
diadragagantum 70^{vb}15; 76^{ra}5; 96^{va}19
diagridium[73] 69^{vb}12; 69^{vb}18; 69^{vb}23; 69^{vb}24; 70^{ra}32; 70^{rb}2; 70^{rb}20
dialthaea 57^{va}19; 75^{rb}34; 75^{rb}36
diamargariton 83^{vb}18; 87^{va}22
diamoron 85^{ra}37; 85^{rb}7
dianthos 91^{va}2; 92^{vb}24; 92^{vb}36; 93^{ra}9
diapapaver 88^{vb}11
diapenidion 89^{rb}12; 96^{va}18
diaphoresis 91^{va}27
diaphoreticus 68^{vb}28; 68^{vb}30; 87^{rb}37; 90^{ra}14; 92^{vb}34; 95^{va}6
diaprassium 83^{ra}20
diasatyrion 95^{rb}10
diasene 70^{rb}25; 72^{rb}30; 87^{va}25
diayris 67^{ra}7
diaysopus 77^{ra}33
diazinziberon 85^{vb}35
diptamnus 71^{rb}17; 71^{rb}30
dissolutivus *sieh Krankheitsnamen*
distemperantia 85^{vb}3
distemperare 55^{ra}16; 56^{vb}21; 56^{vb}24; 56^{vb}34; 57^{va}17; 59^{ra}27; 59^{rb}19; 59^{rb}30; 59^{rb}32; 59^{va}18; 59^{vb}30; 60^{rb}30; 63^{rb}13; 63^{va}3; 67^{va}2; 67^{va}3; 70^{rb}35; 79^{vb}11; 87^{va}23
diureticus 56^{ra}23; 57^{rb}10; 57^{vb}12; 59^{ra}7; 59^{vb}32; 60^{ra}27; 60^{rb}31; 60^{va}8; 63^{va}25; 65^{ra}21; 65^{va}10; 66^{ra}30; 66^{ra}34; 66^{rb}2; 66^{va}22; 66^{vb}36; 67^{ra}27; 67^{rb}22; 67^{va}22; 68^{va}19; 68^{vb}4; 69^{rb}14; 70^{vb}28; 71^{va}23; 72^{va}5; 74^{ra}24; 74^{rb}18; 74^{rb}23; 74^{rb}36; 74^{va}29; 75^{rb}29; 76^{rb}18; 76^{rb}30; 77^{ra}30; 77^{rb}37; 79^{va}6; 80^{ra}27; 80^{va}33; 80^{vb}17; 81^{rb}26; 82^{rb}19; 83^{ra}18; 83^{rb}23; 83^{rb}27; 86^{ra}15; 88^{vb}21; 90^{ra}31; 90^{ra}33; 90^{va}8; 90^{va}11; 90^{vb}27; 91^{ra}22; 92^{rb}4; 92^{rb}27; 92^{rb}36; 92^{va}16; 93^{va}1; 93^{vb}2; 94^{ra}30; 94^{vb}28; 95^{va}6; 95^{vb}19; 96^{ra}2; 96^{va}23
dolium 66^{rb}11; 92^{va}23
dragagantum[74] 54^{ra}13; 56^{vb}21; 61^{rb}28; 68^{ra}23; 70^{rb}31; 70^{va}7; 70^{va}9; 70^{va}10; 70^{va}12; 70^{va}16; 70^{va}19; 70^{va}20; 70^{va}21; 70^{va}22; 70^{va}25; 70^{va}31; 70^{va}35; 70^{vb}6; 70^{vb}11; 70^{vb}14; 70^{vb}16; 73^{va}27; 75^{rb}2; 75^{vb}37; 76^{ra}19; 82^{ra}6; 82^{ra}14; 91^{vb}21; 94^{va}10; 94^{vb}12; 94^{vb}13; 94^{vb}29
dragagantum album 70^{rb}35; 70^{va}2
dragagantum **citrinum** 70^{rb}36; 70^{va}2
dragagantum **rubeum** 72^{ra}31
dragagantum **subrufum** 70^{rb}36; 70^{va}2
dragantum[75] 71^{ra}10; 71^{rb}5; 71^{rb}15; 78^{vb}21; 83^{ra}23; 88^{vb}13; 89^{rb}15; 96^{vb}23
dragantum **Arabicum** 71^{ra}13
dragantum **Cyprinum** 71^{ra}14
dragantum **Indicum** 71^{ra}12
draguntea[76] 96^{ra}26
dulcedo 64^{ra}22; 65^{ra}20; 65^{va}2; 66^{rb}22; 83^{rb}29; 84^{va}19; 84^{va}22
dulcescere 79^{va}5
dulcis 54^{ra}6; 54^{ra}7; 57^{va}34; 58^{rb}13; 69^{va}11; 79^{va}4; 80^{va}37; 80^{vb}1; 82^{vb}7; 82^{vb}10; 82^{vb}15; 83^{ra}2; 83^{ra}3; 88^{ra}23; 90^{va}19; 95^{rb}6; 97^{vb}35; 98^{ra}9

ebulus 60^{ra}36; 63^{va}28; 64^{vb}15; 73^{vb}2; 89^{vb}31
elacterium[77] 72^{vb}1; 72^{vb}3; 72^{vb}14; 72^{vb}19; 72^{vb}20; 72^{vb}24; 72^{vb}26; 72^{vb}31; 72^{vb}32; 72^{vb}35; 73^{ra}1

73 *eigentlich*: diacrydion. „est succus cuiusdam herbae nascentis in transmarinis partibus, quae species est tithymali" [*gemeint ist die* anabulla] 69^{vb}13.

74 „est gummi cuiusdam arboris in transmarinis partibus nascentis" 70^{rb}32.

75 „idem quod vitreolum vel calcantum" 71^{ra}11.

76 „serpentaria et columbrina et draguntea idem est" 96^{ra}26.

77 „aliud est elacterium quod est succus cucumeris agrestis, aliud lacterides: lacterides sunt cataputiae" 72^{vb}1ff.

electuarium 57^{vb}4; 58^{va}7; 58^{vb}10; 62^{ra}32; 64^{va}27; 64^{va}28; 64^{vb}28; 66^{va}35; 67^{ra}5; 68^{vb}8; 70^{ra}17; 70^{ra}29; 70^{rb}26; 70^{rb}27; 70^{va}15; 72^{rb}19; 72^{vb}10; 73^{vb}24; 73^{vb}26; 74^{va}1; 74^{va}4; 75^{rb}31; 77^{ra}32; 78^{ra}25; 78^{vb}13; 78^{vb}16; 82^{va}28; 83^{ra}21; 85^{ra}37; 85^{rb}3; 86^{va}26; 88^{vb}13; 89^{ra}18; 89^{rb}12; 90^{vb}4; 93^{va}8; 95^{rb}9
electuarium calidum 70^{ra}12; 70^{ra}16; 85^{vb}36
electuarium Ducis 66^{vb}1
electuarium frigidum 70^{rb}6; 70^{rb}23
elephas (animal) 58^{ra}27; 95^{ra}9
elleborus 53^{rb}14; 73^{ra}8; 73^{ra}14; 73^{ra}19; 73^{ra}27; 73^{ra}30; 73^{rb}3; 73^{rb}9
elleborus albus 63^{va}6; 73^{ra}9; 73^{ra}19; 73^{ra}25; 73^{ra}36; 73^{rb}12; 94^{rb}27
elleborus niger 56^{vb}11; 62^{vb}23; 64^{vb}11; 73^{ra}9; 73^{ra}11; 73^{ra}19; 73^{ra}33; 73^{ra}36
embotum[78] 54^{vb}3; 59^{va}4; 59^{va}5; 59^{vb}12; 68^{vb}18; 74^{va}18; 75^{vb}14; 85^{ra}2; 92^{vb}3; 94^{rb}19; 94^{vb}27; 97^{ra}27
emplastrum 55^{ra}15; 55^{ra}17; 56^{rb}26; 56^{vb}22; 56^{vb}31; 57^{rb}24; 57^{va}32; 58^{ra}19; 58^{rb}9; 58^{rb}22; 59^{va}31; 60^{ra}13; 60^{rb}33; 60^{va}5; 61^{va}3; 61^{va}14; 61^{va}15; 62^{rb}12; 62^{va}21; 63^{vb}4; 67^{ra}9; 68^{vb}19; 69^{ra}5; 69^{rb}2; 72^{va}25; 73^{va}34; 75^{vb}18; 75^{vb}20; 76^{rb}23; 76^{va}6; 76^{va}19; 76^{vb}20; 77^{ra}7; 77^{ra}10; 77^{ra}11; 77^{ra}13; 77^{rb}17; 77^{va}12; 78^{ra}4; 79^{ra}12; 79^{rb}35; 79^{va}10; 79^{va}30; 80^{va}1; 81^{ra}28; 81^{rb}7; 82^{ra}1; 82^{ra}14; 83^{ra}29; 84^{va}35; 85^{rb}4; 86^{ra}17; 86^{rb}13; 86^{vb}2; 86^{vb}27; 86^{vb}31; 86^{vb}32; 87^{rb}36; 87^{va}2; 87^{vb}16; 88^{va}37; 89^{rb}36; 89^{va}3; 90^{rb}19; 90^{vb}4; 91^{ra}15; 91^{ra}16; 91^{vb}12; 92^{va}1; 93^{ra}35; 94^{va}13; 94^{vb}20; 95^{ra}27; 95^{ra}36; 96^{ra}17; 96^{va}28; 96^{va}30; 96^{va}35; 96^{va}37; 96^{vb}7; 97^{ra}32; 97^{rb}30; 97^{va}12
emplastrum apostolicon *sieh* apostolicon
emplastrum attenuativum 72^{va}25
emplastrum diaphoreticum 87^{rb}37
emplastrum repercussivum 87^{rb}37

[78] „embotum est instrumentum latum inferius, (superius vero angustum)“ 59^{va}5.

encathisma[79] 73^{va}36; 77^{rb}22; 82^{rb}27; 83^{ra}32; 92^{va}37; 97^{ra}24
endivia[80] 71^{va}17
enucleare 54^{ra}12
enula 71^{vb}18; 78^{rb}31
enula campana 71^{vb}20; 71^{vb}28
enula hortulana 71^{vb}19
epatica[81] 72^{rb}37; 72^{va}4; 72^{va}11
epithima 90^{va}7
epithimare 71^{vb}14; 94^{ra}24; 94^{ra}26
epithymum[82] 71^{vb}37; 72^{ra}2; 72^{ra}8; 72^{ra}15; 72^{ra}16
erpetum *sieh* herpetum
eruca 73^{va}10
eruca **domestica** 73^{va}11
eruca **silvestris** 73^{va}11
esbrium[83] 85^{ra}7
esula[84] 55^{vb}9; 56^{rb}3; 68^{va}11; 73^{rb}20; 73^{rb}26; 73^{rb}30; 73^{rb}35; 73^{va}2; 73^{va}5; 73^{va}9; 73^{vb}7; 74^{ra}35; 74^{ra}37; 74^{vb}7; 79^{ra}10; 92^{va}31; 96^{vb}13
eupatorium[85] 96^{ra}1
euphorbium 55^{rb}11; 58^{va}8; 72^{ra}21; 72^{ra}24; 72^{ra}36; 72^{rb}20; 72^{rb}25; 72^{rb}27; 72^{rb}29; 72^{rb}31; 72^{rb}32; 72^{rb}33
evaporatio 94^{ra}18
eventatio 85^{ra}16
eviscus 78^{rb}31

[79] „id est supersessio“ 82^{rb}28
[80] „endivia alio nomine dicitur scariola“ 71^{va}17.
[81] „dicitur epatica, quia praecipue epatis iuvativa est“ 72^{va}4.
[82] „herba ista continet circa thymum, et quasi flos eius est, unde dicitur epithymum, quasi ‘supra thymum crescens’„ 72^{ra}3.
[83] *sieh* maiorana.
[84] „inter ea, quae purgant sui acumine, post scammoniam utilis est esula, et securius potest dari, et non est multum abominabilis“ 73^{rb}25-27. *Unterarten des* Tithymalus: laureola, esula, anabulla, unde fit scammonea 96^{vb}13-15.
[85] „cum invenitur receptio eupatorii, ponantur folia salviae silvestris“ 96^{ra}1.

exhalare $64^{rb}16$; $70^{vb}4$
extenuativus *sieh Krankheitsnamen*

faba $75^{vb}6$
faba fracta cum capitello $71^{ra}23$
faber $72^{va}18$
fabricare $72^{va}19$
faex $90^{vb}37$; $91^{ra}1$
faex plumbi *sieh* plumbum
faex stanni *sieh* stannum
far $72^{vb}27$; $87^{rb}20$; $87^{rb}21$
farina $54^{rb}2$; $55^{rb}30$; $58^{rb}21$; $64^{vb}33$; $66^{vb}20$; $71^{ra}22$; $73^{rb}7$; $73^{rb}18$; $74^{vb}19$; $74^{vb}25$; $74^{vb}27$; $74^{vb}29$; $79^{va}7$; $79^{va}8$; $79^{va}11$; $79^{va}14$; $79^{va}16$; $79^{va}17$; $79^{va}19$; $86^{ra}17$; $86^{ra}20$; $87^{rb}20$; $87^{rb}21$; $87^{rb}23$; $87^{rb}29$; $87^{rb}32$; $87^{rb}36$; $87^{va}3$; $89^{vb}4$; $90^{ra}24$; $90^{rb}18$; $95^{vb}20$; $96^{rb}33$; $96^{vb}6$; $96^{vb}26$; $97^{ra}32$; $97^{va}4$
fascia $69^{ra}26$
fasciculus $60^{ra}1$; $79^{vb}24$; $80^{va}10$; $81^{va}19$; $81^{va}21$; $87^{ra}26$; $89^{ra}5$
favus $80^{va}36$; $80^{vb}1$; $83^{rb}17$
feculentus $53^{va}17$; $53^{va}34$; $55^{vb}27$; $62^{ra}3$; $63^{ra}29$; $71^{va}36$; $87^{vb}11$
fel $79^{vb}10$; $79^{vb}11$
fel taurinum $83^{rb}37$
fel terrae[86] $65^{ra}15$
feniculum *bzw.* feniculus[87] $54^{ra}17$; $55^{vb}8$; $56^{ra}31$; $56^{ra}33$; $57^{ra}15$; $57^{rb}1$; $57^{rb}36$; $57^{vb}1$; $59^{ra}11$; $60^{va}33$; $63^{rb}30$, $63^{vb}7$, $65^{ra}35$, $65^{rb}1$; $67^{ra}2$; $67^{ra}5$; $71^{ra}2$; $72^{rb}1$; $72^{va}36$; $72^{vb}16$; $73^{ra}26$, $73^{rb}31$; $73^{va}1$; $73^{vb}9$; $74^{ra}27$; $74^{ra}37$; $74^{rb}10$; $74^{rb}22$; $74^{va}9$; $74^{va}28$; $74^{vb}2$; $74^{vb}3$; $74^{vb}7$; $74^{vb}10$; $74^{vb}14$; $75^{rb}1$; $76^{rb}36$; $76^{vb}15$; $76^{vb}19$; $77^{ra}33$; $78^{rb}7$; $78^{va}23$; $80^{rb}6$; $81^{rb}7$; $82^{rb}24$; $84^{vb}7$; $86^{ra}9$; $86^{va}30$; $89^{va}24$; $89^{va}31$; $89^{va}34$; $89^{vb}7$; $91^{rb}23$; $92^{rb}28$; $94^{vb}4$; $96^{rb}12$; $96^{rb}13$; $97^{va}28$

86 *sieh* centaurea
87 *In der Erlanger Handschrift Masculinum*! „cum in receptionibus reperitur receptio maratri, debet poni semen feniculi" $74^{va}31$

feniculus porcinus $88^{vb}17$
fenugraecum $74^{vb}17$; $74^{vb}20$; $74^{vb}25$; $74^{vb}27$; $74^{vb}29$
ferreus (*vgl.* calamus; canale; vas) $77^{va}26$; $80^{ra}36$; $94^{rb}8$
ferrugo[88] $73^{vb}29$; $73^{vb}30$; $73^{vb}31$; $73^{vb}33$; $74^{ra}1$; $74^{ra}9$; $74^{ra}13$
ferrum $58^{vb}34$; $73^{vb}29$; $73^{vb}33$; $73^{vb}34$; $73^{vb}35$; $80^{ra}34$; $80^{rb}2$
squama ferri $73^{vb}29$; $73^{vb}31$; $74^{ra}10$
ferula $75^{vb}1$; $86^{va}5$
feruleus $54^{va}5$
festuca $78^{vb}14$
ficus $90^{va}21$
ficus sicca $60^{ra}6$; $64^{vb}27$; $67^{ra}4$; $67^{ra}8$; $70^{vb}30$; $77^{ra}32$; $77^{vb}2$; $83^{ra}27$; $85^{va}2$; $86^{ra}1$; $87^{ra}22$; $88^{ra}23$; $88^{rb}25$; $88^{rb}28$, $88^{vb}37$; $90^{rb}12$; $90^{rb}14$; $90^{rb}16$; $94^{ra}31$; $94^{ra}32$; $94^{vb}1$; $97^{va}37$; $97^{vb}2$
filipendula[89] $56^{ra}26$; $60^{ra}37$; $74^{rb}31$
filix $89^{va}13$
filoantropos $74^{va}2$
filum $53^{vb}10$; $62^{vb}17$; $64^{rb}12$; $82^{rb}31$
fiola[90] $68^{rb}30$
fisalidos[91] $74^{rb}31$
flammula $73^{vb}11$; $73^{vb}12$; $73^{vb}14$; $73^{vb}20$; $73^{vb}22$
flos muri[92] $97^{va}24$
folium *nicht gesammelt*
folium album[93] $83^{rb}7$
folium Paradisi[94] $83^{rb}7$
fomentare $55^{va}33$; $58^{vb}12$; $66^{vb}28$; $73^{rb}1$; $89^{vb}36$
fomentatio $94^{vb}9$; $95^{ra}35$; $95^{va}6$; $95^{vb}29$; $96^{ra}5$; $96^{rb}28$; $97^{ra}21$; $97^{rb}22$; $97^{rb}34$

88 „ferrum et ferrugo et squama ferri eiusdem virtutis sunt" $73^{vb}29$
89 „fisalidos alio nomine nuncupatur" $74^{rb}32$.
90 die Phiole (Hohlmaß)
91 *sieh* filipendula.
92 *konnte nicht erklärt werden*; *vielleicht identisch mit* flos amoris.
93 *sieh* malabatrum.
94 *sieh* malabatrum.

fomentum 55^{vb}15; 55^{vb}17; 58^{va}5; 61^{va}31; 62^{ra}30; 62^{va}20; 62^{va}23; 63^{vb}9; 65^{ra}11; 66^{ra}5; 67^{rb}20; 69^{va}31; 74^{rb}26; 74^{va}23; 76^{rb}8; 76^{rb}34; 76^{va}7; 76^{va}14; 76^{va}36; 76^{vb}2; 77^{ra}4; 77^{ra}34; 79^{va}25; 79^{va}28; 80^{va}5; 80^{va}6; 80^{va}8; 80^{vb}32; 81^{va}37; 85^{ra}17; 86^{rb}34; 87^{ra}32; 88^{va}25; 88^{vb}29; 89^{ra}1; 90^{rb}20; 90^{rb}21; 93^{ra}15; 96^{ra}22; 96^{vb}8
foramen 53^{va}30; 55^{rb}5; 68^{ra}9; 68^{ra}11; 68^{vb}2; 78^{ra}18; 82^{va}14; 96^{ra}36
foraminosus 98^{ra}8
forfex 89^{rb}5
formica: ova formicarum 59^{va}32
fornax 72^{va}19
fraxinus 74^{va}19
fricare (*vgl.* con-, per-) 55^{vb}20; 57^{ra}35; 60^{va}3; 66^{ra}13; 66^{va}9; 70^{rb}28; 71^{rb}4; 71^{va}8; 72^{rb}18; 72^{vb}15; 73^{va}24; 73^{va}26; 73^{va}31; 73^{va}36; 76^{ra}12; 76^{ra}14; 77^{va}22; 81^{rb}35; 81^{va}12; 82^{va}14; 83^{vb}28; 84^{ra}26; 84^{vb}34; 87^{va}30; 95^{ra}34; 95^{vb}8; 96^{vb}18; 97^{ra}15; 97^{va}25
fricatio 59^{rb}2; 78^{va}31; 95^{vb}10
frixus 92^{vb}7
frondes 93^{vb}3; 96^{rb}14
fructus *nicht gesammelt*
frumentum 56^{va}15; 56^{va}17; 76^{rb}14; 86^{ra}13
frustatim 69^{rb}32
frustulum 57^{ra}7; 63^{rb}2; 82^{va}24; 97^{vb}37
frust(r)um 53^{va}24; 53^{vb}10; 69^{vb}23; 81^{va}9; 82^{va}24; 83^{vb}10; 89^{rb}6; 91^{ra}3; 96^{ra}28
frutex 53^{rb}19; 60^{vb}5; 60^{vb}16; 60^{vb}19; 63^{va}9; 64^{va}7; 65^{rb}30; 67^{vb}11; 75^{va}10; 75^{vb}1; 75^{vb}2; 78^{ra}7; 80^{ra}7; 80^{rb}22; 80^{vb}26; 81^{ra}16; 92^{vb}22
fu[95] 74^{rb}13
fuligo 74^{ra}29; 78^{vb}30
fumigium 56^{va}5; 84^{vb}37; 86^{va}18; 93^{vb}24
fumositas 53^{vb}29; 58^{ra}11; 63^{rb}9; 66^{vb}36; 70^{vb}4; 72^{ra}14; 74^{ra}19; 77^{ra}35; 84^{rb}32; 84^{vb}2; 84^{vb}33; 94^{ra}17
fumosus 63^{rb}8; 77^{ra}27; 79^{va}24; 80^{ra}23

[95] „alio nomine valeriana dicitur“ 74^{rb}13.

fumus 54^{vb}6; 54^{vb}8; 55^{rb}26; 55^{va}4; 58^{va}29; 58^{va}32; 58^{vb}17; 59^{va}4; 59^{vb}11; 59^{vb}13; 65^{va}17; 66^{ra}14; 67^{vb}4; 68^{vb}18; 69^{rb}4; 69^{va}25; 70^{vb}13; 74^{ra}15; 74^{ra}18; 74^{va}17; 75^{rb}8; 75^{vb}13; 77^{ra}20; 77^{vb}30; 77^{vb}36; 78^{ra}2; 79^{va}34; 89^{ra}21; 90^{ra}4; 92^{vb}1; 92^{vb}3; 93^{ra}6; 93^{vb}36; 94^{rb}29; 94^{vb}26; 95^{va}11; 96^{ra}15; 96^{ra}17; 97^{ra}27
fumus terrae[96] 56^{ra}34; 57^{ra}16; 74^{ra}16; 74^{ra}17; 74^{ra}19; 74^{ra}30; 74^{ra}37; 74^{rb}2; 74^{rb}11
fungus 56^{vb}37; 58^{ra}13; 71^{va}1; 74^{va}20; 74^{va}23; 74^{va}26; 77^{va}6
furfur 68^{vb}28; 90^{ra}18
furnus 69^{rb}34; 90^{va}18
fustis 91^{vb}32; 92^{va}26; 95^{rb}31; 96^{rb}14

galanga 61^{vb}33; 62^{va}27; 75^{va}9; 75^{va}23; 75^{va}25; 75^{va}28; 75^{va}33; 75^{va}35; 75^{vb}35
galbanum[97] 55^{ra}36; 57^{va}23; 57^{va}28; 75^{va}36; 75^{vb}5; 75^{vb}11; 75^{vb}18; 75^{vb}33
galla[98] 76^{rb}37; 76^{va}6; 76^{va}8; 76^{va}12; 76^{va}15; 76^{va}20; 76^{va}21; 76^{va}23; 76^{va}29
galla **Asiana** 76^{va}3
galla rosarum 56^{ra}4; 58^{vb}37
gallina *sieh* adeps, axungia
gallinaceus 55^{va}15; 55^{va}19; 62^{va}9; 79^{rb}21
gallitricum 76^{rb}33
gallus *sieh* centrum galli
gargarisma 55^{rb}5; 65^{va}33; 69^{va}26; 79^{vb}37; 85^{rb}1; 88^{ra}22
gargarismus 62^{ra}23; 63^{vb}1; 65^{ra}2; 77^{rb}2; 85^{rb}3; 85^{va}1; 90^{rb}11; 91^{vb}24
gargarizare 87^{ra}19; 93^{ra}8

[96] „Est autem herba, quae, ut quidam dicunt, fumus terrae appellatur, quoniam ut fumus in multa quantitate emittitur. Dicitur autem fumus terrae, quia nascitur a quadam grossa fumositate a terra resoluta et circa superficiem terrae adhaerente, et sic ex actione caloris generatur“ 74^{ra}17.

[97] „Dioscurides dicit, quod sit lacrima cuiusdam fruticis similis ferulae“ 75^{vb}1.

[98] „fructus quercus est“ 76^{rb}37.

gariofilata *bzw.* gariofilatum[99] (*vgl.* ozimum) 76^{ra}37; 76^{rb}1; 76^{rb}2; 76^{rb}6; 76^{rb}10 - 86^{rb}4; 86^{rb}5; 86^{rb}8; 86^{rb}9
gariofilus 53^{ra}11; 54^{va}28; 54^{va}30; 54^{va}37; 54^{vb}12; 66^{va}2; 66^{va}14; 68^{vb}23; 75^{ra}1; 75^{ra}3; 75^{ra}7; 75^{ra}18; 75^{ra}24; 75^{ra}26; 75^{ra}28; 75^{ra}36; 75^{rb}3; 75^{rb}6; 75^{rb}14; 75^{rb}17; 75^{va}32; 75^{va}33; 75^{va}34; 75^{va}35; 76^{rb}1; 76^{rb}7; 81^{rb}12; 83^{ra}10; 83^{rb}9; 86^{rb}6; 91^{rb}36; 91^{va}35; 91^{vb}1
gelela[100] 63^{va}11
gemma 95^{vb}13
genesta 76^{va}33; 76^{va}35
genestula 76^{va}33
gentiana 58^{va}6; 64^{vb}29; 71^{rb}30; 74^{va}15; 75^{rb}18; 75^{va}3; 93^{vb}31
gersa[101] 64^{rb}5
git 76^{rb}14; 76^{rb}20
gladiolus (*sieh* **acorus**[102]) 57^{rb}3
glutinositas (*vgl.* conglutinare) 60^{vb}25; 66^{rb}29; 67^{vb}32; 69^{va}6; 70^{va}5; 70^{va}26; 75^{rb}3; 76^{ra}12; 78^{va}13; 84^{vb}19; 86^{rb}16; 86^{rb}18
glutinosus 65^{vb}29; 67^{rb}19; 74^{vb}18; 77^{va}8; 80^{ra}20; 85^{va}7; 88^{rb}26; 90^{rb}15; 94^{rb}15; 94^{vb}2
granatus[103] 61^{va}18; 61^{va}23; 82^{vb}7
malum granatum acetosum 82^{vb}8; 82^{vb}14
malum granatum dulce 82^{vb}7; 82^{vb}10; 82^{vb}15
pomum granatum 70^{ra}36
granum *nicht gesammelt*
granum solis 56^{ra}26; 60^{ra}34; 76^{rb}27; 76^{rb}28
griseus 58^{va}19
gummi 55^{ra}23; 57^{va}8; 59^{va}33; 61^{ra}24; 61^{vb}36; 62^{ra}34; 69^{ra}15; 70^{rb}32; 70^{rb}34; 72^{ra}21; 76^{ra}3; 77^{vb}13; 78^{va}8; 81^{ra}15; 84^{vb}11; 85^{rb}12; 87^{vb}1; 93^{vb}19; 94^{rb}36; 94^{vb}16; 97^{va}20
gummi Arabicum[104] 56^{vb}21; 61^{rb}27; 61^{rb}33; 70^{rb}3; 70^{va}7; 73^{va}28; 74^{rb}24; 75^{rb}4; 75^{va}37; 75^{vb}37; 76^{ra}2; 76^{ra}7; 76^{ra}9; 76^{ra}25; 80^{ra}15; 82^{ra}10; 84^{vb}29; 88^{vb}13; 94^{va}10; 96^{vb}22; 97^{ra}1
gummi Arabicum album 76^{ra}4
gummi Arabicum citrinum 76^{ra}6
gummi Arabicum subrufum 76^{ra}6
gummi armoniacum (*sieh* armoniacum) 57^{va}8
gummi **Saracenicum** 76^{ra}8
gummositas 62^{ra}35; 62^{rb}3; 69^{ra}20; 69^{va}7; 70^{va}5; 72^{ra}23; 84^{ra}25; 84^{ra}26; 84^{vb}12; 87^{vb}13
gummosus 53^{va}27; 84^{ra}7; 94^{vb}18
gutta 57^{va}16; 60^{vb}13; 61^{ra}4; 61^{ra}6; 69^{ra}32; 71^{ra}18; 75^{vb}8; 86^{va}11; 89^{ra}37; 89^{rb}30; 96^{vb}21

haematites *sieh* lapis
hedera: gummi hederae 59^{va}33
herba cancreos[105] 67^{ra}25
herba diuretica 60^{rb}31; 67^{rb}22; 74^{rb}23; 80^{va}27 (*vgl. Krankheitsnamen*: diureticus)
herba frigida 56^{vb}35; 89^{va}7
herba Judaica[106] 96^{vb}3
hermodactylus 68^{va}5; 74^{rb}2; 74^{vb}8; 76^{vb}4; 76^{vb}8; 76^{vb}13; 76^{vb}16; 76^{vb}19; 76^{vb}22; 89^{vb}9
herpetum[107] 96^{rb}20
hiera **Constantini** 54^{ra}9
hiera logodion 54^{vb}29; 72^{rb}4; 73^{va}9; 76^{vb}14; 80^{ra}13; 95^{va}30; 96^{vb}34
hiera picra Galieni 54^{ra}8

99 „gariofilatum proprie dicitur confectio, quae ex gariofilis fit" 76^{rb}1; „ozimum gariofilatum est, ut quidam dicunt, quod habet odorem similem gariofilis" 86^{rb}5.

100 *sieh* coloquintida. *Konnte nicht erklärt werden*

101 *sieh* cerusa.

102 „acorus est radix gladioli" 57^{rb}3.

103 „flores malorum granatorum balaustiae dicuntur" 82^{vb}24.

104 „idem est quod gummi Saracenicum" 76^{ra}8; *vgl.* storax.

105 „semen et herba ipsa 'carvi' dicitur, herba cancreos dicitur idem".

106 „tetrahit, id est herba Judaica" 96^{vb}3

107 „serpillum: idem dicitur (h)erpetum a serpendo, quia super terram serpit" 96^{rb}20.

hircus: sanguis hircinus 83^{va}33; 83^{va}36
hortus 87^{ra}9
hypnoticus id est somnifer 77^{ra}3; 82^{ra}34
hypoquistidos[108] 56^{vb}26; 77^{va}5; 77^{va}6; 77^{va}13
hysopus (*vgl.* diaysopus) 55^{va}9; 77^{ra}25

iarus[109] 77^{rb}7; 77^{rb}21; 77^{rb}23
igneus 55^{vb}26; 89^{vb}13; 89^{vb}23; 94^{rb}4
ignis 53^{va}12; 54^{rb}11; 55^{rb}10; 55^{rb}25; 55^{va}19; 56^{rb}7; 57^{ra}31; 57^{va}2; 58^{ra}17; 60^{va}26; 62^{va}10; 62^{vb}31; 67^{ra}22; 67^{rb}9; 67^{vb}36; 69^{ra}12; 69^{ra}35; 71^{ra}7; 72^{va}20; 72^{vb}7; 73^{vb}14; 75^{vb}33; 77^{va}29; 79^{ra}30; 82^{va}21; 82^{va}30; 82^{va}33; 88^{rb}6; 90^{vb}7; 90^{vb}14; 90^{vb}18; 93^{ra}28; 93^{va}34; 94^{ra}15; 94^{rb}28; 95^{rb}22; 96^{va}8; 96^{va}9; 96^{va}10; 97^{va}2; 97^{va}15; 97^{va}21; 98^{ra}2
illiniare 58^{rb}24; 60^{rb}9; 62^{ra}9; 62^{ra}14; 62^{vb}22; 63^{rb}30; 65^{rb}11; 68^{rb}6; 70^{va}27; 70^{va}33; 77^{rb}29; 82^{vb}4; 83^{vb}28; 87^{va}32; 89^{rb}16; 89^{rb}22; 90^{rb}3; 91^{vb}5; 91^{vb}22
insipidus 75^{va}22; 75^{va}27; 79^{va}4; 79^{va}5; 83^{ra}4; 97^{vb}36
instrumentum 55^{ra}5; 59^{va}5
insufflare 67^{ra}19; 95^{ra}32
insufflare cum vesica porci 62^{vb}26
intuba[110] 95^{ra}4
inunctio; inunguere *nicht gesammelt*
ireos[111] *bzw.* **yreos** 77^{rb}32; 77^{rb}34; 77^{rb}36; 77^{va}2
iris *bzw.* **yris** (*vgl.* diayris) 77^{rb}32; 77^{rb}33
iris Illyrica 77^{rb}36
iuncus 67^{va}17; 75^{va}20; 75^{va}26; 81^{ra}20
iuniperus (*sieh* oleum) 77^{va}17; 77^{va}18; 77^{va}24; 77^{va}28
ius 68^{rb}30; 89^{va}36
iussellum *bzw.* **iuscellum** 68^{va}8; 89^{va}34
iusquiamus[112] (*sieh* oleum) 59^{va}25; 59^{va}29; 76^{vb}31; 76^{vb}32; 86^{vb}30
iva 56^{rb}5

kecabra[113] 63^{rb}1

lac (herbae) 69^{vb}16; 69^{vb}20; 69^{vb}29; 69^{vb}33; 86^{vb}12; 96^{vb}16; 96^{vb}22
lac (vaccae) 69^{vb}33; 77^{ra}8; 79^{rb}36
lac amygdalarum 56^{va}26
lac caprinum 55^{va}8; 61^{ra}5
lac mulieris 55^{rb}4; 57^{vb}16; 57^{vb}18; 79^{rb}30; 79^{rb}34; 81^{va}21; 82^{ra}36; 86^{vb}27; 86^{vb}32; 88^{vb}1; 88^{vb}3
lac primum mulieris 88^{vb}3
lac papaveris 86^{vb}12
lac tithymali 69^{vb}16; 69^{vb}20; 96^{vb}16; 96^{vb}22
lacerta (animal) 95^{rb}7
lacrima 75^{vb}1; 77^{ra}9; 87^{vb}14
lacterides[114] 72^{vb}2
lactuca 55^{vb}2; 79^{rb}24; 79^{rb}27
lamina aurea 54^{vb}37
lamina plumbea 63^{rb}18; 64^{rb}6; 64^{rb}11
lana 58^{vb}37
lapatium 78^{vb}22; 79^{ra}6; 79^{ra}16
lapatium acutum 78^{vb}23; 78^{vb}29; 78^{vb}33; 78^{vb}37; 79^{ra}1; 79^{ra}9; 79^{ra}12; 79^{ra}17
lapatium **domesticum** 78^{vb}25
lapatium **rotundum** 78^{vb}24; 78^{vb}35
lapideus 67^{vb}34
lapidosus 71^{rb}19; 72^{va}1
lapillus 64^{ra}24; 75^{vb}27
lapis 58^{vb}30; 81^{vb}5; 82^{va}19; 83^{va}5; 83^{vb}33; 89^{ra}37; 89^{rb}2; 89^{va}13; 89^{vb}14

108 „fungus est, qui reperitur ad pedem rosae caninae" 77^{va}6.
109 „iarus alio nomine barba Aaron appellatur et etiam pes vituli" 77^{rb}8.
110 „sponsa solis etiam dicitur cicorea, intuba et solsequium" 95^{ra}4.
111 „iris purpureum florem gerit; ireos album" 77^{rb}33
112 „herba est, cuius semen proprie iusquiamus appellatur, herba ipsa cassilago" 76^{vb}33.
113 *sieh* cacabra.
114 „lacterides sunt cataputiae" 72^{vb}3; *vgl.* elacterium.

lapis Armenicus 72^{ra}10; 78^{ra}29; 78^{ra}32; 78^{ra}37; 78^{rb}2; 78^{rb}12
lapis fervens 56^{ra}14
lapis haematites[115] 56^{vb}26; 71^{rb}3; 71^{rb}9; 73^{va}19; 73^{va}22
lapis lazuli 72^{ra}10; 72^{va}35; 78^{ra}29; 78^{ra}31; 78^{ra}33; 78^{rb}12; 78^{rb}23
lapis lyncis 56^{ra}26; 66^{va}37; 89^{vb}33
lapis **magnetis** 74^{ra}5; 80^{ra}33
lapis molaris 58^{vb}19
laudanum 58^{va}21; 65^{va}14; 77^{vb}12; 77^{vb}21; 77^{vb}28; 77^{vb}33; 78^{ra}4; 81^{ra}29
laureola[116] 80^{ra}7; 96^{vb}13
laurus 79^{va}21; 79^{vb}17
    bacca lauri 67^{ra}11; 79^{vb}4; 79^{vb}12; 79^{vb}14; 79^{vb}18
    extremitates lauri 79^{va}30
    folia lauri 58^{vb}12; 79^{va}26; 79^{va}29; 79^{va}33; 79^{vb}18
    oleum laurinum 79^{vb}16
lazar[117] 86^{vb}8
lazulum[118] 78^{ra}31
lebes, lebetis 77^{va}27; 98^{ra}1
lenticula 80^{ra}2; 80^{ra}4; 93^{ra}36
lentiscus 79^{vb}20; 81^{ra}16
    teneritates lentisci 79^{vb}28
leucopiper 88^{ra}36
levisticum 80^{ra}25
lexiva 84^{va}5; 84^{va}6
libanotidos [*Genitiv von*: libanotis] 92^{vb}25; 92^{vb}29
libra *nicht gesammelt*
libri 58^{ra}22
licinium[119] 55^{vb}31; 56^{va}34; 58^{va}1; 58^{va}33; 58^{va}35; 71^{ra}24; 76^{vb}24
licium[120] 78^{va}7; 78^{va}9; 78^{va}11; 78^{va}15; 78^{va}18; 78^{va}23; 78^{va}26; 78^{va}28; 78^{va}32; 78^{va}33; 78^{va}36
ligneus (*sieh* cassia lignea) 65^{rb}29; 65^{rb}30; 65^{rb}32; 65^{rb}34; 65^{rb}35; 65^{va}14; 65^{va}15; 65^{va}19; 65^{va}26; 65^{va}32; 65^{va}33; 65^{va}37; 72^{rb}20; 89^{ra}28; 89^{rb}23; 94^{va}21
lignum (*sieh* lignum aloes) 54^{rb}13; 54^{rb}21; 54^{rb}25; 54^{va}6; 54^{va}8; 54^{va}13; 54^{va}18; 54^{va}23; 54^{va}25; 54^{va}27; 54^{va}30; 54^{va}34; 54^{va}36; 54^{vb}2; 54^{vb}7; 54^{vb}12; 58^{va}21; 58^{va}25; 61^{ra}15; 66^{ra}37; 66^{rb}2; 66^{rb}9; 66^{rb}10; 66^{rb}13; 67^{vb}13; 72^{rb}20; 75^{va}33; 75^{va}34; 75^{vb}5; 77^{va}28; 82^{va}19; 83^{rb}18; 91^{ra}5; 92^{ra}37; 96^{va}25; 96^{vb}30
lilium 78^{rb}25; 78^{rb}30
lilium agreste 78^{rb}35
lilium **domesticum** 78^{rb}25; 78^{rb}28
lilium **silvestre** 78^{rb}25; 78^{rb}26
limatura *sieh* aurum; plumbum
limuscellus[121] 60^{vb}36
lingua avis 78^{vb}7; 78^{vb}14; 78^{vb}17; 78^{vb}19
linochitis[122] 78^{vb}2
linum 57^{va}20; 64^{ra}7; 97^{va}4
    lineus 75^{vb}31; 76^{va}26; 87^{va}30; 93^{va}16
liquiritia 64^{vb}26; 64^{vb}30; 70^{va}9; 70^{va}16; 75^{rb}32; 78^{ra}6; 78^{ra}20; 78^{ra}26; 80^{va}33; 80^{vb}3; 83^{ra}24; 83^{ra}26; 88^{vb}13; 88^{vb}29; 96^{rb}27
liquor 55^{rb}10; 57^{va}10; 67^{va}31; 71^{rb}5; 72^{rb}3; 75^{vb}2; 81^{ra}20; 86^{va}7; 87^{ra}16; 89^{ra}7; 90^{ra}16; 90^{rb}11; 92^{vb}10; 95^{vb}23; 98^{ra}12; 98^{ra}24
liquorositas 67^{rb}9; 91^{ra}4
lithargyrum[123] 55^{va}12; 56^{ra}7; 73^{rb}12; 73^{rb}13; 79^{ra}19; 79^{ra}22; 79^{ra}25; 79^{ra}26;

[115] „dicitur emathites ab emas, quod est sanguis, et tites, quod est sistens" 73^{va}22.
[116] „frutex est, cuius semen medicinae competit et dicitur coconidium" 80^{ra}7; species tithymali 96^{vb}13; *sieh* coconidium
[117] *sieh* opium quirinacium.
[118] „lapis lazuli vena terrae est, de qua fit lazulum" 78^{ra}31.
[119] DfG, S. 328a (Wundmeißel).
[120] „alio nomine oculus lucidus dicitur, quia reddit oculos lucidos" 78^{va}15. - ‘Liber iste’ *dagegen*: „licium: flos oleandri" (Müller 1942, 32).
[121] *konnte nicht erklärt werden* (*vielleicht* Limonium silvestre).
[122] „id est mercurialis" 78^{vb}2.

79^{ra}29; 79^{ra}31; 79^{ra}35; 79^{rb}1; 79^{rb}4; 79^{rb}7; 79^{rb}13; 79^{rb}14; 79^{rb}22; 91^{ra}9; 94^{rb}32; 96^{va}6
lithontripon[124] 56^{va}4; 59^{vb}34; 66^{vb}1
lotura 66^{va}8; 68^{rb}1; 78^{rb}18; 78^{va}31; 83^{va}2; 95^{rb}28
lupinus 79^{va}2; 79^{va}9; 79^{va}11; 79^{va}14
lupinus amarus 54^{rb}2; 55^{rb}30; 58^{rb}21; 66^{vb}20; 73^{rb}7; 79^{va}3; 79^{va}7; 79^{va}16
lupinus **dulcis** 79^{va}4
lupinus **insipidus** 79^{va}4
lymphare 66^{rb}7; 67^{va}36; 67^{vb}26; 93^{va}3

mabathematicus[125] **succus** 95^{ra}25
macis[126] 83^{ra}10; 84^{va}23; 84^{va}26; 84^{va}28; 84^{va}30; 84^{va}34; 84^{va}37; 84^{vb}6; 84^{vb}9
macropiper 88^{ra}35
magdalio 56^{va}37; 61^{vb}29; 63^{rb}21; 87^{ra}2; 92^{ra}8
maiorana[127] 55^{vb}6; 85^{ra}6; 85^{ra}11; 85^{ra}18; 85^{ra}24
malabat(h)rum[128] 83^{rb}7
malum citonium 82^{rb}30; 82^{va}8; 82^{va}12; 83^{ra}2
malum dulce 69^{va}11
malum granatum 82^{vb}7 *sieh* granatus
malum matianum[129] 82^{vb}36
malum silvestre 82^{vb}36
malum terrae[130] 55^{ra}33; 56^{rb}11; 62^{vb}10; 62^{vb}35; 66^{vb}31

[123] „lithargyri multa differentia est: spuma auri seu cathimia, spuma argenti, faex stanni, faex plumbi" 79^{ra}25-35.
[124] lithontribon *bzw*. lithothrypticon.
[125] succus caulis.
[126] „est, ut quidam dicunt, flos muscatae, quod videtur falsum; dicuntur autem maces quidam cortices, qui reperiuntur circa avellanam" 84^{va}23-27.
[127] „alio nomine esbrium dicitur" 85^{ra}6.
[128] „folium Paradisi est et folium album dicitur" 83^{rb}7.
[129] „mala maciana id est mala silvestria" 82^{vb}36.
[130] *sieh* cyclamen.

malva 72^{vb}18; 80^{vb}22; 80^{vb}28; 81^{ra}12; 89^{vb}36
aqua malvarum 72^{vb}18
malva **domestica** 80^{vb}23
malva **silvestris**[131] 80^{vb}24
malvaviscus 74^{vb}28; 80^{vb}24; 81^{ra}4
mandragora (*sieh* oleum) 82^{ra}21; 82^{rb}3; 86^{vb}28
mandragora feminina 82^{ra}23; 82^{ra}26
mandragora masculina 82^{ra}23; 82^{ra}27
manna 80^{va}25; 80^{va}34; 80^{va}35; 80^{va}37; 80^{vb}3; 80^{vb}8; 84^{rb}27
mannis[132] 87^{vb}8
mappa 69^{rb}35
maratrum[133] 64^{va}24; 74^{va}31
margarita[134] 81^{vb}5; 81^{vb}6; 81^{vb}11; 81^{vb}21
margarita perforata artificio 81^{vb}7
margarita perforata naturâ 81^{vb}7
marmor (*vgl.* vas) 73^{va}27; 92^{ra}7; 95^{ra}14
marmoreus 63^{rb}10
marrubium[135] 57^{va}22; 58^{vb}22; 83^{ra}13; 86^{va}23
marrubium album 68^{vb}11
massa 90^{vb}21
masticare (*vgl.* com-) 54^{rb}35; 54^{va}17; 62^{rb}26; 81^{va}15; 84^{vb}1; 85^{rb}31; 87^{vb}18; 88^{ra}27; 92^{rb}1; 92^{rb}2; 95^{ra}28
masticatio (*vgl.* com-) 87^{vb}18
mastix 53^{vb}37; 54^{ra}2; 54^{ra}13; 54^{ra}19; 54^{ra}22; 54^{ra}30; 54^{va}28; 55^{ra}15; 56^{rb}1; 56^{vb}32; 57^{vb}1; 57^{vb}2; 57^{vb}3; 60^{ra}18; 65^{va}24; 67^{va}36; 68^{vb}20; 69^{ra}29; 69^{ra}31; 70^{ra}12; 70^{ra}33; 70^{rb}1; 70^{rb}3; 70^{rb}12; 70^{rb}29; 71^{rb}2; 72^{ra}37; 72^{rb}26; 72^{rb}31; 72^{rb}33; 72^{vb}21; 73^{rb}31; 74^{rb}10; 74^{rb}22; 75^{ra}36; 75^{rb}15; 77^{vb}33; 80^{ra}15; 81^{ra}15; 81^{ra}21; 81^{ra}26;

[131] „malva silvestris, quae malvaviscus et bismalva dicitur" 80^{vb}24.
[132] *sieh* thus
[133] „cum in receptionibus reperitur receptio maratri, debet poni semen feniculi" 64^{va}24.
[134] „est lapis, qui in quibusdam piscibus reperitur" 81^{vb}5.
[135] „herba est, quae alio nomine prassium dicitur" 83^{ra}14.

$81^{ra}32$; $81^{ra}34$; $81^{rb}15$; $82^{ra}5$; $84^{va}37$; $85^{vb}19$; $85^{vb}23$; $91^{rb}34$; $91^{rb}36$; $91^{va}35$; $91^{vb}1$; $92^{va}1$; $92^{va}2$; $93^{ra}10$; $96^{va}20$

aqua masticis $81^{rb}17$

medulla *sammeln*

mel $54^{ra}34$; $55^{ra}34$; $55^{ra}37$; $55^{vb}33$; $56^{va}11$; $57^{ra}21$; $57^{ra}24$; $57^{ra}27$; $57^{rb}14$; $57^{va}17$; $57^{va}18$; $57^{va}30$; $58^{ra}12$; $58^{ra}19$; $58^{va}2$; $58^{va}7$; $58^{vb}9$; $59^{ra}10$; $59^{ra}12$; $59^{ra}13$; $59^{ra}22$; $60^{ra}10$; $60^{ra}16$; $60^{va}16$; $60^{va}22$; $61^{vb}30$; $62^{ra}15$; $62^{ra}32$; $63^{vb}3$; $64^{va}30$; $64^{va}36$; $64^{vb}31$; $64^{vb}36$; $65^{ra}6$; $65^{rb}9$; $65^{va}25$; $66^{ra}25$; $66^{va}31$; $66^{va}35$; $66^{vb}16$; $67^{ra}6$; $67^{va}13$; $68^{rb}6$; $68^{rb}27$; $68^{va}27$; $68^{vb}26$; $69^{ra}25$; $70^{rb}26$; $72^{rb}21$; $72^{va}27$; $72^{vb}9$; $72^{vb}18$; $73^{rb}36$; $73^{va}7$; $74^{va}7$; $75^{rb}32$; $75^{vb}36$; $76^{rb}23$; $76^{vb}15$; $76^{vb}16$; $76^{vb}17$; $76^{vb}18$; $77^{ra}8$; $78^{ra}21$; $78^{ra}26$; $78^{vb}5$; $78^{vb}15$; $78^{vh}17$; $79^{ra}10$; $79^{ra}14$; $79^{va}7$; $79^{vb}7$; $79^{vb}12$; $80^{rb}35$; $80^{rb}36$; $80^{va}29$; $80^{va}32$; $80^{va}33$; $80^{va}36$; $80^{vb}2$; $80^{vb}11$; $81^{ra}3$; $81^{va}28$; $82^{rb}29$; $82^{va}17$; $82^{va}31$; $83^{ra}34$; $83^{ra}37$; $83^{rb}11$; $83^{rb}16$; $83^{rb}19$; $83^{rb}21$; $83^{rb}27$; $83^{rb}29$; $83^{rb}33$; $83^{rb}35$; $83^{rb}37$; $83^{va}2$; $83^{va}3$; $85^{rb}9$; $85^{va}9$; $85^{va}18$; $85^{va}19$; $85^{va}22$; $85^{va}23$; $85^{vb}37$; $86^{ra}19$; $86^{va}25$; $86^{vb}1$; $87^{ra}23$; $87^{va}1$; $87^{va}4$; $90^{rb}2$; $90^{va}3$; $90^{vb}2$; $91^{rb}18$; $91^{rb}25$; $91^{rb}26$; $91^{vb}37$; $92^{ra}15$; $92^{rb}31$; $92^{va}6$; $92^{va}32$; $94^{vb}5$; $94^{vb}36$; $95^{ra}1$; $95^{rb}11$; $95^{va}24$; $96^{rb}17$

mel album $62^{ra}11$; $63^{rb}32$

mel **castanearum** $83^{rb}24$

mel despumatum $61^{vb}29$; $83^{ra}22$; $83^{ra}25$; $85^{rb}4$; $85^{rb}5$; $91^{rb}11$; $97^{ra}2$

mel **domesticum** $83^{rb}17$

mel **flavum** $80^{va}31$

mel mundissimum $63^{rb}33$

mel rosaceum

mel **silvestre** $83^{rb}21$

mel subamarum $83^{rb}23$

mel **subrufum** $83^{rb}19$

favus mellis *sieh* favus

melanopiper $88^{ra}36$

melissa[136] $85^{ra}20$

mellilotum[137] $80^{vb}12$

melo $55^{vb}3$; $92^{rb}6$

menta[138] $58^{rb}36$; $59^{ra}27$; $59^{rb}8$; $60^{rb}27$; $64^{ra}33$; $64^{ra}34$; $66^{ra}12$; $71^{rb}27$; $75^{va}4$; $81^{rb}19$; $81^{rb}24$; $81^{va}1$; $81^{va}4$; $81^{va}5$; $81^{va}8$; $81^{va}19$; $81^{va}24$

menta **domestica** $81^{rb}20$; $81^{rb}28$

menta **hortulana** $81^{rb}21$; $81^{rb}34$; $81^{vb}3$

menta Romana $81^{rb}25$; $81^{va}27$; $81^{vb}3$

menta **Saracenica** $81^{rb}26$

menta **silvatica**[139] $81^{rb}22$

teneritates mentae $81^{va}17$

mentastrum[140] $81^{rb}23$; $81^{va}34$

mercurialis[141] $78^{vb}2$

metallum $54^{vb}15$; $55^{ra}6$; $56^{va}28$; $56^{va}30$; $56^{va}31$; $90^{vb}6$

meu $82^{rb}15$; $82^{rb}24$

milium $76^{rb}29$

milium solis $76^{rb}29$

minium $94^{va}2$

minutio $91^{va}18$

mirobolanus $54^{ra}11$; $56^{vb}2$; $63^{vb}37$; $83^{vb}36$; $84^{ra}3$; $84^{ra}11$; $84^{ra}23$; $84^{ra}34$; $84^{ra}36$; $84^{rb}4$; $84^{rb}14$; $84^{rb}16$; $84^{va}15$; $87^{rb}14$; $96^{vb}24$

mirobolani **bellirici** $84^{ra}5$; $84^{ra}8$; $84^{ra}9$; $84^{ra}15$

mirobolani citrini $83^{vb}36$; $84^{ra}4$; $84^{ra}5$; $84^{ra}13$; $84^{ra}16$; $84^{ra}22$; $84^{ra}37$; $84^{rb}10$

mirobolani **emblici** $84^{ra}5$; $84^{ra}9$; $84^{ra}10$; $84^{ra}13$

mirobolani Indi $84^{ra}5$; $84^{ra}9$; $84^{ra}10$; $84^{ra}14$; $84^{rb}2$

mirobolani kebuli $84^{ra}4$; $84^{ra}7$; $84^{ra}8$; $84^{ra}13$; $84^{rb}2$; $84^{rb}23$; $84^{rb}29$; $84^{va}4$

---

136 „alio nomine citria dicitur" $85^{ra}20$.

137 „corona etiam regia dicitur, quia formatur ad modum semicirculi" $80^{vb}13$.

138 Lonitzer, S. 264.

139 „menta silvatica, quae mentastrum dicitur" $81^{rb}23$.

140 „menta silvatica, quae mentastrum dicitur" $81^{rb}23$.

141 „linochitis id est mercurialis" $78^{vb}2$.

mirobolani conditi 84^{rb}24; 84^{rb}31; 84^{va}2
pillulae de quinque generibus mirobolanorum 96^{vb}23
mithridatum 71^{rb}28
[modicum 60ra 7; 69ra29; 70rb1; 73rb2; 73rb30; 74^{vb}13; 77^{ra}10; 84vb7]
modiola 68^{rb}30
mola 87^{rb}22
morella[142] 93^{vb}1
mortarium 73^{ra}2; 73^{ra}4; 90^{vb}8
morum 85^{ra}31
morum domesticum[143] 85^{ra}31
morum silvestre 85^{ra}33; 85^{rb}14
mulsa[144] 83^{rb}32; 84^{rb}35; 91^{rb}19; 91^{rb}21
mumia[145] 56^{vb}21; 76^{ra}25; 76^{ra}34; 81^{vb}22; 81^{vb}26; 81^{vb}33; 82^{ra}14
murus 89^{va}13
mus (animal) *sieh* stercus
muscilago (*sieh* psillium) 64^{rb}17
muscata *sieh* nux
muscus (*vgl.* nux; *sieh* oleum) 54^{va}14; 58^{va}21; 82^{va}22; 83^{va}8; 83^{va}15; 83^{va}16; 83^{va}17; 83^{va}20; 83^{va}23; 83^{va}24; 83^{va}31; 83^{va}35; 83^{vb}3; 83^{vb}5; 83^{vb}14; 83^{vb}25; 83^{vb}30; 83^{vb}31; 83^{vb}34
mustum 66^{rb}11; 86^{rb}26
myrrha 60^{rb}4; 72^{vb}15; 81^{vb}28; 84^{vb}10; 84^{vb}14; 84^{vb}16; 84^{vb}23; 84^{vb}25; 84^{vb}29; 84^{vb}30; 84^{vb}34; 84^{vb}37

[142] *sieh* solatrum.
[143] „mora domestica dicuntur sycomori“ 85^{ra}31.
[144] *im* ‘Circa instans’ *stets Femininum.*
[145] „Est autem mumia quaedam species, quae in sepulchris mortuorum reperitur. Solebant antiqui corpora mortuorum balsamo vel myrrha condire - adhuc apud paganos fit circa Babyloniam, ubi multa copia est balsami -, circa cerebrum et spinam maxime: unde sanguis ad cerebrum calore balsami attrahitur et excoquitur, similiter cerebrum aduritur et desiccatur et in mumiam transmutatur; <et> circa spinam mumia reperitur.“ 81^{vb}25-34.

myrrha **grossa** 84^{vb}16
myrrha **minuta** 84^{vb}16
myrrha trocliten 84^{vb}17; 84^{vb}18
myrta *sive* myrtus[146] (*sieh* oleum) 80^{rb}20; 80^{va}18
teneritates myrtae 80^{va}10
myrtillus[147] 80^{rb}23; 80^{va}22

nabathematicus *sieh* **mabathematicus**
nabulla[148] 96^{vb}14
napei vel napeos[149] 94^{va}30
narcoticus id est somnifer 86^{vb}26
nardus: *sieh* spica nardi; *sieh* oleum
nasale 59^{vb}18
nastale[150] 75^{vb}21
nasturtium 69^{ra}23; 85^{rb}22; 85^{rb}24; 85^{rb}31
nasturtium **aquaticum**[151] 96^{ra}20
nax[152] *sieh* panax
nectar 70^{rb}10
nenufar 85^{va}30
nenufar purpureos producens flores 85^{va}33
nenufar croceos producens flores 85^{va}34
nepita 64^{vb}20
nigella[153] 86^{ra}11; 86^{ra}17; 86^{ra}20; 86^{ra}23; 86^{ra}25; 86^{ra}29
nitrum *sieh* sal nitrum

[146] „myrta sive myrtus, ut dicunt physici“ 80^{rb}20.
[147] „myrta sive myrtus frutex est, cuius fructus scilicet myrtilli medicinae competunt“ 80^{rb}23.
[148] *sieh* anabulla
[149] „sinapis vel napei vel napeos“ 94^{va}30.
[150] „nastale: proprie suppositorium mulierum“. *sieh* Platearius 34^{vb}6; 34^{vb}13: *dort als* pessarium *bzw.* stuellum *beschrieben.*
[151] „senaciones idem est quod nasturtium aquaticum“ 96^{ra}20.
[152] „nax est herba similis ferulae“ (*vgl.* opopanax)
[153] „semen est cuisdam herbae, quae in locis paludosis et etiam inter frumentum reperitur“ 86^{ra}13.

nucleus 56^{vb}2; 82^{va}12; 83^{ra}8; 84^{ra}18; 84^{ra}19; 84^{ra}20; 84^{rb}19; 84^{va}15; 89^{ra}13

nucleus Persicus 58^{ra}3

nux (*sieh* oleum) 76^{va}28; 84^{va}10; 85^{vb}15; 85^{vb}31

nux Indica 85^{vb}25; 85^{vb}31; 86^{ra}3; 90^{vb}2

nux muscata 53^{ra}12; 53^{vb}9; 58^{vb}8; 61^{vb}34; 68^{vb}23; 83^{ra}10; 84^{va}24; 84^{va}27; 85^{vb}7; 85^{vb}23

nux **vomica** 86^{ra}4

obturare 77^{va}26; 77^{vb}29; 83^{vb}7; 83^{vb}30; 83^{vb}32; 93^{va}31

obtusus 53^{va}31; 94^{rb}11

oculus lucidus[154] 78^{va}15

odorifer 53^{vb}9; 54^{va}1; 64^{ra}28; 75^{ra}25; 75^{rb}7; 81^{ra}26; 89^{va}35; 89^{vb}2; 96^{va}27

oleum 54^{vb}13; 55^{ra}37; 55^{rb}3; 55^{vb}11; 56^{rb}8; 56^{rb}21; 56^{rb}30; 56^{rb}31; 57^{ra}21; 57^{ra}25; 57^{ra}31; 57^{rb}18; 57^{vb}9; 58^{ra}15; 58^{ra}16; 58^{rb}18; 58^{rb}21; 58^{rb}24; 58^{rb}25; 58^{va}5; 58^{va}9; 58^{va}33; 58^{va}35; 59^{rb}32; 59^{vb}37; 60^{rb}32; 60^{va}2; 60^{va}16; 60^{va}26; 62^{rb}27; 62^{vb}37; 63^{ra}4; 63^{ra}7; 63^{va}3; 63^{vb}10; 64^{ra}13; 64^{va}25; 64^{va}33; 65^{ra}30; 65^{ra}33; 65^{rb}4; 65^{rb}28; 66^{va}28; 66^{va}31; 66^{va}33; 66^{vb}5; 66^{vb}10; 66^{vb}30; 67^{rb}18; 67^{va}13; 67^{va}28; 67^{vb}2; 68^{rb}23; 68^{va}16; 68^{va}22; 68^{va}28; 68^{vb}10; 68^{vb}12; 68^{vb}22; 70^{vb}35; 71^{ra}4; 71^{ra}5; 71^{vb}32; 72^{ra}19; 72^{vb}18; 72^{vb}22; 73^{rb}14; 73^{rb}15; 73^{rb}36; 73^{vb}18; 74^{va}6; 74^{va}13; 74^{vb}22; 74^{vb}23; 75^{vb}17; 75^{vb}19; 75^{vb}22; 76^{rb}11; 76^{va}24; 77^{rb}16; 77^{va}30; 77^{va}32; 78^{rb}29; 78^{rb}32; 78^{rb}33; 78^{vb}5; 78^{vb}35; 79^{ra}4; 79^{ra}6; 79^{va}19; 79^{vb}13; 79^{vb}15; 80^{ra}18; 81^{ra}10; 81^{ra}13; 81^{va}19; 81^{va}22; 81^{va}32; 82^{rb}10; 82^{rb}13; 83^{ra}29; 83^{rb}3; 83^{rb}5; 85^{ra}28; 85^{va}6; 85^{va}18; 85^{va}23; 86^{ra}28; 86^{va}1; 87^{ra}31; 88^{ra}28; 88^{ra}32; 88^{vb}24; 89^{vb}11; 89^{vb}21; 89^{vb}22; 89^{vb}37; 90^{ra}20; 90^{vb}33; 91^{ra}7; 91^{ra}10; 91^{ra}16; 91^{va}21; 91^{va}23; 91^{va}25; 92^{ra}13; 92^{ra}17; 92^{ra}19; 92^{va}3; 92^{va}35; 92^{vb}8; 93^{ra}29; 93^{ra}30; 93^{va}20; 93^{va}26; 93^{va}28; 93^{va}35; 93^{va}37; 94^{ra}4; 94^{ra}37; 95^{ra}37; 95^{rb}1; 95^{va}8; 95^{va}19; 96^{ra}9; 96^{ra}14; 96^{ra}22; 97^{rb}9; 97^{rb}14; 97^{va}4

sieh apostolicon; petroleum

oleum amygdalarum 58^{rb}18; 58^{rb}21

oleum auripigmenti 59^{va}23

oleum cataputiae 68^{rb}23

oleum commune 58^{ra}9; 58^{va}10; 59^{va}29; 62^{vb}30; 62^{vb}33; 65^{va}20; 65^{va}36; 68^{vb}16; 72^{rb}15; 72^{vb}25; 74^{rb}28; 82^{rb}4; 91^{va}20; 91^{va}30; 92^{rb}30; 93^{va}7; 93^{va}18; 95^{vb}31

oleum ex iunipero 77^{va}25

oleum iusquiami 59^{va}23; 59^{va}25; 59^{va}28

oleum laurinum 79^{vb}16

oleum mandragoratum 82^{rb}2; 82^{rb}5

oleum muscellinum 58^{ra}9; 58^{va}9; 61^{rb}5; 61^{rb}6; 62^{vb}30; 64^{rb}1; 65^{rb}19; 65^{va}19; 65^{va}36; 65^{va}37; 67^{va}31; 68^{vb}16; 68^{vb}21; 72^{rb}15; 72^{vb}25; 74^{rb}28; 76^{rb}9; 77^{ra}37; 83^{ra}35; 83^{vb}26; 86^{va}36; 87^{vb}28; 93^{ra}17; 93^{va}7; 93^{va}17; 95^{vb}31; 96^{vb}10

oleum myrtinum 90^{vb}11

oleum nardinum 61^{ra}1; 61^{rb}6

oleum ex spica nardi 93^{va}23

oleum nucis 55^{va}11; 56^{ra}9; 58^{vb}14; 63^{vb}12; 73^{rb}13; 74^{ra}28; 78^{vb}28; 79^{rb}4; 79^{rb}6; 86^{ra}31; 94^{rb}33; 96^{va}9; 97^{va}17

oleum olivae 58^{va}10; 58^{vb}13

oleum de vitello ovorum 93^{ra}27

oleum rosaceum *sieh* rosa

oleum sambucinum 78^{va}4; 95^{vb}6

oleum **sicyoninum**[155] 68^{va}14; 94^{rb}25

oleum violaceum *sieh* viola

olibanum[156] 62^{rb}12; 68^{vb}20; 77^{ra}11; 81^{ra}27; 87^{va}37; 87^{vb}6; 87^{vb}7; 87^{vb}18; 87^{vb}30; 87^{vb}34

olibanum **Alexandrinum** 87^{vb}2

olibanum **Damascenum** 87^{vb}4

oliva (*sieh* oleum) 54^{rb}1; 58^{va}10

154 *sieh* licium.

155 „id est cucumeris agrestis“ 94^{rb}25.

156 „est idem quod thus“ 87^{vb}1.

olla 64^{vb}4; 64^{vb}5; 64^{vb}10; 64^{vb}37; 72^{va}17; 77^{va}25; 83^{vb}12; 88^{vb}8; 93^{va}31; 93^{va}32; 93^{va}33; 93^{va}34; 93^{va}36; 96^{rb}25
opiata (medicina) 58^{vb}23; 61^{rb}9; 86^{vb}22; 86^{vb}30
opium 86^{vb}4; 86^{vb}4; 86^{vb}8; 86^{vb}13; 86^{vb}27; 86^{vb}32; 86^{vb}36; 87^{ra}3
opium miconis 86^{vb}35
opium **quirinacium**[157] 86^{vb}7
opium Thebaicum[158] 86^{vb}5; 86^{vb}14; 86^{vb}16; 86^{vb}18; 87^{ra}1
opium Tranense[159] 86^{vb}14; 86^{vb}19
opobalsamus[!]60^{vb}16; 60^{vb}30; 60^{vb}33; 61^{ra}4; 61^{ra}7; 61^{ra}9; 61^{ra}15; 61^{ra}17; 61^{ra}20; 61^{ra}21; 61^{ra}27; 61^{ra}29; 61^{ra}33; 61^{ra}36; 61^{rb}1; 61^{rb}6; 61^{rb}7; 61^{rb}11; 61^{rb}15
opopanax[160] 86^{va}4; 86^{va}6; 86^{va}19; 86^{va}32; 86^{va}35; 86^{va}37; 86^{vb}3
opos 86^{va}5
ordeum 56^{va}23; 64^{vb}33; 69^{ra}11; 71^{vb}34; 72^{vb}27; 87^{rb}18; 87^{rb}21; 87^{rb}27; 87^{rb}29; 87^{rb}36; 88^{vb}28; 95^{vb}20; 97^{ra}33
aqua ordei 56^{va}25; 61^{rb}27; 61^{rb}28; 68^{ra}23; 69^{rb}18; 70^{ra}22; 70^{va}7; 70^{va}8; 70^{va}11; 70^{va}18; 70^{va}19; 75^{rb}2; 75^{rb}31; 75^{vb}11; 76^{ra}35; 76^{va}10; 78^{vb}18; 82^{ra}13; 89^{rb}10; 93^{ra}33; 93^{vb}10; 93^{vb}31; 94^{va}10; 94^{va}13
origanum 87^{ra}6
origanum **domesticum** 87^{ra}8
origanum **silvestre** 87^{ra}7
ossa fracta 57^{ra}28; 60^{va}23; 71^{ra}25
os canis 95^{ra}13
os de corde cervi *sieh* cervus
os sepiae 55^{rb}36; 87^{va}27; 87^{va}34

[157] *recte*: Quirinaicum, id est: Cyrenaicum: „asa foetida dicitur vel lazar“ 86^{vb}7.
[158] „quod ita dicitur, quia in Thebis praecipue fit vel in ultramarinis partibus“ 86^{vb}6.
[159] „quod Tranes[!] in civitate quadam Apuliae fit, sed non tantum valet“ 86^{vb}15.
[160] „est autem succus; ‘opos’ enim succus; ‘<pa>nax’ est herba similis ferulae; inde opopanax, id est ‘succus <pa>nacis’ „ 86^{va}5.

ovum 61^{rb}36; 68^{va}8; 89^{vb}4
albumen ovi 56^{vb}22; 56^{vb}33; 57^{va}14; 59^{rb}19; 60^{ra}16; 61^{rb}35; 61^{va}4; 61^{va}15; 62^{rb}8; 62^{rb}12; 62^{va}16; 71^{vb}3; 73^{va}34; 76^{va}6; 76^{va}20; 77^{ra}7; 77^{ra}14; 77^{va}13; 79^{rb}34; 80^{va}1; 81^{ra}27; 81^{rb}8; 82^{ra}2; 82^{ra}15; 82^{ra}37; 87^{vb}17; 88^{vb}1; 89^{rb}37; 91^{vb}12; 93^{ra}34; 94^{va}7; 94^{va}14; 94^{vb}21; 96^{va}28; 96^{va}36; 97^{rb}31
vitellum ovi (*sieh* oleum) 67^{ra}16; 67^{va}10; 72^{vb}27; 74^{vb}20; 87^{va}1; 93^{ra}23; 93^{ra}27; 93^{ra}30
testa ovi 64^{rb}2; 95^{va}27; 95^{va}28
ovum sorbile 55^{ra}30; 57^{va}17; 59^{va}6; 62^{rb}15; 64^{vb}32; 68^{ra}31; 72^{rb}27; 72^{rb}29; 73^{rb}33; 75^{vb}11; 82^{ra}7; 82^{ra}9; 82^{vb}32; 86^{va}22; 89^{rb}33; 91^{vb}16; 94^{rb}18; 95^{va}17; 97^{rb}32
oxy 80^{ra}13; 96^{vb}24
oxy laxativum 70^{rb}23
oxyfenicia[161] 87^{ra}35
oxymel 57^{rb}16; 59^{ra}10; 72^{va}36; 73^{ra}25; 73^{ra}26; 73^{ra}32; 73^{ra}33; 86^{ra}10; 91^{vb}34; 91^{vb}37; 95^{ra}1; 96^{rb}16
oxymel compositum 59^{ra}11; 59^{ra}13; 59^{ra}24
oxymel simplex 59^{ra}11; 59^{ra}24
oxymel squilliticum 59^{ra}18; 59^{vb}21
oxymel ex raphano 91^{vb}34
oxysacchara[162] 82^{vb}19; 82^{vb}21
ozimum[163] 86^{rb}1; 86^{rb}14; 86^{rb}30
ozimum citrinum 86^{rb}5; 86^{rb}7[164]; 86^{rb}9
ozimum gariofilatum 86^{rb}4; 86^{rb}5[165]; 86^{rb}8; 86^{rb}9

paeonia 88^{va}4; 88^{va}16; 88^{va}19; 92^{va}20

[161] „alio nomine dicitur phoenicon, dicitur etiam dactylus Indicus vel tamarindus“ 87^{ra}35.
[162] „id est sirupus acetosus“ 82^{vb}20.
[163] „alio nomine basilicon appellatur“ 86^{rb}2.
[164] „ozimum citrinum habet folia longa ad modum citri“ 86^{rb}7
[165] „ozimum gariofilatum est, ut quidam dicunt, quod habet odorem similem gariofilis et minuta habet folia“ 86^{rb}5

pagella 97^{va}4
palea **camelorum**[166] 94^{va}17
palliare 65^{va}34; 83^{vb}29; 90^{rb}4
pallidus 67^{vb}9; 91^{rb}3; 97^{va}8
panax 86^{va}5; 86^{va}6
panis 59^{ra}33; 59^{rb}8; 75^{rb}37; 79^{va}8; 79^{va}15; 96^{vb}25
panis assus 59^{ra}32; 59^{ra}36; 83^{va}33; 83^{va}36; 97^{vb}23
panis **laxativus** 70^{rb}9; 70^{rb}13
panis **porcinus**[167] 62^{vb}10
panis **tostus** 81^{va}10
pannus 54^{vb}5; 56^{rb}32; 56^{va}19; 57^{va}2; 58^{ra}22; 61^{ra}7; 61^{ra}21; 61^{ra}25; 64^{ra}24; 65^{ra}8; 66^{vb}9; 67^{rb}8; 68^{vb}34; 69^{va}4; 70^{rb}16; 70^{va}11; 70^{va}25; 70^{va}35; 71^{va}37; 71^{vb}6; 72^{rb}8; 75^{ra}19; 75^{ra}26; 75^{vb}28; 75^{vb}31; 75^{vb}34; 76^{ra}13; 76^{va}26; 81^{ra}35; 81^{rb}4; 82^{vb}3; 86^{va}14; 87^{ra}19; 87^{ra}30; 87^{va}29; 87^{vb}31; 87^{vb}34; 89^{rb}21; 92^{rb}10; 93^{va}16; 96^{ra}29; 97^{ra}15; 97^{va}28
papaver 88^{va}28; 88^{vb}5
papaver album 86^{vb}10; 87^{ra}1; 88^{va}29; 88^{va}33; 88^{va}35; 88^{vb}2; 88^{vb}9; 88^{vb}14
papaver nigrum 88^{va}29; 88^{va}33; 88^{va}35; 88^{vb}3
parietaria *bzw.* paritaria[168] 57^{vb}7; 69^{ra}4; 90^{ra}11; 90^{ra}16; 90^{ra}21; 90^{ra}24
passuli *bzw.* **passulae**[169] 90^{va}14; 90^{va}22; 90^{vb}28; 97^{va}37
pasta 67^{rb}14; 69^{rb}30; 69^{rb}31; 69^{rb}33; 69^{rb}34; 70^{ra}35; 70^{ra}36; 70^{rb}13
pastinaca[170] 61^{vb}21; 66^{ra}22; 93^{ra}2; 94^{vb}37
patella 73^{rb}13
pecia 93^{vb}12
pediculus elephantis 58^{ra}27
peganum *sieh* piganum
pellicula 65^{vb}31; 65^{vb}34; 83^{vb}1; 83^{vb}2; 83^{vb}4; 89^{ra}12; 95^{va}32
pellis 65^{vb}9; 65^{vb}19; 83^{va}13; 83^{va}14; 83^{vb}5
penidiae 56^{va}26; 61^{rb}27; 76^{ra}19; 78^{va}27; 89^{ra}35; 89^{rb}6; 89^{rb}15
penna 57^{va}3; 59^{va}11; 63^{va}3; 70^{va}27; 72^{rb}11; 89^{rb}16; 92^{ra}17; 95^{va}21
perdicidos 90^{ra}13
perfricare 59^{va}34
persicaria 54^{ra}35; 57^{va}30; 57^{va}31; 58^{ra}3; 63^{vb}6; 73^{rb}4; 76^{rb}25; 79^{va}16
pes vituli[171] 77^{rb}8
pessarium 58^{rb}24; 58^{vb}15; 75^{rb}8; 75^{va}7; 76^{ra}31; 76^{va}16; 76^{va}37; 77^{rb}23; 77^{va}16; 86^{va}35
pessarizare 58^{ra}7; 58^{vb}15; 86^{rb}36; 92^{vb}7
petroleum 55^{rb}9; 58^{va}9; 89^{vb}10; 89^{vb}22; 89^{vb}26; 89^{vb}31; 89^{vb}34; 90^{ra}4; 90^{ra}7; 90^{ra}8
petroselinum 54^{ra}17; 56^{ra}31; 59^{ra}14; 59^{ra}26; 60^{rb}27; 65^{ra}35; 65^{rb}1; 66^{rb}34; 91^{ra}17; 91^{ra}20
petroselinum **domesticum** 91^{ra}18; 91^{ra}25
petroselinum **silvestre**[172] 91^{ra}18
peucedanum[173] 56^{vb}8; 88^{vb}16; 88^{vb}18; 88^{vb}28; 91^{ra}23
phenicon *sieh* phoenicon
philoanthropos *sieh* filoantropos
phoenicon[174] 87^{ra}36
phu *sieh* fu
picula[175] 75^{vb}18; 90^{vb}34; 91^{ra}7; 91^{ra}9; 91^{ra}11; 91^{ra}13; 91^{ra}15; 97^{va}15
piganum[176] 72^{rb}25; 75^{va}1; 88^{va}21; 92^{va}11
pigmentum 65^{va}25; 66^{ra}25; 89^{va}37; 89^{vb}2
pillula 55^{ra}29; 57^{ra}34; 57^{rb}1; 57^{va}18; 58^{va}19; 58^{va}27; 59^{vb}16; 60^{va}37; 61^{rb}26;

[166] *sieh* squinantum.
[167] *sieh* cyclamen.
[168] „alio nomine vitreola dicitur, quia vitrea vasa ea optime mundantur, vel dicitur predicidos" 90^{ra}12.
[169] „dicuntur uvae passae" 90^{va}14.
[170] „baucia alio nomine pastinaca dicitur" 61^{vb}21.
[171] „iarus alio nomine barba Aaron appellatur et etiam pes vituli" 77^{rb}8.
[172] „sinonum dicitur" 91^{ra}19.
[173] „alio nomine feniculus porcinus dicitur" 88^{vb}17.
[174] *sieh* oxyfonicia.
[175] „pix liquida, quae picula dicitur" 90^{vb}34.
[176] „piganum, id est ruta" 88^{va}22. „ruta silvestris, quae piganum dicitur" 92^{va}11.

61^{rb}30; 64^{rb}36; 65^{va}13; 65^{va}26; 65^{va}29; 68^{ra}19; 68^{ra}24; 70^{va}12; 73^{va}29; 75^{rb}4; 75^{vb}35; 76^{ra}20; 78^{ra}3; 82^{ra}4; 84^{vb}24; 86^{va}21; 87^{vb}22; 87^{vb}25; 94^{va}9; 96^{vb}23
pillulae aureae 96^{vb}24
pillulae de quinque generibus mirobolanorum 96^{vb}23
pillulae sub lingua 61^{rb}31; (68^{ra}24); 70^{va}13; 73^{va}29; 75^{rb}5; 76^{ra}20; 82^{ra}4; 94^{va}11
(medicina) sub lingua 66^{ra}2; 70^{va}22; 85^{rb}32; 89^{rb}24; 95^{ra}28
pinea 61^{vb}32; 89^{ra}9; 89^{ra}19; 90^{va}35
piper 59^{ra}27; 60^{rb}26; 60^{va}4; 61^{vb}34; 63^{va}6; 65^{rb}22; 65^{vb}23; 65^{vb}24; 75^{va}25; 81^{va}2; 83^{ra}11; 88^{ra}33; 88^{rb}13; 88^{rb}14; 88^{rb}36; 97^{vb}9
piper album[177] 88^{ra}35; 88^{rb}3; 88^{rb}11; 88^{rb}20; 88^{rb}21; 88^{va}2
piper longum[178] 88^{ra}35; 88^{rb}3; 88^{rb}10; 88^{rb}20; 88^{rb}22; 88^{rb}31; 88^{va}2
piper nigrum[179] 88^{ra}36; 88^{rb}3; 88^{rb}16; 88^{rb}19; 88^{rb}20; 88^{rb}22; 88^{va}3
piretrum 63^{va}6; 88^{ra}11; 88^{ra}18
pirum 90^{rb}24; 90^{rb}26; 90^{rb}29
pira **domestica** 90^{rb}24
pira **silvestria** 90^{rb}25
piscis 68^{rb}31; 81^{vb}6; 90^{va}5; 95^{rb}5
pistacia 90^{va}33
pistare 60^{va}12; 91^{rb}27; 97^{va}9; 97^{vb}37; 98^{ra}1
pistellus 73^{ra}3; 73^{ra}5; 78^{rb}15; 90^{vb}8
pitoglostomaticon[180] 54^{ra}7
pix 90^{vb}34
faex picis 90^{vb}37; 91^{ra}1
pix Graeca[181] 69^{ra}17

[177] „quod leucopiper dicitur“ 88^{ra}36.
[178] „quod macropiper dicitur“ 88^{ra}35.
[179] „quod melanopiper dicitur“ 88^{ra}36.
[180] „quamvis enim aloe sit amarum ori, dulce tamen est stomacho, unde dicitur glycostoma: id est amarum ori. pitoglostomaticon: id est dulce stomacho“ 54^{ra}5-7. - *Gemeint ist wohl*: glycostoma<ticon>: id est dulce stomacho, <et> picrostomaticon: id est amarum ori.
[181] *sieh* colophonia.

pix liquida[182] 78^{vb}29; 87^{va}3; 90^{vb}36; 91^{ra}1; 91^{ra}5
pix navalis 90^{vb}35; 90^{vb}37; 91^{ra}14; 91^{ra}16
plagella 63^{rb}15; 63^{rb}20; 63^{rb}26; 66^{ra}34; 94^{ra}9; 94^{ra}23
planta *nicht gesammelt*
plantago 56^{vb}30; 56^{vb}34; 61^{rb}33; 61^{rb}37; 61^{va}7; 62^{va}18; 68^{ra}29; 68^{ra}33; 68^{ra}35; 68^{ra}36; 70^{vb}10; 71^{rb}9; 73^{va}31; 73^{va}37; 76^{ra}18; 76^{ra}23; 76^{va}16; 76^{vb}1; 77^{va}13; 77^{va}16; 82^{ra}8; 82^{ra}11; 82^{vb}35; 94^{va}13; 95^{ra}19; 97^{rb}33
pliris arcoticon 83^{vb}19; 90^{rb}36
plumbeus 63^{rb}18; 73^{ra}3
lamina plumbea 63^{rb}18; 64^{rb}6; 64^{rb}11
mortarium plumbeum 73^{ra}3
pistellus plumbeus 73^{ra}3
vas plumbeum 83^{vb}8
plumbum 54^{va}9; 64^{rb}17; 83^{vb}8; 83^{vb}10; 90^{vb}5; 90^{vb}7; 90^{vb}17
plumbum ustum[183] 90^{vb}16
faex plumbi 79^{ra}35
flos plumbi[184] 64^{rb}5
podagra lini[185] 64^{ra}7
polenta 87^{rb}20; 87^{rb}29
policaria 88^{vb}31; 88^{vb}37
policaria maior 88^{vb}32
policaria minor 88^{vb}33
polium 90^{vb}23; 90^{vb}25
polium montanum 90^{vb}23; 90^{vb}25
polypodium 89^{va}12; 89^{va}22; 89^{va}24; 89^{va}28; 89^{vb}7; 94^{va}23
pomum 56^{rb}10; 59^{rb}34; 62^{vb}33; 63^{ra}7; 63^{va}9; 63^{va}24; 63^{va}28; 63^{va}33; 63^{vb}10; 63^{vb}12; 66^{rb}1; 66^{rb}4; 66^{rb}7; 82^{ra}31; 88^{rb}30
pomum citrinum 90^{rb}32
pomum **corengae** 59^{rb}34
pomum dulce 83^{ra}2
pomum granatum *sieh* granatus

[182] „quae picula dicitur“ 90^{vb}34.
[183] „quod in unguentis ponitur“ 90^{vb}16
[184] *sieh* cerusa.
[185] *sieh* cuscuta.

ponticitas 57^{vb}28; 57^{vb}31; 57^{vb}37; 62^{va}13; 65^{ra}20; 68^{va}37; 68^{vb}1; 68^{vb}4; 68^{vb}6; 71^{va}23; 80^{rb}28; 84^{va}19; 84^{va}21; 92^{rb}35; 93^{rb}26; 93^{va}1
ponticus 57^{vb}22; 57^{vb}30; 75^{va}23; 92^{ra}31
populeon 97^{ra}16
porcinus (*vgl.* axungia; panis) 62^{rb}22; 62^{vb}10; 80^{vb}30; 88^{vb}17; 94^{vb}8; 97^{va}2
porcus 59^{rb}5
    vesica porci 62^{vb}26
porrum 57^{vb}9; 60^{ra}25; 65^{rb}8; 79^{va}18
portulaca 55^{vb}3; 90^{ra}25; 90^{ra}30; 90^{ra}35; 90^{rb}1
prandium 82^{rb}37; 82^{va}1; 83^{ra}12
prassium[186] 83^{ra}14
pruna (*Kohle*) 59^{va}3
prunellum 56^{vb}14; 56^{vb}16
prunum 84^{ra}2; 89^{ra}22; 89^{ra}33; 89^{va}30; 90^{ra}29; 90^{ra}30; 97^{va}21
prunum **album** 89^{ra}23
prunum **Damascenum** 89^{ra}25
prunum **nigrum** 89^{ra}23; 89^{ra}24
prunum **rubeum** 89^{ra}23
psidia[187] 61^{va}23; 61^{va}27; 82^{vb}26
psillium 55^{vb}3; 82^{vb}4; 89^{rb}17; 89^{rb}26; 89^{rb}28; 89^{rb}29; 89^{rb}32; 89^{va}7; 89^{va}9
    muscilago psillii 63^{rb}14
psilotrum 59^{va}8; 59^{va}13
ptisana 71^{vb}35; 87^{rb}19; 87^{rb}27
pulegium 90^{rb}6; 90^{rb}10; 90^{rb}12
pullus 70^{vb}7
puls, pultis 58^{rb}15; 74^{vb}30; 87^{rb}32; 95^{vb}20; 96^{rb}32
pulvis Petroncelli 73^{rb}29
punctus stili 61^{ra}3
pyrethrum *sieh* piretrum

quassare (*vgl.* con-) 67^{va}27; 97^{va}9
quercula maior 66^{va}21
quercus 58^{vb}36; 76^{rb}37; 89^{va}13; 89^{va}14

[186] *sieh* marrubium.

[187] „psidia dicitur cortex mali granati" 61^{va}23; 82^{vb}27.

radix (herba)[188] 92^{ra}21
rapa 68^{rb}35
raphanus 59^{ra}23; 73^{ra}26; 91^{vb}29; 92^{ra}15; 92^{ra}24
rasura 69^{va}2
reubarbarum 56^{rb}4; 63^{vb}37; 71^{vb}6; 71^{vb}9; 72^{va}9; 92^{ra}27; 92^{ra}31; 92^{rb}8; 92^{rb}12; 92^{rb}15; 92^{rb}16; 92^{rb}19; 92^{rb}24; 92^{rb}25; 92^{rb}26; 93^{vb}9
reubarbarum **barbarum** 92^{ra}28
reubarbarum **Ponticum** 92^{ra}30
reuponticum 92^{rb}23
ros, roris 77^{vb}14; 80^{va}27
ros marinus[189] 92^{vb}20; 92^{vb}26; 92^{vb}28; 97^{vb}22
rosa (*vgl.* galla; *sieh* oleum) 54^{va}37; 55^{rb}7; 62^{vb}23; 65^{ra}3; 65^{vb}2; 68^{rb}3; 69^{va}33; 77^{vb}28; 91^{ra}33; 91^{ra}34; 91^{rb}6; 91^{rb}7; 91^{rb}8; 91^{rb}9; 91^{rb}12; 91^{rb}17; 91^{rb}25; 91^{rb}26; 91^{rb}27; 91^{rb}31; 91^{rb}33; 91^{va}6; 91^{va}8; 91^{va}12; 91^{va}15; 91^{va}20; 91^{va}21; 91^{va}23; 91^{vb}3; 91^{vb}9; 91^{vb}11; 91^{vb}12; 91^{vb}14; 91^{vb}17; 91^{vb}24; 91^{vb}25; 91^{vb}27; 96^{vb}1
    aqua rosacea 54^{va}32; 54^{va}35; 54^{vb}2; 56^{vb}3; 56^{vb}24; 56^{vb}27; 58^{va}22; 58^{va}26; 62^{ra}9; 62^{ra}14; 62^{va}22; 63^{rb}29; 63^{rb}32; 64^{ra}29; 64^{rb}33; 65^{rb}11; 65^{rb}16; 65^{va}16; 65^{va}31; 66^{ra}27; 67^{vb}25; 70^{va}24; 70^{va}31; 73^{va}27; 75^{rb}14; 76^{ra}24; 76^{ra}30; 77^{rb}26; 77^{rb}29; 77^{va}4; 77^{va}12; 78^{rb}36; 78^{rb}37; 78^{va}19; 78^{va}27; 79^{rb}14; 79^{rb}16; 79^{rb}18; 80^{va}18; 81^{rb}12; 82^{ra}10; 82^{va}23; 84^{rb}20; 84^{rb}22; 86^{rb}22; 87^{va}34; 88^{rb}33; 88^{rb}34; 89^{rb}34; 89^{va}1; 91^{rb}36; 91^{va}5; 91^{va}17; 91^{va}31; 91^{va}32; 91^{va}34; 91^{vb}2; 91^{vb}3; 93^{ra}1; 93^{ra}32; 93^{va}4; 94^{ra}24; 94^{va}7; 94^{vb}22; 94^{vb}23; 95^{vb}3; 96^{ra}30; 96^{ra}32; 96^{ra}33

[188] „herba est, cuius radix simili nomine appellatur" 92^{ra}21.

[189] „flos autem dicitur anthos, unde fit electuarium, quod dicitur dianthos; herba ipsa libanotidos vel dendrolibanum dicitur; in locis marinis crescit, unde etiam dicitur ros marinus" 92^{vb}24-26.

folia rosae 79^{va}33
mel rosaceum 83^{va}7; 91^{rb}9; 91^{rb}10; 91^{rb}20; 91^{rb}23; 96^{va}18
oleum rosaceum 55^{va}18; 56^{rb}6; 56^{vb}32; 68^{vb}21; 72^{rb}11; 72^{vb}16; 73^{va}34; 73^{vb}21; 77^{ra}13; 79^{rb}10; 79^{rb}22; 79^{va}1; 84^{va}37; 86^{vb}33; 88^{vb}6; 90^{vb}9; 90^{vb}11; 91^{rb}10; 91^{va}19; 91^{va}29; 92^{rb}30; 93^{ra}26; 93^{vb}15; 94^{ra}16; 96^{vb}37; 97^{va}25
pulvis rosaceus 91^{va}29; 91^{vb}2
sirupus rosaceus 91^{rb}10; 91^{va}6; 97^{rb}24
zuccarum rosaceum 81^{vb}21; 91^{rb}9; 91^{rb}26; 91^{rb}34; 91^{va}1; 97^{rb}4
rosa canina 77^{va}7
rubea 92^{rb}33
rubea **maior** 92^{rb}33
rubus 93^{ra}19
ruptorium 72^{vb}31
ruta 55^{vb}5; 64^{ra}18; 66^{ra}1; 66^{ra}4; 66^{ra}12; 71^{va}6; 79^{ra}15; 88^{va}21; 92^{va}10; 92^{va}13; 92^{va}24; 92^{va}25; 92^{va}32; 92^{va}34; 92^{vb}1; 92^{vb}6; 92^{vb}9; 92^{vb}13; 92^{vb}15; 92^{vb}18
ruta agrestis 59^{vb}16; 95^{ra}33
ruta **domestica** 92^{va}11
ruta **silvestris**[190] 92^{va}11

sacellare 70^{vb}30; 79^{va}37; 81^{ra}13
sacellatio 64^{vb}36; 81^{vb}1; 86^{ra}28; 90^{rb}9; 95^{va}21
sacellus 66^{vb}18; 67^{ra}12; 74^{va}13; 74^{vb}27; 79^{va}37; 85^{ra}15; 85^{rb}33; 85^{va}4; 86^{ra}27; 87^{ra}17; 89^{va}6; 93^{va}16; 94^{va}34; 95^{ra}30; 95^{va}23; 95^{vb}23; 96^{rb}25
sacculus 57^{rb}31; 67^{rb}33
sagapenum (*vgl.* serapinum) 65^{rb}24; 65^{rb}26; 65^{vb}23
sagimen 61^{vb}5
sal (*sieh* aqua salsa) 56^{ra}13; 59^{rb}2; 64^{va}16; 78^{vb}5; 83^{rb}33; 83^{va}4; 91^{rb}24; 92^{ra}5; 95^{va}19; 95^{va}22; 95^{va}24; 95^{va}26; 95^{va}30
sal Armoniacum[191] (*vgl.* armoniacum) 95^{va}33; 95^{va}34; 95^{vb}13
sal gemma 57^{va}21; 95^{vb}11
(sal) nitrum 56^{ra}17; 57^{va}21; 65^{va}16; 78^{va}34; 83^{rb}33; 83^{rb}35; 85^{va}11; 85^{va}17; 85^{va}19; 85^{va}21; 95^{va}36
nitrum **album** 85^{va}13
nitrum **citrinum** 85^{va}14
sal tostum 57^{ra}26; 57^{ra}33; 60^{va}21; 60^{va}28
saliunca[192] 93^{rb}33; 93^{rb}36
salsamentum 60^{rb}27; 60^{rb}30; 66^{rb}32; 66^{rb}35; 66^{vb}37; 67^{ra}30; 81^{rb}37; 91^{ra}24; 96^{ra}7; 97^{vb}22
salsamentum Pictaviensium 59^{ra}28
salsugo 55^{vb}27
salsus 55^{vb}20; 66^{va}9; 66^{va}29; 66^{va}31; 66^{vb}14; 67^{rb}21; 68^{va}22; 68^{va}27; 71^{ra}29; 73^{rb}1; 73^{rb}36; 73^{vb}10; 74^{va}6; 81^{va}4; 83^{ra}32; 85^{va}17; 85^{va}24; 90^{ra}20; 96^{ra}22
salvia 55^{vb}19; 58^{rb}5; 59^{ra}26; 66^{ra}5; 66^{rb}34; 81^{va}34; 95^{vb}33; 95^{vb}36; 96^{ra}3
salvia domestica 95^{vb}35; 95^{vb}37; 96^{ra}1
salvia **silvestris**[193] 95^{vb}36; 96^{ra}1; 96^{ra}2
sambucus (*sieh* oleum) 60^{ra}37; 86^{va}27
sandalus[194] albus 91^{va}28
sandalus rubeus 91^{va}28
<sandalus uterque 64^{va}1>
sanguinaria 56^{vb}5; 56^{vb}28; 61^{va}10; 61^{va}13; 61^{va}15; 63^{rb}23; 68^{ra}19; 68^{ra}29; 71^{rb}3; 73^{va}24; 76^{va}18; 81^{vb}37; 82^{vb}34; 89^{va}4; 94^{va}15; 96^{va}34
sanguis draconis 56^{vb}32; 76^{ra}30; 94^{rb}34; 94^{rb}37
sanguisuga 56^{ra}3
sapo 70^{vb}5; 92^{ra}11; 94^{ra}18; 95^{rb}19; 95^{vb}8; 96^{ra}35

[190] „piganum dicitur“ 92^{va}11.

[191] „Armoniacum dicitur, quia in Armenia reperitur“ 95^{va}34.

[192] „spica Celtica, ut quidam dicunt, est saliunca; qui mentiuntur“ 93^{rb}33

[193] „cum invenitur receptio eupatorii, ponantur folia salviae silvestris“ 96^{ra}1

[194] *bzw.* sandalum.

sapo **albus** 92^{ra}12

sapo Gallicus 56^{va}34; 71^{ra}23; 72^{rb}35; 72^{va}28; 76^{vb}23; 91^{ra}12; 95^{rb}21; 95^{rb}24; 95^{rb}25

sapo **Judaicus** 95^{rb}20

sapo **Saracenicus** 95^{rb}19; 95^{rb}21

sapo **Spatarensis** *bzw.* **Spatarentus**[195] 56^{va}33; 59^{va}17; 72^{va}28; 95^{rb}20; 95^{rb}26

sarcocolla 78^{va}22; 94^{vb}15

sartago 56^{vb}23; 78^{vb}11; 92^{ra}5; 93^{ra}28

satureia *bzw.* saturegia 96^{rb}32

satyrion 78^{vb}16; 94^{vb}33

savina 95^{va}1

saxifraga 56^{ra}24; 56^{ra}26; 57^{ra}23; 60^{ra}33; 60^{va}18; 66^{va}37; 70^{vb}37; 74^{va}5; 95^{va}13

scabiosa (herba) 67^{rb}24; 96^{ra}8

scammonia[196] 53^{rb}14; 70^{ra}8; 70^{ra}16; 70^{ra}27; 70^{ra}34; 70^{rb}4; 70^{rb}8; 70^{rb}11; 70^{rb}12; 70^{rb}14; 70^{rb}18; 70^{rb}28; 73^{ra}14; 73^{rb}26; 75^{rb}12; 77^{va}20; 81^{ra}2; 92^{va}7; 95^{va}31; 96^{vb}15; 96^{vb}25

scammoniatus 70^{rb}5

scarifactio 55^{vb}37; 56^{ra}3; 57^{ra}34; 58^{ra}35; 58^{vb}21; 60^{va}29; 97^{va}26

scarificare 56^{ra}1; 60^{va}3; 72^{rb}24; 95^{vb}9

scariola[197] 55^{vb}3; 56^{ra}32; 56^{ra}37; 58^{ra}6; 61^{vb}17; 71^{va}17; 71^{va}28; 71^{va}35; 92^{rb}22

scincus *sieh* stincus

scordeon[198] 60^{rb}12; 95^{rb}13

scyphus argenteus 78^{rb}14

securis 63^{ra}17

selinum 56^{ra}22

semperviva 94^{ra}5

sene 57^{ra}33; 57^{rb}1; 60^{va}30; 61^{vb}10; 63^{va}32; 72^{ra}15; 78^{rb}4; 78^{rb}7; 87^{va}25; 96^{rb}4

senecio *bzw.* senacio[199] 96^{ra}19; 96^{ra}20

sepia (*sieh* os sepiae) 55^{rb}36; 87^{va}27; 87^{va}28; 87^{va}34

serapinum 55^{ra}36; 57^{rb}18; 59^{va}30; 93^{vb}18; 93^{vb}32

sericum 95^{rb}21

serpens (animal) 64^{vb}2; 64^{vb}9; 88^{rb}5; 88^{rb}6

caput serpentis 64^{vb}2

cauda serpentis 64^{vb}3

pinguedo serpentis 64^{vb}9; 64^{vb}11

serpentaria[200] 87^{va}33; 96^{ra}26

serpillum[201] 96^{rb}20

serpillum domesticum 96^{rb}21; 96^{rb}22

serpillum silvaticum *bzw.* **silvestre** 96^{rb}22; 96^{rb}23

siler montanum[202] 94^{ra}27

siliqua *sieh* xylocaracta

sinapis[203] 94^{va}27; 94^{va}30; 94^{vb}12

sinapisma 73^{rb}9

sinapismus 69^{va}35

sinonum[204] 91^{ra}19; 91^{ra}20; 91^{ra}22

sirupus (*sieh* rosa; viola) 54^{ra}14; 54^{va}35; 54^{vb}1; 54^{vb}34; 54^{vb}35; 54^{vb}37; 56^{ra}28; 56^{ra}32; 56^{ra}35; 56^{rb}2; 58^{ra}6; 59^{vb}34; 60^{va}9; 61^{vb}7; 61^{vb}8; 61^{vb}11; 61^{vb}12; 62^{rb}33; 62^{rb}35; 63^{va}1; 63^{vb}30; 64^{vb}16; 65^{ra}34; 65^{ra}36; 65^{rb}2; 65^{va}22; 65^{vb}2; 66^{ra}33; 69^{rb}20; 69^{rb}26; 69^{rb}36; 70^{rb}28; 71^{ra}1; 71^{va}33; 71^{vb}2; 71^{vb}3; 71^{vb}5; 71^{vb}11; 72^{ra}14; 72^{va}8; 72^{va}11; 73^{va}3; 74^{ra}36; 80^{rb}33; 80^{va}15; 80^{va}20; 82^{vb}1; 84^{rb}26; 84^{rb}28; 84^{rb}29; 84^{rb}31; 84^{rb}36; 84^{va}8; 84^{va}11; 85^{vb}2; 85^{vb}4; 88^{vb}15; 89^{ra}18; 89^{rb}28; 91^{va}8; 91^{va}11; 91^{va}14; 91^{va}15; 92^{ra}2; 92^{rb}9; 92^{rb}11; 92^{rb}17; 93^{ra}2; 93^{va}5; 93^{vb}8; 95^{ra}18; 96^{rb}8; 96^{rb}9; 96^{rb}11; 97^{rb}7; 97^{rb}8; 97^{vb}27; 98^{ra}20

[195] „vel Iudaicus“ 95^{rb}20.

[196] „anabulla, quae in ultramarinis partibus nascitur, unde fit scammonia“ 96^{vb}14. *Der zubereitete Saft der* scammonia *heißt* diagridium.

[197] *sieh* endivia.

[198] „allium silvestre, quod scordeon appellatur“ 60^{rb}12. „scordeon allium est agreste“ 95^{rb}14.

[199] „idem est quod nasturtium aquaticum“ 96^{ra}20.

[200] „serpentaria et columbrina et draguntea idem est“ 96^{ra}26.

[201] „idem dicitur (h)erpetum a serpendo, quia super terram serpit“ 96^{rb}20.

[202] „siseleos sive siler montanum“ 94^{ra}27

[203] „sinapis vel napei vel napeos“ 94^{va}30.

[204] *sieh* petroselinum silvestre.

sirupus acetosus $59^{ra}2$; $59^{ra}5$; $59^{ra}9$; $59^{ra}23$; $68^{rb}36$; $82^{vb}19$; $82^{vb}20$; $82^{vb}22$; $86^{ra}10$
sirupus calidus $84^{rb}15$
sirupus **diureticus** *sieh* diureticus
sirupus frigidus $84^{rb}11$
sirupus **simplex** $58^{vb}9$; $70^{va}16$
siseleos[205] $94^{ra}27$
sisymbrium $95^{vb}16$; $95^{vb}18$
sisymbrium **domesticum** $95^{vb}17$; $95^{vb}18$
sisymbrium **silvestre** $95^{vb}17$
solatrum[206] $62^{rb}36$; $63^{rb}15$; $63^{rb}19$; $93^{vb}1$; $96^{vb}19$
solsequium[207] $95^{ra}4$
somnifer: hypnoticus id est somnifer $77^{ra}3$; $82^{ra}34$
    narcoticus id est somnifer $86^{vb}26$
spaltum *sieh* aspaltum
sparagus $54^{ra}18$; $64^{vb}1$; $95^{rb}29$; $95^{rb}37$
sperma ceti $58^{va}16$
spica $68^{vb}23$; $83^{va}21$; $83^{va}22$; $93^{rb}17$; $93^{rb}18$; $93^{va}7$; $93^{va}34$
spica Celtica[208] $93^{rb}19$; $93^{rb}32$; $93^{rb}34$
spica nardi (*sieh* oleum) $83^{rb}10$; $83^{va}19$; $83^{va}23$; $93^{rb}19$; $93^{rb}20$; $93^{rb}23$; $93^{rb}34$; $93^{rb}36$; $93^{va}23$; $93^{va}28$; $93^{va}30$
spodium[209] $95^{ra}8$; $95^{ra}12$
spongia $58^{vb}37$; $61^{va}28$; $64^{ra}36$; $69^{va}28$; $74^{va}27$; $76^{va}13$; $81^{va}4$; $82^{vb}30$; $91^{vb}14$
sponsa solis[210] $95^{ra}3$
spuma auri *sieh* aurum
spuma argenti *sieh* argentum
squilla (*vgl.* oxymel) $59^{ra}18$; $59^{ra}20$; $59^{ra}22$; $63^{va}12$; $77^{rb}18$
squinantum[211] $57^{ra}13$; $57^{ra}37$; $60^{va}30$; $89^{va}30$; $94^{va}17$

205 „siseleos sive siler montanum" $94^{ra}27$.
206 „strignum, solatrum, morella idem est" $93^{vb}1$.
207 „sponsa solis etiam dicitur cicorea, intuba et solsequium" $95^{ra}4$.
208 „spica Celtica, ut quidam dicunt, est saliunca; qui mentiuntur" $93^{rb}33$.
209 „os est elephantis combustum" $95^{ra}9$.
210 „eadem dicitur cicorea, intuba et solsequium" $95^{ra}4$.

stannatus *bzw.* **stagnatus** $89^{vb}18$
stannum *bzw.* **stagnum** $54^{va}9$; $56^{va}29$; $79^{ra}33$
    faex stanni $79^{ra}32$; $79^{ra}36$
staphisagria $54^{rb}4$; $62^{ra}24$; $85^{va}25$; $96^{va}12$
stercus caprinum $77^{vb}18$
stercus muris $92^{ra}12$
sternutatio $63^{va}2$; $63^{va}6$; $66^{ra}10$; $72^{rb}7$; $72^{rb}12$; $73^{rb}17$; $85^{rb}37$; $88^{rb}24$; $93^{vb}26$; $94^{va}36$
sticados $94^{vb}28$
stilus $61^{ra}2$; $61^{ra}11$
stincus[212] $85^{vb}37$; $90^{vb}3$; $95^{rb}5$
stipes $76^{va}34$; $77^{ra}29$; $82^{rb}31$; $87^{ra}13$; $88^{vb}34$; $88^{vb}36$; $90^{rb}8$; $91^{rb}12$; $94^{va}21$
stipticus $53^{rb}11$; $66^{rb}1$; $79^{ra}22$; $79^{ra}34$; $90^{rb}25$; $93^{ra}20$
storax calamita $58^{va}20$; $65^{va}26$; $65^{va}27$; $83^{vb}24$; $84^{vb}25$
storax **liquida** $55^{ra}17$; $79^{ra}1$
strignum[213] $93^{vb}1$
strutium[214] $95^{ra}22$
stuellum $61^{va}10$; $63^{ra}14$; $69^{va}37$; $71^{ra}28$; $71^{rb}4$; $72^{rb}35$; $72^{va}30$; $76^{va}19$; $76^{vb}26$; $77^{vb}27$; $80^{rb}2$; $81^{vb}36$; $89^{va}4$
stupa $87^{ra}29$
subalbidus $54^{va}2$; $57^{vb}24$; $65^{va}7$; $66^{rb}24$; $67^{vb}16$; $67^{vb}17$; $69^{vb}25$; $72^{ra}29$; $75^{va}16$; $78^{ra}12$; $78^{ra}36$; $80^{va}35$; $81^{vb}14$; $84^{va}20$; $84^{va}21$; $91^{rb}2$; $92^{ra}35$; $92^{rb}1$; $94^{va}20$; $94^{vb}17$; $95^{ra}15$; $97^{vb}12$

211 „palea camelorum dicitur, quia cameli eam comedunt" $94^{va}18$.
212 „stinci: pisces sunt, qui in aquis dulcibus et maxime in fontibus inveniuntur et lacertis assimilantur" $95^{rb}5$-7. - *Vgl.* 'Liber iste' (Müller 1942, 25, Z. 12-17): „Stinci calidi sunt et sicci. Pisciculi sunt, qui ultra mare et in hac terra in fontibus scilicet et non in aqua salsa inveniuntur. Transmarini maioris sunt efficaciae, alii minoris, et maxime circa caudam."
213 „strignum, solatrum, morella idem est" $93^{vb}1$.
214 „id est est cauliculus agrestis" $95^{ra}22$.

subalbus 62^{rb}1
subamarus 54^{rb}33; 64^{va}13; 65^{va}10; 69^{vb}27; 83^{rb}23; 83^{rb}26; 83^{va}25; 86^{ra}15; 93^{rb}26
subcitrinitas 67^{rb}32
subcitrinus 62^{ra}37; 86^{va}12
subniger 53^{va}29; 54^{rb}34; 59^{rb}14; 62^{rb}31; 69^{vb}25; 78^{ra}12; 82^{va}10; 86^{ra}14; 88^{va}7; 95^{ra}17
subrubeus 61^{rb}22
subrubicundus 94^{va}1
subrufus 54^{rb}34; 62^{rb}1; 64^{va}13; 65^{rb}37; 65^{va}4; 65^{va}7; 66^{rb}24; 67^{rb}32; 68^{va}33; 70^{rb}36; 70^{va}2; 72^{ra}28; 75^{va}15; 76^{ra}6; 83^{rb}19; 83^{rb}20; 83^{va}17; 83^{va}24; 83^{va}32; 84^{va}30; 84^{vb}15; 86^{va}12; 86^{vb}19; 87^{rb}28; 87^{va}12; 87^{va}15
subula 73^{ra}27
suffumigatio 69^{ra}21; 69^{ra}26; 80^{va}8; 88^{va}25; 94^{ra}35
suffumigium 54^{vb}2; 57^{va}27; 65^{va}15; 87^{vb}27; 93^{vb}33
sulphur 56^{ra}8; 94^{rb}2; 94^{rb}27; 94^{rb}33
sulphur **exstinctum sive mortuum** 94^{rb}6; 94^{rb}7
sulphur vivum 55^{rb}11; 56^{ra}7; 58^{va}8; 94^{rb}5; 95^{va}26
sulphureus 55^{vb}25; 89^{vb}12; 94^{rb}3; 94^{rb}31
sumach 55^{vb}4; 82^{va}5
supercataplasmare 66^{ra}6; 66^{ra}14; 92^{vb}16
supersessio 82^{rb}28
supponere *nicht gesammelt*
suppositorium[215] 54^{ra}20; 54^{ra}22; 55^{ra}35; 56^{vb}29; 56^{vb}31; 57^{va}27; 57^{va}28; 58^{ra}8; 58^{rb}25; 58^{vb}14; 60^{ra}3; 60^{ra}17; 60^{va}2; 61^{va}8; 62^{ra}17; 62^{ra}31; 62^{vb}24; 62^{vb}32; 63^{vb}11; 65^{rb}27; 65^{va}35; 68^{ra}35; 71^{rb}8; 71^{rb}10; 71^{rb}35; 74^{rb}27; 75^{va}6; 75^{vb}22; 76^{ra}31; 76^{rb}9; 76^{va}37; 77^{ra}36; 77^{va}15; 77^{vb}36; 78^{va}29; 78^{va}35, 80^{ra}21; 81^{va}18; 83^{ra}33; 83^{va}3; 83^{va}6; 83^{vb}24; 86^{rb}34; 87^{vb}28; 90^{ra}6; 92^{ra}4; 92^{ra}12; 93^{vb}33; 93^{vb}34; 94^{va}15, 95^{va}25; 95^{vb}14; 96^{vb}9; 97^{ra}30; 97^{va}6; 97^{vb}20
suppositorium cottidianum 92^{ra}4
suppositorium mulierum 75^{vb}22
sycomorum[216] 85^{ra}32
sympasma[217] 62^{rb}9; 73^{va}35; 76^{ra}33
symphytum 66^{va}12; 73^{va}32
syringa 67^{va}31; 73^{vb}28; 77^{va}36; 89^{vb}34

tamarindus[218] 53^{ra}14; 84^{ra}31; 84^{ra}32; 84^{ra}33; 84^{rb}27; 87^{ra}37; 87^{rb}2; 92^{rb}7
tamariscus 56^{ra}29; 64^{va}29; 64^{va}31; 96^{va}21
tan(n)um[219] 58^{vb}36; 82^{ra}15
tapsia *bzw.* **thapsia** 66^{va}18; 97^{ra}4
tapsus barba(s)tus 56^{vb}6; 71^{rb}12; 74^{ra}11; 76^{rb}21; 77^{rb}21; 96^{ra}12; 97^{ra}21
tartarus 57^{ra}26; 57^{ra}33; 60^{va}21; 60^{va}28; 78^{vb}30; 96^{va}4; 96^{va}9; 96^{va}13; 97^{va}17
taurus: fel taurinum 83^{rb}37
tegula 62^{va}17; 80^{vb}30; 81^{rb}3; 83^{va}3
tela aranea 97^{ra}18
tenaculum 63^{ra}11
teneritates 79^{vb}28; 80^{va}10; 81^{va}17; 86^{rb}34; 87^{ra}33; 92^{vb}7; 95^{vb}30; 96^{vb}10
tenta 57^{ra}27; 60^{va}22; 63^{ra}9; 72^{va}28
terebintina 60^{vb}32; 60^{vb}34; 60^{vb}37; 61^{ra}1; 61^{ra}3; 61^{ra}16; 61^{ra}28; 61^{ra}30; 72^{vb}31; 75^{va}8; 87^{va}3; 97^{ra}26; 97^{va}19
terra 55^{ra}33; 55^{rb}26; 55^{rb}27; 55^{vb}22; 55^{vb}31; 56^{ra}34; 56^{rb}11; 57^{ra}16; 57^{va}11; 57^{va}13; 58^{vb}33; 59^{va}37; 61^{rb}19; 62^{vb}11; 62^{vb}35; 65^{ra}15; 65^{vb}22; 66^{vb}32; 69^{ra}19; 69^{vb}8; 69^{va}10; 70^{rb}15; 70^{rb}17, 70^{va}1, 72^{ra}25; 72^{ra}26; 72^{va}2; 73^{ra}28; 74^{ra}15; 74^{ra}16; 74^{ra}17; 74^{ra}19; 74^{ra}20; 74^{ra}30; 74^{ra}37; 74^{rb}2; 74^{rb}16; 75^{va}13; 77^{va}25; 81^{ra}19; 81^{ra}21; 86^{va}7; 89^{vb}12; 91^{ra}4; 93^{va}32; 94^{rb}2; 94^{rb}6; 96^{rb}21; 96^{rb}23; 96^{va}33; 97^{va}31

215 „nastale proprie suppositorium mulierum“ 75^{vb}22

216 „mora domestica dicuntur sycomora“ 85^{ra}32.

217 „dicitur sympasma, quia fit ex glutinantibus“ 62^{rb}9.

218 „oxyfenicia alio nomine dicitur phoenicon, dicitur etiam dactylus Indicus vel tamarindus“ 87^{ra}36.

219 „tannum id est cortex quercus“ 58^{vb}36.

vena terrae 54^{vb}17; 55^{rb}24; 55^{vb}23; 56^{va}28; 71^{ra}20; 78^{ra}31; 79^{ra}33; 85^{va}11; 95^{vb}12
terra **argentea** 96^{va}32
terra creta *sieh* creta
terra **Francigena**[220] 71^{ra}15
terra **sigillata**[221] 96^{va}27; 96^{va}30
terrenus 62^{ra}3
terrestris 54^{rb}17; 72^{va}22; 94^{rb}4
terrestritas 78^{ra}37; 78^{rb}3
terreus 55^{vb}27; 64^{rb}7; 65^{vb}27; 67^{vb}8; 67^{vb}30; 69^{ra}30; 84^{rb}7; 84^{va}32; 90^{rb}2; 93^{rb}37
testa (*vgl.* ovum) 58^{vb}18; 67^{ra}11; 67^{ra}17; 67^{rb}37; 71^{rb}5; 75^{vb}26; 77^{ra}37; 79^{va}36; 79^{vb}33; 81^{ra}34; 85^{ra}14; 87^{ra}16; 89^{ra}7; 89^{rb}33; 90^{ra}16; 90^{rb}10; 92^{vb}9
testiculus castoris 65^{vb}4
testiculi satyrionis 78^{vb}16; 94^{vb}35
tetrahit[222] 96^{vb}3
theodoricon/theodoriton anacardinum 54^{vb}29; 58^{rb}9; 70^{rb}25; 73^{va}8; 76^{vb}13
theriaca 71^{rb}28
theriaca **rusticorum** 60^{rb}25
thus 87^{vb}1; 87^{vb}5
thus **manis** *bzw.* **mannis** 87^{vb}8
thus **masculum** 87^{vb}5; 87^{vb}7
thus minus 87^{vb}8
thus **minutum** 87^{vb}8
thymus 72^{ra}1; 72^{ra}3
tinctura 59^{rb}33
tithymalus[223] 69^{vb}14; 69^{vb}20; 90^{vb}19; 96^{vb}12
tonsor 98^{ra}20
torrere: panis tostus 81^{va}10
sal tostum 57^{ra}26; 57^{ra}33; 60^{va}21; 60^{va}28

[220] „dragantum, scilicet atramentum, quod in Gallia reperitur“
[221] „terra sigillata calx est odorifera; eadem dicitur terra argentea, creta Saracenica“ 96^{va}27-33.
[222] „tetrahit, id est herba Judaica“ 96^{vb}3.
[223] *Unterarten des* Tithymalus: laureola, esula, anabulla 96^{vb}13-16.

torrescere 95^{va}23
tortellus 73^{rb}19; 98^{ra}7
tortuosus 62^{va}27; 75^{va}21; 87^{va}15
triangularis 67^{va}17
triangulus 76^{rb}15
transglutire 68^{ra}25; 70^{va}14; 73^{va}30; 75^{rb}5; 76^{ra}22; 81^{va}16; 82^{ra}6; 94^{va}17
triasandali 57^{va}37
trifera magna 54^{ra}21; 54^{ra}23; 54^{vb}6; 57^{vb}10; 58^{rb}24; 62^{vb}29; 78^{va}36; 83^{vb}24; 87^{vb}29; 92^{vb}5; 97^{vb}21
trifera Saracenica 70^{rb}23; 71^{va}31; 71^{vb}12; 80^{ra}14; 92^{rb}20; 92^{rb}21
triticum: furfur tritici[224] 68^{vb}28
trocliten *sieh* myrrha
tuberositas 57^{ra}6; 61^{va}19; 62^{vb}13; 64^{ra}18; 64^{rb}17; 76^{vb}4; 77^{rb}12; 77^{rb}13; 77^{rb}16; 77^{rb}25; 78^{rb}34; 78^{va}2; 80^{va}36; 82^{vb}25; 92^{ra}32
tuberosus 64^{va}14; 67^{va}16; 75^{ra}15
turbith[225] 96^{vb}28
turio 60^{ra}2; 73^{vb}2; 73^{vb}7; 93^{ra}23; 93^{ra}26; 93^{ra}32; 93^{ra}34
turtur 76^{ra}26
tutia 56^{vb}3

umbilicus marinus 62^{va}5
umbra 60^{rb}19; 64^{va}10; 66^{va}25; 85^{ra}22; 87^{ra}12; 90^{rb}7
umbrosus 62^{vb}18; 64^{vb}22; 65^{ra}24; 65^{vb}11; 67^{va}26; 70^{vb}25; 77^{ra}27; 79^{va}24; 81^{rb}30; 85^{ra}8
unguentum 55^{rb}2; 55^{rb}13; 55^{vb}13; 56^{rb}33; 57^{rb}21; 57^{va}26; 58^{ra}15; 58^{rb}1; 59^{va}18; 59^{va}21; 60^{ra}31; 62^{rb}25; 62^{rb}28; 62^{rb}29; 62^{va}6; 62^{va}10; 63^{ra}5; 63^{ra}22; 64^{va}22; 64^{va}26; 64^{vb}2; 64^{vb}12; 65^{ra}32; 66^{vb}10; 67^{rb}10; 68^{vb}10; 68^{vb}15; 72^{rb}14; 73^{ra}2; 74^{ra}28; 74^{vb}25; 75^{vb}19; 78^{rb}33; 78^{va}5; 78^{vb}31; 79^{ra}5; 79^{rb}23; 79^{vb}8; 81^{ra}11; 83^{rb}5;

[224] „cantabrum idem est quod furfur tritici“ 68^{vb}28
[225] „radix est, quae ultra mare reperitur“ 96^{vb}28.

$85^{va}25$; $86^{ra}32$; $86^{rb}12$; $88^{ra}32$; $90^{vb}13$; $90^{vb}17$; $91^{ra}6$; $91^{ra}10$; $91^{ra}13$; $91^{vb}8$; $94^{ra}1$; $94^{ra}4$; $94^{ra}15$; $94^{ra}20$; $94^{rb}27$; $94^{rb}33$; $95^{ra}26$; $96^{ra}11$; $96^{va}11$; $97^{va}18$
unguentum agrippa $64^{va}23$
unguentum apostolicon *sieh* apostolicon
unguentum **cicutae** $67^{rb}11$
unguentum **citrinum** $62^{ra}12$; $62^{va}7$; $87^{va}32$
(in)unguere; perunguere; (in)unctio: *nicht gesammelt*
urtica[226] $60^{ra}9$; $60^{ra}11$; $63^{rb}22$
uva $64^{ra}19$; $90^{va}15$; $90^{va}17$; $90^{va}27$
grana uvarum $90^{va}17$
uva passa[227] $64^{vb}26$; $90^{va}15$

valeriana[228] $74^{rb}13$
vas $57^{rb}37$; $58^{vb}28$; $58^{vb}31$; $58^{vb}32$; $61^{ra}14$; $61^{ra}20$; $61^{ra}22$; $61^{ra}27$; $64^{rb}8$; $64^{rb}10$; $64^{rb}13$; $64^{rb}19$; $69^{vb}17$; $75^{ra}18$; $75^{vb}17$; $75^{vb}31$; $75^{vb}32$; $75^{vb}34$; $77^{vb}29$; $78^{rb}13$; $79^{va}34$; $83^{vb}9$; $84^{rb}7$; $84^{rb}8$; $90^{vb}12$; $90^{vb}17$; $90^{vb}18$; $91^{ra}3$; $91^{ra}4$; $91^{va}9$; $91^{va}12$; $95^{va}23$; $95^{vb}23$
vas aeneum $57^{va}3$; $60^{rb}8$; $63^{rb}30$; $74^{vb}11$; $74^{vb}15$; $78^{va}24$; $92^{ra}6$
vas argenteum $61^{ra}19$; $84^{rb}7$
vas concavum $64^{rb}22$; $64^{rb}25$
vas duplex $97^{rb}10$
vas ligneum $89^{ra}28$
vas marmoreum $63^{rb}10$
vas plumbeum $83^{vb}8$
vas rotundum $98^{ra}14$
vas solidum $55^{rb}28$
vas stannatum $89^{vb}18$
vas terreum $64^{rb}7$; $69^{ra}30$; $84^{rb}7$; $90^{rb}1$
vas vitreum $56^{rb}7$; $58^{va}28$; $58^{va}31$; $60^{vb}14$; $73^{ra}4$; $83^{vb}7$; $89^{vb}18$; $90^{ra}12$; $91^{rb}29$; $91^{va}21$; $91^{va}24$; $91^{vb}26$
vasculum $78^{ra}18$
ventosa $55^{vb}37$
vermes inventi in pingui terra $55^{vb}30$
vermicularis $70^{va}34$
vernix (*vgl.* bernix) $63^{rb}2$; $63^{rb}3$; $63^{rb}4$
vetonica[229] (*vgl.* bettonica) $62^{rb}18$
vinum $54^{va}12$; $54^{va}23$; $54^{va}26$; $54^{va}31$; $54^{va}32$; $54^{va}33$; $54^{vb}7$; $54^{vb}37$; $55^{ra}4$; $55^{ra}33$; $55^{va}9$; $55^{vb}10$; $56^{rb}21$; $56^{rb}31$; $56^{va}2$; $56^{va}6$; $57^{rb}24$; $57^{va}37$; $57^{vb}1$; $57^{vb}17$; $58^{va}4$; $58^{vb}10$; $58^{vb}24$; $58^{vb}31$; $58^{vb}32$; $59^{vb}18$; $60^{ra}1$; $60^{ra}2$; $60^{ra}3$; $60^{ra}7$; $60^{rb}30$; $60^{va}9$; $60^{va}19$; $61^{ra}37$; $61^{rb}3$; $62^{ra}26$; $62^{vb}37$; $64^{ra}13$; $64^{va}25$; $64^{vb}25$; $64^{vb}26$; $64^{vb}27$; $64^{vb}35$; $65^{ra}27$; $65^{ra}29$; $65^{va}18$; $65^{va}24$; $65^{va}25$; $65^{va}31$; $66^{ra}1$; $66^{ra}4$; $66^{ra}6$; $66^{ra}25$; $66^{ra}27$; $66^{rb}6$; $66^{rb}11$; $66^{rb}12$; $66^{va}10$; $66^{va}28$; $66^{va}30$; $66^{va}33$; $66^{vb}7$; $66^{vb}8$; $67^{ra}1$; $67^{ra}4$; $67^{ra}9$; $67^{ra}14$; $67^{ra}28$; $67^{rb}20$; $67^{va}3$; $67^{va}35$; $67^{va}36$; $67^{va}37$; $67^{vb}26$; $68^{rb}28$; $68^{va}4$; $68^{va}11$; $68^{va}22$; $68^{va}25$; $68^{vb}7$; $68^{vb}12$; $68^{vb}24$; $69^{ra}5$; $69^{va}24$; $69^{va}26$; $69^{va}28$; $69^{va}29$; $69^{vb}7$; $70^{vb}29$; $70^{vb}33$; $70^{vb}35$; $70^{vb}37$; $71^{ra}4$; $71^{rb}26$; $71^{rb}33$; $71^{rb}37$; $71^{va}3$; $71^{va}4$; $71^{vb}26$; $71^{vb}28$; $71^{vb}30$; $71^{vb}32$; $72^{ra}13$; $72^{ra}16$; $72^{ra}19$; $72^{vb}22$; $73^{va}7$; $73^{va}17$; $73^{vb}35$; $74^{rb}3$; $74^{rb}19$; $74^{rb}20$; $74^{rb}22$; $74^{rb}24$; $74^{rb}30$; $74^{va}3$; $74^{va}8$; $74^{va}13$; $74^{vb}3$; $74^{vb}4$; $74^{vb}21$; $74^{vb}23$; $75^{ra}25$; $75^{ra}28$; $75^{ra}36$; $75^{ra}37$; $75^{rb}10$; $75^{rb}30$; $75^{rb}35$; $75^{va}7$; $75^{va}30$; $76^{rb}8$; $76^{rb}13$; $76^{rb}20$; $76^{rb}30$; $77^{ra}33$; $77^{rb}5$; $77^{rb}16$; $77^{rb}21$, $77^{va}2$, $77^{va}24$; $77^{vb}1$; $78^{ra}24$; $78^{rb}31$; $79^{ra}6$; $79^{ra}7$; $79^{va}29$; $79^{va}31$; $79^{va}33$; $80^{ra}28$; $80^{rb}3$; $81^{va}8$; $81^{va}18$; $81^{va}19$; $81^{va}22$; $81^{va}26$; $81^{va}27$; $81^{va}32$; $81^{va}35$; $81^{va}36$; $82^{rb}20$; $82^{rb}23$; $82^{rb}27$; $82^{va}23$; $83^{ra}27$; $83^{ra}28$; $83^{ra}29$; $83^{ra}33$; $83^{rb}3$; $83^{vb}18$; $84^{va}34$; $84^{vb}8$; $84^{vb}28$; $84^{vb}29$; $84^{vb}30$; $85^{ra}12$; $85^{ra}27$; $85^{ra}28$; $85^{rb}2$; $85^{rb}10$; $85^{rb}34$; $85^{va}4$; $85^{va}6$; $85^{vb}18$; $85^{vb}19$; $85^{vb}22$; $86^{ra}1$; $86^{ra}22$; $86^{ra}27$; $86^{rb}23$; $86^{rb}25$; $86^{rb}27$; $86^{rb}29$; $86^{va}1$; $87^{va}22$; $87^{va}25$; $87^{vb}21$; $87^{vb}22$;

226 *vgl.* acanthus.
227 *sieh* passula.
228 „fu alio nomine valeriana dicitur" $74^{rb}13$.
229 „bernix, cacabra et vetonica idem est" $62^{rb}18$.

87^{vb}30; 66^{ra}2; 85^{rb}29; 88^{ra}28; 88^{ra}30; 88^{rb}25; 88^{va}20; 88^{va}22; 88^{va}24; 88^{va}25; 88^{vb}23; 88^{vb}24; 88^{vb}29; 88^{vb}30; 88^{vb}36; 89^{ra}5; 89^{vb}1; 90^{ra}17; 90^{rb}13; 90^{rb}15; 90^{rb}19; 90^{va}23; 90^{va}25; 90^{vb}28; 90^{vb}29; 90^{vb}33; 92^{ra}19; 92^{rb}37; 92^{va}19; 92^{va}22; 92^{va}24; 92^{va}25; 92^{va}29; 92^{va}35; 92^{va}36; 92^{va}37; 92^{vb}36; 92^{vb}37; 93^{ra}6; 93^{ra}8; 93^{ra}10; 93^{ra}11; 93^{ra}13; 93^{va}3; 93^{va}12; 94^{ra}31; 94^{ra}34; 94^{ra}37; 94^{va}25; 94^{va}35; 94^{vb}1; 94^{vb}6; 94^{vb}8; 94^{vb}11; 94^{vb}29; 94^{vb}30; 95^{ra}30; 95^{ra}31; 95^{ra}35; 95^{ra}37; 95^{rb}15; 95^{rb}34; 95^{va}7; 95^{va}11; 95^{va}17; 95^{vb}24; 95^{vb}26; 96^{ra}3; 96^{ra}4; 96^{ra}15; 96^{ra}24; 96^{rb}26; 96^{rb}27; 96^{rb}30; 96^{va}5; 96^{va}21; 96^{vb}4; 97^{ra}21; 97^{va}22; 97^{va}37; 97^{vb}4; 97^{vb}18

vinum acidum 68^{vb}33; 90^{ra}19

vinum album 54^{ra}3; 68^{vb}32; 81^{ra}26; 86^{rb}26; 87^{vb}17; 90^{ra}19

vinum bonum 57^{ra}23; 58^{vb}27; 60^{rb}4

vinum calidum 67^{vb}23; 72^{rb}23; 73^{rb}33; 74^{ra}2

vinum dulce 88^{ra}23; 90^{va}19

vinum forte 55^{vb}12; 67^{rb}18

vinum fortissimum 68^{va}1

vinum lymphatum *sieh* lymphare

vinum odoriferum 64^{ra}28; 75^{rb}7; 81^{ra}26

vinum rubeum 60^{rb}5

vinum spissum 68^{vb}33

vinum subtile 68^{vb}32

vinum tenue 68^{vb}34

vinum tepidum 61^{rb}8

viola (*sieh* oleum) 89^{va}30; 97^{ra}36; 97^{rb}5; 97^{rb}8; 97^{rb}12; 97^{rb}13; 97^{rb}19; 97^{rb}20

oleum violaceum 56^{rb}6; 70^{rb}29; 88^{vb}8; 90^{vb}9; 92^{ra}5; 97^{rb}8; 97^{rb}9

sirupus violaceus 55^{ra}31; 97^{rb}2; 97^{rb}4; 97^{rb}24

zuccarum violaceum 97^{rb}2; 97^{rb}3

virga pastoris 97^{rb}26

viridis 55^{va}27; 55^{va}29; 57^{vb}23; 60^{ra}27; 61^{va}37; 61^{vb}25; 62^{ra}20; 64^{ra}34; 66^{vb}5; 68^{va}7; 71^{ra}14; 71^{ra}17; 71^{ra}19; 71^{va}21; 73^{vb}13; 74^{ra}22; 75^{ra}18; 76^{vb}9; 78^{ra}10; 78^{ra}12; 78^{ra}14; 78^{va}3; 78^{vb}9; 81^{rb}28; 82^{va}4; 85^{ra}21; 85^{rb}27; 88^{ra}30; 89^{ra}32; 89^{va}17; 89^{vb}3; 90^{ra}13; 90^{ra}25; 90^{ra}32; 91^{ra}33; 91^{rb}6; 91^{rb}12; 91^{rb}27; 91^{va}16; 91^{va}23; 91^{vb}25; 91^{va}31; 92^{vb}18; 93^{va}29; 93^{vb}3; 94^{ra}6; 94^{ra}7; 94^{rb}9; 94^{vb}36; 95^{vb}34; 95^{vb}35; 97^{rb}1; 97^{rb}2; 97^{rb}27; 97^{rb}28

viriditas 94^{rb}9

vitellum *sieh* ovum

viticella 97^{va}1

vitreola[230] 90^{ra}12

vitreolum[231] 71^{ra}11; 71^{rb}31

vitreus *sieh* ampulla; vas; flegma

vitrum[232] 85^{va}13; 97^{va}14; 97^{va}17; 97^{va}30

vitulus: pes vituli 77^{rb}8

xylobalsamum 60^{vb}18; 60^{vb}23; 60^{vb}29

xylocaracta 83^{va}30

xylocassia[233] 65^{rb}35

ysopus *sieh* hysopus

yreos *bzw.* yris *sieh* ireos / iris

zedoar 97^{vb}17

zingiber 61^{vb}25; 61^{vb}33; 97^{va}32

zingiber **domesticum** 97^{vb}10; 97^{vb}12

zingiber **silvestre** 97^{vb}10; 97^{vb}15

zipula[234] 96^{vb}5

zuccarum (*sieh* rosa; viola) 54^{vb}1; 54^{vb}2; 54^{vb}33; 54^{vb}34; 55^{ra}34; 56^{ra}28; 56^{ra}35; 56^{rb}2; 58^{ra}11; 58^{rb}15; 59^{ra}6; 59^{vb}35; 60^{ra}35; 61^{vb}7; 61^{vb}8; 62^{rb}34; 63^{va}29; 63^{va}34; 64^{vb}16; 65^{ra}27; 65^{ra}36; 65^{rb}2; 66^{ra}33; 69^{rb}36; 71^{vb}1; 73^{va}2; 73^{vb}7; 74^{ra}26; 74^{rb}1; 74^{rb}7; 78^{vb}19; 80^{rb}33; 80^{rb}35; 82^{vb}18; 82^{vb}21; 82^{vb}22; 84^{rb}28; 85^{vb}4; 86^{va}31; 87^{ra}19; 87^{ra}22; 87^{ra}24; 87^{ra}27; 87^{ra}30; 89^{ra}36; 89^{va}32; 91^{rb}28; 91^{rb}31; 91^{rb}32; 91^{rb}33; 91^{va}7; 91^{va}11; 92^{ra}2; 92^{ra}4; 93^{ra}2;

---

[230] *sieh* parietaria.

[231] *sieh* dragantum.

[232] „fit ex terra, fit etiam ex herba“ 97^{va}31.

[233] *sieh* cassia lignea.

[234] *Synonym* (*oder Fehllesung*) *für* crispella

$93^{va}5$; $93^{vb}8$; $96^{rb}8$; $96^{rb}12$; $96^{rb}13$; $97^{rb}6$; $97^{rb}7$; $97^{vb}25$; $97^{vb}28$; $97^{vb}30$; $98^{ra}3$; $98^{ra}6$; $98^{ra}7$; $98^{ra}11$; $98^{ra}16$; $98^{ra}22$

2. Krankheiten und (böse) Einflüsse; wichtige anatomische Begriffe

abominabilis $69^{vb}28$
abominatio *sammeln*
accessionis hora $55^{ra}35$; $57^{ra}17$; $63^{va}29$; $63^{va}31$; $63^{va}35$; $66^{rb}14$; $72^{rb}6$; $72^{rb}13$
acumen $62^{va}28$; $64^{ra}22$; $73^{rb}25$; $75^{ra}28$; $75^{ra}30$; $75^{ra}33$; $75^{rb}12$; $80^{ra}16$; $80^{va}14$; $80^{vb}1$; $81^{rb}11$; $81^{rb}13$; $88^{ra}18$; $88^{rb}14$; $91^{va}36$
acumen humorum $74^{va}26$; $79^{vb}24$; $80^{rb}31$
adurere $71^{ra}35$; $74^{ra}24$; $80^{rb}36$; $81^{vb}32$
adustio $71^{ra}36$
alopecia $53^{vb}35$; $54^{ra}36$; $60^{ra}29$; $60^{rb}10$; $80^{rb}6$; $89^{va}26$; $96^{ra}12$
alterare $53^{rb}8$; $53^{rb}16$
alteratio $53^{ra}23$; $53^{ra}27$
amphimerina *sieh* febris
anathymiasis[1] $53^{vb}28$; $58^{ra}10$; $62^{ra}25$
anatropa[2] $66^{vb}12$
angustare $55^{vb}16$
angustia $86^{ra}6$
angustiosus $72^{va}37$
angustus $59^{va}5$; $64^{rb}7$; $76^{va}34$
anhelitus oris $58^{rb}32$
animal venenatum *bzw.* venenosum $58^{rb}35$; $71^{rb}25$; $75^{va}2$; $92^{vb}16$
anus $58^{vb}17$; $58^{vb}21$; $61^{va}3$; $65^{ra}9$; $67^{vb}27$; $85^{ra}4$; $85^{va}8$; $87^{ra}29$; $87^{ra}30$; $92^{ra}10$; $93^{va}21$; $97^{ra}23$; $85^{ra}4$; $85^{va}8$; $87^{ra}29$; $87^{ra}30$; $92^{ra}10$; $93^{va}21$; $97^{ra}23$
apoplecticus $72^{rb}13$
apoplexia $53^{ra}32$; $60^{va}7$; $64^{rb}26$; $72^{rb}3$
apostema $56^{va}25$; $56^{vb}33$; $62^{rb}21$; $62^{rb}23$; $63^{ra}6$; $67^{rb}12$; $69^{rb}17$; $70^{va}33$; $70^{va}36$; $71^{ra}8$; $71^{va}27$; $71^{vb}10$; $71^{vb}13$; $72^{va}12$; $72^{vb}26$; $72^{vb}28$; $72^{vb}30$; $73^{vb}17$; $74^{vb}19$; $74^{vb}26$; $74^{vb}28$; $74^{vb}30$; $75^{vb}23$; $77^{ra}11$; $78^{rb}27$; $78^{vb}34$; $78^{vb}36$; $79^{rb}12$; $79^{rb}37$; $79^{va}19$; $80^{vb}27$; $80^{vb}29$; $81^{ra}6$; $81^{ra}9$; $81^{va}33$; $82^{rb}9$; $83^{va}12$; $85^{ra}29$; $85^{va}21$; $86^{vb}29$; $87^{rb}26$; $87^{rb}31$; $87^{rb}33$; $87^{rb}35$; $87^{va}2$; $88^{vb}4$; $89^{ra}15$; $89^{rb}8$; $89^{va}5$; $90^{va}25$; $90^{vb}14$; $91^{ra}15$; $93^{ra}21$; $93^{ra}31$; $93^{va}10$; $93^{vb}9$; $93^{vb}16$; $94^{ra}13$; $94^{vb}7$; $97^{ra}32$; $97^{rb}21$; $97^{rb}35$; $97^{va}6$; $97^{va}11$
apostemata calida $56^{vb}33$; $70^{va}33$; $70^{va}36$; $71^{va}27$; $71^{vb}13$; $72^{va}12$; $72^{vb}28$; $77^{ra}11$; $79^{rb}37$; $80^{vb}27$; $82^{rb}9$; $86^{vb}29$; $87^{rb}35$; $88^{vb}4$; $89^{va}5$; $90^{vb}14$; $93^{ra}21$; $93^{ra}31$; $93^{vb}16$; $94^{ra}13$; $97^{rb}21$; $97^{rb}35$
apostemata frigida $62^{rb}21$; $63^{ra}6$; $72^{vb}26$; $79^{va}19$; $81^{va}33$; $87^{va}2$; $89^{ra}15$; $90^{va}25$; $91^{ra}15$
apostemata sclerotica $67^{rb}12$
appetitus $59^{ra}26$; $59^{ra}29$; $64^{ra}31$; $64^{va}18$; $66^{rb}32$; $67^{ra}31$; $81^{rb}36$; $82^{va}7$; $90^{va}1$; $90^{va}5$; $97^{vb}23$
arthetica $54^{rb}5$; $55^{rb}8$; $64^{rb}27$; $64^{vb}14$; $67^{rb}12$; $67^{rb}13$; $67^{rb}15$; $68^{va}3$; $72^{ra}34$; $72^{vb}13$; $73^{ra}24$; $73^{ra}37$; $73^{rb}28$; $73^{vv}6$; $73^{vb}20$; $74^{rb}1$; $74^{rb}2$; $76^{vb}11$; $76^{vb}14$; $89^{vb}24$; $93^{va}24$; $94^{rb}24$; $96^{va}32$
artheticus $56^{ra}11$; $70^{va}37$; $73^{vb}26$; $79^{vb}14$; $88^{ra}28$; $89^{va}26$; $94^{vb}35$; $95^{ra}2$
ascellarum foetor $65^{va}29$
asper $61^{va}37$; $82^{ra}23$
asperitas $55^{ra}22$; $76^{ra}10$; $78^{ra}27$; $81^{vb}16$; $82^{vb}2$; $89^{va}8$
assellare $65^{ra}87$
assellatio $97^{ra}23$
asthma $57^{va}15$; $58^{rb}13$; $58^{va}5$; $59^{va}2$; $64^{vb}24$; $69^{rb}3$; $70^{vb}28$; $71^{va}3$; $71^{vb}34$; $72^{rb}26$; $74^{va}14$; $75^{rb}1$; $75^{rb}30$; $75^{vb}10$; $77^{va}37$; $83^{ra}19$; $84^{vb}5$; $84^{vb}28$; $86^{ra}1$; $86^{va}22$; $88^{rb}27$; $90^{ra}1$; $94^{ra}30$; $94^{rb}14$; $94^{rb}23$; $94^{vb}2$

[1] „id est fumositas stomachi (ascendens)“ $53^{vb}29$

[2] vomitus ex anatropa: „est conversio stomachi“, qui cogitur, frigidos humores „per inferiora emittere“ Wölfel, S. 130 (332)

asthmaticus $55^{ra}30$; $59^{va}7$; $79^{ra}17$; $87^{ra}22$; $88^{vb}37$; $89^{ra}15$; $93^{vb}28$; $98^{ra}25$

atricus[1] $96^{ra}16$

auditus impedimentum $58^{rb}20$

augmentatio lactis in mamillis $57^{vb}16$; $57^{vb}18$

auris $54^{ra}35$; $54^{rb}9$; $54^{va}11$; $55^{va}6$; $57^{vb}7$; $57^{vb}9$; $58^{ra}20$; $58^{rb}19$; $59^{rb}26$; $61^{rb}14$; $63^{vb}5$; $64^{va}31$; $64^{va}33$; $65^{rb}7$; $72^{vb}32$; $73^{rb}2$; $73^{rb}4$; $76^{rb}25$; $76^{rb}26$; $77^{rb}15$; $77^{rb}17$; $79^{va}17$; $79^{va}18$; $80^{ra}22$; $81^{va}32$; $83^{ra}37$; $83^{rb}1$; $85^{va}28$; $86^{ra}21$; $93^{va}9$; $96^{ra}14$

- dolor aurium $57^{vb}7$
- aures fistulosae $64^{va}35$
- aurium mundificatio $96^{ra}15$
- superfluitas aurium $54^{va}10$; $79^{va}18$
- tumor aurium $54^{rb}9$; $77^{rb}15$
- vermes aurium $54^{ra}36$; $58^{ra}20$; $63^{vb}5$; $64^{va}32$; $64^{va}34$; $65^{rb}7$; $72^{vb}32$; $73^{rb}2$; $76^{rb}25$; $79^{va}17$; $81^{va}31$; $83^{ra}37$; $85^{va}29$; $86^{ra}21$
- vitium aurium $61^{rb}14$
- (*sieh auch* surditas)

barba $76^{va}30$

barbae furfura $66^{vb}19$

barbula[2] $79^{vb}4$

basiliscus (animal) $92^{vb}19$

branchus $85^{ra}36$

cancer $55^{vb}29$; $96^{rb}2$

cancer comedens $56^{va}36$

cancer oris $69^{va}31$

cancrizare $55^{ra}6$

cancrosus $69^{va}35$

capilli $55^{rb}36$

capillorum asperitas $89^{va}8$

capillorum casus $53^{vb}35$; $54^{ra}36$

[1] „condiromata (= condylomata), quae etiam atrici dicuntur" $96^{ra}16$.

[2] „quaedam superfluae rubeae tuberositates faciei, quae fiunt in iuvenibus et praecipue sanguineis, quas vocant barbulas, dum recentes sunt" $79^{vb}2$-4.

capilli denigrandi $76^{va}23$

capilli tingendi $59^{rb}29$; $92^{va}8$

caput $59^{rb}6$; $59^{vb}14$; $66^{vb}18$; $67^{ra}12$; $72^{ra}33$; $72^{rb}16$; $77^{rb}1$; $81^{ra}24$; $81^{ra}26$; $81^{vb}2$; $85^{ra}17$; $87^{ra}18$; $87^{vb}15$; $87^{vb}19$; $87^{vb}21$; $89^{ra}7$; $90^{rb}10$; $95^{vb}22$; $95^{vb}23$; $96^{rb}25$

- capite cooperto $87^{ra}18$; $93^{ra}6$
- capite inclinato $59^{va}3$; $69^{rb}4$; $94^{rb}20$

capitis ablutio $59^{rb}4$; $92^{va}8$; $85^{va}24$; $85^{va}26$; $92^{va}8$

capitis abrasio $56^{rb}8$; $59^{rb}4$; $95^{ra}35$; $97^{rb}36$

capitis dolor $53^{vb}28$; $57^{ra}35$; $58^{ra}10$; $60^{va}29$; $60^{va}31$; $62^{ra}23$; $62^{rb}37$; $68^{vb}24$; $80^{va}8$; $82^{rb}1$; $82^{rb}6$; $85^{vb}4$; $91^{va}26$

capitis fricatio $55^{vb}20$; $95^{ra}34$

capitis furfura $66^{vb}19$

capitis furfurica $73^{rb}6$; $85^{va}23$; $96^{va}14$

capitis inunctio $54^{rb}5$; $55^{rb}15$; $55^{rb}33$; $56^{rb}8$; $58^{ra}34$; $64^{rb}3$; $73^{rb}10$; $96^{va}15$

capitis lavatio $66^{vb}22$; $89^{va}9$; $92^{va}8$

capitis passio $61^{rb}8$; $65^{va}13$; $65^{vb}36$

capitis purgatio $69^{va}23$; $69^{va}27$

capitis rheuma $66^{ra}23$; $95^{vb}22$

capitis sacellatio $66^{vb}18$; $67^{ra}12$; $70^{vb}31$; $79^{va}37$; $81^{vb}2$; $85^{ra}17$; $87^{ra}18$; $90^{rb}10$; $95^{vb}18$; $96^{rb}25$

capitis scarifactio $56^{ra}2$

capitis vitium $55^{rb}14$

caput durum[3] $73^{vb}18$

cardiaca (passio) $54^{va}20$; $54^{vb}23$; $61^{vb}7$; $64^{ra}27$; $65^{rb}1$; $66^{va}13$; $67^{vb}25$; $72^{ra}15$; $75^{rb}16$; $75^{va}31$; $78^{rb}7$; $81^{vb}20$; $84^{vb}8$; $86^{rb}22$; $87^{va}19$; $90^{va}1$; $91^{va}4$; $91^{vb}6$; $92^{vb}35$; $93^{va}3$

cardiacus $61^{vb}4$; $66^{ra}28$

caro $87^{va}11$; $87^{va}15$

caro mala $57^{ra}28$; $59^{va}21$; $60^{va}24$

caro mortua $58^{rb}37$; $97^{ra}2$

caro superflua $56^{va}36$; $63^{ra}12$; $71^{ra}26$; $71^{ra}30$; $72^{rb}32$; $72^{va}26$; $73^{rb}5$; $76^{vb}22$; $77^{rb}30$; $77^{va}3$

cartilago $87^{va}10$; $87^{va}13$

[3] *gemeint ist* caput apostematis

catarrhus 66^{vb}17; 77^{rb}2; 77^{vb}26; 84^{vb}24
cephalea (passio) 58^{vb}23; 68^{vb}24; 72^{rb}3; 92^{va}16
cerebrum 54^{rb}36; 54^{vb}8; 58^{ra}34; 79^{ra}14; 81^{vb}30; 81^{vb}31; 81^{vb}32; 83^{va}26; 84^{vb}2
cerebri calefactio 61^{ra}34
cerebri confortatio 54^{va}29; 60^{ra}22; 65^{va}14; 66^{ra}11; 66^{ra}23; 66^{rb}29; 75^{rb}10; 75^{va}30; 76^{vb}26; 76^{vb}27; 85^{ra}1; 85^{ra}13; 85^{vb}24
cerebri debilitas 54^{va}20; 54^{va}35; 64^{ra}37 83^{vb}20; 93^{ra}5; 93^{va}6
cerebri depuratio 81^{ra}33; 84^{vb}1
cerebri humiditas 85^{rb}36; 94^{vb}13
cerebri infrigidatio 54^{vb}8; 93^{ra}5
cerebri mundificatio 88^{ra}24; 88^{rb}24; 92^{va}19; 93^{vb}26; 94^{va}37
cerebri vitium 83^{vb}17
chiragra 72^{ra}34; 72^{vb}14; 73^{ra}24; 73^{ra}37; 73^{rb}28; 73^{vv}6; 76^{vb}11; 89^{vb}24; 96^{vb}34
cicatrix 61^{rb}10; 61^{rb}11
coagulatio lactis in mamillis 55^{rb}4; 81^{va}21
coitus (*vgl.* libido) 61^{vb}26; 73^{va}13; 85^{vb}26; 85^{vb}27; 85^{vb}34; 90^{vb}4; 94^{vb}35; 94^{vb}36; 95^{rb}8; 95^{rb}10
colica (passio) 69^{va}27; 70^{vb}33; 71^{vb}33; 76^{rb}10; 81^{va}18; 83^{ra}30; 85^{va}3; 86^{va}2; 86^{va}29
colicus dolor 79^{va}28
combustura (*vgl.* ustura) 70^{vb}1; 70^{vb}2
computrefacere 56^{va}17
computrescere 56^{rb}31; 66^{vb}7
conceptus (impeditus) 62^{ra}30; 62^{va}15; 62^{va}20; 62^{va}24; 68^{vb}15; 79^{va}27; 83^{vb}22; 85^{ra}4; 85^{ra}26; 86^{rb}37; 87^{vb}27; 87^{vb}29; 93^{ra}15; 93^{va}15; 95^{vb}29
condensare 62^{ra}1; 63^{vb}19; 67^{vb}34; 70^{rb}34; 75^{vb}2
condiroma[1] 96^{ra}16
constipatio ventris 80^{vb}35; 89^{ra}30; 89^{rb}25; 90^{ra}35; 95^{va}25
constrictio ventris 90^{ra}29
consumptio 89^{rb}10
consumptus 78^{vb}18; 82^{vb}1; 89^{ra}16; 98^{ra}25
contusio 67^{ra}20; 86^{vb}3; 92^{vb}9
cordis debilitas 54^{va}19; 54^{va}22
corpora mortuorum 61^{rb}15
corporis debilitas 83^{vb}16
corrosio exterior 69^{va}32
cutis mundificatio 59^{rb}16
cutis subtilianda 77^{rb}24; 91^{vb}9
cystis fellis 93^{vb}7

decoloratio 54^{ra}28
delicatus 54^{va}29; 59^{vb}34; 71^{va}33; 71^{vb}30; 73^{va}3
dens putrefactus 83
dentes: abstractio dentis 91^{vb}22
contritio dentium 54^{rb}34; 54^{va}16
dealbatio dentium 81^{ra}32; 87^{va}28
dolor dentium 55^{rb}5; 60^{va}13; 63^{vb}1; 64^{va}3; 69^{va}21; 69^{va}22; 75^{vb}24; 77^{ra}17; 77^{ra}23; 87^{vb}14; 88^{ra}26; 92^{va}25
extractio dentis 85^{rb}13
fricatio dentium 87^{va}30
putredo dentium 81^{rb}33
dens putrefactus 85^{rb}13
relaxatio dentium 77^{vb}32; 81^{ra}30
vermis dentium 77^{ra}22
vitium dentium 61^{rb}14
diabetes 63^{rb}17
diaphoresis 91^{va}27
diaphoreticus *sieh Pharmazie*
diarrhoea 91^{rb}37
digestio praepedita 90^{rb}37
digestionis procuratio 96^{va}37; 97^{vb}5
discoloratio 53^{vb}34; 54^{ra}23; 54^{ra}27; 66^{ra}25; 72^{va}31; 85^{vb}15
discriminalia 54^{rb}5; 55^{rb}34; 73^{rb}10
diureticus *sieh Pharmazie*
diuturnitas temporis 72^{va}33
dolor acutus 86^{vb}31
dolor citus 95^{va}32
dolor vehemens 95^{va}32
durities[2] 55^{vb}14; 56^{ra}30; 57^{rb}11; 58^{ra}14; 63^{vb}6; 64^{va}21; 65^{ra}34; 66^{vb}3; 68^{vb}7; 71^{ra}3;

[1] *lies*: condyloma

[2] „sclerosis id est durities splenis et epatis" 66^{vb}3

71^{ra}8; 74^{vb}23; 75^{vb}14; 78^{rb}30; 79^{ra}1; 80^{vb}31; 81^{ra}6; 81^{ra}10; 81^{ra}13; 83^{rb}2; 85^{ra}29; 87^{ra}31; 88^{vb}26; 92^{ra}18; 94^{ra}1; 94^{vb}5
dyscrasia 62^{rb}33; 97^{rb}15
dysenteria 61^{rb}34; 62^{rb}14; 62^{va}18; 66^{rb}7; 68^{ra}30; 68^{ra}31; 69^{ra}21; 70^{vb}5; 73^{va}32; 74^{ra}13; 74^{va}22; 76^{ra}23; 76^{va}9; 76^{vb}2; 77^{ra}13; 79^{rb}7; 79^{vb}23; 79^{vb}26; 80^{ra}3; 80^{va}2; 80^{va}6; 82^{ra}8; 82^{va}3; 82^{vb}29; 82^{vb}31; 84^{ra}30; 89^{ra}18; 89^{rb}32; 91^{rb}34; 91^{va}4; 93^{ra}32; 95^{ra}19
dysuria 56^{va}3; 57^{ra}22; 59^{vb}33; 60^{rb}31; 60^{va}10; 60^{va}18; 61^{rb}2; 64^{ra}11; 65^{ra}29; 65^{va}17; 66^{rb}9; 66^{va}26; 66^{vb}1; 66^{vb}2; 67^{ra}13; 67^{ra}28; 67^{rb}17; 67^{va}13; 67^{va}27; 67^{va}34; 68^{va}20; 68^{vb}31; 70^{vb}32; 70^{vb}36; 71^{rb}37; 73^{va}14; 73^{vb}27; 74^{rb}19; 74^{va}1; 74^{va}12; 74^{vb}1; 76^{rb}19; 76^{rb}31; 77^{va}23; 77^{va}33; 79^{ra}5; 80^{ra}19; 82^{rb}22; 83^{ra}28; 86^{ra}22; 87^{ra}27; 88^{va}23; 88^{vb}22; 88^{vb}25; 89^{vb}25; 90^{ra}15; 90^{ra}20; 90^{ra}34; 90^{vb}32; 92^{ra}20; 92^{va}34; 93^{ra}12; 94^{ra}34; 94^{ra}36; 94^{rb}1; 94^{va}26; 94^{vb}10; 94^{vb}11; 94^{vb}32; 95^{ra}36; 95^{rb}18; 95^{rb}33; 95^{va}4; 95^{va}15; 95^{vb}27; 96^{ra}6; 96^{ra}23; 96^{rb}29; 96^{va}23
dysuriosus 56^{ra}24

ebrietas 58^{ra}12
elephantia (scil. lepra) 54^{vb}23; 54^{vb}26
emigranea *sieh* hemicrania
epaticus 69^{rb}37
    apostema in epate 93^{vb}10
    ebullitio sanguinis in epate 94^{ra}21
epatis calefactio 62^{rb}35; 63^{rb}19; 66^{ra}33; 69^{va}2; 71^{va}27; 71^{va}32; 71^{vb}4; 71^{vb}13; 72^{va}11; 85^{vb}2; 88^{vb}5; 91^{va}25; 91^{va}30; 92^{rb}18; 93^{vb}12; 94^{ra}11; 96^{rb}31; 97^{rb}17
epatis debilitas 84^{vb}4
epatis durities 57^{rb}11; 63^{vb}6; 64^{va}21; 65^{ra}33; 66^{vb}4; 68^{vb}7; 71^{ra}3; 80^{vb}32
epatis indigestio 85^{vb}18
epatis oppilatio 57^{vb}12; 58^{ra}5; 65^{ra}28; 65^{va}21; 66^{va}27; 66^{va}33; 69^{rb}15; 71^{ra}1; 71^{va}25; 72^{rb}28; 72^{va}7; 73^{vb}37; 74^{rb}7; 74^{rb}29; 74^{va}37; 76^{rb}18; 77^{va}1; 79^{ra}8; 79^{rb}33; 79^{va}13; 80^{ra}29; 81^{va}29; 82^{rb}21; 88^{vb}23; 90^{va}12; 90^{vb}32; 92^{rb}29; 92^{va}34; 93^{va}12; 93^{vb}5; 94^{ra}33; 94^{vb}3; 94^{vb}32; 95^{rb}17; 95^{rb}33; 95^{vb}25; 96^{va}22
epatis relaxatio 92^{rb}37
epatis vitium 83^{vb}17
epilepsia 53^{ra}32; 55^{rb}8; 56^{rb}14; 56^{rb}18; 58^{va}8; 58^{va}27; 61^{vb}8; 64^{rb}27; 65^{va}13; 65^{vb}36; 67^{rb}12; 68^{ra}15; 71^{va}5; 72^{rb}3; 72^{rb}14; 73^{rb}16; 74^{va}10; 75^{va}1; 77^{va}35; 88^{va}11; 92^{va}16; 92^{va}20; 93^{va}24; 94^{rb}25; 96^{rb}6; 96^{rb}11
epilepticus 55^{rb}14; 56^{ra}12; 72^{rb}13; 72^{rb}15; 94^{rb}29; 96^{ra}3
eructuatio acida 87^{vb}24
erysipila 79^{rb}13; 97^{rb}35
erysipilare 55^{ra}7
ethica *sieh* febris
eventatio 85^{ra}16
excoriare 59^{va}14; 59^{va}16; 90^{ra}8; 94^{vb}14; 96^{vb}18
excoriatio 70^{va}24; 90^{vb}15
exscreare 81^{ra}34
extenuare 55^{rb}26; 55^{va}3; 72^{ra}18; 72^{va}24; 78^{vb}28; 80^{ra}28; 81^{ra}31
extenuatio 73^{vb}35; 98^{ra}27
extenuativus 90^{ra}14
exustio 95^{rb}22

facies abluenda 64^{rb}30
facies clarificanda 55^{va}17; 62^{ra}6; 62^{va}7; 83^{va}2
facies coloranda 78^{rb}34; 97^{va}11
facies dealbanda 55^{va}17; 62^{ra}10; 69^{ra}27; 70^{va}29; 87^{va}31
facies depuranda 62^{ra}10; 69^{rb}1; 77^{rb}24; 79^{rb}19; 85^{va}18
faciei pannus 83^{rb}34; 95^{vb}1; 96^{ra}34
faciei rubeae tuberositates 79^{vb}2
faucium dolor 67^{ra}8
faucium humiditas 87^{ra}20; 94^{vb}13
faucium tumor 67^{ra}8
faucium vitium 85^{ra}36

febricitare 57^{ra}13; 57^{rb}25; 69^{rb}28; 69^{rb}36; 70^{ra}27; 80^{ra}12; 82^{vb}11; 82^{vb}16; 83^{ra}5; 87^{rb}16; 87^{rb}25; 87^{rb}33; 89^{ra}29; 89^{rb}8; 90^{ra}28; 91^{va}18; 98^{ra}19

febrilis 62^{rb}33; 63^{va}31; 82^{rb}8

febris 53^{ra}36; 57^{ra}14; 57^{rb}29; 63^{va}36; 71^{vb}3; 71^{vb}7; 71^{vb}10; 79^{rb}31; 80^{vb}10; 80^{vb}35; 81^{va}7; 81^{va}9; 81^{va}30; 81^{vb}21; 83^{va}3; 88^{vb}7

acuta 59^{ra}4; 63^{va}4; 69^{rb}36; 70^{va}22; 76^{vb}11; 76^{vb}12; 77^{ra}4; 78^{va}29; 79^{vb}36; 80^{va}8; 80^{va}14; 80^{vb}5; 80^{vb}33; 82^{ra}36; 84^{ra}28; 85^{rb}31; 85^{vb}2; 87^{ra}5; 89^{rb}13; 89^{rb}21; 89^{rb}26; 89^{rb}29; 92^{rb}10; 95^{vb}15; 97^{rb}24; 98^{ra}19

acutissima 69^{rb}25; 69^{rb}28

amphimerina 56^{rb}9

cottidiana 55^{ra}32; 57^{ra}11; 59^{ra}3; 63^{va}27; 68^{rb}19; 68^{rb}34; 68^{rb}36; 73^{ra}23; 73^{rb}27; 73^{vv}5; 89^{va}25; 92^{ra}2

ethica 88^{vb}7

ethicus 69^{rb}37; 78^{vb}18; 81^{ra}12; 89^{ra}16

periodica 86^{va}26

quartana 55^{ra}32; 63^{va}33; 63^{va}37; 72^{ra}8; 73^{ra}35; 73^{vb}20; 77^{va}31; 78^{rb}5; 96^{rb}8

tertiana 59^{ra}3

tertiana duplex 59^{ra}3; 71^{va}26; 71^{va}30; 92^{rb}6

tertiana simplex 71^{va}26; 71^{va}30; 92^{rb}5

tertiana notha 92^{ra}3

(*sieh* hemitritaeus)

febrium frigora 86^{va}26

fervor 62^{va}16; 64^{ra}1; 79^{rb}12; 87^{rb}10

febrium rigor 58^{rb}33

ficus (*Warze*) 60^{ra}17; 62^{vb}28; 77^{rb}21

fissura 70^{va}23; 78^{va}25; 89^{rb}14; 90^{ra}37; 90^{rb}4

fistula 55^{vb}32; 56^{va}35; 57^{ra}25; 57^{ra}29; 58^{va}1; 60^{va}20; 60^{va}24; 63^{ra}9; 69^{va}36; 69^{va}37; 71^{ra}21; 71^{ra}24; 71^{ra}25; 72^{rb}33; 72^{rb}35; 72^{va}26; 72^{va}29; 76^{vb}24; 96^{ra}36

fistulosus 64^{va}35

flegma congelatum 78^{va}18

fluxus 56^{va}9; 59^{ra}1; 60^{ra}15; 80^{va}3; 91^{va}35

fluxus humorum a capite 87^{vb}15; 87^{vb}19

fluxus lacrimarum 87^{vb}14

fluxus menstruorum *sieh* menstruorum fluxus

fluxus e naribus 76^{ra}32

fluxus sanguinis *sieh* sanguis

fluxus ventris *sieh* ventris

foetor oris *sieh* oris f.

foetor subascellarum, qui hircinus dicitur 83^{vb}27; 83^{vb}28

foetus 56^{rb}14; 78^{ra}1

foetus mortuus 58^{va}4; 61^{ra}37; 62^{ra}16; 71^{rb}33; 75^{va}5; 75^{vb}21; 86^{va}34; 92^{va}3; 92^{vb}4; 93^{vb}35; 95^{va}8; 97^{va}7

frenesis 56^{rb}5; 59^{rb}1; 59^{rb}5

freneticus 97^{rb}37

fulmen 68^{ra}16

fumositas *sieh Pharmazie*

fumositas flegmatica 81

fumositas melancolica 72^{ra}14

fumositas stomachi 53^{vb}29

fumosus *sieh Pharmazie*

fumus *sieh Pharmazie*

furcella pectoris 56^{vb}22

furcula pectoris 61^{va}29; 62^{rb}13; 77^{va}14; 79^{vb}28; 81^{ra}35; 81^{rb}8

furfur: *nur Pharmazie*

furfura capitis vel barbae 66^{vb}19

furfurica capitis 73^{rb}6; 85^{va}22; 96^{va}14

genitalia 55^{rb}33; 55^{vb}1

gingivarum corrosio 68^{rb}1; 91^{va}37

gingivarum corruptio 65^{va}30; 65^{va}32; 66^{va}8

gingivarum extenuatio 81^{ra}30

gingivarum fricatio 78^{va}31

gingivarum humiditas 87^{ra}20; 90^{rb}13

gingivarum inflatio 55^{vb}35

gingivarum putredo 81^{rb}32; 93^{va}13

gingivarum tumor 54^{rb}8; 78^{va}30

gingivarum vitium 84^{vb}33

glandulae (in ano) 58^{vb}20

glycostoma<ticon>[1] 54^{ra}6
gonorrhoea[2] 55^{va}36; 63^{rb}12; 66^{ra}7
gutturis asperitas 78^{ra}27

haemoptoica (passio)[3] 61^{rb}24; 68^{ra}20; 73^{va}26; 76^{ra}16; 94^{va}8; 95^{ra}20
haemorrhoidae 56^{va}7; 56^{va}12; 56^{vb}7; 56^{vb}12; 57^{ra}32; 60^{ra}8; 60^{ra}10; 60^{ra}13; 60^{va}25; 62^{vb}20; 62^{vb}28; 63^{vb}11; 65^{rb}18; 71^{ra}32; 71^{rb}10; 72^{ra}12; 74^{ra}9; 76^{rb}21; 77^{rb}20; 78^{rb}6; 83^{ra}31; 84^{rb}34; 87^{va}24; 96^{ra}16; 96^{rb}7; 97^{ra}22
haemorrhoidae inflatae 62^{vb}20; 71^{rb}11; 76^{rb}21; 83^{ra}31
hemicrania 58^{vb}23
hemitritaeus medius 92^{rb}5
hemitritaeus minor 92^{rb}5
herpes **esthiomenos** 86^{vb}29; 89^{va}6; 90^{vb}15
herpes granulosus 59^{rb}24; 70^{va}28
hydropicus 56^{ra}11; 79^{va}14
hydropisis *bzw.* hydrops 54^{ra}32; 54^{ra}33; 56^{ra}33; 71^{ra}1; 74^{ra}34; 80^{rb}6; 86^{va}26
hypnotica virtus[4] (*vgl.* narcoticus) 77^{ra}3; 82^{ra}34
hyposarca 56^{ra}36; 60^{ra}36

icteritia 56^{ra}30; 56^{ra}32; 57^{rb}26; 58^{ra}5; 61^{vb}15; 65^{ra}37; 71^{va}25; 71^{vb}3; 72^{rb}27; 72^{va}7; 72^{va}10; 92^{rb}21; 93^{vb}5
icteritia crocea 71^{va}32
ieiunus 65^{va}24; 74^{vb}9; 80^{ra}6
iliaca passio 57^{ra}18; 59^{vb}19; 62^{ra}28; 64^{vb}14; 65^{rb}3; 66^{rb}10; 66^{rb}12; 66^{va}26; 66^{va}30; 67^{rb}17; 67^{va}12; 68^{va}21; 68^{va}26; 68^{vb}31; 69^{ra}6; 70^{vb}33; 71^{vb}33; 72^{ra}35; 72^{rb}1; 72^{vb}14; 72^{vb}16; 73^{rb}28; 73^{vb}27; 74^{va}1; 74^{va}5; 74^{va}12; 76^{rb}19; 76^{rb}32; 76^{vb}11; 76^{vb}14; 76^{vb}16; 77^{va}23; 77^{va}33; 84^{vb}4; 85^{va}3; 85^{va}16; 86^{ra}22; 86^{va}29; 89^{va}26; 89^{vb}25; 89^{vb}26; 89^{vb}30; 92^{va}31; 94^{vb}31; 95^{rb}34; 96^{ra}23; 96^{vb}33
iliacus 72^{vb}23; 73^{vb}21; 95^{va}16; 95^{vb}28
ilii dolor 57^{vb}4; 60^{rb}32; 61^{rb}7; 73^{vb}21; 95^{va}5
punctura sub iliis 69^{ra}2
impetiginosus 78^{vb}31
impetigo 58^{ra}35; 59^{va}16; 60^{rb}9; 78^{vb}32; 86^{ra}32; 91^{ra}11; 95^{rb}26; 95^{vb}8; 96^{va}12; 97^{va}19
impetus 74^{ra}4
inanitio 53^{ra}21; 53^{ra}25
incisio 58^{rb}2
indigestio 53^{vb}36; 57^{va}36; 57^{vb}3; 66^{rb}30; 83^{ra}7; 85^{vb}14; 85^{vb}17; 86^{rb}28; 87^{vb}23; 93^{va}11; 96^{vb}4
inflatio 55^{vb}35; 96^{va}31; 97^{ra}14
intestinorum apostemata 74^{vb}29; 93^{vb}10
intestinorum calefactio 94^{vb}30
intestinorum dolor 56^{rb}27; 57^{vb}4; 67^{va}33; 67^{vb}20; 76^{rb}12; 77^{ra}34; 80^{ra}30; 85^{vb}20; 87^{ra}25; 90^{ra}15; 90^{ra}22; 90^{rb}17; 90^{vb}30; 93^{ra}11; 95^{rb}16; 95^{rb}34; 95^{va}3; 95^{vb}25; 96^{vb}5; 97^{vb}5; 97^{vb}20
intestinorum frigiditas 64^{vb}34; 67^{vb}1; 90^{ra}15; 90^{vb}30; 93^{va}10
intestinorum indigestio 85^{vb}18
intestinorum mundificatio 85^{rb}11
intestinorum sanies 84^{vb}33; 85^{va}20
intestinorum vitium 68^{ra}30; 70^{vb}9; 76^{ra}27; 76^{va}9; 79^{rb}7; 79^{vb}27, 82^{ra}12, 82^{va}3; 89^{rb}31; 89^{rb}35; 89^{va}2
intestinis adhaerens glutinosus humor 80^{ra}20
intestinorum villis scammonia adhaerens 77^{va}20
ischuria 66^{vb}3
isophagus 54^{ra}4

labiorum fissura 70^{va}23; 78^{va}25; 89^{rb}15; 90^{ra}37; 90^{rb}4
labiorum scissura 66^{va}5; 66^{va}7; 90^{ra}37
labiorum ulceratio 79^{vb}36
lac mulieris *sieh Pharmazie*

[1] *Attribut der* aloe
[2] „id est: involuntaria spermatis emissio" 63^{rb}12
[3] „id est sputum sanguineum" 68^{ra}21
[4] „hypnoticam id est somniferam habet virtutem" 77^{ra}3

lac in mamillis coagulatum $55^{rb}4$; $81^{va}21$
lactis augmentatio $57^{vb}16$; $57^{vb}18$
lacertorum contusio $86^{vb}3$
lacrimae constringendae $77^{ra}9$
lacrimarum fluxus $87^{vb}14$
laetitia $56^{rb}36$
lapis $56^{va}3$; $60^{rb}32$; $66^{vb}3$; $67^{ra}28$; $67^{va}32$; $68^{va}21$; $70^{vb}36$; $73^{va}18$; $73^{vb}27$; $74^{rb}37$; $74^{vb}1$; $77^{va}36$; $89^{vb}33$; $89^{vb}35$; $95^{va}15$
lapis vesicae $61^{rb}2$
lateris dolor $58^{rb}34$
lentigo $72^{vb}36$; $73^{ra}7$; $78^{va}32$; $86^{ra}33$
lepra $53^{ra}32$; $54^{vb}25$; $58^{ra}31$; $58^{rb}10$; $60^{va}7$; $88^{rb}37$
leprosus $90^{rb}5$
lethargia $55^{vb}18$; $56^{rb}5$; $59^{rb}1$; $66^{ra}10$; $67^{vb}2$; $72^{rb}6$; $72^{rb}14$; $73^{rb}16$; $75^{vb}12$; $85^{rb}36$; $86^{va}19$; $95^{ra}31$
lethargicus $59^{vb}15$; $72^{rb}17$; $93^{vb}25$
leucoflegmatia $53^{ra}37$; $60^{rb}2$; $73^{rb}29$; $73^{rb}37$; $73^{vb}9$; $74^{ra}35$; $74^{vb}6$; $79^{ra}9$; $84^{vb}4$; $94^{vb}3$
leucoflegmaticus $55^{vb}9$; $56^{ra}36$
libido $55^{va}31$; $55^{va}32$; $55^{vb}1$; $61^{vb}23$; $63^{rb}33$; $63^{rb}36$; $73^{va}16$; $78^{vb}10$; $78^{vb}12$; $89^{ra}17$
lienteria $74^{va}22$; $91^{rb}37$
lingua $54^{ra}3$; $61^{rb}31$; $66^{ra}2$; $66^{rb}26$; $68^{vb}1$; $70^{va}13$; $70^{va}22$; $70^{va}27$; $73^{va}29$; $75^{ra}32$; $75^{rb}5$; $76^{ra}11$; $76^{ra}12$; $76^{ra}14$; $76^{ra}20$; $78^{ra}27$; $78^{va}26$; $79^{vb}35$; $81^{va}13$; $82^{ra}4$; $82^{vb}2$; $82^{vb}4$; $85^{rb}29$; $85^{rb}32$; $88^{ra}27$; $89^{rb}20$; $89^{rb}22$; $89^{rb}23$; $89^{rb}24$; $94^{va}11$; $94^{va}32$; $94^{va}33$; $95^{ra}27$; $95^{ra}28$
linguae abrasio $89^{rb}23$
linguae ariditas $89^{rb}20$
linguae asperitas $76^{ra}10$; $82^{vb}2$
linguae paralysis $66^{ra}2$; $85^{rb}29$; $88^{ra}27$; $94^{va}32$; $95^{ra}27$
linguae ulceratio $78^{va}26$; $79^{vb}35$
lippitudo $78^{va}17$; $92^{vb}10$
lippus $98^{ra}20$
livor $57^{vb}13$; $58^{ra}18$; $67^{ra}20$; $92^{vb}13$
lumbrici $54^{ra}34$; $57^{va}29$; $58^{ra}1$; $58^{rb}20$; $63^{vb}2$; $64^{va}36$; $65^{rb}8$; $66^{vb}16$; $68^{vb}25$; $75^{vb}35$; $76^{rb}23$; $79^{ra}13$; $79^{va}6$; $81^{va}31$; $83^{ra}36$; $85^{rb}10$; $86^{ra}19$; $86^{vb}2$; $92^{rb}32$; $96^{ra}13$
lumbus $86^{va}2$

macula *sieh* oculus
mamillae $81^{va}22$; $87^{vb}35$
mamillae graciliandae $87^{vb}33$
mamillae: lac in mamillis coagulatum $55^{rb}4$; $81^{va}21$
mania $60^{va}7$
matricis calefactio $68^{vb}18$; $96^{rb}29$; $96^{vb}9$; $97^{vb}21$
matricis casus $58^{va}37$; $59^{vb}12$; $90^{ra}6$
matricis confortatio $65^{va}35$; $77^{vb}37$; $79^{va}27$; $87^{vb}26$; $87^{vb}33$; $96^{rb}29$
matricis desiccatio $90^{rb}21$
matricis dolor $60^{ra}1$
matricis humiditas $65^{ra}11$
matricis infrigidatio $77^{vb}35$; $81^{vb}1$
matricis mundificatio $62^{ra}29$; $62^{vb}29$; $63^{vb}8$; $66^{vb}25$; $67^{rb}19$; $68^{vb}18$; $69^{va}30$; $75^{rb}5$; $76^{rb}34$; $77^{ra}35$; $77^{vb}37$; $79^{va}27$; $81^{va}16$; $85^{ra}2$; $85^{ra}18$; $85^{ra}26$; $86^{rb}32$; $86^{rb}36$; $87^{ra}33$; $87^{vb}26$; $88^{va}24$; $89^{ra}3$; $93^{ra}14$; $93^{va}14$; $94^{va}26$; $95^{vb}29$; $96^{ra}6$; $96^{vb}9$; $97^{vb}22$
matricis passiones $59^{vb}9$; $59^{vb}11$
matricis praecipitatio $75^{rb}9$; $78^{ra}1$; $83^{vb}20$; $93^{vb}34$; $97^{ra}28$; $97^{ra}31$
matricis suffocatio[1] $54^{vb}4$; $58^{va}30$[2]; $58^{vb}1$; (59vb11); $75^{vb}13$; $77^{vb}35$; $83^{vb}21$; $90^{ra}4$; $93^{vb}37$; $97^{ra}29$
matricis superfluitas $55^{vb}15$; $61^{ra}36$; $74^{rb}26$; $78^{va}37$
matricis vitium $57^{vb}10$; $78^{va}35$
meatus $57^{vb}18$; $60^{rb}29$; $89^{vb}37$
melancolica fumositas $72^{ra}14$; $84^{rb}32$

[1] 'Curae Platearii': Suffocatio matricis est passio, in qua mulier paene videtur suffocari, matrice spiritualia comprimente.
[2] „quando comprimit spiritualia"

melancolica passio 61^{vb}9; 72^{ra}12; 78^{rb}4; 87^{va}23; 96^{rb}6; 96^{rb}10
melancolicus 61^{vb}4
melancolicus sanguis 72^{ra}12; 87^{va}19; 87^{va}24
membrum nobile 53^{ra}31; 53^{rb}8; 53^{rb}11; 53^{rb}12
membrorum consumptio 88^{vb}11
membrorum dissipatio 55^{va}7
membrorum infrigidatio 87^{rb}11
membrorum paralysis 85^{rb}32; 94^{va}34
membrorum siccitas 88^{vb}7
membra nervosa 53^{vb}26
memoria recuperanda 72^{rb}18
menstrua 71^{ra}33
menstruorum eductio 54^{ra}20; 60^{ra}4; 61^{rb}1; 83^{vb}22; 86^{va}33; 94^{ra}36; 94^{va}26; 94^{vb}9; 95^{ra}36; 95^{vb}28
menstruorum fluxus (*vgl.* profluvium) 56^{vb}25; 56^{vb}28; 61^{va}6; 68^{ra}34; 73^{va}36; 76^{ra}29; 76^{va}14; 79^{vb}23; 82^{ra}17; 82^{vb}34; 94^{va}16
menstruorum profluvium 76^{va}36; 77^{va}15
menstruorum provocatio 53^{vb}30; 54^{ra}22; 54^{vb}4; 54^{vb}7; 55^{rb}1; 55^{vb}17; 56^{va}5; 57^{va}26; 58^{ra}7; 58^{rb}23; 58^{vb}14; 60^{rb}36; 62^{ra}16; 62^{va}19; 62^{vb}29; 63^{vb}9; 65^{rb}24; 65^{va}35; 65^{vb}1; 66^{vb}25; 67^{rb}20; 69^{va}30; 71^{rb}33; 72^{vb}24; 75^{va}5; 75^{vb}21; 76^{rb}8; 76^{rb}35; 77^{rb}22; 80^{vb}36; 85^{ra}26; 86^{rb}33; 86^{rb}37; 88^{vb}30; 92^{va}3; 92^{vb}4; 93^{va}15; 93^{vb}35; 95^{va}8; 96^{ra}7; 97^{va}7
menstruorum retentio 54^{va}21
morphea 58^{rb}5; 60^{ra}29; 60^{va}2; 60^{va}28; 95^{vb}9; 97^{va}23
mors 58^{ra}31; 74^{ra}3
mortalis 76^{vb}35
mortifer 63^{va}11
mortificare 55^{va}20; 64^{rb}28; 82^{ra}34; 86^{vb}23; 86^{vb}33; 88^{va}30; 88^{va}36; 88^{vb}3
mortuorum corpora 61^{rb}15; 81^{vb}28; 84^{vb}22
mortuorum sepulchra 81^{vb}27
mortuus *sieh* caro; foetus; pecus
morsura 95^{ra}5
morsus reptilium animalium 75^{va}2
morsus venenosorum animalium 58^{rb}35; 92^{vb}16
mus (animal nocivum) 58^{ra}23; 73^{rb}19
stercus murium *sieh Pharmazie*

narcotica virtus[1] (*vgl.* hypnoticus) 86^{vb}25
nares 54^{vb}6; 54^{vb}8; 56^{vb}4; 56^{vb}5; 58^{va}29; 58^{va}33; 58^{va}34; 58^{va}36; 59^{ra}34; 59^{vb}18; 60^{ra}20; 61^{va}9; 61^{va}11; 61^{va}12; 61^{va}14; 62^{rb}8; 62^{rb}10; 63^{ra}14; 63^{rb}21; 63^{rb}23; 63^{rb}34; 63^{rb}37; 63^{va}4; 64^{ra}37; 66^{ra}14; 66^{ra}24; 67^{vb}5; 68^{ra}17; 68^{ra}20; 71^{ra}29; 71^{ra}32; 71^{rb}1; 71^{rb}4; 71^{va}6; 72^{rb}8; 72^{rb}9; 72^{rb}11; 72^{va}31; 73^{rb}17; 73^{va}24; 73^{va}25; 75^{rb}11; 75^{va}31; 76^{ra}32; 76^{va}18; 76^{va}19; 76^{vb}26; 77^{vb}27; 79^{ra}15; 81^{va}12; 81^{va}37; 82^{vb}33; 83^{vb}21; 83^{vb}30; 83^{vb}32; 85^{ra}13; 85^{rb}37; 85^{vb}6; 85^{vb}23; 86^{va}1; 87^{vb}20; 88^{rb}23; 89^{va}3; 89^{va}5; 90^{ra}5; 91^{vb}9; 92^{va}18; 93^{va}6; 93^{va}8; 93^{vb}37; 94^{ra}21; 94^{va}5; 94^{va}6; 94^{va}36; 94^{vb}22; 95^{ra}21; 95^{ra}32; 96^{va}29; 96^{va}35
narium grossities cum rubore 87^{vb}20
nasus 59^{rb}26
nates 56^{va}7
nausea 74^{rb}6
nephresis 80^{ra}19
nervorum ariditas 62^{rb}25
nervorum confortatio 77^{vb}32
nervi contracti indignati 71^{vb}24
nervi intricati 65^{vb}28; 65^{vb}30
nervorum oppilatio 85^{rb}30
nervosa loca 65^{vb}35
nervosa membra 53^{vb}26
nutritivorum apostema 87^{rb}31
nutritivorum vitium 61^{rb}32; 68^{ra}28; 73^{va}31, 74^{va}11; 94^{va}12

oblivio 58^{ra}31; 58^{rb}9
occidere 86^{ra}26

[1] „virtutem habet narcoticam, id est: somniferam" 86^{vb}25

occipitium 64^{vb}36
occipitii abrasio 66^{ra}13; 72^{rb}17; 72^{rb}23
oculorum ardor 63^{va}7
oculorum clarificatio 78^{va}24
oculorum dolor 63^{va}7
oculi macula 55^{ra}8; 60^{rb}3; 63^{rb}28; 65^{rb}15; 65^{rb}17; 67^{va}8; 78^{va}17; 88^{rb}35; 94^{vb}24
oculi pannus 57^{rb}35; 58^{ra}22; 74^{vb}9; 77^{va}3; 79^{rb}20; 79^{vb}1; 79^{vb}9; 84^{rb}18; 88^{rb}35; 97^{va}27; 97^{va}29
oculi pruritus 74^{vb}10; 74^{vb}12
oculorum rubor 58^{ra}21; 63^{va}7; 67^{va}7; 91^{vb}26; 92^{vb}11; 93^{ra}22
oculorum sanguis 67^{ra}15
oculi substantia 65^{rb}18
oculorum vitium 60^{rb}3
oesophagus *sieh* isophagus
oppilatio 71^{va}29
oris ablutio 66^{va}11
oris anhelitus 58^{rb}32
oris aromaticitas 66^{rb}35
oris cancer 69^{va}31
oris collutio 55^{vb}35
oris corrosio 68^{ra}37
oris foetor 80^{va}23; 81^{rb}32; 84^{vb}31
oris putredo 64^{va}4
oris ulceratio 78^{va}26; 79^{vb}35
ossa fracta 57^{ra}28; 60^{va}23; 71^{ra}25; 96^{ra}37
os putrefactum 96^{ra}37
ossuosa substantia 87^{va}9

palatum 61^{ra}34
palati ulceratio 70^{va}24
pallidorum coloratio 97^{va}8
pannus faciei 62^{ra}7; 63^{rb}30; 70^{va}30; 73^{ra}7; 91^{vb}8
pannus oculi *sieh* oculus
pannus post partum 62^{ra}8; 79^{rb}21; 79^{vb}10; 83^{rb}34
paralysis 55^{rb}8; 55^{va}5; 64^{rb}27; 65^{rb}7; 66^{vb}22; 68^{va}4; 73^{rb}28; 73^{va}14; 88^{va}22; 89^{vb}25; 92^{va}28; 93^{va}23; 94^{rb}24
paralysis totius corporis 66^{ra}3
paralysis linguae 66^{ra}2; 85^{rb}29; 88^{ra}27; 94^{va}31; 95^{ra}27
paralysis membrorum 94^{va}33
paralysis stomachi 92^{va}28
paralysis virgae 66^{ra}5
paralyticus 71^{va}7; 88^{ra}28; 96^{ra}3; 96^{ra}4
partus, -ûs 58^{va}17; 61^{ra}37; 62^{ra}8; 79^{rb}21; 79^{vb}10; 83^{rb}34
pecten *nicht gesammelt*
pectoris apostema 69^{rb}16
pectoris frigiditas 90^{va}37; 90^{vb}29
pectoris siccitas 70^{va}6; 76^{ra}35; 78^{vb}19; 88^{vb}10; 89^{rb}10
pectoris vitium 60^{ra}5; 65^{rb}20; 74^{rb}23; 78^{ra}23; 83^{ra}19; 84^{vb}28; 95^{vb}20
pectus strictum et macilentum 73^{ra}21
pecus mortuum [?] 58^{va}4
pediculus (animal) 55^{rb}33; 73^{rb}6; 85^{va}23
pedum inflatio 96^{va}31
percussio 57^{vb}13; 58^{ra}18; 73^{vb}32
peripleumonia 69^{ra}10; 78^{ra}24; 89^{rb}13
peritoneon 65^{ra}31; 65^{va}20; 67^{va}28
phthisicus 82^{va}37; 98^{ra}25
picrostomaticon[1] 54^{ra}7
pilorum ablatio 59^{va}12; 59^{va}22; 59^{va}35; 65^{va}31; 69^{ra}27; 69^{ra}37; 81^{rb}2
pilorum abrasio 65^{va}31; 81^{rb}2
pilorum remotio 59^{va}12; 69^{ra}27; 69^{ra}37
pinguedo 96^{va}16
pleuresis 69^{ra}10; 78^{ra}24; 89^{rb}13
podagra 55^{rb}8; 67^{rb}14; 67^{rb}16; 72^{ra}34; 72^{vb}13; 73^{ra}24; 73^{ra}37; 73^{rb}28; 73^{vv}6; 76^{vb}11; 76^{vb}14; 89^{vb}24; 89^{vb}30; 93^{va}24; 93^{vb}13; 94^{rb}24; 96^{vb}34
podagricus 68^{rb}33; 72^{vb}24; 74^{rb}4; 88^{ra}29
polypus 56^{va}37; 63^{ra}13; 71^{ra}28; 72^{va}29; 76^{vb}27
praecordia 71^{vb}29
praegnans 56^{rb}13; 92^{rb}15
profluvium 80^{va}6; 95^{ra}20; 97^{rb}33
profluvium mulieris *bzw.* menstruorum 71^{rb}7; 76^{va}36; 77^{va}15; 80^{rb}30

[1] „id est amarum ori"

pruritus $55^{va}11$; $74^{vb}10$; $74^{vb}12$
pudibunda $53^{vb}31$
pudenda $54^{rb}7$; $63^{rb}16$; $65^{ra}30$; $66^{va}29$; $66^{vb}29$; $86^{rb}35$; $93^{ra}15$; $94^{va}25$
pulsus $69^{ra}3$
punctura $69^{ra}1$; $91^{vb}27$
pungere *nicht gesammelt*
pus $69^{rb}5$
putredo $54^{rb}7$; $64^{va}4$; $67^{vb}6$; $79^{rb}11$; $81^{rb}32$; $84^{vb}34$; $84^{vb}35$; $93^{va}9$; $93^{va}13$
putredo pudendorum $54^{rb}7$
putrefacere (*vgl.* com-) $85^{rb}13$; $96^{ra}37$
putrefactio $66^{va}3$
putrescere $57^{rb}9$; $67^{va}25$; $71^{vb}23$; $75^{ra}11$

renum dolor $56^{rb}22$; $71^{vb}33$
renum oppilatio $65^{ra}28$; $65^{va}22$; $69^{rb}16$; $76^{rb}18$; $77^{va}1$; $80^{vb}19$; $90^{vb}32$
renum passio $65^{va}18$
repercussio $72^{va}13$; $87^{rb}36$; $93^{vb}16$, $94^{ra}13$
repercussivus $87^{rb}37$
reptilia (animalia) $75^{va}2$
rhagadia[1] $66^{va}5$; $90^{ra}37$; $90^{rb}3$; $90^{rb}4$; $91^{vb}20$
rheuma $64^{rb}1$; $64^{vb}35$; $65^{va}12$; $66^{ra}23$; $67^{ra}10$; $70^{vb}30$; $80^{va}8$; $81^{vb}3$; $85^{ra}17$; $87^{ra}16$; $89^{ra}8$; $90^{rb}11$; $93^{va}6$; $95^{vb}22$; $96^{rb}26$
rheumatismus stomachi $88^{ra}26$
rigor $58^{rb}33$
risus, -ûs $56^{rb}37$
rubor innaturalis $78^{va}1$
rubor narium $87^{vb}20$
rubor oculorum $58^{ra}21$; $63^{va}7$; $67^{va}7$; $91^{vb}26$; $92^{vb}11$; $93^{ra}22$
ructua acida (*sieh* eructuatio) $57^{va}37$

saliva $55^{rb}34$; $55^{rb}35$; $55^{rb}36$; $55^{rb}37$; $66^{rb}26$; $68^{ra}27$
sanguineus $58^{va}18$; $61^{rb}35$; $68^{ra}21$; $79^{vb}3$; $88^{rb}36$
sanguineus fluxus ventris $61^{rb}35$
sanguinis augmentatio $89^{ra}16$
sanguinis ebullitio $63^{rb}25$; $94^{ra}21$
sanguinis fervor $64^{ra}1$
sanguinis fluxus $67^{ra}15$; $71^{ra}32$; $81^{vb}20$; $91^{vb}23$
sanguinis fluxus ex gingivis $68^{rb}4$
sanguinis fluxus per haemorrhoidas $71^{ra}32$; $87^{va}24$
sanguinis fluxus e naribus $56^{vb}3$; $61^{va}9$; $62^{rb}7$; $63^{rb}21$; $68^{ra}17$; $71^{ra}32$; $71^{rb}1$; $73^{va}23$; $76^{va}17$; $82^{ra}1$; $82^{vb}33$; $89^{va}2$; $94^{ra}21$; $94^{va}4$; $94^{vb}22$; $96^{va}29$; $96^{va}35$
sanguinis fluxus per os $61^{rb}25$
sanguinis fluxus ex sanguinis ebullitione $63^{rb}25$
sanguinis mundificatio $80^{vb}4$; $87^{rb}10$
sanguinis profluvium $71^{rb}7$; $76^{va}36$; $77^{va}15$; $80^{rb}30$
sanguinis purificatio $84^{ra}31$
sanguinis repressio $82^{ra}1$
sanguinis vomitus $82^{ra}3$
sanguis bonus $61^{vb}2$; $61^{vb}15$; $79^{rb}29$; $85^{vb}26$
sanguis colericus $64^{ra}2$
sanguis melancolicus $72^{ra}12$; $87^{va}19$
sanies $58^{rb}20$; $58^{va}11$; $71^{vb}10$; $73^{vb}17$; $79^{rb}2$; $79^{vb}34$; $79^{vb}35$; $84^{vb}33$; $85^{va}20$; $85^{va}29$; $97^{va}11$
sanus lapsus $80^{ra}11$
scabies $53^{vb}32$; $54^{rb}6$; $55^{va}11$; $56^{ra}7$; $58^{va}11$; $63^{va}37$; $68^{rb}20$; $73^{rb}11$; $74^{ra}25$; $74^{ra}34$; $78^{vb}28$; $79^{rb}3$; $86^{ra}29$; $86^{ra}32$; $91^{ra}6$; $94^{rb}29$; $94^{rb}32$; $95^{rb}24$; $96^{ra}11$; $96^{va}11$; $97^{va}15$
scabiosus $56^{ra}11$; $78^{vb}31$; $79^{ra}18$
sciatica (passio) $72^{ra}34$
sclerosis[2] $53^{rb}9$; $66^{vb}3$; $81^{va}33$; $97^{va}5$
scleroticus $67^{rb}12$
scrophulae $57^{va}20$; $64^{va}37$; $64^{vb}13$; $67^{rb}21$; $77^{rb}18$; $79^{ra}11$
scuria *sieh* ischuria

[1] „contra rhagadias, id est scissuras labiorum vel fissuras „ $90^{ra}37$

[2] „sclirosis, id est durities splenis et epatis“ $66^{vb}3$

secundinae eductio 55^{rb}2; 60^{ra}4; 61^{ra}37; 62^{ra}17; 71^{rb}34; 75^{va}5; 75^{vb}21; 86^{va}34; 92^{va}4; 92^{vb}4; 93^{vb}36; 97^{va}7
sella 78^{rb}23; 96^{va}20
serpiginosus 78^{vb}32
serpigo 58^{ra}35; 59^{va}17; 78^{vb}32; 91^{ra}11; 95^{rb}26; 95^{vb}8; 96^{va}11; 97^{va}18
singultus 58^{rb}32; 60^{ra}19
sitis 70^{va}15; 70^{va}18; 70^{va}21; 78^{ra}27; 89^{rb}24
somnifer: **hypnoticus** id est somnifer 77^{ra}3; 82^{ra}34
narcoticus id est somnifer 86^{vb}26
somnolentus 59^{vb}14
somnum inducere/provocare 77^{ra}4; 79^{rb}34; 79^{rb}36; 80^{va}7; 80^{vb}33; 82^{ra}35; 82^{rb}6; 86^{vb}26; 88^{va}35; 88^{va}36; 97^{rb}23
sperma 54^{ra}24; 54^{ra}26 (sperma mulieris); 55^{vb}2
spermatis augmentatio 57^{vb}16; 57^{vb}18; 90^{vb}1
spermatis condensatio 63^{rb}36
spermatis involuntaria emissio 63^{rb}13
spermatis consumptio 55^{vb}5
spermatis inspissatio 55^{vb}2
spiritualia (membra) 56^{va}25; 58^{va}30; 59^{vb}11; 61^{rb}26; 61^{rb}32; 62^{rb}23; 68^{ra}21; 68^{ra}26; 68^{ra}28; 70^{va}15; 71^{vb}27; 71^{vb}31; 73^{va}26; 74^{vb}27; 74^{vb}30; 75^{rb}33; 76^{ra}17; 77^{va}1; 82^{ra}4; 84^{vb}5; 84^{vb}27; 85^{vb}22; 85^{vb}24; 87^{rb}26; 87^{rb}31; 87^{vb}19; 88^{rb}26; 88^{vb}27; 89^{ra}1; 89^{ra}15; 89^{rb}9; 89^{rb}25; 91^{va}5; 94^{rb}16; 94^{rb}21; 94^{rb}22; 94^{va}9; 94^{vb}29; 95^{rb}15; 96^{ra}21; 96^{rb}33; 97^{vb}1
spiritualium apostema 56^{va}25; 62^{rb}23; 74^{vb}27; 74^{vb}30; 87^{rb}26; 87^{rb}31; 89^{rb}9
spiritualium caliditas 70^{va}15; 91^{va}5
spiritualium confortatio 85^{vb}22; 85^{vb}23
spiritualium dolor 71^{vb}27; 71^{vb}31
spiritualium frigiditas 97^{vb}1
spiritualium mundificatio 88^{rb}26; 94^{vb}29; 95^{rb}15; 96^{ra}21; 96^{rb}33
spiritualium siccitas 89^{rb}25
spiritualium vitium 61^{rb}26; 68^{ra}21; 68^{ra}26; 73^{va}26; 76^{ra}17; 77^{va}1; 82^{ra}4; 84^{vb}5; 94^{va}9
viscosum flegma adhaerens spiritualibus 84^{vb}27
spiritus reparatio 55^{ra}12; 63^{rb}35; 81^{vb}15; 91^{vb}10
spirituum inanitio 67^{ra}37
spleneticus 55^{ra}1; 56^{rb}33
splenis calefactio 95^{ra}7; 96^{rb}31
splenis durities 55^{vb}14; 56^{ra}30; 57^{rb}11; 58^{ra}14; 58^{rb}33; 63^{vb}6; 65^{ra}34; 66^{vb}3; 68^{vb}7; 71^{ra}3; 74^{vb}23; 75^{vb}15; 78^{rb}30; 79^{ra}1; 80^{vb}31; 83^{rb}2; 85^{ra}29; 88^{vb}26; 92^{ra}18; 94^{ra}1; 94^{vb}5
splenis extenuatio 72^{ra}18; 73^{vb}35
splenis mollificatio 55^{rb}3
splenis oppilatio 56^{ra}29; 57^{vb}12; 58^{ra}4; 65^{ra}28; 65^{va}21; 66^{va}27; 66^{va}32; 71^{ra}1; 71^{va}25; 72^{va}6; 73^{vb}37; 74^{rb}6; 74^{rb}29; 74^{va}37; 76^{rb}18; 77^{va}1; 79^{ra}8; 79^{rb}33; 79^{va}13; 80^{ra}29; 81^{va}29; 82^{rb}21; 88^{vb}22; 90^{va}12; 90^{vb}31; 92^{rb}19; 92^{rb}29; 92^{va}33; 93^{va}12; 93^{vb}5; 94^{ra}33; 94^{vb}3; 94^{vb}32; 95^{ra}6; 95^{rb}17; 95^{rb}33; 95^{vb}25; 96^{va}22
splenis vitium 56^{rb}29; 57^{va}23; 62^{rb}25; 62^{vb}35; 64^{va}20; 66^{ra}33; 67^{rb}5; 72^{rb}29; 72^{rb}30; 78^{rb}6
sputum 55^{va}21; 69^{vb}32; 96^{rb}7
sputum sanguineum 68^{ra}21
squinantia 85^{ra}36
stercus 78^{va}30
sterilitas 58^{vb}4
stomachi anathymiasis 53^{vb}28; 58^{ra}10; 62^{ra}25
stomachi asperitas 78^{ra}27
stomachi apostemata 74^{vb}28; 93^{vb}10
stomachi calefactio 54^{va}24; 94^{vb}30
stomachi confortatio 54^{va}18; 54^{va}29; 60^{ra}22; 60^{va}32; 66^{va}18
stomachi debilitas 54^{va}19; 64^{ra}30; 64^{ra}37; 66^{rb}30; 67^{rb}36; 84^{va}35; 92^{rb}31; 92^{rb}36
stomachi dolor 61^{rb}7; 62^{ra}26; 64^{vb}33; 67^{ra}2; 67^{va}32; 67^{va}37; 67^{vb}20; 68^{vb}19; 68^{vb}37; 69^{vb}6; 70^{vb}32; 71^{rb}37; 71^{vb}25; 72^{vb}34; 74^{rb}21; 74^{va}8; 74^{va}11; 74^{vb}5; 75^{ra}37; 75^{va}28; 76^{rb}12; 76^{rb}19; 77^{ra}34; 77^{rb}5; 77^{va}2;

78^{ra}2; 79^{va}32; 79^{vb}13; 83^{vb}17; 85^{ra}15; 85^{vb}20; 87^{ra}25; 90^{ra}15; 90^{ra}22; 90^{rb}16; 90^{va}25; 90^{vb}30; 90^{vb}33; 93^{ra}11; 95^{rb}16; 95^{rb}34; 95^{va}3; 95^{va}21; 95^{vb}24; 96^{rb}28; 96^{vb}5; 97^{vb}5; 97^{vb}20

stomachi frigiditas 84^{rb}43; 84^{va}34; 84^{va}36; 86^{rb}24; 90^{ra}14; 90^{vb}30; 92^{va}28; 93^{ra}9; 93^{va}10

stomachi fumositas 53^{vb}29; 58^{ra}11

stomachi indigestio 85^{vb}17

stomachi infrigidatio/frigiditas 54^{ra}28; 54^{vb}24; 55^{ra}2; 55^{ra}18; 64^{va}19; 65^{va}23; 66^{ra}24; 85^{ra}12; 85^{vb}14; 90^{ra}3; 96^{rb}30

stomachi relaxatio 81^{rb}6

stomachi rheumatismus 88^{ra}26

stomachi sanies 83^{rb}32; 84^{vb}33; 85^{va}20

stomachi vitium 55^{rb}15; 80^{va}24

stomachus:

os stomachi *nicht gesammelt*

villi stomachi 70^{ra}11; 70^{rb}7; 75^{rb}12; 77^{va}21

stranguria 56^{rb}23; 56^{va}2; 59^{vb}33; 60^{ra}32; 60^{rb}31; 60^{va}10; 61^{rb}2; 64^{ra}11; 65^{ra}29; 65^{va}17; 66^{rb}9; 66^{va}26; 66^{vb}1; 66^{vb}2; 67^{ra}13; 67^{ra}28; 67^{rb}17; 67^{va}13; 67^{va}26; 67^{va}34; 68^{va}20; 68^{vb}31; 70^{vb}33; 70^{vb}36; 71^{rb}36; 71^{vb}33; 72^{ra}20; 73^{va}14; 73^{vb}27; 74^{rb}19; 74^{rb}37; 74^{va}12; 74^{va}37; 76^{rb}19; 76^{rb}31; 77^{va}23; 77^{va}33; 79^{ra}5; 80^{ra}19; 82^{rb}21; 83^{ra}28; 85^{va}5; 86^{ra}22; 87^{ra}27; 88^{va}23; 88^{vb}22; 88^{vb}25; 89^{vb}25; 90^{ra}15; 90^{ra}19; 90^{ra}34; 90^{vb}32; 92^{ra}20; 92^{va}34; 93^{ra}12; 94^{ra}34; 94^{ra}36; 94^{rb}1; 94^{va}26; 94^{vb}10; 94^{vb}11; 94^{vb}32; 95^{ra}36; 95^{rb}17; 95^{rb}33; 95^{va}4; 95^{va}15; 95^{vb}27; 96^{ra}6; 96^{ra}23; 96^{rb}29; 96^{va}22; 96^{vb}8

stranguriosus 56^{ra}24; 72^{vb}23

subascellarum foetor 83^{vb}27

suffocatio ex fungis facta 58^{ra}13; 71^{va}1

suffocatio matricis *sieh* matricis s.

superflultas; superfluus *nicht gesammelt*

surditas (aurium) 58^{rb}16; 64^{va}34; 80^{ra}22; 93^{va}9

syncopis 58^{va}24; 61^{vb}6; 64^{ra}27; 65^{vb}1; 66^{ra}19; 66^{ra}20; 66^{va}13; 67^{rb}36; 72^{ra}13; 75^{rb}16; 75^{va}31; 80^{va}19; 81^{va}6; 81^{vb}19; 83^{vb}16; 85^{ra}27; 86^{rb}21; 87^{va}20; 91^{va}4; 91^{va}18; 91^{vb}15; 92^{vb}35; 93^{va}3; 96^{rb}7; 96^{rb}11

syncopizare 54^{vb}33; 61^{vb}4; 84^{rb}33; 91^{vb}6; 97^{vb}7

tempora (*anatom.*) *nicht gesammelt*

temporum dolor 81^{ra}25

tenasmon 56^{rb}27; 58^{vb}16; 62^{vb}32; 65^{ra}4; 67^{vb}26; 69^{ra}22; 74^{ra}12; 80^{ra}19; 82^{rb}26; 85^{ra}5; 85^{va}7; 86^{va}3; 87^{ra}28; 88^{va}26; 89^{ra}4; 92^{va}35; 93^{va}20; 94^{vb}27; 95^{va}10; 97^{ra}24; 97^{ra}27; 97^{vb}7

timor 70^{ra}25

tinea 91^{ra}13

tortio 67^{ra}2; 74^{rb}11

tristitia 56^{rb}35; 56^{va}1

tuberositas faciei 79^{vb}2

tumor 54^{rb}8; 56^{va}9; 56^{va}11

tussis 56^{va}25; 57^{va}15; 58^{rb}13; 64^{vb}24; 67^{ra}4; 67^{ra}6; 69^{ra}9; 70^{va}8; 70^{va}17; 70^{vb}29; 71^{vb}29; 76^{ra}34; 77^{ra}31; 78^{ra}25; 81^{ra}12; 81^{va}36; 83^{ra}27; 84^{vb}27; 89^{ra}16; 89^{rb}9; 89^{rb}25; 90^{ra}1; 90^{rb}14; 90^{va}24; 90^{va}26; 96^{rb}27; 97^{vb}1; 97^{vb}19

ulceratio 78^{va}24; 78^{va}26; 79^{vb}35

ulcus 66^{vb}24; 68^{rb}7; 78^{va}28; 79^{rb}2; 79^{rb}11; 79^{vb}32; 79^{vb}33; 82^{ra}20

umbilicus 57^{va}32; 58^{rb}23; 59^{ra}2; 60^{va}1; 61^{va}5; 62^{va}5; 63^{vb}4; 68^{va}23; 76^{rb}24; 77^{va}22; 80^{va}3; 80^{va}13; 82^{ra}17; 82^{va}3; 86^{ra}18; 89^{va}1

unguis 59^{rb}29; 59^{va}30; 59^{va}32

urinae provocatio 67^{va}29; 68^{va}26; 73^{va}17; 74^{rb}20; 79^{ra}7; 95^{rb}1; 96^{vb}7

urinales meatus 60^{rb}29

urinalium viarum oppilatio 66^{va}33; 81^{va}29; 95^{vb}26

ustura (*vgl.* combustura) 55^{ra}4; 90^{vb}13; 93^{ra}21; 94^{ra}14

uva 69^{va}26; 77^{rb}2; 77^{rb}3; 93^{ra}25

uva laxata 85^{ra}36

uvae casus 77^{rb}2
uvae coartatio 90^{rb}21
uvae humiditas 87^{ra}21; 88^{ra}25; 90^{rb}13; 91^{vb}19; 93^{ra}7; 94^{vb}12
uvae relaxatio 85^{va}1; 87^{vb}18
uva repleta frigidis humoribus 69^{va}23
uva tumefacta 55^{rb}7

vena *nicht gesammelt*
venae inflatae 60^{ra}15
venarum extensio 56^{va}9
venarum ruptura 94^{va}6
venenatus 71^{rb}24
venenosus 58^{rb}35; 67^{ra}35
venenum 58^{rb}31; 60^{rb}23; 60^{rb}25; 71^{rb}25; 81^{va}23; 81^{va}25; 92^{vb}15; 95^{ra}5
ventositas 57^{va}36; 57^{vb}6; 67^{ra}3; 67^{ra}30; 67^{va}33; 67^{vb}1; 67^{vb}21; 68^{vb}37; 69^{ra}2; 69^{vb}6; 70^{vb}32; 71^{vb}26; 71^{vb}27; 74^{rb}10; 74^{rb}11; 74^{rb}21; 74^{va}9; 74^{va}11; 74^{vb}5; 75^{ra}37; 75^{va}29; 76^{rb}12; 76^{rb}19; 77^{rb}5; 77^{va}2; 80^{ra}30; 80^{vb}18; 81^{ra}25; 81^{rb}7; 82^{rb}24; 85^{ra}16; 85^{vb}20; 89^{ra}6; 89^{va}23; 89^{va}25; 90^{ra}22; 90^{rb}17; 90^{vb}31; 90^{vb}33; 91^{ra}26; 92^{va}23; 93^{ra}11; 93^{va}11; 95^{rb}16; 95^{va}21; 95^{vb}28; 96^{rb}28; 96^{vb}5; 97^{vb}5; 97^{vb}20
ventris constipatio 80^{vb}35; 89^{ra}30; 89^{rb}25; 90^{ra}35; 95^{va}25
ventris constrictio 90^{ra}29
ventris fluxus 56^{vb}26; 56^{vb}32; 58^{vb}35; 61^{va}26; 61^{va}30; 66^{rb}4; 74^{va}22; 75^{rb}11; 76^{va}5; 77^{va}11; 80^{rb}30; 80^{va}12; 81^{rb}10; 81^{rb}13; 81^{vb}20; 82^{rb}12; 82^{rb}35; 82^{rb}37; 83^{ra}1; 86^{rb}30; 90^{rb}31; 90^{va}31; 90^{va}32; 91^{va}17; 91^{va}33; 91^{vb}11; 91^{vb}18; 96^{va}30; 97^{ra}25; 97^{rb}30
ventris fluxus sanguineus 61^{rb}34
ventris fluxus ex acumine medicinae 75^{rb}12; 81^{rb}11; 81^{rb}13; 91^{va}36
ventris fluxus ex scammonea villis stomachi et
intestinorum adhaerente 77^{va}20
vermis (*sieh* auris; dentes) 58^{ra}23; 77^{ra}22
vesica inflata 56^{vb}11
vesicae lapis 61^{rb}2
vesicae oppilatio 65^{ra}29; 65^{va}22; 69^{rb}16; 76^{rb}19; 77^{va}1; 80^{vb}19; 94^{ra}34
vesicae passio 65^{va}18
villi stomachi 70^{ra}11; 70^{rb}8; 75^{rb}12; 77^{va}21
violentia 53^{ra}29; 53^{ra}31; 53^{ra}32; 53^{ra}35; 53^{rb}16; 66^{va}17; 70^{ra}7; 70^{ra}37; 73^{ra}15; 73^{ra}17; 73^{ra}36; 74^{ra}7
violentus 53^{ra}32; 53^{rb}13; 67^{rb}5; 68^{va}33; 70^{ra}3; 70^{ra}6; 72^{vb}8; 81^{rb}14; 86^{ra}24
virga 61^{rb}4; 65^{va}20; 66^{ra}9; 89^{vb}36; 95^{ra}37; 95^{rb}1
virga erecta et inflata 61^{rb}4
virgae paralysis 66^{ra}5
virgae ulcera 79^{vb}32
virtus *nicht gesammelt*
volae manuum 61^{ra}32; 61^{ra}33
vomicus 66^{rb}20; 66^{va}15; 67^{rb}29; 67^{va}12; 97^{ra}6
vomitus 56^{vb}31; 58^{vb}35; 59^{ra}1; 60^{ra}19; 61^{rb}25; 62^{va}15; 64^{ra}32; 66^{vb}15; 67^{va}7; 68^{va}12; 68^{va}15; 73^{ra}21; 73^{ra}23; 74^{ra}2; 74^{ra}7; 74^{ra}8; 74^{va}24; 76^{ra}14; 76^{va}11; 77^{va}14; 79^{va}32; 79^{vb}23; 79^{vb}28; 80^{rb}29; 80^{va}2; 80^{va}11; 81^{rb}13; 81^{va}2; 82^{rb}34; 82^{rb}37; 82^{va}3; 82^{vb}31; 83^{ra}1; 86^{ra}6; 86^{ra}7; 90^{rb}30; 90^{va}32; 91^{va}17; 91^{va}33; 91^{vb}13; 91^{vb}18; 92^{ra}18; 95^{va}20; 96^{vb}1
vomitus ex anatropa 66^{vb}11
vomitus colericus 56^{vb}19; 61^{va}25; 61^{va}27; 62^{rb}11; 75^{rb}13; 81^{ra}36; 81^{rb}9; 82^{vb}28; 90^{va}30; 91^{va}3
vulneratus 80^{ra}37
vulnus 58^{rb}37; 59^{rb}25; 59^{vb}6; 59^{vb}7; 59^{vb}8; 61^{va}32; 62^{va}25; 65^{rb}12; 66^{vb}24; 67^{vb}5; 71^{ra}27; 75^{va}2; 76^{va}21; 79^{rb}1; 80^{rb}2; 80^{va}21; 84^{vb}35; 94^{vb}25; 97^{ra}19
vulva 58^{va}32; 58^{vb}12; 59^{vb}13; 65^{ra}2; 85^{ra}1; 85^{ra}18; 87^{ra}31;
vulvae coartatio 89^{ra}3
vulvae durities 87^{ra}32
vulvae relaxatio 65^{ra}2

ysophagus 54^{ra}4

3. Orte, Länder, Völker

Africa 76^{va}3; 94^{va}19
Alexandria 87^{vb}2
Alexandrinus 63^{va}10; 87^{vb}2
Amalfia 54^{va}6
Apulia 53^{va}10; 64^{va}7; 74^{rb}33; 86^{vb}15
Arabia 71^{ra}13; 76^{ra}2; 94^{va}19; 96^{rb}6; 97^{ra}8
Arabicus (*sieh* gummi Arabicum) 68^{va}33; 71^{ra}13
Armenia 61^{rb}19; 78^{ra}32; 95^{va}34
Armenicus 61^{rb}20; 61^{va}10; 72^{ra}10; 78^{ra}29; 78^{ra}32; 78^{ra}37; 78^{rb}2; 78^{rb}12
Asia 76^{va}2
Asianus 76^{va}3

Babylonia 54^{rb}14; 60^{vb}9; 65^{rb}31; 81^{vb}29; 96^{rb}5
barbara regio 92^{ra}29

Calabria 97^{ra}8
Camearum (insula) 54^{rb}29
Creta 70^{vb}19
Creticus 45,15; 45,20
Cume (insula) 54^{rb}27
Cyprinus 71^{ra}14
Cyprus (insula) 71^{ra}14

Damascenus 87^{vb}4; 89^{ra}25
Damascus 87^{vb}3
desertus locus 54^{rb}20; 83^{va}9

Europa 66^{rb}19

francigenus: terra francigena 71^{ra}15

Gallia 71^{ra}16
Gallicus 56^{va}34; 71^{ra}23; 72^{rb}35; 72^{va}28; 76^{vb}23; 91^{ra}12; 95^{rb}21; 95^{rb}24; 95^{rb}25
Gomorrha 59^{vb}4
Graecia 53^{va}9; 69^{ra}16; 77^{vb}14; 80^{va}28; 81^{ra}17; 89^{vb}17; 93^{vb}20
Graecus 69^{ra}17

Hierosolyma 63^{va}10
Hispania 97^{vb}32

India 53^{va}8; 58^{ra}26; 66^{rb}19; 67^{vb}16; 68^{va}31; 71^{ra}12; 72^{ra}22; 75^{ra}7; 80^{ra}35; 80^{va}28; 83^{va}9; 84^{ra}1; 84^{vb}11; 85^{vb}8; 85^{vb}31; 87^{rb}1; 88^{rb}2; 92^{ra}29; 94^{rb}36; 97^{ra}8
Indicus 68^{va}32; 69^{va}14; 71^{ra}12; 85^{vb}24; 85^{vb}25; 85^{vb}31; 86^{ra}3; 87^{ra}36; 90^{vb}3
Indus *sieh* mirobolani

Judaea 59^{vb}1
Judaei 95^{rb}20
Judaicus 59^{va}36; 95^{rb}20; 96^{vb}3

litus 62^{va}5; 80^{ra}35
Longobardia 57^{ra}1

mare 89^{vb}15; 62^{va}6; 67^{vb}32; 67^{vb}34 (maris caliditate et siccitate); 90^{va}34; 96^{vb}29
marinus 55^{va}18; 55^{vb}30; 62^{va}3; 64^{va}1; 65^{rb}3; 67^{vb}31; 68^{va}18; 76^{rb}10; 76^{va}13; 92^{vb}19; 92^{vb}20; 92^{vb}26; 92^{vb}28; 97^{vb}23
transmarinus 59^{rb}11; 61^{vb}37; 62^{ra}34; 64^{va}7; 66^{ra}17; 67^{ra}26; 67^{va}17; 69^{vb}14; 70^{rb}32; 88^{rb}13; 89^{vb}17; 92^{ra}30; 94^{vb}16; 96^{rb}4; 97^{ra}35
ultramarinus 55^{ra}24; 59^{va}37; 74^{rb}32; 86^{vb}6; 93^{vb}19; 96^{vb}15; 97^{vb}31
maritimus 57^{rb}5

mons 54^{rb}19; 54^{rb}23; 67^{vb}31; 80^{ra}35
montanus 54^{va}5; 64^{vb}21; 90^{vb}23; 90^{vb}25; 94^{ra}27; 97^{va}36
montuosus 74^{rb}33; 77^{rb}9

Oceanus 80^{ra}35

pagani 81^{vb}29
paludosus 86^{ra}12

palustris 97^{vb}35
Paradisus 54^{rb}15; 54^{rb}17
    fluvius Paradisi 54^{rb}15
Persia 53^{va}9; 67^{vb}15; 75^{va}12; 94^{rb}37
Persicus 58^{ra}3
Ponticus 57^{vb}21; 92^{ra}30
Pontos (insula) 57^{vb}22; 92^{ra}31

Rame (insula) 54^{rb}30
rusticus 60^{rb}26; 82^{ra}30; 83^{rb}18; (83^{rb}22); 86^{vb}10; 89^{vb}3

Salerno:
Salernitanus 59^{ra}8 (Compendium Salernitanum)
Salernitani 90^{va}16
quaedam Salernitanus[!] mulier[1240] 62^{vb}27
mulieres Salernitanae 63^{ra}14; 65^{ra}12; 88^{vb}2; 90^{ra}23; 93^{ra}16; 93^{va}19
Salernitanae 90^{rb}22
    (mulieres 54^{ra}25; 62^{ra}11; 62^{rb}17; 70^{va}30
    quaedam mulieres 64^{rb}29)

Saraceni 83^{vb}2; 85^{vb}5; 88^{rb}17; 93^{va}28
Saracenicus 70^{rb}23; 71^{va}31; 71^{vb}12; 78^{ra}8; 80^{ra}14; 81^{rb}26; 92^{rb}20; 92^{rb}21; 95^{rb}19; 95^{rb}21; 96^{va}33
Sclavonia 97^{va}36
septentrionalis plaga 93^{rb}35
Sicilia 59^{rb}13; 67^{ra}26; 97^{vb}31
Sodoma 59^{vb}4

Thebae 86^{vb}6
Thebaicus 87,40; 87,45; 88,1; 88,15
Tranes (civitas quaedam Apuliae) 86^{vb}15
Tranensis 86^{vb}14; 86^{vb}19

[1240] *ist gemeint*: quidam Salernitanus magister ?

4. Autoritäten und Bücher sowie Personen (außerhalb der Drogennamen)

alii (*Autoritäten*) 54^{rb}19; 55^{vb}22; 58^{va}16; 59^{va}15; 59^{vb}1; 60^{vb}35; 60^{vb}37; 61^{ra}6; 63^{ra}25; 64^{va}6; 65^{vb}22; 67^{ra}18; 75^{va}10; 75^{vb}5; 78^{ra}7; 78^{ra}18; 80^{va}31; 82^{va}27; 84^{rb}20; 85^{vb}25; 91^{va}8; 91^{va}12; 91^{va}23; 92^{vb}22; 93^{va}27; 93^{va}29; 97^{va}34

Antidotarium *bzw.* Antidotarius[1] 60^{va}10; 82^{vb}23

antiqui (*vgl.* veteres) 67^{rb}1; 73^{ra}13; 81^{vb}27; 82^{va}30; 84^{vb}22

apothecarii 63^{vb}28; 81^{vb}10; 86^{rb}13; 87^{va}14

(Aristoteles 80^{ra}34)

auctor; auctores 55^{rb}23 (P); 60^{rb}15 (P); 62^{va}5 (P); 62^{va}13 (P); 63^{vb}26[2]; 76^{ra}1 (P); 78^{ra}30 (P); 79^{rb}26 (P); 79^{rb}28 (P); 80^{ra}34 (P); 82^{ra}22 (P); 84^{ra}11 (P); 84^{ra}17[3]; 86^{va}16[4]; 92^{vb}21 (P); 93^{rb}31[5]

'Compendium Salernitanum' 59^{ra}8

Constantinus 54^{rb}26; 60^{rb}36; 63^{va}13; 65^{ra}18; 65^{rb}14; 67^{rb}13; 69^{va}17; 72^{ra}18; 79^{ra}21; 81^{vb}23; 86^{ra}25; 86^{rb}9; 86^{rb}35; 88^{rb}1; 93^{ra}19; 95^{vb}19

Dioscurides 58^{ra}23; 60^{vb}6; 61^{ra}4; 63^{ra}25; 63^{va}12; 73^{rb}17; 74^{ra}8; 74^{va}10; 75^{va}10; 75^{va}37; 75^{vb}28; 78^{va}12; 79^{ra}21; 86^{vb}37, 88^{rb}1; 93^{va}30; 93^{vb}11; 93^{vb}36; 94^{va}24; 96^{rb}16

Galienus 88^{va}12

[1] *Vielleicht der* 'Antidotarius magnus'. *Es könnte freilich auch der* 'Liber iste' *gemeint sein* (*vgl.* 'Compendium Salernitanum'); *vgl.* Müller 1942, 1, Z. 8: „liber hic dictus est Antidotarius".

[2] receptio

[3] medicina composita

[4] receptio

[5] receptio - (P): Diskussion über Primärqualitäten

Johannes Baptista 97^{vb}32

libri quidam[6] 55^{rb}20; 75^{ra}2

Macro[7] 58^{ra}24

mercatores 83^{vb}29

mulieres *sieh* Salerno

Passionarius[8] 92^{ra}23

physici 80^{rb}21

Selbstzeugnisse:

accepimus 82^{ra}30

concludam 54^{vb}10

concludimus 98^{ra}30

dicam 78^{rb}9

dicamus 96^{vb}14

dicimus 53^{va}18; 71^{ra}34; 75^{ra}2; 85^{vb}27

dico 70^{ra}19; 81^{rb}18

experientia didici 85^{vb}16; 87^{vb}25

experimento didici 94^{ra}25

laudo 98^{ra}6

non laudo 74^{ra}9

mihi videtur 90^{va}9

nos 53^{va}18; 85^{vb}27

noscimus 79^{ra}23

noster 53^{ra}9; 63^{ra}26; 67^{va}19; 69^{va}16; 96^{va}33; 96^{vb}16

nostri non est officii 54^{vb}22

nostrum propositum 53^{ra}10

possumus 69^{ra}9; 69^{va}10; 91^{va}31

probavimus 54^{ra}33

probare 55^{rb}21; 58^{vb}20; 58^{vb}33; 62^{vb}28; 63^{ra}5; 78^{va}28; 83^{vb}35; 88^{vb}25

[6] *wo die* „libri" *angezogen werden, geht es immer um die Primärqualitäten*!

[7] *das ist zweifellos* Macer

[8] *gemeint ist der* 'Passionarius' *des* Gariopontus von Salerno (*nach 1050: Pathologie, Therapie und Heilmittel nach Galen und anderen griechischen Quellen*)

approbare 93^{vb}11
probatio 61^{ra}14; 61^{ra}18; 61^{ra}27; 71^{rb}29
scias 75^{rb}36; 98^{ra}10
scio 73^{vb}25
scimus 53^{rb}32
noscimus 79^{ra}23
scripsimus 53^{vb}1

Platearius 69^{ra}1[1]
sic liberata est mater Platearii[2] 65^{ra}10
mater Platearii liberavit quandam nobilem 58^{va}36

quidam (*Autoritäten*) 53^{va}14; 54^{rb}16; 55^{rb}24; 55^{vb}22; 56^{ra}17; 58^{ra}27; 58^{rb}28; 60^{vb}5; 60^{vb}32; 60^{vb}33; 61^{ra}1; 61^{ra}32; 63^{ra}23; 64^{va}6; 65^{vb}5; 65^{vb}18; 68^{ra}16; 69^{vb}18; 72^{vb}7; 72^{vb}8; 73^{vb}20; 74^{ra}17; 75^{va}9; 75^{va}37; 75^{vb}3; 75^{vb}4; 77^{vb}12; 78^{ra}7; 78^{va}7; 79^{ra}20; 79^{ra}34; 80^{va}26; 80^{va}31; 81^{vb}15; 81^{vb}23; 82^{ra}24; 82^{ra}25; 82^{ra}29; 82^{vb}19; 84^{rb}19; 84^{rb}23; 84^{va}3; 84^{va}10; 84^{va}11; 84^{va}12; 84^{va}23; 84^{vb}17; 86^{rb}6; 86^{vb}35; 88^{ra}37; 88^{rb}3; 88^{va}16; 88^{va}18; 89^{vb}26; 90^{va}2; 90^{va}8; 90^{va}15; 90^{vb}36; 91^{ra}35; 91^{va}6; 91^{va}19; 91^{va}20; 92^{ra}31; 92^{rb}10; 92^{vb}22; 93^{ra}19; 93^{rb}20; 93^{rb}32; 93^{va}25; 94^{rb}35; 95^{va}35; 97^{va}33
quidam libri 55^{rb}20; 75^{ra}2
quidam mercatores 83^{vb}29
quaedam mulieres 64^{rb}29
quaedam nobilis 58^{va}37
quidam puer 88^{va}13
quaedam Salernitanus mulier[3] 62^{vb}27

receptio 55^{va}26; 56^{ra}21; 59^{vb}27; 60^{rb}16; 61^{va}34; 62^{ra}22; 63^{va}17; 63^{vb}26; 64^{vb}17; 68^{ra}5; 68^{rb}10; 69^{va}18; 69^{vb}3; 71^{rb}20; 73^{ra}13; 74^{va}31; 76^{vb}36; 77^{va}18; 78^{rb}10; 79^{vb}16; 79^{vb}17; 79^{vb}21; 80^{ra}9; 80^{ra}27; 81^{vb}10; 85^{ra}33; 85^{rb}23; 86^{rb}12; 87^{vb}7; 87^{vb}9; 88^{ra}13; 88^{va}33; 88^{vb}18; 91^{ra}20; 91^{rb}8; 92^{va}13; 92^{vb}27; 94^{va}29; 95^{ra}24; 95^{ra}25; 95^{rb}36; 95^{vb}18; 95^{vb}36; 95^{vb}37
rustici 60^{rb}26; 82^{ra}30; 83^{rb}18; 83^{rb}22; 86^{vb}10; 89^{vb}3
socii 53^{vb}1

veteres 97^{ra}6

[1] (emplastro cantabri) curavit Platearius quendam, qui tantam habuit puncturam sub iliis, quod non potuit se erigere 69^{ra}1.
[2] *W*: „sic liberata quaedam mulier est matre[!] Platearii“ Wölfel, S. 129 (290)
[3] *sic*! *Ist gemeint*: quidam Salernitanus magister ?